中医药免疫学

主　编　高永翔　沈　欣

副主编　（按姓氏笔画排序）

卢芳国　田维毅　边育红　朱家谷　宋健平

郑　川　袁嘉丽

编　委　（按姓氏笔画排序）

王　平	王　玮	王文佳	卢芳国	田维毅
付　慧	边育红	朱家谷	任　强	刘伟伟
刘兴隆	汤红萍	孙　悦	李　媛	李秋霞
李雪萍（大）		李雪萍	杨　雪	杨　骥
吴月滢	何青蔓	何莉莎	沈　欣	沈琦佳
宋健平	张天娥	张宝成	张绍兰	陈　为
陈　涛	陈云慧	陈甜甜	陈佳逸	陈俞池
郑　川	项永晶	赵　静	赵征宇	袁嘉丽
贾贝田	夏隆江	徐欣植	高永翔	黄　聪
黄勤挽	龚　立	董培智	韩妮萍	蔡文辉
蔡定均	熊　涛	魏　科	魏蜀君	

编写秘书　刘伟伟（兼）　刘兴隆（兼）

科学出版社

北　京

内 容 简 介

中医学以其独特的"整体观"与"辨证论治"思想为指导,在中华民族繁盛中发挥了重要作用,中医药理论蕴含着丰富的免疫学思想。本书注重学术的传承与创新,从中医药学与现代医学的角度系统阐释了对免疫学及其相关疾病的认知,并结合相关前沿创新性研究成果及最新研究进展,较为全面地反映了中医药免疫学理论、临床与学术成就。

本书理论联系实际,适合中医、中西医结合临床医师,中医药研究生、研究人员,以及对中医药感兴趣的西医从业人员阅读、参考。

图书在版编目(CIP)数据

中医药免疫学/高永翔,沈欣主编. —北京:科学出版社,2022.2

ISBN 978-7-03-070044-5

Ⅰ.①中… Ⅱ.①高… ②沈… Ⅲ.①中国医药学-免疫学-研究 Ⅳ.①R229

中国版本图书馆 CIP 数据核字(2021)第 206628 号

责任编辑:刘 畅 张静秋 白会想/责任校对:严 娜
责任印制:张 伟/封面设计:蓝正设计

科学出版社 出版
北京东黄城根北街 16 号
邮政编码:100717
http://www.sciencep.com
北京建宏印刷有限公司印刷
科学出版社发行 各地新华书店经销

*

2022 年 2 月第 一 版 开本:787×1092 1/16
2024 年 1 月第三次印刷 印张:22 1/8
字数:581 000
定价:78.00 元
(如有印装质量问题,我社负责调换)

序　一

　　近代医学革命肇始于科学观察及实验研究，在其发展过程中伴随着近代自然科学崛起的同步化进程。16世纪初叶，瑞士医学家帕拉塞尔苏斯（P.A. Paracelsus）提出医学必须建立在经验及科学考察基础之上，并认为人体生命活动应该是一个化学运动过程，而将化学应用于医学理论的阐释，并在治疗上采用一些新的化学药物。1665年荷兰人列文虎克发明显微镜，并观察到植物组织细胞，首次提出细胞的概念。这些新生科技及理论的诞生，促使近代医学对生命活动的认识突破传统宏观的表象思维，实现向微观实质结构的质的飞跃，极大地推动了近现代医学的飞速发展。

　　中西方医学理论形成早期都是在朴素唯物主义哲学基础之上去认识人体生命活动。在古希腊哲学影响之下，西方医学基于元素学说提出火、水、土、气是构成人体生命的本源，且元素之间协调平衡则人体健康，反之则引起疾病。这与中医学阴阳、五行理论对生命活动认识的思维模式完全一致。而随着西方自然科学的崛起与发展，西方医学建立在分析、还原、实验的近代方法论基础之上，使得中医学及西方医学认知观存在不同导向的思维模式差异。

　　随着现代科技发展的突飞猛进，以及分子生物学、生物信息工程学等领域的发展，人们逐渐认识到人体生命活动是一个极其复杂而微妙的系统整体活动。同时存在着物质、信息的正反馈调节，使得生物体严格遵循相对平衡和有序的规律，形成机体内部相对稳态的生命体。例如，在DNA—RNA—蛋白质的形成进程中，嘌呤和嘧啶及各种氨基酸均严格按照一定成分、排列组合及一定构型组成核苷酸和蛋白质。这种DNA—RNA—蛋白质或细胞增殖进程脱离了正常轨道，便导致疾病的产生。这与中医中"生""克""制""化"的整体稳态理论基本一致。因此，虽然中西医认知生命活动的方法论不同，但其对生命活动规律本质的认识是一致的。

　　免疫学作为一门独立而新型的学科，在近现代医学理论体系中飞速发展，并成为现代医学领域的前沿学科，指引其动态发展方向。因此，免疫学的诞生对现代医学具有极大的推动意义。中医药学与免疫学的发展与飞跃皆伴随人类与传染性疾病的斗争过程，再次升华对生命活动规律及疾病认知的广度及深度。《伤寒杂病论》《温疫论》等中医学名著，皆是在"疫病"大肆流行之际，为济苍生而"发皇古义，融汇新知"，总结防治"疫病"经验，开启建立新的中医学体系，而形成中医理论体系的两大核心分支流派，促成了中医药临床实战经验的极大发展。随着中医药现代化进程的发展及创新需求，中医药如何走向现代化，如何创新，成为一个时代命题。而免疫学理论体系与中医学理论体系中的诸多理论具有交织性，并在对生命活动规律认知中具有一定的一致性。因此，中医药现代化的创新与免疫学的交集似乎更能成为其突破口。基于此，《中医药免疫学》一书，在时代需求中问世而出，对中医药现代化及中西医理论体系的结合、推进具有重大意义。

　　《中医药免疫学》是一本面向中医药与免疫学教学、科研及临床工作者，以及相关专业研究生，体现中医药与免疫学交叉融合，展示从基础到科学研究、临床实践等相关领域进展及前沿的教科书。该书介绍了从治疗为主到兼具预防治疗、康养的生命健康全周期医学的新理念，以及以精准医学、转化医学、智能医学等为先导的"新医科"发展战略要求，充分呈现中医药学与免疫学这两门充满活力的学科在重大疾病、新发传染病、自身免疫病、肿瘤、生殖及免疫代谢性疾病等诊断、预防、治疗中的优势特色，还对中医"治未病"理论从免疫学角度进行阐释，充分体现前沿学科发展及成果。

　　高永翔教授致力于中医药免疫学的医、教、研 30 余年，在中药免疫安全性与有效性评价研究、中医药治疗风湿免疫病的基础与临床研究领域努力探索，卓有成效，在国内外享有一定的声誉。此次，高永翔教授及其团队、沈欣研究员和全国 20 多位中医药免疫学专家，跟踪国内外中医药免疫学最新进展，结合自身研究成果，撰写《中医药免疫学》一书，将为中医药免疫学的发展起到极大的推动及创新作用，为中医药现代化开拓新思路。我为他们在中医药学与免疫学交叉学科领域的辛勤付出感动，特此作序致敬。

中国工程院院士

中国中医科学院院长　黄璐琦

2021 年 7 月

序　二

免疫学的出现是近代医学发展的里程碑。中医学历史悠远，尽管"免疫"概念的出现要比西方晚，其内涵也与现代免疫概念不尽相同，但是中医很早便在其理论体系及临床实践中运用免疫学思想作为防病治病手段，护佑中华民族的健康与繁衍。

中医首次提出"免疫"是在18世纪的《免疫类方》中："疫，疫疠之鬼，民皆疾也。"明确了瘟疫是一类传染性很强的急性疾病。因此，在相当长的时期内"免疫"在中医学中是指"免除瘟疫"之意。这与西医学最初的"免疫"概念内涵是一致的。

历史上，中医最早的免疫防治手段可以追溯到公元前4世纪。东晋时期葛洪在《肘后备急方》中记载了用狂犬脑敷治狂犬病的方法；而影响最为深远的当属明代隆庆年间，中医采用了人痘接种法来预防天花，这是世界上最早使用的人工主动免疫预防天花的方法，200多年后经丝绸之路传入欧洲，由此启发了英国牛痘术的发明与近代免疫疫苗的产生。

新中国成立以来，中国经历了多次重大瘟疫，如1956年流行性乙脑、20世纪七八十年代苏北地区流行性出血热、2003年SARS、2009年甲型H1N1流感、2019年末至今的新冠肺炎等，中医积极参与抗疫并发挥了重要的作用，取得举世瞩目的成效。我在一线参与抗击流行性出血热、SARS与新冠肺炎的临床实战中，深刻地体会到，面对这些突发烈性传染病，中医具有很强的理论优势与临床实践优势，其基本的思想是从整体角度，通过调整"瘟疫之邪"所致人体失衡的阴阳气血以致平和，以最大限度地调动人体"正气"，即免疫能力，从而达到"祛邪"的目的。

然而，中医免疫并没有局限于瘟疫学与病原生物学免疫学交叉，中医运用免疫学思想在防治超敏反应性疾病、免疫缺陷病、肿瘤、代谢性疾病、免疫性不孕不育等领域取得了很大的成绩。正如《中医药免疫学》一书的编者所说，跳出瘟疫学与病原生物学看中医药与免疫学，这与免疫学脱胎于感染与病原生物学，而感染免疫仅仅是免疫学一个分支一样，中医免疫学既是一门源远流长的古老科学，又是一门富有活力及巨大发展潜力的新兴学科。

传统中医药理论中蕴含着丰富的免疫学思想，其中包含"阴阳五行""藏象""气血精津""邪正""五运六气""以毒攻毒""先天禀赋""治未病"等理论、学说及相关治则治法等。但是长期以来，中医理论中的免疫学思想与现代免疫学内涵及前沿进展缺乏系统梳理与融合。如何在现代医学背景下，将传统中医理论中蕴含的免疫学思想与近代免疫学体系进行融会贯通，成为中医免疫学学科发展的关键问题。与此同时，中医药理论现代化是中医药学的长远目标，即要使中医药理论逐渐符合现代科学的特征，将中医学的理论内涵用合乎科学规范的方式加以描述，这种表达不仅是必要的，也是必需的；如此才能更易被现代医学的认知思维模式所理解、接受，更好地融入世界主流医学，便于国际交流和推广，更好地造福于世界人民。

　　在此背景下,《中医药免疫学》应运而生。该书为高永翔教授、沈欣研究员带领团队汇集数十年在中西医结合免疫学领域的研究成果而成,构建起传统中医免疫思想与现代免疫学的沟通桥梁,引领中医免疫学向更加精准的方向迈进。

　　本书付梓之际,高永翔教授请我作序。我历来倡导中医当以开放包容的姿态,充分利用现代科技与医学的成果,实现中西医的融会贯通。该书汇集中医传统理论与现代免疫学研究前沿成果,打破中西医之间的壁垒,贯通古今,从中西医汇通的视角阐释了中医免疫学的科学内涵,为继承学习、拓展应用和发扬光大中医免疫学奠定了学科基础,对促进中医药学的创新发展及现代化具有积极意义。

中国科学院院士

中国中医科学院首席研究员　仝小林

2021 年 10 月

前　言

　　免疫学是一门古老而又年轻且飞速发展的学科，其是人们在对生命不断探索及实践过程中创造及总结的智慧结晶。人类对免疫的认知肇始于与传染病抗争的过程，免疫的本意即免除瘟疫。在历史长河中，人类长期遭受各类传染病肆虐，如鼠疫、天花、霍乱、疟疾、结核等高传染力、高发病率、高致死率传染病严重威胁着人类的生命健康与生存。运用免疫干预手段控制烈性传染病的辉煌成就，极大地推进了医学的发展进程。疫苗的应用成为真正意义上的"免疫"，由此而促成免疫学的诞生。

　　目前，以免疫学为首，其与分子生物学、遗传学一道成为当今生命科学的三大前沿学科。伴随细胞生物学、分子生物学、遗传学、生物信息学等学科交叉渗透，免疫学从宏观的免疫现象到现代免疫学细胞、分子、基因水平的研究逐步深化，免疫学理论及应用日臻完善与丰富，促使免疫学脱离传染病认知而渗透于生命科学及医学的各个领域。

　　中医学是中国传统科学与文化的瑰宝，为中华民族的繁衍与健康做出了不可磨灭的贡献。在数千载的发展历程中，基于中国传统哲学思想，形成了独特的中医学理论体系。中医学理论蕴含着丰富的免疫学思想，并指导临床实践。这些理念与免疫学在诸多方面具有一致性。早在两千多年前，《黄帝内经》就提出了"正气存内，邪不可干；邪之所凑，其气必虚"的观点，与现代免疫学原理认识具有完全一致性。同时在《黄帝内经》中还记载了"疫病"流行传染的相关病症特点。我国是世界上最早应用免疫学原理预防传染病的国家之一。早在 11 世纪，中医学家就在实践中创造性地发明了人痘苗，即用人工轻度感染的方法预防天花，这是世界上最早应用"疫苗"预防天花的实践，并通过丝绸之路传播到欧亚国家。直到 17 世纪，英国医生琴纳才发明牛痘苗接种预防天花。中医学古籍中还记载了诸多运用中医理论指导防治传染病的方法，这些方法的运用也促进了中医学理论的发展。如中医学外感病巨著《伤寒论》及温病学派的诞生，均与古代"疫病"的流行传染密切相关。我国在二十世纪五六十年代发生的流行性乙型脑炎、流行性出血热、疟疾，以及 2003 年的 SARS 和 2019 年的新冠肺炎等重大、新发传染病疫情中，运用中医药理论和宝贵的临床实践经验，充分发挥了中医在传染病防治中的优势，通过中西医结合防治策略取得了重大成果，为世界抗击重大、新发传染病提供了切实可行的"中国方案"。

　　中医学对现代免疫学疾病的认知，并非仅限于中医"瘟疫"的流行性传染病范畴。大多数自身免疫病如过敏性疾病、类风湿关节炎、系统性红斑狼疮及免疫缺陷病等，以及免疫相关性疾病如糖尿病、炎症性肠病、肿瘤等在中医古籍中均有相关论述，并在中医理论指导下运用中药、针灸等传统中医方法进行有效的防治。因此，中医药在现代免疫学疾病的治疗中发挥着重要作用。

　　大量的循证医学研究表明，中西医结合在对各类疾病的有效防治中发挥着独特的优势，优于单纯的中医或西医的治疗，在疾病不同阶段发挥着各自的优势。中医在对免疫性疾病的认识与防治中,强调以整体观和辨证论治为核心,同时结合临床经验应用,提高临床疗效。现代免疫学着重于以精准微观化的客观生理、病理学为基础的临床靶向治疗,存在宏观整体的认识不足。相反,中医理论指导下的病理生理观,对疾病的微观认知及诊断客观化的衡量标准存在不足。因此,在制定疾病的治疗策略时,我们应当充分利用中医药与现代医学的各自优势,以更安全、有效地治疗疾病。

本书从中医药学与现代医学角度阐释了对免疫学及其相关疾病的系统性认知,结合免疫学相关前沿创新性研究成果及最新研究进展,呈现了编者的最新教学、科研及临床成果,对现代免疫学理论及临床进行深入浅出的阐述,较为全面地反映了中医药免疫学理论、临床、学术成就。在编写过程中,既注重学术的继承性,又崇尚学术的创新性,以使对中医药免疫学认知具有系统性及完整性。同时,本书理论紧密联系实际,既注重理论阐释,又面向实践应用,特别是中医药及针灸对免疫性疾病防治的理论探索、科学研究与临床应用。力求"发皇古义,融汇新知",创新性地阐释中医药及针灸在免疫性疾病防治中发挥的内在具体机制,为临床应用提供可靠实证依据。

本书由成都中医药大学、中国中医科学院、国家药品监督管理局药品审评中心、广州中医药大学、复旦大学上海医学院、天津中医药大学、湖南中医药大学、云南中医药大学、贵州中医药大学、黑龙江中医药大学、成都医学院、山西省食品药品检验所、成都大学四川抗菌素工业研究所等大学和机构的专家及教授共同参与编写,凝聚了他们在教学教改、科学研究、新药研发、临床应用中的宝贵知识积累与智慧。并得到中国工程院院士、中国中医科学院院长黄璐琦研究员,中国科学院院士、中国中医科学院首席研究员、广安门医院仝小林教授等的大力支持和关怀。本书能够较为系统地反映中医药免疫学的发展水平,可作为中医、中西医结合及中药学等专业研究生"中医药免疫学"课程教材,也可供临床医学、中医学、中西医结合、中药学等专业人员和从事中医药与免疫学工作或对此有兴趣的教师、医生、科研人员参考使用。

本书所有组织者及编写者竭尽心智,精益求精,三年数易其稿,但难免存在谬误之处,恳请广大读者、同道指正,以便今后修订和提高。

高永翔　沈　欣

2021 年 6 月 16 日

目　录

上篇　免疫学基础

中篇　中医药学概论

下篇　中医药与免疫

上篇　免疫学基础

第一章　免疫学发展史

　　免疫学是一门古老而又年轻的学科，是在人类与传染病长期斗争的过程中逐渐形成的一门独立的学科。早在公元前 200 多年的《黄帝内经》中已有免疫学思想的记载，16 世纪，中国古代的医者就开始用人痘预防天花病，开创了免疫预防的先河。此后，随着科学的不断进步，以及医学家与生物学家的不断探索和实践，人们对免疫的认识不断加深，免疫在疾病的预防、诊断、治疗及致病机制方面都突显出其重要作用，逐渐形成从实践到理论的完整体系，并发展成为一门独立的学科。从 1901 年 Behring 发现抗毒素，开创了免疫血清疗法，到 2018 年美国的詹姆斯·艾利森（James P. Allison）与日本的本庶佑（Tasuku Honjo）发现负性免疫调节治疗癌症，在免疫学研究领域共有近 70 位科学家的 39 项成果获得了诺贝尔奖，为生命科学的发展做出了极为重大的贡献。现今，免疫学已成为生命科学的前沿学科和支柱学科，推动着生命科学和医药学向前发展，并促进了生物技术和生物产业的突飞猛进。

　　早期人们就知道，许多感染性疾病康复后通常不会再患同样的病，即具备对该病的一种抵抗力。传统意义上认为免疫是机体对病原微生物再感染的抵抗力，因而界定免疫对机体具有保护作用、都是有利的，然而随后的研究和现象都不断证实很多免疫现象可能与微生物无关，如自身免疫、抑制免疫等，同时也发现免疫的作用不仅是保护机体，也有损害机体或者引起机体功能障碍的表现。因此，现代免疫的含义是机体识别"自己"与"非己"抗原，对自身抗原形成免疫耐受，对"非己"抗原产生排斥、维持内环境稳定的一种生理功能。正常情况下，这种生理功能对机体有益，可产生抗感染、抗肿瘤等维持机体生理平衡和稳定的免疫保护作用。但免疫是一把"双刃剑"，在一定条件下，免疫应答过程也会对机体产生有害的反应和结果，导致超敏反应、自身免疫病、持续感染和肿瘤等。

　　免疫学的发展是人们在实践中不断探索、总结和创新的结果。通常认为免疫学的发展经历了三个时期，即经验免疫学时期、科学免疫学时期和现代免疫学时期。

第一节　经验免疫学时期

　　人们通常将 19 世纪中叶前对"免疫"的感性认识、免疫学的萌芽探索与经验积累阶段称为经验免疫学时期，因此也开创了一个医学新领域，即"免疫学"。

一、免疫的起源

　　"免疫"原由拉丁词"immunis"而来，原意为"免除赋税"（exception from charges），也包含"免于疾病、免除瘟疫"的意思。关于免疫的最早书面记载可以追溯到公元前 430 年的雅典瘟疫。修昔底德指出，从先前的疾病发作中恢复过来的人可以照料患者，而不会第二次患病。其他许多资料也提到了古代社会的这种现象，但直到 19 世纪，这一概念才发展为科学理论。中华民族是勤劳勇敢而又富有智慧的民族，据史书记载，大约在 11 世纪（宋真宗时代），中国古代先人发现这一现象后，就主动利用这种现象进行疾病的预防，这就是最初的人痘苗的产生，即人痘接种预防天花。

二、人痘、牛痘的发现及应用

天花（smallpox）是一种由天花病毒感染所致的烈性传染病，可通过呼吸道传播，也可直接接触而感染，感染者多首发高热、头痛及恶心、呕吐等症状，伴随全身或局部皮肤出现红色丘疹，1周左右继而变成疱疹，最后成脓疱，脓疱结痂脱落后留有瘢痕，病死率极高。据记载，天花最早出现在公元前2000多年的印度，随着人员交流，逐渐从印度传到中国和世界各国。公元17~18世纪，天花开始在全世界大流行，感染者病死率约为30%，仅欧洲，每年就有约40万人死于天花。当时的一些国家首脑如英国女王玛丽二世、法国国王约瑟夫一世、俄国沙皇彼得二世等都因感染天花病毒而死亡。东晋葛洪《肘后备急方》一书中记载："建武中于南阳击虏所得，乃呼为虏疮。"天花病毒于建武时期（公元44年）随当时汉军在南疆凯旋班师回朝时所俘虏的南亚战俘传入了中国，开始流行，始称"虏疮"。唐宋以来，天花在中国广泛流行，发病人数逐渐增多，由于成人普遍都感染过天花，对天花有免疫力，天花病毒主要侵袭的对象是儿童，天花开始以"痘疮"为名，中医把"痘疮"归属到"小儿科病类"。面对天花的无情侵袭，中国古代的医学家为征服天花，进行了各种努力和探索。他们发现天花患者病愈后不再患天花，于是采用"人痘"接种预防天花，方法分为"衣痘"和"鼻痘"：衣痘是将沾有脓疱浆液的患者的衣服给健康儿童穿戴；鼻痘是将天花患者愈合的局部痘疮结痂后的痂皮研磨成粉末，通过银制小管吹入健康儿童鼻孔中。衣痘和鼻痘通过使未患天花的儿童人为地感染天花病毒，达到预防天花的目的。《痘疹定论》一书中记载，宋真宗时，宰相王旦生子俱死于痘，后生子素，召集诸医，探问方药，有四川人呈见，曰峨眉山有神医，善种痘，"百不失一"。人痘预防天花凝结了我国劳动人民的智慧，也是世界公认的最早有文字记载的疫苗接种史，是免疫预防的起源。这种预防措施不仅在我国广泛应用，还通过古代丝绸之路先传到阿拉伯，后又传到土耳其。1721年英国驻土耳其公使的夫人将这种方法带回英国，在天花流行时广泛使用，英国的皇室人员都接种了人痘。以后又从英国传到欧洲大陆，越过大西洋传到美洲。18世纪后半期，人痘接种法已在世界大部分地区普遍施行，在人类预防天花流行的斗争中发挥了重要作用，人痘接种使被接种者仅患轻型的天花，使天花的病死率由30%下降到2%以下。人痘接种法的发明，是我国对世界医学的一大贡献，但被接种者很可能仍会患病，且2%的病死率仍然是令人担忧的。

18世纪后期，英国乡村医生琴纳（Jenner）观察到奶牛会患"牛痘"病，其皮肤上的牛痘疹与天花患者的皮疹非常相似，挤牛奶的姑娘给患牛痘病的奶牛挤奶后也会在手臂部出现水疱，却从来不患天花。在中国传入的人痘预防天花的种痘术启示下，琴纳意识到牛痘可能会预防天花，接种牛痘的人不会患天花。为证实这一设想，他将患牛痘的挤奶工手臂水疱内的液体（痘液）取出来注射到一位8岁男孩的手臂，2个月后，又在男孩手臂注射天花患者皮肤的痘液，而男孩仅在注射部位皮肤出现疱疹，未出现天花的其他反应，从而用实验证明了牛痘能预防天花的设想，并于1798年发表了他的论文，把接种牛痘称为疫苗接种（vaccination）。琴纳从实践观察到实验证实的牛痘接种法是一项划时代的发明和创新，牛痘接种比人痘接种更安全、有效，更易被人们所接受，逐渐代替了人痘接种。由于牛痘的广泛接种，1979年10月26日，世界卫生组织举行庆祝仪式，宣布人类已基本消灭了天花。这是人类用自己的力量消灭的第一种疾病，在传染病的防治上具有里程碑式的意义。

第二节　科学免疫学时期

19 世纪中叶至 20 世纪中叶为科学免疫学时期，在这一时期，各种病原体的确定及疫苗的研发和应用推动了抗感染免疫的发展。人们对免疫的认识从观察现象阶段进入科学实验阶段，并逐步形成了免疫学，但其仍归属于微生物学的一个分支学科。

一、科学免疫学的兴起

19 世纪中叶，由于显微镜的发明，陆续成功分离出许多致病菌。法国科学家 L. Pastuer 证实实验培养的炭疽杆菌能感染动物并致病，且发明了培养细菌用的液体培养基。后来 Robert Koch 发明了固体培养基，成功培养、分析结核分枝杆菌，并提出病原菌致病的概念，随后人们逐渐认识到被病原微生物感染康复后能获得对该病原微生物的免疫力。L. Pastuer 在此基础上成功制备了炭疽杆菌的人工减毒活菌苗、霍乱毒素减毒株和减毒狂犬疫苗等。利用这些疫苗进行预防接种，不仅预防了传染病在牲畜间的传播，促进了畜牧业发展，也预防了人类许多传染病，促进了人类健康和文明。随后的 20 多年时间里，越来越多的致病菌被确定，极大地促进了疫苗的研制和应用。直到今天，接种疫苗仍然是人类控制和消灭传染病的最主要手段。

二、细胞免疫和体液免疫学说的形成

（一）吞噬细胞的发现

19 世纪后期，俄国学者 Elie Metchnikoff 发现用玫瑰刺扎入无脊椎动物（海星）体内后，其周围很快出现具有变形和很强吞噬能力的体积较大的巨大吞噬细胞（macrophagocyte）。后续研究证实，哺乳动物体内也存在类似具有吞噬功能的大吞噬细胞，即巨噬细胞（macrophage），并能吞噬病原微生物，于是提出了细胞免疫假说，即"吞噬细胞理论"，认为保护机体的免疫力主要是由细胞介导而不是由体液介导的，并指出炎症并不是一种单一的损伤作用，也可能是一种保护机制。这一理论虽然并不完全正确，却为固有免疫和细胞免疫的深入研究奠定了基础。

（二）抗体的发现

19 世纪 80 年代后期，人们在研究病原微生物的过程中发现白喉杆菌通过其分泌的白喉外毒素致病，并发现感染者血清中存在一种杀菌素，即最早发现的抗体（antibody，Ab）。1890 年，德国的 Emil von Behing 和 Kitasato 用白喉外毒素免疫动物，免疫后动物血清中产生了一种能中和外毒素的物质，被称为抗毒素。白喉抗毒素的问世开创了人工被动免疫的先河。抗毒素的发现促进了血清学的发展，相继发现了溶菌素、凝集素和沉淀素等特异性物质，并能与相应细胞、病原体及其产物特异性地结合。随后将这类物质统称为抗体，而将能诱使抗体产生的物质统称为抗原（antigen，Ag），由此产生了抗原、抗体的概念，并陆续建立了检测抗体或抗原的多种血清学技术。

（三）补体的发现

1899 年，比利时医生 Jules Bordet 发现在新鲜的免疫血清中除了含有溶菌素（抗体）外，

还有一种对热不稳定（56℃、30min 即可灭活）、在抗体存在时具有溶菌或溶细胞作用的非特异性的物质，这种物质能够促进和增强抗体的作用，称为补体（complement）。将补体应用于血清学诊断中，可建立能对抗原或抗体进行定性或（和）定量分析的补体结合试验。

（四）抗原结构与抗原的特异性

20 世纪初，Karl Landsteiner 为了研究抗原结构与所产生的抗体之间的关系，将芳香族有机化学分子偶联到蛋白载体后免疫动物，研究发现抗原特异性是由抗原分子表面特定的化学基团所决定的，这些特定的化学基团后来被命名为"抗原决定簇"或"抗原表位"。

（五）抗体的本质及基本结构

1937 年 Tiselius 和 Kabat 创建了血清电泳技术，并利用这个技术将血清蛋白进行组分分析，证实血清蛋白分为清蛋白、α_1 球蛋白、α_2 球蛋白、β 球蛋白和 γ 球蛋白等不同组分，而动物免疫血清中的 γ 球蛋白水平明显升高，且具有明显的抗体活性，由此提出抗体即 γ 球蛋白，并通过从血清中分离纯化 γ 球蛋白得以分离纯化抗体。1959 年 Porter 和 Edelman 通过对抗体结构的研究，证实抗体结构是由两条完全相同的轻链和两条完全相同的重链通过链间二硫键连接构成的四条多肽链。抗体的氨基端组成抗原结合部位，抗体的羧基端不具备结合抗原的能力，但是有其他功能。随后研究进一步发现了抗体的可变区和恒定区，为研究抗体多样性的形成机制奠定了基础。

第三节　现代免疫学时期

从 20 世纪 60 年代起，人们对免疫系统及免疫应答的本质有了较全面且系统的认识，免疫学逐渐成为生物医学中的一门独立学科。1975 年后，随着分子生物学的兴起，分子免疫学也应运而生，许多悬而未决的免疫学问题得以阐明，免疫学从理论到技术均取得了前所未有的成就，并极大地推动了医学及生命科学的发展。

一、抗体特异性和多样性的遗传学基础

日本学者 Susumu Tonegawa 在 1978 年用基因重排技术发现免疫球蛋白编码基因的重排，即编码免疫球蛋白可变区（V 区）和恒定区（C 区）的基因是由胚胎期彼此分隔的数目众多的基因片段组成的，如免疫球蛋白 V 区基因包含 V 基因、D 基因及 J 基因片段。并且在 B 淋巴细胞（简称 B 细胞）分化发育过程中，这 3 个基因片段重排组成不同的功能基因，从而编码结合不同抗原的特异性抗体。免疫球蛋白的 C 区基因片段决定抗体的类、亚类和型。抗体有两种存在形式：一种是血清中的游离的免疫球蛋白；另一种是膜结合形式存在的 B 细胞抗原识别受体（BCR）。

自然界中抗原种类繁多，且每种抗原常具有不同的抗原表位，因此可以刺激机体产生多种多样的抗体，抗体分子能与特异性抗原结合，同时其作为抗原又能激发机体特异性免疫应答。抗体分子含有不同的抗原表位，针对抗体分子可变区的抗原决定簇（独特型）产生的特异性抗体称为抗独特型抗体（anti-idiotype antibody，AId）。抗独特型抗体被广泛用于临床前研究和临床开发中抗体药物含量的测定（包括游离型、结合型和总量），在医学研究中，被用于疫苗及抗体药物的免疫原性分析。

基于抗体的重要生物学作用及其在疾病诊断和防治中的重要意义，人工制备抗体成了获

得大量抗体的重要途径，依据制备原理和方法的不同分为多克隆抗体、单克隆抗体、基因工程抗体、蛋黄抗体等。下面主要介绍多克隆抗体和单克隆抗体。

（一）多克隆抗体

多克隆抗体是第一代人工制备的抗体，系由具有多种表位的天然抗原分子进入机体后产生的针对不同抗原表位的抗体的混合物，故命名为多克隆抗体。

（二）单克隆抗体

单克隆抗体是由单一 B 细胞克隆产生的高度均一、仅针对某一特定抗原表位的抗体。通常采用杂交瘤技术来制备，1975 年英国科学家 Kohler 和 Milstein 创造性地建立了体外细胞融合技术，将具有分泌特异性抗体能力的致敏 B 细胞和具有无限繁殖能力的骨髓瘤细胞融合为杂交瘤细胞，因而获得了 1984 年诺贝尔生理学或医学奖。经过筛选和克隆化的杂交瘤细胞能合成和分泌针对单一抗原表位的特异性抗体（monoclonal antibody，mAb）。单克隆抗体技术在生命科学和医学研究领域具有重要的应用价值，尤其在作为检验诊断试剂、蛋白质提纯及肿瘤的导向治疗和放射免疫显像技术等方面的应用，使其在疾病的预防、诊断、治疗过程中发挥了重要作用。

二、T 细胞抗原识别受体的基因克隆

1984 年，Mark Davis 和 Chien Saito 等通过克隆小鼠及人的 T 细胞抗原识别受体（TCR）的编码基因，证明其与 *Ig* 基因相似，后经基因重排编码不同特异性的 TCR，TCR 的多样性比 BCR 多。发现 T、B 细胞抗原受体基因重排具有重要的生物学意义，即经基因重排后，数量不大的基因可编码数量惊人的具有不同特异性的蛋白质。目前的人类基因组计划证实，约 3 万个人类基因可编码至少 20 万种蛋白质。

（一）T 细胞及其分化发育

T 淋巴细胞（T lymphocyte，简称 T 细胞）来源于骨髓造血干细胞，因成熟于胸腺而得名。骨髓中的淋巴样祖细胞经血液循环迁移至胸腺，在胸腺中经历阳性选择和阴性选择后最终发育为成熟 T 细胞，并随血液循环进入外周免疫器官，定居在外周免疫器官，接受相应抗原刺激后，分化为不同功能的效应 T 细胞，主要发挥细胞免疫和调节机体免疫应答的作用。

（二）T 细胞亚群及其功能

成熟的 T 细胞是高度异质性的细胞群体，按照不同的分类方法，根据其表面标志和功能特点不同可分为若干亚群，各亚群之间相互调节，共同发挥作用。不同 T 细胞亚群的功能与其表达的表面标志密切相关，因此检测 T 细胞表面标志有助于判断不同的 T 细胞亚群。

1. 根据 TCR 二肽链构成分类　分为 TCRαβ$^+$ T 细胞（αβT 细胞）和 TCRγδ$^+$ T 细胞（γδT 细胞），二者均为 CD2$^+$CD3$^+$。αβT 细胞和 γδT 细胞生物学特征见表 1-1。

表 1-1　αβT 细胞和 γδT 细胞生物学特征的比较

特征	αβT 细胞	γδT 细胞
TCR	高度多样性	有限的多样性

特征	αβT 细胞	γδT 细胞
分布		
外周血	占成熟 T 细胞的 90%～95%	占成熟 T 细胞的 5%～10%
组织	外周淋巴组织	黏膜和皮下组织
表型特征		
$CD2^+CD3^+$	100%	100%
$CD4^+CD8^-$	60%～65%	<1%
$CD4^-CD8^+$	30%～35%	20%～50%
$CD4^-CD8^-$	<5%	>50%
识别的抗原	8～18 个氨基酸	简单多肽、多糖、热激蛋白
MHC 限制性	经典 MHC 分子	MHC 类似分子（如 CD1）
主要作用	介导细胞免疫，辅助体液免疫应答和参与免疫调节	杀伤肿瘤细胞、病毒或胞内寄生菌感染的靶细胞；参与免疫应答调节、介导炎症反应

2. 根据 CD4 分子与 CD8 分子的表达分类　按照其表型不同将人成熟 T 细胞分为 $CD2^+CD3^+CD4^+CD8^-$ 和 $CD2^+CD3^+CD4^-CD8^+$T 细胞，简称为 $CD4^+$T 细胞和 $CD8^+$T 细胞。二者均表达 TCRαβ，但所识别的抗原肽及提呈抗原肽的 MHC 分子类别不同，它们的主要生物学特征见表 1-2。

表 1-2　$CD4^+$T 细胞与 $CD8^+$T 细胞的比较

特征	$CD4^+$T 细胞	$CD8^+$T 细胞
表型	$CD3^+CD4^+CD8^-$	$CD3^+CD4^-CD8^+$
识别抗原肽	13～17 个氨基酸	8～10 个氨基酸
MHC 限制性	MHC Ⅱ类分子	MHC Ⅰ类分子
辅助性 T 细胞效应	+++	-
细胞毒性 T 细胞效应	+	+++

3. 根据 T 细胞的功能特征分类

（1）辅助性 T 细胞（helper T cell，Th）　是指活化后能够产生细胞因子和表达膜蛋白来辅助其他免疫细胞活化并产生效应的 T 细胞，主要为组成性表达 TCRαβ 和 CD4 分子的 T 细胞。根据其所产生细胞因子种类和介导的免疫效应不同，Th 细胞主要分为 Th1、Th2、Th17、Th9、Th22 和 Tfh 细胞等，这些细胞均来自 Th0 细胞。

（2）细胞毒性 T 细胞（cytotoxic T lymphocyte，CTL，或 cytotoxic T cell，Tc）　是组成性表达 TCRαβ 和 CD8 分子的 T 细胞，其主要作用是特异性识别并杀伤肿瘤细胞和病毒感染的靶细胞，同时也分泌 IL-2、IFN-γ、TNF-β 等 Th1 型细胞因子或 IL-4、IL-5、IL-10 和 IL-13 等 Th2 型细胞因子参与免疫调节。

（3）调节性 T 细胞（regulatory T cell，Treg）　是具有免疫调节功能的 T 细胞群体，尤其是具有免疫抑制功能。在 $CD4^+$T 细胞和 $CD8^+$T 细胞中均有 Treg 细胞。Treg 细胞在自身免疫病、感染性疾病、肿瘤等多种疾病及免疫耐受、器官移植中发挥重要作用。根据表面标志、产生细胞因子及作用机制的差异，可将 Treg 细胞分为自然调节性 T 细胞和诱导调节性 T 细胞两类。

4. 根据对抗原的应答及活化状态分类

初始 T 细胞（naïve T cell，Tn）指未经抗原刺激的成熟 T 细胞，表达 CD45RA 和高水平

L-选择素（CD62L），参与淋巴细胞再循环。受抗原刺激后最终分化为效应 T 细胞和记忆 T 细胞。

（1）效应 T 细胞（effector T cell，Te）　是指接受抗原刺激后，经克隆扩增、分化形成的能够发挥免疫效应的终末 T 细胞。效应 T 细胞不表达 CD45RA 和 CD62L，而表达 CD45RO 和高水平 IL-2R。

（2）记忆 T 细胞（memory T cell，Tm）　在免疫应答后期，大部分效应 T 细胞通过 Fas-FasL、TNF-TNFR 等途径而凋亡，少部分分化为记忆 T 细胞，表达 CD45RO 和多种活化 T 细胞标志（如 CD44），但停止表达 CD69、CD25（IL-2Rα）等活化 T 细胞标志。

三、免疫受体信号转导途径的研究

随着分子生物学的发展，人类对各种免疫细胞（尤其 T 细胞、B 细胞、NK 细胞、抗原提呈细胞等）的活化机制及信号转导途径有了更深刻的认识。免疫细胞通过其膜表面的抗原识别受体（如 TCR、BCR）、细胞因子受体、模式识别受体等感应细胞内外各种刺激，通过受体介导的各种信号途径的级联反应，活化特定的转入因子，活化后的转录因子转位至核内，结合靶基因调控区、活化基因，其编码产物能促进或抑制细胞的活化、分化及功能。例如，IL-4 可促进 B 细胞增殖、分化成为浆细胞。

四、细胞因子的基础与应用研究

20 世纪 80 年代以来，一系列在造血、细胞活化、增殖和分化、免疫调节及细胞黏附等方面具有重要生物学功能，并与多种疾病的病理过程及发生、发展密切相关的细胞因子被发现。研究细胞因子及其受体，不仅有利于对免疫细胞活化及相互作用机制的理解，而且有利于将细胞因子及其受体的相关制剂迅速应用到临床，并成为免疫生物治疗的重要策略。

（一）细胞因子简介

细胞因子（cytokine，CK）是免疫原、丝裂原或其他刺激剂诱导多种细胞（主要是免疫细胞）所合成和分泌的小分子多肽或糖蛋白。细胞因子通过旁分泌、自分泌或内分泌等方式介导细胞间的相互作用，其作用具有多效性、重叠性、拮抗性、协同性等多种特性，具有复杂的细胞因子调节网络，主要发挥调节细胞生长、分化成熟、功能维持，调节免疫应答，参与炎症反应、创伤愈合和肿瘤消长等多种生物学功能。现代基因工程和细胞工程技术的快速发展，为发现更多的细胞因子和研究其结构与功能提供了技术条件，细胞因子的研究成果为临床上预防、诊断、治疗疾病提供了科学基础，特别是利用细胞因子治疗肿瘤、感染性疾病、造血功能障碍、自身免疫病等，具有非常广阔的应用前景。

（二）细胞因子的分类与命名

最初，人们不清楚细胞因子的本质，便根据其生物学活性进行命名，结果导致同一细胞因子有多种名称。后来，人们认识到细胞因子主要由白细胞合成，主要介导白细胞间的相互作用，于是将这些因子统一命名为白细胞介素（interleukin，IL），并按发现的先后顺序冠以阿拉伯数字进行命名，如 IL-1、IL-2、IL-3 等。自 1957 年 Lssac 发现干扰素（interferon，IFN）

以来，迄今已经发现了 200 余种细胞因子，随着研究的深入，分别依据其产生的细胞不同和相应细胞因子功能的不同进行了分类。

1. 依据产生的细胞种类不同分类

（1）淋巴因子（lymphokine）　主要由淋巴细胞产生，包括 T 细胞、B 细胞和 NK 细胞等。重要的淋巴因子有 IL-2、IL-3、IL-4、IL-5、IL-6、IL-9、IL-10、IL-12、IL-13、IL-14、IFN-γ、TNF-β、GM-CSF 等。

（2）单核因子（monokine）　主要由单核细胞或巨噬细胞产生，如 IL-1、IL-6、IL-8、TNF-α、G-CSF 和 M-CSF 等。

（3）非淋巴细胞、非单核-巨噬细胞产生的细胞因子　主要由骨髓和胸腺中的基质细胞、血管内皮细胞、成纤维细胞等细胞产生，如红细胞生成素（EPO）、IL-7、IL-11、干细胞因子（SCF）、内皮细胞源性 IL-8 和 IFN-β 等。

2. 依据细胞因子主要功能不同分类

（1）白细胞介素　由淋巴细胞、单核细胞或其他非单个核细胞产生的细胞因子，在细胞相互作用、免疫调节、造血以及炎症过程中起重要调节作用，按照发现顺序，自 1979 年开始命名以来，目前已确定 38 种，即 IL-1～IL-38。

（2）干扰素　最初发现某一种病毒感染的细胞能产生一种物质，可干扰另一种病毒的感染和复制，因此而得名。最早在 1957 年发现。根据其结构和理化性质分为三型：Ⅰ型、Ⅱ型和Ⅲ型。各种不同的 IFN 生物学活性基本相同，具有抗病毒、抗肿瘤和免疫调节等作用。

Ⅰ型干扰素：包括 IFN-α（有 20 多个亚型）、IFN-β、IFN-ε、IFN-ω 和 IFN-κ 等。IFN-α 主要由单核巨噬细胞产生，IFN-β 主要由成纤维细胞产生。Ⅰ型干扰素具有强的抗病毒和抗肿瘤作用，可诱导细胞合成多种酶，选择性干扰病毒 RNA、DNA 的复制。IFN-α 可直接抑制肿瘤细胞增殖，并增强 NK 细胞、巨噬细胞、CTL 的杀瘤作用。

Ⅱ型干扰素：即 IFN-γ，主要由 T 细胞产生。IFN-γR 为高亲和性受体，广泛分布于所有有核细胞表面。具有广泛的免疫调节作用。

Ⅲ型干扰素：主要由树突状细胞产生，以抗病毒感染作用为主，主要是 IFN-λ1（IL-29）、IFN-λ2（IL-28a）和 IFN-λ3（IL-28b）。

（3）肿瘤坏死因子（tumor necrosis factor，TNF）　因能造成肿瘤组织坏死而得名。根据其产生来源和结构不同，可分为 TNF-α 和 TNF-β 两类，前者由单核巨噬细胞产生，后者由活化 T 细胞产生，又名淋巴毒素（lymphotoxin，LT）。两类 TNF 基本的生物学活性相似，除具有杀伤肿瘤细胞作用外，还能调节免疫、参与发热和炎症的发生。大剂量 TNF-α 可引起恶病质，因而 TNF-α 又称恶病质素（cachectin）。

（4）集落刺激因子（colony stimulating factor，CSF）　不同细胞因子刺激造血干细胞或分化不同阶段的造血细胞在半固体培养基中形成不同的细胞集落，分别命名为 G（粒细胞）-CSF、M（巨噬细胞）-CSF、GM（粒细胞-巨噬细胞）-CSF、Multi（多重）-CSF（IL-3）、SCF、EPO 等。不同 CSF 不仅可刺激不同发育阶段造血干细胞和祖细胞的增殖和分化，还可提高成熟细胞的功能。

（5）生长因子（growth factor，GF）　是一类具有刺激细胞生长的细胞因子。种类较多，如表皮生长因子（EGF）、血小板衍生的生长因子（PDGF）、成纤维细胞生长因子（FGF）、肝细胞生长因子（HGF）、胰岛素样生长因子-Ⅰ（IGF-Ⅰ）、IGF-Ⅱ、白血病抑制因子（LIF）、神经生长因子（NGF）、抑瘤素 M（OSM）、血小板衍生的内皮细胞生长因子（PDECGF）、转化生长因子-α（TGF-α）、血管内皮细胞生长因子（VEGF）、转化生长因子-β（TGF-β）家族等。TGF-β 家族对上皮或神经外胚层来源的细胞具有抑制作用，而对间充质来源的细胞起刺激作用。

（6）趋化因子家族（chemokine family） 是一类对不同靶细胞具有趋化效应的细胞因子家族，由多种淋巴细胞和非淋巴细胞所产生。属于小分子多肽，相对分子质量通常为 8000～14 000，含 90～130 个氨基酸残基，已发现 50 余个成员。依据其分子 N 端半胱氨酸的排列，可分为 CC、CXC、C、CX3C 四个亚家族。

五、固有免疫的研究进展

受克隆选择学说的影响，免疫学研究的核心一直集中在 T、B 细胞的抗原特异性识别和应答上。直到 20 世纪末，由于固有免疫细胞识别机制的突破性进展，人类才对免疫识别和应答有了更新的认识。

俄国学者 Elie Metchnikoff 的吞噬细胞理论开创了固有免疫的先河，为细胞免疫奠定了基础，但始终未阐明固有免疫细胞如何识别抗原。1973 年，加拿大学者 Ralph M. Steinman 发现了树突状细胞（dendritic cell，DC）这一重要的免疫细胞，指出树突状细胞能摄取、加工、处理抗原，并将抗原表位呈递给初始 T 细胞，从而启动特异性免疫应答。1989 年，美国免疫学家 Janeway 提出固有免疫的识别是模式识别，即固有免疫细胞能非特异性地识别病原微生物，从而启动特异性免疫。

1996 年，法国科学家 Jules A. Hoffmann 通过对果蝇抗感染机制的研究，发现 *Toll* 基因的编码产物在果蝇抗感染中发挥着重要作用。1998 年，美国科学家 Bruce A. Beutler 在小鼠体内发现了类似果蝇 *Toll* 的基因，并证实这种基因产物是细菌某种结构成分的受体，称为 Toll 样受体（TLR）。随后的研究表明：固有免疫细胞表面具有模式识别受体（pattern-recognition receptor，PRR），能选择性地识别病原微生物及其产物所共有的高度保守的分子结构，即病原相关分子模式（pathogen-associated molecular pattern，PAMP），是启动特异性免疫应答的关键。模式识别理论从新的角度解释了机体如何识别"自己"和"非己"，即免疫系统为什么能针对性地对入侵病原微生物及组织损伤产生应答，而对正常组织细胞不产生应答这一免疫学核心问题。鉴于 Ralph M. Steinman、Jules A. Hoffmann 和 Bruce A. Beutler 对免疫系统激活原理研究做出的杰出贡献，他们于 2011 年被授予诺贝尔生理学或医学奖。

六、免疫检查点分子与肿瘤免疫治疗

恶性肿瘤是威胁人类健康的严重疾病，手术疗法、放射治疗及化学治疗是其传统治疗方式，但就晚期恶性肿瘤而言，上述方法难以奏效。肿瘤免疫治疗通过激发并增强机体免疫功能，达到控制和杀伤肿瘤细胞的目的，并作为一种辅助疗法与上述传统方法联合应用，从而提高治疗的综合效果，有助于防止复发和转移。然而，随着免疫检查点疗法的问世，免疫治疗或将成为肿瘤最主要的治疗手段。美国科学家詹姆斯·艾利森在 20 世纪 90 年代发现活化的 T 细胞表面表达细胞毒性 T 细胞抗原 4（CTLA-4），但静止 T 细胞不表达该分子。CTLA-4 与 T 细胞表达的协同刺激信号分子 CD28 具有同源性，其配体均为抗原提呈细胞表面的 CD80/CD86。而 CTLA-4 与 CD80/CD86 结合后传递细胞活化的抑制信号，从而抑制 T 细胞过度活化、增殖，对 T 细胞介导的免疫应答产生负向调控作用。随后发现，CTLA-4 的负向调控作用对防止 T 细胞的过度活化和自身免疫病的发生至关重要。T 细胞表面的 CTLA-4 及具有类似负向免疫调控作用的分子称为免疫检查点分子（immune checkpoint molecule），阻断其作用有可能增强机体的抗肿瘤免疫的活性。基于此，詹姆斯·艾利森发现通过注射抗 CTLA-4 抗体阻断 CTLA-4 与 CD80/CD86 的结合，可以激活肿瘤免疫并清除移植在小鼠体内的肿瘤。随后，詹姆斯·艾利森等科学家研发了人源化 CTLA-4 抗体，临床试验显示抗 CTLA-4 抗体不仅可以明显缩小肿瘤，更重要的是能显著提高患者的生存率。自此正式拉开了免疫检查点疗法治疗肿瘤的序幕，美国也于 2011 年批准人源化 CTLA-4 抗体用于治疗黑色素瘤。

1992 年日本学者本庶佑发现了一种表达于活化 T 细胞表面的具有免疫负向调节作用的免疫检查点分子程序性死亡蛋白-1（programmed death-1，PD-1）。随后，华裔科学家陈列平率先发现了在黑色素瘤和肺癌等肿瘤组织高表达的 PD-L1（PD-1 的配体）。PD-L1 结合 T 细胞表面的 PD-1 能使肿瘤免疫逃逸。用抗 PD-L1 治疗可以抑制肿瘤生长，这是 PD-1/PD-L1 靶向通路的第一个肿瘤免疫治疗实验，开启了 PD-1/PD-L1 通向癌症治疗领域的新大门。随后临床试验进一步证实，抗 PD-1 或抗 PD-L1 抗体在肺癌、霍奇金病和黑色素瘤等恶性肿瘤的治疗中取得了明显疗效，而且在黑色素瘤的临床试验中发现，联合应用 CTLA-4 和 PD-1 阻断剂，比单一使用其中一种效果更好。詹姆斯·艾利森和本庶佑发现了抑制负向免疫调节的新型癌症疗法，他们两人因此获得了 2018 年诺贝尔生理学或医学奖。由此可见，肿瘤的免疫生物治疗有可能成为继化学疗法、手术疗法、放射疗法之后的又一重要疗法，免疫生物治疗将与化学疗法、放射治疗等方法一样，成为肿瘤治疗的常规疗法，在肿瘤治疗领域有着非常广阔的应用前景。

总而言之，近现代免疫学的发展，不仅从基因水平阐明了 T、B 细胞抗原识别受体（TCR、BCR）多样性产生的机制，而且从分子水平阐释了信号转导通路及细胞因子对免疫细胞活化、增殖和分化的作用及机制；揭示了 CTL 导致靶细胞凋亡的信号转导途径，开启了分子免疫学的新纪元。要了解免疫学进展，需要以基因活化及分子作用为基础，才能更好地理解免疫细胞的生命活动与功能，以及免疫细胞之间、免疫系统与整个机体之间的作用，从而更全面地诠释细胞生命活动的基本规律，促进医学和整个生命科学的发展。

知识拓展

免疫组学（immunomics）是由免疫基因组学、免疫蛋白质组学和免疫信息学构成的研究免疫相关的全套分子库及它们的作用靶分子和功能的科学。强调在基因组学和蛋白质组学的基础上，充分利用生物信息学、生物芯片、系统生物学、结构生物学、高通量筛选等技术，大规模开展免疫系统和免疫应答分子机制的研究，发现新的免疫相关分子，为更全面系统地了解免疫系统和免疫应答提供基础。

免疫组学的主要研究内容包含以下几方面：①人类免疫相关基因和蛋白质功能研究，即以人类全基因组为背景，开展人类免疫相关基因和蛋白质功能研究。②免疫相关单基因遗传病的致病基因研究，即单一的免疫基因缺陷或突变导致的疾病的研究。③复杂性免疫疾病的相关基因研究，复杂性免疫疾病是由基因的变异、环境及生活习性等因素共同作用所致，使得每个人对不同疾病的易感性不同。单核苷酸多态性是基因变异的重要指标。④肿瘤免疫组学，即利用基因组学、转录组学及蛋白质等相关高通量技术开展肿瘤抗原谱及免疫应答分子谱的研究。⑤病原体免疫组学，即通过收集国际上发现的所有 B 细胞表位和 T 细胞表位的免疫表位数据库，促进免疫学家开展抗感染免疫的研究、疫苗及诊断试剂等的开发和利用。主要的技术有噬菌体表面展示技术、HLA 转基因小鼠技术、随机基因片段表达和抗原鉴定技术、组合多肽技术和 MHC 结合抗原肽预测技术等。⑥基于基因组药物，利用反向生物学原理，依据人类基因序列数据，经过生物信息学分析、高通量基因表达、高通量功能筛选和体内外药效研究开发得到新型免疫药物。基因组药物的种类主要有基因工程重组蛋白质药物、以人类基因编码蛋白为靶标的化学药物、以人类基因编码蛋白为靶标的人源化抗体、反义核酸和 RNA 类药物及基因治疗等。⑦免疫信息学（immunoinformatics），是生物信息学（bioinformatics）的分支学科，是计算机科学与免疫学相结合的交叉学科，重点在于利用计算机技术开展免疫学的生物信息学分析和计算。核酸序列的生物信息学分析包括结构域分析（基因组序列注释）、同源分析和检索、基因突变分析和表达谱分析；蛋白质一级结构分析包含结构特点分析、同源分析和检索与功能区分析；蛋白质空间结构预测包含分子建模和分子对接等。此外还有免疫系统数学模型建立及虚拟免疫细胞（E-immunocell）模型建立。

参 考 文 献

曹雪涛. 2018. 医学免疫学. 7 版. 北京：人民卫生出版社.

司传平. 2017. 医学免疫学. 4 版. 北京：人民卫生出版社.

司传平，丁剑冰. 2019. 医学免疫学. 2 版. 北京：高等教育出版社.

Abbas A K，Lichtman A H，Pillai S. 2018. Cellular and Molecular Immunology. 9th ed. Philadelphia：W.B. Sauders Company.

Delves P J，Martin S J，Burton D R. 2017. Roitt's Essential Immunology. 13th ed. London：John Wiley & Sons，Ltd.

Murphy K M. 2017. Janeway's Immunobiology. 9th ed. New York：Garland Science.

（成都医学院　张绍兰　汤洪萍）

第二章　免　疫　系　统

免疫系统（immune system）是执行免疫功能的系统，由免疫器官与组织、免疫细胞及免疫分子组成。

第一节　免疫器官与组织

人体的免疫器官根据功能分为中枢免疫器官和外周免疫器官。

一、中枢免疫器官

中枢免疫器官（central immune organ）又称为初级淋巴器官（primary lymphoid organ），是免疫细胞发生、分化、发育和成熟的场所，对外周免疫器官的发育也起主导作用。人类的中枢免疫器官包括骨髓和胸腺。

骨髓（bone marrow）是成人的造血器官，也是重要的免疫器官。骨髓中的造血干细胞（hematopoietic stem cell，HSC）具有高度自我更新能力和多向分化潜能，可分化为各种血细胞和免疫细胞。骨髓微环境包括造血细胞周围的微血管系统、末梢神经、网状细胞、基质细胞以及多种分子（细胞因子、黏附分子等），是造血干细胞和各类祖细胞发生、分化、发育的必备环境。骨髓的功能主要包括：①成人各类血细胞（包括免疫细胞）的发源地（图 2-1）；②B 细胞发育成熟的场所；③再次体液免疫应答发生的场所。在外周免疫器官受抗原刺激形成的记忆 B 细胞又可经全身循环进入骨髓，在此分化为成熟长寿的浆细胞，持久地产生大量抗体（主要为 IgG）释放入血，是血浆抗体的主要来源。

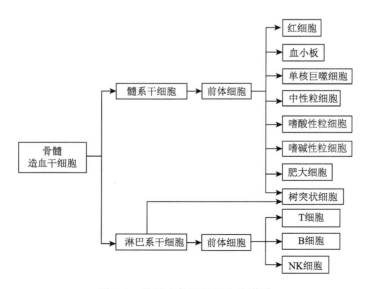

图 2-1　骨髓多能干细胞分化谱系

胸腺（thymus）位于胸骨后的胸腔纵隔内，与心和大血管毗邻，是 T 细胞分化发育成熟的场所。人出生时胸腺重 15～20g，以后逐渐增大，至青春期可达 30～40g，其后随年龄增长而逐渐退化。老年期胸腺明显缩小，大部分被脂肪组织取代，随着胸腺的萎缩，其功能逐渐衰退。胸腺微环境为 T 细胞的发育成熟提供必要的环境和刺激，并很大程度上决定了其发育过程。胸腺微环境由胸腺基质细胞（thymic stromal cell，TSC），包括胸腺上皮细胞、树突状细胞、巨噬细胞及其表达的黏附分子和分泌的胸腺激素、细胞因子（G-CSF、GM-CSF 等），以及胸腺细胞分泌的细胞因子（如 IL-2、IL-4）及细胞外基质共同构成。胸腺的功能包括：①T 细胞分化、发育和成熟的主要器官。骨髓内的 T 前体细胞进入胸腺皮质后称为胸腺细胞。胸腺细胞向髓质迁移，并与相应胸腺微环境相互作用，经有序分化、发育而成熟。成熟胸腺细胞进入外周血和淋巴组织，成为成熟 T 细胞，定居于外周免疫器官的胸腺依赖区，并随淋巴细胞再循环而分布于全身。②胸腺是自身免疫耐受和维持的重要器官。胸腺细胞在胸腺内经历阳性选择（positive selection）和阴性选择（negative selection）过程，最终分化为两群成熟细胞，即 CD4⁺T 细胞和 CD8⁺T 细胞，并获得了识别"自我"与"非己"的能力，对自身抗原形成免疫耐受。③具有免疫调节作用。胸腺基质细胞分泌的多种细胞因子和胸腺激素（如胸腺肽等）既能调控胸腺细胞的分化发育，也能调控外周免疫器官和其他免疫细胞的分化发育。

二、外周免疫器官

外周免疫器官（peripheral immune organ）又称为次级淋巴器官（secondary lymphoid organ），是成熟免疫细胞定居、进一步分化，对抗原进行免疫应答的场所，人类的外周免疫器官包括淋巴结、脾和黏膜相关淋巴组织。

血液中的淋巴细胞选择性趋向迁移并定居于外周免疫器官或特定组织的特定区域的现象称为淋巴细胞归巢（lymphocyte homing），这种现象的分子基础是成熟淋巴细胞表达归巢受体，通过与特定组织中内皮细胞表面的黏附分子相互作用实现淋巴细胞趋向性定居。

（一）淋巴结

人体有 500～600 个淋巴结（lymph node），广泛分布于全身非黏膜部位的淋巴通道上。淋巴结实质结构分为髓质与皮质两部分。皮质部分又可分为浅皮质区和深皮质区。靠近被膜下为浅皮质区，是 B 细胞定居场所，大量 B 细胞在此聚集形成淋巴滤泡，称为非胸腺依赖区（thymus-independent area）。未受抗原刺激的淋巴滤泡称为初级淋巴滤泡（primary lymphoid follicle）；经抗原刺激后，滤泡区充满大量增殖、分化的 B 细胞时，称为次级淋巴滤泡（secondary lymphoid follicle），亦称生发中心（germinal center，GC）。皮质深层和滤泡间隙称为副皮质区，是 T 细胞定居场所，称为胸腺依赖区（thymus-dependent area）。副皮质区内有许多特化的毛细血管后微静脉，称为高内皮静脉（high endothelial venule，HEV），随血液而来的 T 细胞和 B 细胞穿过 HEV 内皮间隙，进入淋巴结的副皮质区和皮质区，是淋巴细胞再循环的结构基础。树突状细胞在皮质区和副皮质区都存在，在滤泡中的称为滤泡树突状细胞，在副皮质区的称为并指状树突状细胞。髓质由髓索和髓窦构成，聚集大量淋巴细胞和巨噬细胞。

淋巴结的功能包括：①是成熟 T、B 细胞定居的场所。②是免疫细胞执行免疫应答功能的场所。树突状细胞摄取组织中抗原后，在副皮质区将加工处理的抗原肽提呈给 T 细胞，使其增殖分化为辅助性 T 细胞（helper T cell，Th），Th 与 B 细胞相互作用，在浅皮质区 B 细胞活化增殖分化为浆细胞，迁移至髓质分泌抗体发挥效应；或迁移至骨髓执行再次体液免疫应答效应。③过滤淋巴液。侵入机体的病原微生物、毒素等有害物质随淋巴引流进入淋巴结后，淋巴液缓慢流入淋巴窦，聚集在淋巴结的淋巴细胞和巨噬细胞等清除上述抗原物质，起到净化淋巴液的作用。④参与淋巴细胞再循环。

淋巴细胞再循环（lymphocyte recirculation）是成熟的淋巴细胞在外周免疫器官、淋巴液和血液中反复循环的过程。参与再循环的淋巴细胞主要是 T 细胞，占 80%以上，其次是 B 细胞。淋巴细胞再循环的意义在于：①使全身的淋巴细胞分布更趋合理；②增加了淋巴细胞接触抗原的机会，扩大了免疫识别；③使全身免疫器官组织成为一个有机联系的整体。

（二）脾

脾（spleen）是体内最大的外周免疫器官，胚胎期曾为人体的造血器官。脾由被膜和实质组成，实质又分为白髓与红髓两部分。白髓为密集的淋巴组织，脾动脉入脾后进入脾实质的分支称为中央动脉，中央动脉周围的一层弥散淋巴组织称为围动脉淋巴鞘（periarterial lymphatic sheath，PALS），是 T 细胞聚集区。PALS 旁淋巴滤泡也称为脾小结，是 B 细胞聚集区，未受抗原刺激时为初级淋巴滤泡，受抗原刺激后为次级淋巴滤泡，出现生发中心。白髓中还有巨噬细胞、树突状细胞等分布。白髓和红髓交界处是边缘区，循环中的 T、B 细胞进入脾白髓时都要通过边缘区，故该区呈现 T、B 细胞的混居。红髓由脾索和脾血窦构成，脾索是索条状组织，B 细胞、巨噬细胞和树突状细胞分布其上，脾血窦中充满血液，经小梁静脉汇入脾静脉出脾。

脾的功能：①是成熟 T、B 细胞定居的场所。②是免疫细胞执行免疫应答功能的场所，脾主要清除血源性抗原。③储存和过滤血液。血液在脾血窦中缓慢流动，通过狭窄脾索间隙时，血液中的病原微生物、衰老的血细胞等被此处的巨噬细胞和树突状细胞吞噬和清除，从而净化血液。④分泌生物活性物质，如补体成分、细胞因子等。

（三）黏膜相关淋巴组织

黏膜相关淋巴组织（mucosal-associated lymphoid tissue，MALT），亦称黏膜免疫系统（mucosal immune system，MIS），是存在于呼吸道、消化道和泌尿生殖道黏膜固有层与上皮细胞下的淋巴组织，以及具有生发中心淋巴组织的总称。MALT 具有两种形式：一种具有组织结构，如扁桃体、阑尾和 Peyer 小结等；另一种是无组织结构的、分布于上皮及结缔组织内的弥散淋巴组织。黏膜是抗原性异物入侵机体的主要部位，成年人黏膜总面积约 400m^2，人体 50%的淋巴组织分布于此，是防御感染的首道屏障。

MALT 的功能包括：①执行局部黏膜免疫功能。②产生分泌型免疫球蛋白 A（secretory immunoglobulin A，sIgA）。分布于黏膜的 B 细胞多产生 sIgA，此为局部黏膜免疫的主要效应分子。

第二节 免 疫 细 胞

免疫细胞在免疫应答中担当重要角色，所有与免疫相关的功能活动都以免疫细胞为基础，根据功能和应答特点，免疫细胞分为固有免疫细胞和适应性免疫细胞。

一、固有免疫细胞

固有免疫细胞种类较多，主要包括两类：一类是来源于骨髓的髓样干细胞的经典固有免疫细胞，如单核巨噬细胞、树突状细胞、中性粒细胞、嗜酸性粒细胞、嗜碱性粒细胞和肥大细胞等；另一类是来源于骨髓的淋巴样干细胞的固有淋巴细胞（innate lymphoid cell，ILC）如 ILC1、ILC2、ILC3 和 NK 细胞等，以及 NKT、γδT 细胞和 B1 细胞等。

1. 单核巨噬细胞系统（mononuclear phagocyte system，MPS）　包括血液中的单核细胞（monocyte）和组织中的巨噬细胞（macrophage，Mφ）。单核细胞来源于骨髓的髓样干细胞，成熟后离开骨髓进入血液，占血液中白细胞总数的 3%～8%，在血液中仅停留 12～24 小时，而后迁移到全身组织器官分化为巨噬细胞（Mφ）。根据分布，Mφ 可分为定居和游走两类：定居 Mφ 广泛分布于机体全身，在不同组织器官有不同的名称，如肝中的库普弗细胞（Kupffer cell）、肺中的肺泡巨噬细胞、胸膜腔和腹腔中的巨噬细胞、神经组织中的小胶质细胞、骨组织中的破骨细胞等；游走 Mφ 由血液中单核细胞衍生而来，其体积数倍于单核细胞，寿命较长，在组织中可存活数月。巨噬细胞的主要生物学功能包括：①吞噬、杀伤病原体（图 2-2）；②杀伤胞内寄生菌和肿瘤细胞等靶细胞；③介导炎症反应；④提呈抗原；⑤调节免疫等。

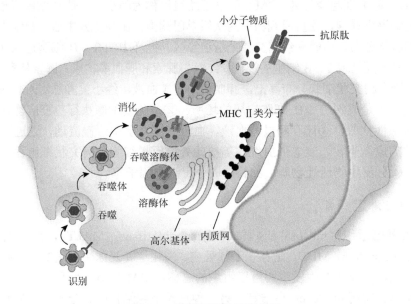

图 2-2　吞噬细胞的吞噬作用

知识拓展

在不同细胞因子和诱导因素的刺激下，Mφ 可分为两个亚群：1 型巨噬细胞（type-1 macrophage，M1）和 2 型巨噬细胞（type-2 macrophage，M2）。M1 即经典活化的巨噬细胞，通常无特别说明所指的 Mφ 即为此类。M1 胞质内富含溶酶体及线粒体，具有很强的变形运动能力、强大的吞噬杀菌能力和吞噬清除体内凋亡细胞及其他异物的能力；通过合成分泌 CCL2（MCP-1）、CCL3（MIP-1α）、IL-8 等趋化因子和 IL-1β、IL-6、INF-α 等促炎症因子，促进和介导炎症反应。M2 又称为旁路活化巨噬细胞，通过合成分泌 IL-10、TGF-β、血小板衍生生长因子（platelet derived growth factor，PDGF）和成纤维细胞生长因子（fibroblast growth factor，FGF），抑制炎症反应和参与组织修复和纤维化过程。

---

2. 自然杀伤细胞（nature killer cell，NK cell）　是一群膜标志为 CD3⁻CD19⁻CD56⁺CD16⁺

和胞内转录因子 E4BP4 阳性的固有免疫细胞，不表达抗原识别受体，无须抗原致敏即可自发杀伤靶细胞。NK 细胞主要分布于骨髓、外周血、肝和脾，在淋巴结和其他组织中也有少量存在。NK 细胞表面存在两类功能截然不同的调节其活性的受体：杀伤细胞活化受体和杀伤细胞抑制受体。两种受体的平衡与 NK 细胞活化关系密切。NK 细胞的生物学作用包括：①抗感染、抗病毒和抗肿瘤作用；②免疫调节作用。

3. **树突状细胞（dendritic cell，DC）** 因其表面具有星状多形性或树枝状突起而得名，是美国科学家 Ralph M. Steinman 于 1973 年首先发现的。DC 目前尚无特异性细胞表面分子标志，主要通过形态学、组合性细胞表面标志、在混合淋巴细胞反应中能激活初始 T 细胞等特征进行鉴定。DC 起源于骨髓多能造血干细胞，主要有两条分化途径：①髓样干细胞在 GM-CSF 的刺激下分化为 DC，称为髓样 DC（myeloid dendritic cell，MDC），也称 DC1，与单核细胞和粒细胞有共同的前体细胞；②来源于淋巴样干细胞，与 T 细胞和 NK 细胞有共同的前体细胞，称为淋巴样 DC（lymphoid dendritic cell，LDC）或浆细胞样 DC（plasmacytoid dendritic cell，pDC），即 DC2。DC 广泛分布于皮肤、气道、淋巴器官等部位，具有高度异质性，故不同组织中的 DC 有不同的名称。例如，分布于皮肤表皮基底层和棘细胞之间的 DC 称为朗格汉斯细胞（Langerhans cell，LC）；分布于次级淋巴组织和胸腺髓质 T 细胞区的 DC 称为并指状 DC；分布于淋巴结及黏膜淋巴组织生发中心的 DC 则称为滤泡 DC 等。DC 是迄今发现的抗原提呈能力最强的抗原提呈细胞（antigen presenting cell，APC）。

4. **中性粒细胞（neutrophil）** 属于小吞噬细胞，占外周血白细胞总数的 50%～70%，寿命短、更新快、数量多。中性粒细胞起源于骨髓多能造血干细胞，表面具有 FcγR、CR1（CD35）、CR3（CD11b/CD18）等调理素受体。中性粒细胞具有极强的吞噬与胞内杀伤能力，与巨噬细胞共同称为吞噬细胞，可借助调理素吸附于病原体或颗粒物表面，进而吞噬杀灭病原体；中性粒细胞胞质中含有许多细小颗粒，颗粒中包含多种水解酶，如髓过氧化物酶、蛋白酶、防御素、溶菌酶和胶原酶等，使中性粒细胞得以参与消化已吞噬的细菌和异物。中性粒细胞还可在抗体介导下发挥抗体依赖细胞介导的细胞毒作用（ADCC），参与适应性免疫应答。

5. **自然杀伤 T 细胞（natural killer T cell，NKT）** 是一类既表达 T 细胞受体（TCR 和 CD3），又表达 NK 细胞表面标志（CD56）的特殊淋巴细胞，主要分布于骨髓、肝和胸腺等部位。主要表型为 $CD56^+TCR^+CD3^+$，大多数为 CD4、CD8 双阴性细胞，少数为 $CD4^+$ T 细胞。其 TCR 主要由 αβ 链组成，少数由 γδ 链组成。其 TCR 缺乏多样性，主要识别由 CD1 分子提呈的脂类和糖类抗原，且不受 MHC 限制。NKT 细胞受到刺激后，可以分泌大量的 IL-4、IFN-γ、GM-CSF、IL-13 及其他细胞因子和趋化因子，发挥免疫调节和细胞毒作用。NKT 细胞与多种疾病的发病有着重要联系：一方面保护机体免受病原体感染和避免肿瘤发生；另一方面，NKT 细胞也可以破坏机体组织，参与自身免疫病的发生和发展。

6. **γδT 细胞** 是特殊的 T 细胞群体，是 TCR 为 γ 和 δ 链组成的 T 细胞，起源于骨髓多能造血干细胞，在胸腺内发育成熟，主要分布于皮肤、呼吸道、肠道及泌尿生殖道等黏膜及皮下组织，在末梢血中仅占 5%～10%，是构成皮肤的表皮内淋巴细胞和黏膜组织的上皮内淋巴细胞的主要成分之一。γδT 细胞 TCR 无可变区，缺乏抗原受体多样性，只能识别多种病原体表达的共同抗原成分，使之有别于 αβT 细胞的特异性抗原识别能力。γδT 细胞可直接识别天然抗原，不需 APC 提呈，无 MHC 限制，其识别配体常为非肽类分子（如 CD1 提呈的糖脂、分枝杆菌的单烷基磷酸酯等）。γδT 细胞的主要生物学功能包括：①非特异性杀伤作用，尤其在黏膜局部及肝的抗感染免疫中发挥重要作用；②释放细胞因子（IL-2、IL-3、IL-4、INF-γ、GM-CSF 和 TNF 等），发挥免疫调节作用。

7. **B1 细胞**　是 CD5$^+$B 细胞，该亚群占 B 细胞总数的 5%～10%，主要定居于腹腔、胸腔及肠道黏膜固有层和肠系膜淋巴结中，是具有自我更新能力的长寿 B 细胞。B1 细胞的 BCR 缺乏多样性，识别某些细菌表面共有的多聚糖抗原，如细菌脂多糖、肺炎链球菌荚膜多糖、葡聚糖和肠道菌群表面的磷脂酰胆碱等，也可识别自身抗原，如变性红细胞、变性 IgG 等，可以产生 IgM 类低亲和力抗体并可与不同抗原表位结合。B1 细胞即使在无明显外来抗原刺激时，也可以自发分泌针对细菌脂多糖和某些自身抗原的 IgM 抗体，且这一过程不需要 T 细胞的辅助。B1 细胞受到抗原刺激后活化，不发生抗体的类别转换、不形成免疫记忆细胞。肠道黏膜固有层和肠系膜淋巴结的 B1 细胞可分泌 IgA，有助于黏膜免疫，起到局部抗感染作用。同时 B1 细胞参与对多种细菌的抗感染免疫，是抗感染的重要防线。此外，B1 细胞产生的多反应性自身抗体，可能有助于清除变性的自身抗原，但不排除致病性自身抗体会诱导自身免疫病的发生。

8. **嗜酸性粒细胞（eosinophil）**　因富含嗜酸性颗粒而得名，正常成人外周血中绝对值仅为（0.05～0.5）×10^9/L，组织中该细胞数量是外周血中的 100 倍，主要分布在呼吸道、消化道、泌尿生殖道黏膜组织中。嗜酸性粒细胞表面表达多种趋化因子受体和补体受体等，同中性粒细胞一样，也具有运动和吞噬作用。嗜酸性粒细胞胞质中含有嗜酸性颗粒，颗粒内含有过氧化物酶和酸性磷酸酶等大量水解酶。嗜酸性粒细胞对蠕虫类寄生虫具有较强的杀伤作用，在 IgG 和 C3b 的参与下黏附于虫体上，对寄生虫起到毒性及杀伤作用，是体内抑制寄生虫的重要途径。另外，嗜酸性粒细胞还可以通过抑制肥大细胞脱颗粒以及释放组胺酶灭活组胺等过程，负向调节 I 型超敏反应。

9. **嗜碱性粒细胞（basophil）**　在外周血中含量最少，仅占外周白细胞总数的 0.2%，成熟嗜碱性粒细胞存在于血液中，胞质的嗜碱性颗粒内含有组胺、肝素、血清素、白三烯等，参与炎症反应、抗肿瘤免疫应答以及介导 I 型超敏反应。嗜碱性粒细胞表面表达高亲和力 IgE 的 Fc 段受体（FcεR I），介导 I 型超敏反应。嗜碱性粒细胞还可参与抗肿瘤免疫应答过程。

10. **肥大细胞（mast cell）**　来源于骨髓多能造血干细胞，在祖细胞时期便迁移至外周组织并进一步发育成熟，主要分布在黏膜及各种组织中，如皮肤、呼吸道、消化道和各器官结缔组织等。肥大细胞与嗜碱性粒细胞具有相似的特点，细胞质中含有嗜碱性颗粒，颗粒内含有组胺、肝素等炎症介质和能降解细胞间质的蛋白水解酶。肥大细胞活化后通过释放胞质中的炎症介质募集效应细胞到达介导炎症反应；肥大细胞分泌多种细胞因子，如 IL-1、IL-3、IL-4、IL-5、IL-6、IL-8、IL-10、IL-12、IL-13、GM-CSF、TNF-α 及趋化因子等，参与免疫调节，发挥免疫效应。肥大细胞表面表达 FcεR I，介导 I 型超敏反应。

二、适应性免疫细胞

在适应性免疫应答中发挥核心作用的免疫细胞是 T 细胞与 B 细胞。

（一）T 细胞

1. **T 细胞的分化和发育**　T 细胞来源于骨髓淋巴样干细胞，在胸腺分化、发育和成熟，是胸腺依赖性淋巴细胞。T 细胞前体由骨髓进入胸腺，称为胸腺细胞（thymocyte）。胸腺细胞经皮质浅层、皮质深层及髓质区移行并逐渐分化发育成熟。胸腺微环境是诱导并调控 T 细胞分化发育的关键因素，由胸腺基质细胞（胸腺上皮细胞、树突状细胞、巨噬细胞等）及表达的黏附分子、分泌的细胞因子（如 IL-1、G-CSF、IL-12、GM-CSF、TNF-α、IFN-α 等）和胸腺激素构成。T 细胞在胸腺内获得多样性 TCR 的表达，进行阳性选择和阴性选择，分化为具有 MHC 限制性、仅识别异物抗原的 $CD4^+CD8^-$ 或 $CD4^-CD8^+$ 单阳性细胞，即免疫功能成熟的 T 细胞，进而离开胸腺迁移到外周血液，并进入外周免疫器官。

2. T 细胞表面的膜分子 T 细胞表面的膜分子，既可作为细胞表面标志，也是体现其不同生物学作用的功能分子，是 T 细胞与其他细胞和分子间相互识别和作用的物质基础。

（1）TCR-CD3 复合物 所有成熟 T 细胞表面均表达 TCR-CD3 复合物，TCR 识别特异性抗原，CD3 分子则将抗原信号传入胞内，引起 T 细胞活化。

（2）CD4/CD8 均为 TCR 的共受体（co-receptor），或称辅助受体，辅助 TCR 识别抗原，稳定 T 细胞和 APC 或靶细胞间的相互作用，从而诱发信号的转导。成熟 T 细胞表面只表达 CD4 或 CD8 一种分子，据此 T 细胞可分为 $CD4^+T$ 细胞和 $CD8^+T$ 细胞两个亚群，$CD4^+T$ 细胞识别经 MHC II 类分子提呈的抗原肽，$CD8^+T$ 细胞识别经 MHC I 类分子提呈的抗原肽，此即为 T 细胞的 MHC 限制性。

（3）共刺激分子 初始 T 细胞的活化需要双信号，第一活化信号由 TCR 识别经 MHC 提呈的抗原肽产生，第二活化信号由 T 细胞与 APC（靶细胞）表面的共刺激分子及其配体相互作用产生，主要有 CD28、CD2、CD154（CD40L）、CD278（ICOS）等。

（4）负调节分子 与共刺激分子作用相反，提供 T 细胞活化抑制信号，主要有 CD152（CTLA-4）和 PD-1，在免疫应答中发挥负向调控作用。

3. T 细胞亚群及其功能 T 细胞为非均一群体，按照不同的分类方法，T 细胞可分为若干亚群。根据 TCR 的类型，可分为 αβT 细胞和 γδT 细胞。根据激活状态，可分为初始 T 细胞、效应 T 细胞和记忆 T 细胞。根据膜分子表达类型，可分为 $CD4^+T$ 细胞和 $CD8^+T$ 细胞。根据功能不同，可分为辅助性 T 细胞（Th）、细胞毒性 T 细胞（CTL）和调节性 T 细胞（Treg）等。

（1）Th 为 $CD4^+T$ 细胞。初始状态 Th 细胞受抗原激活后分化为 Th0 细胞（中间阶段）。Th0 可进一步分化为 Th1、Th2、Th17、Tfh 等不同的 Th 亚群，细胞因子的种类和细胞因子之间的平衡是决定和调控这一分化过程最重要的因素。①Th1 主要分泌 IL-2、IFN-γ、IL-12 和 TNF-β/α 等类型的细胞因子，该类细胞因子促进 Th0 向 Th1 分化而抑制向 Th2 分化。Th1 通过其细胞因子作用辅助或促进 Tc、NK 细胞、巨噬细胞的活化和增殖，促进以细胞毒作用为主导的细胞免疫效应。②Th2 主要分泌 IL-4、IL-5、IL-6 和 IL-10 等类型的细胞因子，该类细胞因子促进 Th0 向 Th2 分化而抑制向 Th1 分化。Th2 通过其细胞因子作用辅助 B 细胞增殖并产生不同类别的抗体，促进以抗体生物学作用为主导的体液免疫效应。通过细胞因子调控，Th1 和 Th2 形成动态平衡调节机体适应性免疫应答的类型和程度。③Th17 因分泌 IL-17 而得名，胸腺内 $CD4^+T$ 细胞在 TGF-β 和 IL-6 的刺激下分化为 Th17，其增殖依赖于巨噬细胞所分泌的 IL-23。Th17 分泌 IL-17（IL-17A～IL-17F）、IL-21、IL-22、TNF-α 等细胞因子，参与固有免疫应答和炎症反应，是较早参与抗感染免疫的效应 T 细胞。由于其强大的促炎症作用，Th17 也在自身免疫病和炎症所致免疫病理损伤中发挥作用。④滤泡辅助性 T 细胞（follicular helper T cell，Tfh）是存在于外周血和外周免疫器官淋巴滤泡的一类 $CD4^+Th$。IL-6 和 IL-21 是调控 Tfh 分化的关键细胞因子，IL-21 也是 Tfh 重要的效应因子。目前认为，Tfh 是辅助 B 细胞发挥功能的主要 Th 亚群，能促进 B 细胞分化和记忆 B 细胞产生，参与抗体类别转换。近年来还发现了 Th9、Th22 等 Th 亚群，其分化、膜标志和功能等为免疫学领域研究的热点。

（2）CTL 为 $CD8^+T$ 细胞。CTL 的主要功能是特异性识别经 MHC I 类分子提呈的抗原肽，进而通过细胞毒作用杀伤靶细胞。

（3）Treg 分子标志为 $CD4^+CD25^+Foxp3^+$ 的 T 细胞，Foxp3（forkhead box p3）是一种转

录因子，既是 Treg 细胞表面标志，也参与其分化和效应。Treg 细胞占正常人外周血和脾组织 $CD4^+T$ 的 5%～10%，在免疫应答中发挥负调控作用，其机制包括：①直接接触抑制靶细胞活化；②分泌 TGF-β 和 IL-10 等细胞因子抑制免疫应答。Treg 细胞对 Th1、Th2 和 Th17 均有抑制作用，是调控机体免疫应答程度的重要细胞，参与免疫耐受形成，并在自身免疫病、感染性疾病和肿瘤等多种免疫性疾病中发挥重要作用。

（二）B 细胞

1. B 细胞的分化和发育　B 细胞来源于骨髓淋巴样干细胞，在骨髓分化、发育和成熟，是骨髓依赖性淋巴细胞。早期 B 细胞的增殖分化与骨髓造血诱导微环境（hematopoietic inductive microenviroment，HIM）密切相关，骨髓基质中的细胞因子和黏附分子是 B 细胞发育的必要条件。B 细胞发育分为两个阶段，第一阶段在造血组织内进行，前 B 细胞的胞质内首先出现 μ 链，随后产生轻链，装配成 IgM，表达于其细胞膜表面形成 SmIgM，发育为不成熟 B 细胞。随后，再进一步表达 SmIgD，分化为成熟 B 细胞（未接触抗原前称初始 B 细胞）。此过程不需抗原刺激，被称为 B 细胞分化的非抗原依赖期。在第二阶段，成熟 B 细胞离开骨髓进入外周免疫器官，受抗原刺激后活化，SmIgM 丢失，B 细胞继续增殖分化为浆细胞，产生特异性抗体，部分 B 细胞分化为记忆 B 细胞，此阶段称为抗原依赖期。在 B 细胞发育过程中逐渐获得能识别不同抗原的多样性 BCR 表达，同 T 细胞一样，B 细胞也经历阴性选择和阳性选择。

2. B 细胞表面的膜分子　B 细胞表达大量膜分子，是 B 细胞识别抗原、活化、增殖、分化、产生抗体和发挥效应的分子基础。

（1）BCR-CD79a/b 复合物　是 B 细胞表面最重要的膜分子，BCR 识别抗原，CD79a/CD79b 转导活化信号。

（2）共刺激分子或共受体　B 细胞活化需要双信号，BCR 与抗原结合产生第一活化信号，第二活化信号由 B 细胞和 Th 细胞表面表达的大量共刺激分子相互作用产生，主要有 CD40、CD80/CD86 和 CD19/CD21/CD81/CD225 等。

（3）负调节受体　主要是 CD22，其特异性表达于 B 细胞，是 B 细胞的抑制性受体，能负调节 CD19/CD21/CD81/CD225 共受体。

（4）其他膜分子　如 Fc 受体、MHC 分子和丝裂原结合蛋白、IL-1R、IL-2R 等细胞因子受体，CR1（CD35）和 CR2（CD21）等补体受体等。

3. B 细胞亚群及其功能　根据是否表达 CD5，可将成熟 B 细胞分为 B1 和 B2 两个亚群。

（1）B1 细胞　$CD5^+B$ 细胞称为 B1 细胞，占 B 细胞总数的 5%～10%，主要参与固有免疫应答，主要定居于腹腔、胸腔和肠道黏膜固有层和肠系膜淋巴结中。

（2）B2 细胞　$CD5^-B$ 细胞称为 B2 细胞，主要参与适应性免疫应答，如无特别说明，B 细胞即指 B2 细胞。B2 细胞的主要功能：①产生抗体，B2 细胞主要识别蛋白质抗原，是参与体液免疫应答的主要细胞；②提呈抗原，B2 细胞是一类专职 APC，具有抗原提呈功能，可借其 BCR 结合可溶性抗原，经内化、加工和处理，以抗原肽-MHC 分子复合物形式提呈给 T 细胞；③分泌细胞因子，参与免疫调节、炎症反应等过程。

第三节　免疫分子

免疫分子包括存在于体液中的分泌型免疫分子和表达于细胞膜上的膜型免疫分子。分泌型免疫分子主要有免疫球蛋白（抗体）、补体系统和细胞因子等；膜型免疫分子主要有淋巴细胞抗原受体（TCR/BCR）、主要组织相容性复合体、CD 分子和黏附分子等。免疫分子参与介导了免疫细胞对抗原的识别、清除以及免疫细胞间相互作用和信息传递，是免疫系统的重要组成部分。

一、免疫球蛋白

抗体（antibody，Ab）是 B 细胞受抗原刺激后增殖分化为浆细胞所产生的球蛋白，主要分布于血清等体液中，通过与相应抗原特异性结合，介导体液免疫效应。免疫球蛋白（immunoglobulin，Ig）是 1968 年和 1972 年世界卫生组织和国际免疫学联合会先后提出的概念，是具有抗体活性或化学结构与抗体相似的球蛋白。抗体是侧重生物学功能的概念，免疫球蛋白是侧重化学结构的概念。

（一）免疫球蛋白的结构

1. Ig 的单体结构　Ig 单体由四条肽链组成，包括两条重链（heavy chain，H 链）和两条轻链（light chain，L 链），各肽链间由数量不等的二硫键连接，呈"Y"形（图 2-3）。重链相对分子质量为 50～75，由 450～550 个氨基酸残基组成，按其编码基因及产物，人类 Ig 重链可分为 μ 链、γ 链、α 链、δ 链和 ε 链五类，由此将 Ig 对应分为 IgM、IgG、IgA、IgD 和 IgE 五类（图 2-4）。其中 γ 链又分 γ1、γ2、γ3 和 γ4 四种，α 链又分 α1、α2 两种，由此又构成相应的亚类（subclass），IgG 为 IgG1、IgG2、IgG3 和 IgG4 四个亚类，IgA 为 IgA1、IgA2 两个亚类。轻链相对分子质量约为 25，由 214 个氨基酸残基组成。按其编码基因及产物，人类 Ig 轻链分 κ 型和 λ 型（分为 λ1～λ4 四种），与此相应 Ig 分为 κ 型和 λ 型。

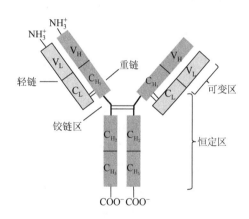

图 2-3　免疫球蛋白结构模式图

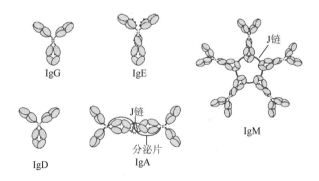

图 2-4　五类免疫球蛋白结构模式图

2. Ig 的功能分区

（1）可变区（variable region，V 区）　在 Ig 的重链和轻链近 N 端约 110 个氨基酸残基的区域内，其氨基酸序列变化较大，称可变区（V 区）。重链和轻链的 V 区分别以 V_H、V_L 表示。V_H 和 V_L 内各含 3 个氨基酸序列变化非常大的区域，称为高变区（hypervariable region，HVR）。该区即为与抗原表位互补结合的部位，又称互补决定区（complementarity determining region，CDR），高变区外的 V 区部位称为框架区（framework region，FR），V_L 和 V_H 各有 4 个 FR。

（2）恒定区（constant region，C 区）　Ig 近 C 端轻链的 1/2 及重链的 3/4 或 4/5 区域内，氨基酸序列相对稳定，称恒定区（C 区）。重链和轻链的 C 区分别称为 C_H 和 C_L。不同类 Ig 重链 C_H 区长度不一，其中 IgG、IgA、IgD 具有 C_{H_1}、C_{H_2}、C_{H_3} 三个功能区，而 IgM、IgE 还有 C_{H_4} 功能区。C 区是 Ig 结合补体和具有 Ig 末端受体（FcR）的部位。

（3）铰链区（hinge region）　一些 Ig 的 C_{H_1} 与 C_{H_2} 功能区之间的区域富含脯氨酸，具有良好的延展性，称为铰链区。铰链区的存在使 Ig 容易发生变构，有利于其 V 区与抗原表位的结合；通过 Ig 变构可暴露/隐蔽结合补体的位点从而控制补体激活；铰链区也是多种蛋白酶水解 Ig 的敏感区。

3. Ig 多聚体及其辅助结构　人体内的 Ig 中，IgG、IgD、IgE 和血清型 IgA 为单体结构，IgM 和 sIgA 为多聚体，由多个单体通过 J 链等辅助成分聚合形成，sIgA 为二聚体，IgM 为五聚体（图 2-4）。

（二）免疫球蛋白的生物学功能

1. 中和作用　抗原抗体特异性结合，封阻了抗原的生物学活性部位，而使抗原的毒害作用不能发生，如阻止病原微生物和毒素对宿主细胞的吸附、结合和破坏，阻止病原微生物的抗吞噬作用，阻止病原微生物对营养成分的利用而抑制病原微生物增殖等。能够形成封阻效应的抗体称为中和抗体。

2. 激活补体　抗体与相应抗原特异性结合形成免疫复合物，通过经典途径激活补体，发挥补体溶菌溶细胞等生物学作用。

3. 结合具有 Fc 受体（FcR）细胞介导的生物学功能

（1）调理作用（opsonization）　抗体通过 Fab 段与细菌等颗粒性抗原结合后，可通过其 Fc 段与吞噬细胞表面 FcR 结合，从而提高吞噬细胞对抗原的吞噬能力，这种生物学效应称为调理作用。

（2）抗体依赖的细胞介导的细胞毒作用（antibody dependent cell-mediated cytotoxicity，ADCC）　抗体通过 Fab 段与带有相应抗原的靶细胞特异结合后，通过其 Fc 段与具有 FcR 的细胞毒性细胞（如 NK 细胞）结合，激活这些细胞毒性细胞，杀伤带有抗原的靶细胞。

（3）介导 I 型超敏反应　IgE 是亲细胞型抗体，其 Fc 段可与肥大细胞和嗜碱性粒细胞表面的 FcεR I 结合，这些细胞表面的 IgE 与变应原特异结合后，细胞活化，合成和释放各种生物活性物质，引起 I 型超敏反应。

（4）跨细胞输送作用　通过与 FcR 结合的机制，抗体可被跨细胞输送，实现穿过胎盘和黏膜的作用。孕期胎盘母体面的滋养层细胞表达新生儿 Fc 受体（neonatal Fc receptor，FcRn），母体产生 IgG 与 FcRn 结合后转移至滋养层细胞内并主动转运至胎儿血液循环，发挥自然被动免疫作用。Ig 多聚体可经黏膜上皮细胞的 pIgR 从黏膜固有层转运至黏膜表面，参与黏膜免疫。

二、补体系统

补体（complement，C）是存在于人和脊椎动物血清、组织液和细胞膜表面的一组具有酶活性的蛋白质,介导免疫应答和炎症反应。补体由 30 余种成分组成,故称其为补体系统。补体性质不稳定、不耐热;其来源广泛,可由体内多种组织细胞合成,肝细胞和巨噬细胞是产生补体的主要细胞,约 90%的血浆补体成分由肝合成。补体多以酶原形式存在,通过激活物激活方可发挥生物学作用,激活和效应过程受到精密调控。补体的激活途径包括经典途径、旁路途径和 MBL 途径:经典途径的激活物为抗原抗体复合物,主要在适应性免疫阶段发挥效应;旁路途径和 MBL 途径为非抗体依赖激活途径,主要在固有免疫阶段发挥效应。

补体的生物学功能包括以下几点。

(1)溶细胞、溶菌作用　补体激活后发挥膜攻击作用,可导致靶细胞溶解,如细菌、血细胞、被病毒感染靶细胞和肿瘤细胞等。该效应是机体抗微生物感染的重要防御机制,也介导溶细胞作用的免疫病理损伤。

(2)调理作用　补体激活过程中产生的 C3b、iC3b 和 C4b 等片段与细菌或其他颗粒结合,再通过与吞噬细胞表面相应的补体受体的结合,可促进吞噬细胞发挥吞噬作用,即为补体的调理作用。

(3)炎症介质作用　补体活化过程产生的 C4a、C3a 和 C5a 等液相片段具有炎症介质作用,可引起机体炎症反应,称为活性片段。活性片段可激活肥大细胞和嗜碱性粒细胞,使之脱颗粒释放组胺等血管活性介质,引起毛细血管扩张、血管通透性增加等效应,介导炎症反应。C5a 对中性粒细胞具有趋化作用,吸引其向炎症部位移行、聚集,从而增强了局部炎症反应。

(4)清除免疫复合物　抗原抗体结合形成的免疫复合物(IC)有时会引起免疫损伤,补体可通过免疫黏附(immune adherence)机制清除 IC。C3b 与 IC 中的抗体结合,IC 从而借助 C3b 与表达 CR1 和 CR3 的血细胞结合,并通过血流运送至肝而被清除。

三、MHC 及其编码分子

存在于哺乳动物细胞表面的一组可诱导迅速而强烈移植排斥反应的分子及其编码基因称为主要组织相容性复合体(major histocompatibility complex,MHC)。MHC 可代表 *MHC* 基因和 MHC 分子。人类的 MHC 首先在白细胞表面发现,命名为人类白细胞抗原(human leucocyte antigen,HLA)。*HLA* 基因复合体位于人第 6 号染色体上,是紧密连锁的基因群,其遗传特点主要为单体型遗传、高度多态性和连锁不平衡。HLA-Ⅰ类分子是由一条重链(α 链)和一条轻链(β 链)以非共价键组成的异二聚体;HLA-Ⅱ类分子是由一条 34kDa 的 α 链和一条 28kDa 的 β 链以非共价键连接的异二聚体。两类分子结构均包括肽结合区、Ig 样区、跨膜区和胞质区(图 2-5)。其中肽结合区为结合和提呈抗原肽的区域,是 HLA 免疫学功能得以实现的结构基础,Ig 样区是与 T 细胞 CD4/CD8 结合的区域,与 MHC 限制性作用有关。

HLA-Ⅰ类分子广泛表达于体内各种有核细胞及血小板、网织红细胞表面;HLA-Ⅱ类分子主要表达于树突状细胞、B 细胞和单核巨噬细胞等 APC 和活化的 T 细胞表面。

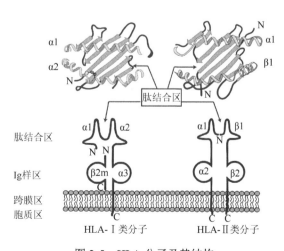

图 2-5　HLA 分子及其结构

MHC 分子的生物学功能包括以下几点。

（1）参与抗原提呈　T 细胞的抗原识别受体（TCR）只能识别经过加工处理并通过 HLA 提呈的抗原肽。外源性抗原如细菌等来源于细胞外的抗原，在 APC 内被溶酶体降解成抗原肽，经 HLA-Ⅱ类分子提呈给 CD4$^+$T 细胞；内源性抗原，如病毒感染细胞内合成的病毒蛋白、肿瘤细胞合成的蛋白等，在胞质内被蛋白酶体降解成抗原肽，经 HLA-Ⅰ类分子提呈给 CD8$^+$T 细胞。

（2）参与诱导 T 细胞分化成熟　胸腺细胞必须与胸腺上皮细胞表达的 HLA-Ⅰ/Ⅱ类分子接触分化成单阳性的 CD8$^+$或 CD4$^+$T 细胞才能存活，并获得了 MHC 限制性（阳性选择）。单阳性的 CD8$^+$或 CD4$^+$T 细胞还需通过 HLA 提呈的自身抗原与 DC 接触，通过阴性选择获得自身耐受性。

（3）约束免疫细胞间相互作用　T 细胞在与抗原提呈细胞、靶细胞的相互作用中，在识别抗原肽的同时，还必须识别与抗原肽结合的自身 MHC 分子，这一现象称为 MHC 限制性。

（4）参与调控 NK 细胞　HLA-Ⅰ类分子可以与 NK 细胞表面所表达的活化抑制受体结合，启动抑制性信号，从而使 NK 细胞不会对自身正常组织细胞或母体内的胎儿产生杀伤作用。而当病毒感染或者细胞突变导致表面 HLA-Ⅰ类分子表达减少、缺失或结构改变时，则 NK 细胞的杀伤活性不被抑制，从而发挥清除异常细胞的作用。

四、细胞因子

细胞因子（cytokine）是免疫细胞和其他细胞经刺激后合成分泌的低分子量可溶性蛋白质，通过与细胞表面受体结合，启动细胞内信号转导，在免疫细胞分化成熟、免疫应答、炎症反应、促进造血及创伤组织修复、肿瘤消长等方面发挥重要作用。细胞因子通常相对分子质量小（8000～30 000），半衰期短，通过与靶细胞表面的受体结合并将信号传递到细胞内部发挥生物学作用。细胞因子种类繁多，根据结构和功能分为白细胞介素（IL）、干扰素（IFN）、肿瘤坏死因子（TNF）、集落刺激因子（CSF）、生长因子（GF）和趋化因子（chemokine）六大类。细胞因子的生物学作用包括：①调节免疫细胞的分化和发育；②介导和调节适应性免疫；③介导和调节固有免疫；④介导和调节炎症反应；⑤介导病理性免疫损伤等。

五、白细胞分化抗原

人白细胞分化抗原（human leukocyte differentiation antigen，HLDA）是造血干细胞在分化为不同谱系（lineage）、不同阶段及其活化过程中，表达于细胞表面的膜分子，这种分子并非恒定表达于细胞膜表面，不同阶段可出现或消失，其表达不局限于白细胞，还广泛表达于其他血细胞以及血管内皮细胞、成纤维细胞、上皮细胞和神经内分泌细胞等非造血细胞表面。20 世纪 80 年代初，世界卫生组织与国际免疫学联合会（WHO-IUIS）国际协作会议规定，将识别同一白细胞分化抗原的单克隆抗体归为一个分化群（cluster of differentiation，CD），单克隆抗体即以此编号，如 CD1、CD2、CD3 等。"HLDA" 的名称因较为局限已逐渐被 "CD 分子" 取代，目前已经鉴定并被正式命名的 CD 分子有 363 种。

六、黏附分子

黏附分子（adhesion molecule），或称为细胞黏附分子（cell adhesion molecule，CAM），

是介导细胞间或细胞与细胞外基质间相互接触、结合和信号转导的膜分子的统称，是跨膜糖蛋白或糖脂，通常以受体和配体结合的形式发挥作用。根据结构特点，CAM 可分为以下五类：选择素家族（selectin family）、整合素家族（integrin family）、黏蛋白样血管地址素（mucin-like vascular addressin）、免疫球蛋白超家族（immunoglobulin superfamily）、钙黏蛋白或钙依赖的细胞黏附分子家族（cadherin/Ca^{2+}-dependent cell adhesion molecule family），此外还有一些尚未归类的黏附分子。黏附分子属于 CD 分子，大部分已有 CD 编号。黏附分子具有广泛的生物学功能，主要参与免疫应答过程、炎症反应、淋巴细胞归巢和淋巴细胞再循环等。

第四节 前沿进展

一、固有免疫细胞的分化与功能方面的相关进展

树突状细胞（DC）是一类重要的固有免疫细胞及抗原提呈细胞，在激活机体抗病原体免疫应答及维持自身免疫耐受过程中发挥关键性调控作用。关于 DC 功能活化调控机制的研究是免疫学研究的热点。RNA 的 m6A 修饰在真核生物中广泛存在，通过影响 RNA 剪切、稳定性及翻译等调控 RNA 代谢，从而影响基因表达。m6A 修饰介导的 RNA 代谢在 DC 固有免疫应答及炎症中具有重要作用。

自然杀伤细胞（NK 细胞）是一类重要的固有免疫细胞，在机体抗肿瘤和抗感染过程中发挥关键作用。IL-15 通过触发 AKT 磷酸化和转录因子 XBP1 活化，诱导未折叠蛋白反应（unfolded protein response，UPR），促进相关基因转录表达。XBP1 与转录因子 T-bet 结合诱导 *Granzyme B* 基因转录而增加 NK 细胞的细胞毒活性，并通过抗凋亡机制维持 NK 细胞存活，因而 IL-15-AKT-XBP1 通路对 NK 细胞存活与功能活化至关重要。

二、T 细胞分化与功能方面的相关进展

随着研究手段的进步和学科交叉的深入，人们对于 Th 细胞亚群（Th1、Th2、Th17、Tfh、Th9、Th22 等）的认识在不断加深，对于其分化路径、功能特点及作用方式，以及在不同生理、病理状态下的功能意义有了更全面的了解。在特殊的病理情况下是否存在新的 T 细胞亚群或亚亚群是目前的研究热点之一。最新研究鉴定了一类新型 Tfh 细胞亚亚群——分泌 IL-13 的 Tfh（Tfh13），并揭示了 Tfh13 细胞在过敏性休克中的重要作用。在过敏性小鼠及具有过敏症和高 IgE 的患者体内 Tfh13 细胞明显增多，Tfh13 对于机体产生高亲和力 IgE 和过敏性休克的发生是必需的。另外，在系统性红斑狼疮患者外周血中发现一群新的 CD4$^+$Th 细胞，膜标志为 CXCR3$^+$PD1hiCD4$^+$，因表达 IL-10 而被命名为 Th10。该群细胞分布在系统性红斑狼疮患者外周血和增生性狼疮性肾炎患者的肾小管间质区，产生 IL-10，通过表达 IL-10 和琥珀酸盐（succinate）促进 B 细胞活化，可能与该病的病理变化密切相关。上述发现揭示了 T 细胞分化的新途径，提示了治疗过敏性疾病及自身免疫病的新策略。然而，关于这些新型细胞亚群与其他 Th 在分化发育与功能效应上的差异及其具体分子机制还有待进一步研究。

调节性 T 细胞（Treg）是具有免疫抑制功能的细胞亚群，对免疫耐受与稳态维持具有重要作用。Treg 的分化与功能调控机制是近年来免疫学研究的热点。Treg 并不是单一的细胞群

体，可以根据不同的转录因子或表面分子进行细分。例如，Treg 可以根据其分泌的细胞因子性质分为促炎性和抑炎性的亚亚群。分泌 IFN-γ 的促炎性 Treg 与自身免疫病和肿瘤的发生发展相关，而分泌 IL-10 的抑炎性 Treg 则能减轻慢性炎症的进展。而 Treg 如何平衡 IFN-γ 和 IL-10 的分泌，其中的机制尚不清楚，通过调控 Treg 亚群平衡可影响自身免疫病的进展。新发现的 CD161$^+$Treg 具有显著的免疫抑制效果，并在 TCR 信号活化下诱导上皮细胞损伤修复相关细胞因子的表达，抑制炎症、加速组织损伤修复，在肠道上皮稳态与炎症平衡中发挥调控作用。

（云南中医药大学　韩妮萍）

第三章　抗原/免疫激活物

现代免疫学认为，免疫激活物是指可特异性或非特异性地导致 T、B 细胞活化并增殖的物质，分为特异性免疫激活物和非特异性免疫激活物。特异性免疫激活物即为抗原，通常是指能与 T、B 细胞表面特异性抗原受体（TCR/BCR）识别及结合，启动免疫应答并能与相应免疫应答产物（抗体或效应细胞）发生特异性结合的物质。某些物质可以不通过抗原受体，以多克隆的方式非特异性激活 T、B 细胞产生免疫应答，这些物质被称作非特异性免疫激活物。

第一节　抗原的基本性质与抗原表位

一、抗原的基本性质

作为特异性免疫激活物，抗原应当同时具备免疫原性与免疫反应性。免疫原性是指抗原能够刺激机体产生抗体或致敏淋巴细胞的能力。免疫反应性是指能够与抗体或效应 T 细胞特异性结合的能力。

仅有免疫反应性没有免疫原性的物质称为半抗原或不完全抗原，其是单独存在时不能诱导免疫应答，需要与大分子的蛋白质或非抗原性的多聚赖氨酸等载体交联或结合后获得免疫原性从而诱导免疫应答的小分子物质。很多小分子药物属于半抗原，如青霉素在体内降解为小分子的青霉烯酸，其本身只有免疫反应性没有免疫原性，与血清蛋白结合后获得免疫原性，启动免疫应答产生抗体，引发 I 型超敏反应，这里血清蛋白起到载体的作用。

二、抗原表位

抗体或效应 T 细胞不是与抗原整体结合而是通过识别抗原的特异性抗原决定簇或抗原表位与之发生反应。抗原表位（antigenic determinant）通常由 5～15 个氨基酸残基构成（也可能由多糖或核苷酸残基构成），氨基酸残基的空间构象决定了抗原特异性，因此也决定了免疫应答的特异性。对于一种特定的病原体来说，可以有几种不同或者多个重复的抗原表位，如 HBV 具有表面抗原（HBsAg）、核心抗原（HBcAg）、e 抗原（HBeAg）等几种不同抗原，同时在 HBV 病毒包膜上有多个 HBsAg。研究病原体的抗原表位对于了解病原体的致病性及感染后诊断、治疗和预防具有重要意义。

能够与抗体或 TCR/BCR 结合的抗原表位的总数被称作抗原的结合价（antigenic valence）。天然抗原如病原微生物一般是多价抗原；半抗原仅能够与 TCR/BCR 或抗体的一个结合部位结合，相当于一价抗原。

（一）抗原表位的类别

1）抗原表位根据氨基酸的空间结构分为构象表位和线性表位。构象表位是指由氨基酸空间构象形成的表位，氨基酸序列不连续；线性表位是指由氨基酸序列相连续的肽段构成的表位。

2）根据功能分为功能性表位和隐蔽性表位。功能性表位是指位于抗原表面的表位，易于被抗体或 TCR/BCR 识别，启动免疫应答；隐蔽性表位是指存在于抗原内部，不会直接被抗体或 TCR/BCR 所识别，经过理化因素降解后，隐蔽的表位暴露出来成为新的功能表位。

3）根据 T、B 细胞所识别的抗原表位不同分为 T 细胞表位和 B 细胞表位。T 细胞通过 TCR 识别 APC 提呈的 MHC-抗原复合物的线性抗原表位。抗体或 B 细胞通过 BCR 识别位于抗原分子表面的抗原表位，无须 APC 加工提呈。B 细胞表位多为构象表位，少数为线性表位。

（二）共同抗原表位与交叉反应

多数抗原含有多个抗原表位，在不同的抗原之间可以存在相同或相似的抗原表位，称为共同抗原表位（common antigenic epitope）。某一种抗原分子诱导的抗体或激活的 T、B 细胞不仅可以与该抗原分子自身的抗原表位特异性结合，还可以与含有相同或相似抗原表位的其他抗原分子反应，称作交叉反应（cross reaction）。例如，天花病毒与牛痘病毒表面存在共同抗原表位，因此接种牛痘疫苗后产生的特异性抗体能够与天花病毒发生特异性免疫应答，这是牛痘疫苗能够保护人体免受天花病毒感染的原理。立克次体难以培养，用易于培养并与之有共同抗原表位的变形杆菌 OX19 代替立克次体检测患者血清，若发生特异性免疫反应可考虑立克次体感染，因此，应用交叉反应原理设计的外斐反应可用于对立克次体感染的辅助诊断。共同抗原表位和交叉反应的存在也会导致交叉反应性疾病，如链球菌细胞壁与心、关节组织、肾小球基底膜存在共同抗原表位，感染后可导致类风湿关节炎、心肌炎、心瓣膜瘢痕、肾小球肾炎。

第二节　影响抗原免疫原性的因素

免疫原性是抗原基本属性之一，抗原诱导机体产生特异性免疫应答受到多种因素影响，如抗原自身特性、进入机体方式、机体遗传因素等。

一、抗原因素

（1）相对分子质量　一般来说，抗原的相对分子质量大于 10 000 才有免疫原性，相对分子质量越大，含有的抗原表位数目越多，免疫原性也就越强。

（2）化学组成　抗原本身的化学组成也决定其免疫原性强弱，一般来说免疫原性强弱顺序为蛋白质＞多糖＞脂类、核酸。天然抗原如病原微生物多为大分子有机物和蛋白质，免疫原性较强。脂类和核酸通常无免疫原性，但突变的肿瘤细胞释放的核酸或组蛋白均已发生改变，因此具有免疫原性。

（3）化学结构　抗原分子化学结构上的复杂程度影响免疫原性强弱。一般来说抗原的化学结构越复杂免疫原性越强，如含有芳香族氨基酸或支链氨基酸的抗原免疫原性强于含有直链氨基酸的抗原。

（4）空间构象　抗原分子空间构象上的易接近性影响免疫原性强弱。易接近性是指抗原分子中的表位在空间上是否容易被淋巴细胞的抗原受体所接近，越容易接近其免疫原性越强。

（5）物理性状　一般情况下，颗粒性抗原的免疫原性要强于可溶性抗原。将免疫原性较弱的抗原分子结合在颗粒物质表面或经理化因素处理后将可溶性抗原组装为颗粒性抗原,可显著增强该抗原分子的免疫原性。

二、宿主因素

(1)异物性 是抗原的主要生物学特性。机体免疫系统将胚胎期间从未接触过的物质视为"异物",其中包括异种物质、同种异体物质和自身抗原物质。异种物质指不同种属之间互为抗原,且亲缘关系越远免疫原性越强。例如,异种动物蛋白、病原微生物及其代谢产物对人来说是强免疫原性的抗原;鸡血清蛋白对于灵长类的人来说是强免疫原性的抗原,而对于同为鸟类的鸭来说属于弱免疫原性的抗原。同种异体物质是指同一种属的不同个体之间存在异物性,如 ABO 血型抗原、人类白细胞抗原(HLA)。自身抗原物质是指个体自身组织成分结构发生改变,或正常情况下隐蔽于免疫系统之外的成分暴露,如肿瘤细胞、眼晶状体蛋白等。

(2)遗传因素、年龄、性别、健康状态等均可影响免疫系统对抗原的识别能力 机体对抗原的识别能力受多种遗传基因影响,如不同个体之间由于 MHC 基因多态性及其他免疫调控基因差异决定了对同一种抗原分子产生不同强度的免疫应答。一般来说,对于同一种抗原分子,青壮年个体比幼年和老年个体产生的免疫应答强,女性比男性产生的免疫应答强,健康个体比感染或免疫抑制状态的个体产生的免疫应答强。

三、免疫方法影响

抗原进入机体的方式也是影响抗原免疫原性强弱的重要因素,包括抗原进入机体的剂量、途径、次数、频率及免疫佐剂的应用等。进入机体的抗原剂量必须适中,过高或过低均可诱导机体免疫耐受;同一种抗原进入机体的途径不同所产生的免疫应答强弱也不同,一般为皮内注射>皮下注射>肌内注射>腹腔注射>静脉注射>口服,口服抗原容易诱导机体产生免疫耐受;反复注射同一种抗原必须适当间隔 1~2 周才能够诱导机体产生有效的免疫应答,间隔过短容易诱导机体产生免疫耐受;免疫佐剂一般不改变抗原本身的免疫原性,但会显著增强机体对该抗原的应答强度或改变应答类型,不同类型的免疫佐剂产生影响的程度不同,如弗氏佐剂主要诱导机体由产生 IgM 类抗体变为产生 IgG 类抗体。

第三节 抗原的种类

一、根据诱导机体产生抗体时是否需要 Th 细胞参与分类

(1)胸腺依赖型抗原(thymus dependent antigen,TD-Ag) 某些抗原在刺激 B 细胞产生抗体时需在 APC 及 Th 细胞辅助下才能完成,称为 TD-Ag,也称为 T 细胞依赖型抗原。绝大多数天然抗原如病原微生物、血清蛋白、大分子化合物等都属于 TD-Ag,它们的共同特征是属于蛋白质类、相对分子质量大、化学结构复杂、表位种类繁多,同时含有 T 细胞表位和 B 细胞表位。

(2)胸腺非依赖型抗原(thymus independent antigen,TI-Ag) 某些抗原在刺激 B 细胞产生抗体时不需要 Th 细胞的辅助就能完成,称为 TI-Ag,也称为 T 细胞非依赖型抗原,包括

细菌脂多糖、荚膜多糖、鞭毛等。TI-Ag 的共同特征是含有单一且重复排列的 B 细胞表位，分子量大，化学结构呈长链状，激活 B1 细胞，产生 IgM 型抗体。

二、根据抗原与机体的亲缘关系分类

（1）异种抗原（xenogenic antigen） 指来自另一物种的抗原，如对于人来说，病原微生物及其代谢产物、植物蛋白、动物血清、用于移植的异种动物器官等都是异种抗原。临床用于治疗的异种动物血清如马血清抗毒素，具有双重功能：一方面，其特异性抗体可以中和毒素；另一方面，马血清抗毒素作为异种动物蛋白具有免疫原性，能够刺激机体免疫应答产生抗马血清抗体，因此反复使用马血清抗毒素可诱导超敏反应。

（2）同种异型抗原（allogenic antigen） 指同一种属不同个体之间所存在的抗原。常见的人类同种异型抗原有血型（红细胞）抗原和主要组织相容性抗原（HLA）。

（3）自身抗原（autoantigen） 指能够引起免疫应答的自身成分。正常情况下，机体不会对自身组织或细胞产生免疫应答，但是在细胞突变、感染、某些药物影响下，自身组织细胞发生改变或胚胎期间隐蔽于免疫系统的成分暴露，可诱导机体产生特异性免疫应答。

（4）嗜异性抗原（heterophil antigen） 指存在于人、动物、微生物等不同种属生物之间的共同抗原，又称作 Forssman 抗原。例如，溶血性链球菌细胞壁与人的肾小球基底膜存在共同抗原表位，因此溶血性链球菌感染机体后针对溶血性链球菌细胞壁产生的抗体与肾小球基底膜发生交叉反应，导致急性肾小球肾炎；大肠杆菌 O14 型与人结肠黏膜存在共同抗原，因此大肠杆菌 O14 型感染机体后产生的抗体能够与结肠黏膜发生交叉反应，导致溃疡性结肠炎。

三、其他分类

抗原根据是否在 APC 内合成可分为内源性抗原和外源性抗原。内源性抗原是指在 APC 内新合成的抗原，抗原合成后在细胞质中被加工为抗原肽，结合 MHC I 类分子，随后被提呈于 APC 表面，由 CD8$^+$T 细胞识别，如病毒感染细胞后在细胞内合成的病毒蛋白、肿瘤细胞合成的肿瘤抗原。外源性抗原是指 APC 从细胞外摄取的存在于细胞囊膜系统内的蛋白质抗原，此类抗原在被溶酶体降解成短肽后结合 MHC II 类分子，随后被提呈于 APC 表面，由 CD4$^+$T 细胞识别，如细菌等。

另外，抗原根据产生的方式不同可分为天然抗原和人工抗原；根据抗原来源及诱导免疫应答的作用不同分为移植抗原、肿瘤抗原、过敏原、耐受原等；根据抗原的物理性状分为颗粒性抗原和可溶性抗原；根据抗原的化学性质不同分为蛋白质抗原、多糖抗原等。

第四节 非特异性免疫细胞激活物

某些物质可以不通过抗原受体，以多克隆的方式非特异性激活 T、B 细胞产生免疫应答，这些物质被称作非特异性免疫激活物，可分为丝裂原、超抗原、佐剂等。

一、丝裂原

丝裂原又称作有丝分裂原（mitogen），可以非特异性促使淋巴细胞有丝分裂，从而激活某一类淋巴细胞（T/B 细胞）全部克隆。丝裂原通常为凝集素类物质，包括刀豆蛋白 A（ConA）、植物凝集素（PHA）、商陆丝裂原（PWM）、脂多糖（LPS）、葡萄球菌蛋白 A（SPA）。丝裂原诱发的淋巴细胞转化实验（lymphocyte transformation）可用于检测淋巴细胞或免疫系统的功能。

二、超抗原

一般的多肽抗原只能被少数抗原特异性淋巴细胞识别并激活相应的淋巴细胞。但某些抗原具有强大的激活能力，极低浓度（1～10ng/ml）下即可非特异地刺激多数淋巴细胞克隆活化增殖，产生极强免疫应答，这类物质被称为超抗原（superantigen，SAg）。超抗原多为一些微生物及其代谢产物，如金黄色葡萄球菌肠毒素（SE）A～E、葡萄球菌表皮剥脱毒素（ET）、金黄色葡萄球菌毒性休克综合征毒素-1（TSST-1）、链球菌致热外毒素、链球菌 M 卵白、某些病毒卵白等。

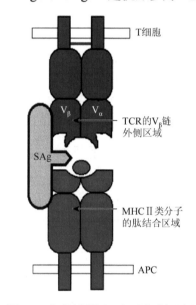

超抗原与 T 细胞的结合具有以下特征：无须 APC 加工和提呈、无 MHC 限制性，超抗原直接与 TCR 的 V_β 结合，另一端与 APC 表面的 MHC Ⅱ类分子 α 螺旋结合，形成 TCR V_β-超抗原-MHC Ⅱ类分子复合物激活 T 细胞（图 3-1）。

超抗原激活 B 细胞直接特异性结合于 BCR 的重链可变区（V_H），一种超抗原可同时结合一种至数种亚型的 V_H，一次性激活具有该种亚型 V_H 的所有 B 细胞，并产生大量抗体。

SAg 通过非特异性激活免疫细胞，分泌大量炎症因子可导致机体中毒或诱导炎症反应。例如，在金黄色葡萄球菌感染部位，金黄色葡萄球菌 A 蛋白（staphylococcus protein，SPA）通过大量激活患者的 T 细胞和巨噬细胞分泌大量炎症因子显著加剧炎症反应。SAg 可导致 T 细胞产生免疫耐受或免疫抑制。

图 3-1 超抗原激活 T 细胞机制示意图

三、佐剂

佐剂（adjuvant）是指与抗原一起或预先注入机体，增强机体对该抗原免疫应答强度或改变免疫应答类型的非特异性免疫增强剂。

（一）佐剂的分类

（1）微生物及其产物 如卡介苗、短小棒状杆菌、百日咳杆菌、脂多糖等。

（2）无机化合物 如氢氧化铝、明矾等。

（3）人工合成佐剂 如双链多聚肌胞苷酸（polyI:C）和低甲氧化 CpG 寡核苷酸等。

（4）油剂 如弗氏佐剂（Freund's adjuvant，FA）、矿物油、植物油。弗氏佐剂是目前动物实验中最常用的佐剂，根据作用效果和作用机制分为弗氏完全佐剂（Freund's complete adjuvant，FCA）和弗氏不完全佐剂（Freund's incomplete adjuvant，FIA）。FCA 作用较强，含有石蜡油、羊毛脂和卡介苗，可协助抗原刺激机体产生细胞免疫应答和体液免疫应答，在注射局部易形成肉芽肿和持续性溃疡；FIA 作用较弱，含有石蜡油和羊毛脂，可协助抗原刺激机体产生体液免疫应答。

（5）脂质体　是由磷脂和其他极性分子以双层脂质膜构成的封闭的向心性囊泡，脂质体可储存抗原，缓慢释放其包裹的可溶性抗原甚至直接将抗原递送到 APC 胞质，结合 MHC Ⅰ类分子诱导细胞免疫应答，如免疫刺激复合物（ISCOM）。

迄今，能安全用于人体的佐剂包括氢氧化铝、明矾、polyI:C、胞壁酰二肽（MDP）、MF59TM（水包油型乳剂）、MPL®（糖脂）、病毒样颗粒（virus-like particle，VLP）、免疫增强的再造流感病毒小体（immunopotentiating reconstituted influenza virosome，IRIV）、霍乱肠毒素（cholera endotoxin，CT）等。

（二）佐剂的生物学作用

1）增加抗原的免疫原性，使无或仅有微弱免疫原性的物质变成有效的免疫原。
2）提高初次免疫应答和再次免疫应答抗体的滴度。
3）改变抗体类型，使得机体由产生 IgM 型抗体转变为产生 IgG 型抗体。
4）引起或增强迟发型超敏反应。

（三）佐剂的作用机制

1）改变抗原物理性状，延长抗原在体内存留的时间。
2）刺激单核巨噬细胞增强其对抗原的处理和呈递能力。
3）刺激淋巴细胞增殖和分化，从而增强和扩大免疫应答的效应。

知识拓展

肿瘤抗原

肿瘤抗原是指细胞癌变过程中出现的新抗原、肿瘤细胞异常或过度表达的抗原物质的总称，是肿瘤免疫诊断和免疫防治的基础。根据肿瘤抗原特异性，肿瘤抗原分为肿瘤特异性抗原（tumor specific antigen，TSA）和肿瘤相关抗原（tumor associated antigen，TAA）。

TSA 是指只在某种肿瘤或者某一类肿瘤中表达，而不在人体正常组织表达的蛋白质或者寡肽。例如，人恶性黑色素瘤基因编码的黑色素瘤特异性抗原可存在于不同个体的黑色素瘤细胞，但正常黑色素细胞不表达。TSA 也可为不同组织学类型的肿瘤所共有，如突变的 ras 癌基因产物可见于消化道、肺癌等，但由于其氨基酸顺序与正常原癌基因 ras 表达产物存在差异，可被机体的免疫系统所识别，激发机体的免疫系统攻击并消除肿瘤细胞。物理或化学因素诱生的肿瘤抗原、病毒诱导的肿瘤抗原及自发性肿瘤抗原多属于此类。肿瘤相关抗原既表达于肿瘤组织或细胞，也表达于正常组织或细胞。以黑色素瘤为例，在正常黑色素细胞的前体细胞中低表达的某些蛋白在黑色素瘤细胞过度表达，从而引起免疫应答成为肿瘤抗原，如转铁蛋白、酪氨酸酶 gp100、gp75 和 Melan-A/MART-1。

大部分的 TSA 和 TAA 仅代表肿瘤组织特异性分化抗原，典型地表达在肿瘤组织上，并不参与肿瘤的发展和恶化，与肿瘤的增殖、分化、侵袭等能力无关。在肿瘤患者的血液中能够检测到较高滴度肿瘤抗原的抗体，在肿瘤患者的血液、淋巴结、肿瘤组织中也能够检测到识别 TSA 和 TAA 的辅助性 T 细胞和细胞毒性 T 细胞。详细内容见本书第十七章。

参 考 文 献

曹雪涛. 2018. 医学免疫学. 7 版. 北京：人民卫生出版社.

马萍. 2019. 医学免疫学与病原生物学. 3 版. 上海：上海科学技术出版社.

司传平. 2017. 医学免疫学. 4 版. 北京：人民卫生出版社.

袁嘉丽，刘永琦. 2018. 免疫学基础与病原生物学. 北京：中国中医药出版社.

Weinberg R A. 2009. 癌生物学. 4 版. 北京：科学出版社.

Albers J J，Ammon T，Gosmann D，et al. 2019. Gene editing enables T-cell engineering to redirect antigen specificity for potent tumor rejection. Life Sci Alliance，2（2）：e201900367.

Li P，Yang L，Li T，et al. 2020. The third generation anti-her2 chimeric antigen receptor mouse T cells alone or together with anti-Pd1 antibody inhibits the growth of mouse breast tumor cells expressing her2 in vitro and in immune competent mice. Front Oncol，10：1143.

MacLachlan B J，Dolton G，Papakyriakou A，et al. 2019. Human leukocyte antigen（Hla）class Ⅱ peptide flanking residues tune the immunogenicity of a human tumor-derived epitope. J Biol Chem，294（52）：20246-20258.

Watanabe M，Moon K D，Vacchio M S，et al. 2014. Downmodulation of tumor suppressor p53 by T cell receptor signaling is critical for antigen-specific CD4（+）T cell responses. Immunity，40（5）：681-691.

（天津中医药大学　付慧）

第四章 免疫应答

免疫应答是机体免疫系统识别和清除"非己"物质的一个复杂的连续过程,需要多种免疫细胞和免疫分子相互协调、共同参与完成。抗原初次侵入机体引发的应答为初次应答(primary response),初次应答过程中所形成的记忆淋巴细胞再次遇到相同抗原刺激可迅速、高效、持久地产生应答,此即再次应答(secondary response)。依据免疫的类型,免疫应答分为固有免疫应答(innate immune response)和适应性免疫应答(adaptive immune response)。当这两种免疫应答均适度时,它们能协同实现免疫防御、免疫监视、免疫自稳功能,从而维护机体健康;任意一种类型的应答作用过强或过弱时,均可能引发病理性损伤。

第一节 固有免疫应答

一、固有免疫应答概述

固有免疫是生物体在长期种系发育及进化过程中逐渐形成的天然防御功能,主要由屏障系统、固有免疫细胞和固有免疫分子共同执行该功能。固有免疫应答是指机体免疫系统识别"非己"物质后,固有免疫细胞和固有免疫分子迅速活化,非特异性清除"非己"物质的整个过程。

二、固有免疫应答的发生过程

固有免疫应答一般发生于"非己"物质进入机体后 96 小时之内,可分为三个作用时相:即刻固有免疫应答(immediate innate immune response)阶段、早期诱导固有免疫应答(early induced innate immune response)阶段、适应性免疫应答(adaptive immune response)启动阶段。

(一)即刻固有免疫应答阶段

发生于"非己"物质进入机体后 4 小时之内,主要由屏障系统和一些效应分子发挥作用,如细胞因子、趋化因子、溶菌酶、防御素、补体等,募集吞噬细胞引发局部炎症反应或直接清除"非己"物质,还可参与抗原性异物的摄取加工。中性粒细胞是机体抗胞外病原体感染的主要效应细胞,通常绝大多数病原体感染终止于此阶段。

(二)早期诱导固有免疫应答阶段

发生于"非己"物质进入机体后 4~96 小时,主要作用包括增强吞噬功能、增强局部炎症反应及激活多种固有免疫的效应细胞。

1. 增强吞噬功能　在上述"非己"物质侵入部位,在上皮/角质细胞产生的 CCL2(MCP-1)、CCL3(MIP-lα)等趋化因子和活化中性粒细胞产生的 IL-1、IL-6、TNF-α 等促炎细胞因子作用下,巨噬细胞和肥大细胞被招募至感染炎症部位并被活化,活化的巨噬细胞对胞内病原菌具有更强的杀伤作用。

2. **增强局部炎症反应** 活化后的固有免疫细胞又可继续产生趋化因子、促炎细胞因子和白三烯等其他炎症介质,导致局部血管扩张、通透性增强,使血液中大量单核细胞、中性粒细胞聚集,增强局部炎症反应。

3. **激活多种固有免疫的效应细胞** 病毒感染细胞产生的 IFN-α/β 或活化巨噬细胞产生的 IL-12 可诱导 NK 细胞活化,增强其杀伤病毒感染细胞或肿瘤靶细胞的作用;活化 NK 细胞产生的 IFN-γ 还可诱导巨噬细胞活化,显著增强其对胞内病原菌的杀伤作用。NKT 细胞和 γδT 细胞可通过表面有限多样性抗原受体识别某些病毒感染细胞或肿瘤靶细胞表面相应特定表位而被激活,释放穿孔素、颗粒酶、TNF-β 或表达 FasL,杀伤破坏病毒感染细胞或肿瘤靶细胞。IL-1 等细胞因子可刺激肝细胞,使其产生急性期蛋白以激活补体的凝集素途径,从而发挥免疫作用。细菌多糖抗原可刺激 B1 细胞,在 48 小时内产生以 IgM 为主的抗体,发挥早期抗感染功能。

(三)适应性免疫应答启动阶段

在"非己"物质进入机体 96 小时后,未被清除的"非己"物质直接或被 APC 摄取后进入外周免疫器官,主要通过活化的巨噬细胞和树突状细胞诱导 T 细胞活化,启动适应性免疫应答。

三、固有免疫应答的特点

固有免疫应答的特点主要包括:①固有免疫细胞通过模式识别受体或有限多样性抗原识别受体,非特异性直接识别病原体及其产物、病毒感染细胞或肿瘤靶细胞、损伤或凋亡细胞表面某些共有特定模式或表位分子,从而被激活;②固有免疫细胞可通过趋化募集迅速发挥免疫效应;③固有免疫细胞寿命较短,无免疫记忆细胞,因此固有免疫应答维持时间较短,也不会发生再次应答;④固有免疫细胞参与适应性免疫应答全过程,可通过产生不同种类的细胞因子影响适应性免疫应答。固有免疫应答和适应性免疫应答的主要特征如表 4-1 所示。

表 4-1 固有免疫应答和适应性免疫应答的主要特征

特征	固有免疫应答	适应性免疫应答
参与细胞	皮肤黏膜上皮细胞、巨噬细胞、中性粒细胞、肥大细胞、树突状细胞、NK 细胞、ILC、NKT 细胞、γδT 细胞、B1 细胞	CD4$^+$Th1 细胞、Th2 细胞、Th17 细胞、Tfh 细胞、Treg 细胞、CD8$^+$CTL、B2 细胞
效应分子	补体、细胞因子、抗菌蛋白、酶类物质、穿孔素、颗粒酶、FasL	特异性抗体、细胞因子、穿孔素、颗粒酶、FasL
作用时相	即刻至 96 小时	96 小时后
识别受体	模式识别受体/有限多样性抗原识别受体(胚系基因直接编码),较少多样性	特异性抗原识别受体(胚系基因重排后产生),具有高度多样性
识别特点	直接识别 PAMP/DAMP 及靶细胞表面某些特定表位分子或 CD1 分子提呈的脂类/糖类抗原,具有非特异性或泛特异性	识别 APC 表面 MHC 分子提呈的抗原肽或 FDC 表面捕获的抗原分子,具有高度特异性
作用特点	募集活化后迅速产生免疫效应,通常没有免疫记忆功能,不发生再次应答	经克隆选择、增殖分化为效应细胞后发挥免疫作用,具有免疫记忆功能,可发生再次应答
维持时间	较短	较长

第二节 适应性免疫应答

适应性免疫应答是指机体内抗原特异性 T 细胞或 B 细胞被病原体等抗原激活并增殖分化

为效应 T 细胞或浆细胞后，释放细胞因子、细胞毒性介质或分泌抗体，从而清除体内病原体等抗原性异物的全过程。适应性免疫应答分为 T 细胞介导的细胞免疫应答和 B 细胞介导的体液免疫应答两种类型。

一、适应性免疫应答的基本过程

T 细胞介导的细胞免疫应答与 B 细胞介导的体液免疫应答的发生过程基本相同，均包括识别活化、增殖分化、发挥效应三个阶段。

（一）识别活化阶段

抗原进入机体后，被 APC 摄取加工，以抗原肽-MHC 分子复合物的形式表达于 APC 表面供相应 T 细胞识别，或抗原直接与 B 细胞的 BCR 结合后，通过细胞间相互作用诱导 T 细胞或 B 细胞活化。

（二）增殖分化阶段

T 细胞或 B 细胞被抗原激活后，在不同细胞因子的作用下增殖分化为 $CD4^+Th$ 细胞、$CD8^+CTL$ 或浆细胞等免疫效应细胞。同时有部分 T 细胞或 B 细胞成为长寿命的记忆 T 细胞或长寿命的记忆 B 细胞，可介导快速和增强的再次免疫应答。

（三）发挥效应阶段

Th 释放细胞因子介导产生炎症反应；CTL 与肿瘤/病毒感染等靶细胞特异性结合后，通过释放细胞毒性介质破坏靶细胞；浆细胞分泌产生抗体，发挥免疫效应。

二、T 细胞介导的细胞免疫应答

T 细胞在胸腺中发育成熟为 $CD4^+T$ 细胞和 $CD8^+T$ 细胞，定居于外周免疫器官。外源性或内源性抗原侵入机体，被 APC 或靶细胞摄入加工，以抗原肽-MHC Ⅱ类分子复合物/抗原肽-MHC Ⅰ类分子复合物的形式在细胞表面表达，分别主要提呈给 $CD4^+T$ 细胞和 $CD8^+T$ 细胞，进而促进相应的 T 细胞活化、增殖分化并发挥免疫效应。

T 细胞的完全活化有赖于抗原识别信号和共刺激信号的双信号激活以及细胞因子的作用。T 细胞介导的初次免疫应答中的 APC 是 DC，再次免疫应答时可以是任意一种 APC，但主要是活化的 B 细胞。

T 细胞只识别和结合由 APC 表面 MHC 分子所展示的抗原肽。DC 将抗原肽-MHC 分子复合物提呈给外周免疫器官的初始 T 细胞，通过细胞间的黏附分子发生短暂的可逆性结合。未能特异性识别相应抗原肽的 T 细胞与 DC 分离，能特异性识别抗原肽-MHC 分子复合物的 T 细胞表面分子 LFA-1 构象发生改变，增强与 APC 表面 ICAM-1 的亲和力，稳定并延长 T 细胞与 APC 间特异性结合的时间，使两者间的结合面形成免疫突触（immunological synapse）。免疫突触的结构为 TCR-抗原肽-MHC 分子复合物从周围向中央移动后形成以 TCR-抗原肽-MHC 分子复合物为簇状中心，周围环形分布 B7（CD80/CD86）-CD28 等共刺激分子对和（LFA-1）-（ICAM-1）等黏附分子对的结构。这一结构进一步增强了 TCR 与抗原肽-MHC 分子复合物之间的亲和力，启动 T 细胞的活化，同时贯穿于淋巴细胞迁移等多个免疫生理过程。

（一）CD4⁺T 细胞介导的免疫应答过程

1. CD4⁺T 细胞的活化 在 TCR 与抗原肽-MHC 分子复合物特异性结合后，CD4⁺T 细胞的 TCR 共受体（co-receptor）CD4，可识别并结合 APC 表面的 MHC Ⅱ 类分子，增强 TCR 与抗原肽-MHC 分子复合物结合的亲和力。同时 CD3 与 CD4 的胞质段相互作用，将 TCR 介导的细胞外刺激信号传递到细胞内部，通过细胞内信号转导途径可获得 T 细胞活化的第一信号；T 细胞表面 CD28 与 APC 细胞表面 B7（CD80/CD86）等多对共刺激分子相互作用产生 T 细胞活化所需的第二信号。上述双信号可诱导 CD4⁺初始 T 细胞活化。T 细胞只有第一信号，缺乏第二信号时（如正常组织及处于静息状态的 APC 不表达或低水平表达共刺激分子），T 细胞处于无应答状态（anergy）。效应 T 细胞和记忆 T 细胞的活化较少依赖共刺激分子，仅需少量抗原即可活化。

共抑制分子 CTLA-4 在 T 细胞活化后诱生性表达，与 B7（CD80/CD86）的亲和力是 CD28 的 20 倍，可竞争抑制 CD28 的作用，从而启动抑制性信号终结 T 细胞应答。此外，共抑制分子 PD-1（活化的 T 细胞、B 细胞和单核细胞表达）与 PD-L1（活化的 DC 和单核细胞等表达）也可调节 T 细胞的适度免疫应答。

2. CD4⁺T 细胞的增殖分化 活化的 T 细胞可表达多种细胞因子和细胞因子受体（如 IL-2 高亲和力受体），同时活化的 APC 也可产生多种细胞因子，这一结果引发了 T 细胞的增殖和分化。其中 IL-2 和 IL-2 高亲和力受体的相互作用是该过程的关键因素。如果没有细胞因子，活化的 T 细胞不能增殖和分化，而是导致凋亡。

T 细胞分化并行于增殖过程。抗原的性质和细胞因子的类型决定分化的结果。一般情况下，外源性抗原经 MHC Ⅱ 类途径由专职 APC 提呈激活初始 CD4⁺T 细胞，使之活化、增殖分化为辅助性 T 细胞（Th），不同的细胞因子使其进一步分化成为 Th1、Th2、Th17、Tfh、Treg。某些抗原刺激的 T 细胞前体分化成为记忆 T 细胞。记忆 T 细胞可被低浓度抗原和细胞因子以及低水平的共刺激分子所激活，介导再次免疫应答。

3. Th 和 Treg 的免疫效应 Th 和 Treg 主要通过释放细胞因子发挥作用，不同效应 T 细胞亚群具有不同的效应。Th1 通过释放 IFN-γ、IL-2、IL-3、TNF-α 等细胞因子募集和活化单核巨噬细胞和淋巴细胞，诱导细胞免疫反应，即以单个核细胞浸润为主的炎症反应或迟发型炎症反应；Th1 还可直接接触诱导 CTL 分化。Th2 主要辅助 B 细胞活化、增殖及分化，还可通过分泌 IL-5 等细胞因子参与超敏反应的发生和抗寄生虫感染。Th17 主要诱导以中性粒细胞为主的炎症反应，在固有免疫应答中发挥重要作用，也是参与自身免疫病的成分。Tfh 在生发中心辅助 B 细胞分化为效应细胞，其数量或功能异常时可引发自身免疫病。Treg 在负性免疫调控中发挥重要作用，还与肿瘤免疫逃逸相关。

大部分效应 T 细胞在发挥免疫效应后凋亡而被清除，仅有少量成为长寿命的记忆 T 细胞。

（二）CD8⁺T 细胞介导的免疫应答过程

1. CD8⁺T 细胞的活化 当机体内出现病毒感染或肿瘤细胞时，CD8⁺T 细胞即被激活发挥免疫效应。CD8⁺初始 T 细胞活化包括 Th 细胞非依赖性和 Th 细胞依赖性两种方式。

（1）Th 细胞非依赖性 病毒感染高表达共刺激分子的 DC 后，DC 提呈的抗原肽-MHC Ⅰ

类分子复合物与 CD8$^+$T 细胞的 TCR 特异性结合，MHC Ⅰ类分子与 CD8 结合，而后由 CD3 分子将信号传递至细胞内部，T 细胞即获得活化的第一信号；DC 表面的 B7（CD80/CD86）与 T 细胞表面的 CD28 等共刺激分子结合，产生 T 细胞活化的第二信号。CD8$^+$初始 T 细胞即被活化。

（2）Th 细胞依赖性　多数情况下，病毒进入机体或肿瘤形成时，在靶细胞内产生病毒抗原和肿瘤抗原。而靶细胞低表达或不表达 B7（CD80/CD86）等共刺激分子，不能激活初始 CD8$^+$T 细胞，此时需要 APC 和 Th 的辅助。靶细胞内产生的病毒抗原和肿瘤抗原，以及脱落的移植供者同种异体 MHC 抗原以可溶性抗原的形式被 APC 摄取，可在细胞内分别与 MHC Ⅰ 类分子和 MHC Ⅱ类分子结合形成复合物，表达于 APC 细胞表面。抗原肽-MHC Ⅱ类分子复合物结合 TCR 后，激活 Th。而抗原肽-MHC Ⅰ类分子复合物结合 TCR 后，CD8$^+$T 细胞获得活化的第一信号，同时诱导靶细胞表达 IFN-γR；活化的 Th 释放 IFN-γ 刺激靶细胞高表达 B7（CD80/CD86）等共刺激分子，与 CD8$^+$T 细胞表面 CD28 结合产生 CD8$^+$T 细胞活化的第二信号。CD8$^+$初始 T 细胞即被活化。

此外，CD8$^+$T 细胞活化所需第二信号的刺激强度明显高于 Th，因此低表达 B7（CD80/CD86）等共刺激分子的专职 APC 能激活 CD4$^+$T 细胞，不能为 CD8$^+$T 细胞活化提供有效的共刺激信号，此时需要 Th 的辅助。活化的 Th 高表达 CD40L，同时促进 APC 表达 CD40 分子，CD40L 与 CD40 结合后可使 APC 高表达 B7（CD80/CD86）等共刺激分子，进而产生 CD8$^+$T 细胞活化的第二信号完成活化过程。

2. CD8$^+$T 细胞的增殖分化　CD8$^+$T 细胞在抗原肽-MHC Ⅰ类分子复合物的特异性活化信号和 Th 释放的细胞因子（如 IL-2 等）共同作用下，增殖分化为 CTL。部分 CTL 在增殖分化过程中停止分化，成为长寿命的记忆 CTL。

3. CTL 的免疫效应　CTL 可以在 MHC 限制下，不损害正常细胞，而是特异性、直接、连续、高效杀伤感染胞内寄生病原体（病毒和某些胞内寄生菌）的细胞、肿瘤细胞等靶细胞。

CTL 成功识别结合靶细胞后，其细胞膜分子或胞内成分聚集于效-靶细胞接触部位，即极化。这一特点使 CTL 释放的效应分子有效作用于所接触的靶细胞，而不影响邻近的正常细胞。CTL 主要通过穿孔素/颗粒酶途径杀伤靶细胞，或通过死亡受体途径（表达 FasL 或分泌 TNF-α 等）诱导靶细胞凋亡。效应 CTL 杀伤靶细胞后可与之分离，并以同样的作用方式连续高效杀伤多个表达相同抗原的靶细胞。CTL 也能通过分泌细胞因子（如 IFN-γ）活化巨噬细胞和 NK 细胞调节免疫应答，并诱导邻近正常组织细胞产生抗病毒蛋白发挥免疫保护作用。

随着抗原的清除，大多数活化 T 细胞死于细胞凋亡，以维系自身稳定。少数抗原特异性 T 细胞分化成为长寿命的记忆 T 细胞，在再次免疫应答中快速启动，发挥重要的作用。

（三）T 细胞介导细胞免疫应答的生物学意义

不同种类的 T 细胞介导产生的细胞免疫应答适度时，可以协同防御病原体感染、抗肿瘤，还能抑制过度免疫应答并及时终止免疫应答，在免疫防御、免疫自稳、免疫监视中均发挥重要的作用。但是，T 细胞介导的细胞免疫效应也会直接或间接参与某些超敏反应性疾病及自身免疫病等疾病的发生。

三、B 细胞介导的体液免疫应答

B 细胞在外周免疫器官接触相应的抗原后，由 BCR 特异性识别结合抗原，进而活化、增殖、分化为浆细胞,产生抗体发挥免疫效应。因抗体主要存在于体液中,又将 B 细胞介导的免疫应答称为体液免疫应答。B 细胞应答过程是否需要 Th 的辅助,随抗原的种类不同而异。因此,B 细胞介导的免疫应答可分为对胸腺依赖性抗原(TD-Ag)的应答和对胸腺非依赖性抗原(TI-Ag)的应答。

(一)B 细胞对 TD-Ag 的免疫应答

1. B 细胞对 TD-Ag 的识别活化 与 TCR 相比,B 细胞表面特异性识别抗原的受体 BCR 识别抗原不需要 APC 的加工和处理,能识别蛋白质、多肽、核酸、多糖、脂类和小分子化合物等多种类抗原,可特异性识别完整抗原的天然构象及抗原降解所暴露表位的空间构象,且无 MHC 限制性。

与 T 细胞类似,B 细胞的完全活化也有赖于抗原识别信号和共刺激信号的双信号激活以及细胞因子的作用。BCR 特异性结合抗原后,经 BCR 复合物中的 Igα/Igβ(CD79a/CD79b)将信号转入 B 细胞内,并由共受体 CD19/CD21/CD81 增强 B 细胞对抗原刺激的敏感性,即启动 B 细胞活化的第一信号;同时 B 细胞作为专职 APC 通过 BCR 结合抗原后,对抗原进行加工,形成抗原肽-MHC II 类分子复合物,提呈给抗原特异性 Th 识别,Th 活化后表达 CD40L,与 B 细胞表面的 CD40 相互作用,为 B 细胞活化提供第二信号。活化 Th 表达的多种膜分子与 B 细胞表面多种黏附分子相互作用形成免疫突触,使 Th 与 B 细胞的特异性结合更牢固,活化 Th 分泌的细胞因子被局限在突触部位,辅助促进 B 细胞的活化、增殖和分化。

2. B 细胞的增殖分化及效应 在 Th 辅助下,一部分 B 细胞增殖、分化为浆细胞(多在 2 周内凋亡),产生抗体,提供机体抗感染的即刻防御作用;另一部分 B 细胞迁移至初级淋巴滤泡,增殖并形成生发中心。生发中心是 B 细胞对 TD-Ag 应答的重要场所,主要由增殖的 B 细胞组成,还有抗原特异性 Th、滤泡树突状细胞(FDC)和滤泡辅助性 T 细胞(Tfh)等。生发中心的 B 细胞分裂增殖产生中心细胞的过程中,由不表达 mIg(中心母细胞)转变为表达 mIg,在 Th、FDC 和 Tfh 的辅助下,经历了体细胞高频突变、Ig 亲和力成熟、Ig 类别转换等过程,绝大多数中心细胞发生凋亡,只有经历选择后的 B 细胞最终才能分化为浆细胞及记忆 B 细胞,发挥体液免疫效应。生发中心产生的浆细胞大多迁移至骨髓,可高效产生抗体;记忆 B 细胞离开生发中心后参与淋巴细胞再循环,再遇相同抗原时可迅速活化并产生大量高亲和力特异性抗体。

(二)B 细胞对 TI-Ag 的免疫应答

胸腺非依赖性抗原(TI-Ag),如细菌多糖、多聚蛋白质及脂多糖等,可直接激活初始 B 细胞产生抗体,不需要 Th 辅助,也不引起 T 细胞应答。根据结构特点及其激活 B 细胞的方式,TI 抗原分为 TI-1 抗原和 TI-2 抗原。

TI-1 抗原具有丝裂原成分,如细菌的脂多糖。高浓度时可非特异性地激活多克隆 B 细胞,而低浓度时仅能激活抗原特异性 B 细胞。B 细胞被 TI-1 抗原激活后产生低亲和力的 IgM,无 Ig 类别转换和记忆 B 细胞形成,但在抗感染初期发挥重要作用。

TI-2 抗原具有多个重复的抗原表位,如细菌荚膜多糖。TI-2 抗原通过其重复的抗原表位引起 BCR 交联而激活 B 细胞,但仅能激活成熟 B 细胞,主要是 B1 细胞。其中抗原表位的密度起决定作用,密度太低交联不足不能激活 B 细胞,密度太高交联过度则导致 B 细胞耐受。B 细胞对 TI-2 抗原的应答为机体提供了抗某些重要病原体的快速反应。

B 细胞对 TD 抗原和 TI 抗原的应答比较见表 4-2。

表 4-2　TD 抗原和 TI 抗原诱导 B 细胞应答的异同

比较项目	TD 抗原	TI-1 抗原	TI-2 抗原
诱导婴幼儿抗体应答	+	+	−
刺激无胸腺小鼠产生抗体	−	+	+
无 T 细胞条件下的抗体应答	−	+	+
T 细胞辅助	+	−	−
多克隆 B 细胞激活	−	+	−
对重复序列的需要	−	−	+
举例	白喉毒素、PPD、病毒血凝素	细菌多糖、多聚蛋白、脂多糖	肺炎球菌荚膜多糖、沙门菌多聚鞭毛

（三）体液免疫应答的一般规律

1. *初次应答*　在初次应答中，B 细胞产生抗体的过程可人为依次分为四个阶段：①潜伏期，体内不能检出血清抗体，其持续时间取决于抗原的性质、宿主状况及抗原进入机体的途径等因素；②对数期，此期血清抗体水平呈指数增长，抗体量增长速度与抗原性质及剂量等因素相关；③平台期，此期血清抗体水平相对稳定，不同抗原导致的到达平台期所需时间和抗体水平及其维持时间亦不同；④下降期，由于抗体被降解或与抗原结合而被清除，体内血清抗体水平下降，此期时间长短取决于宿主和抗原等各种前述因素。初次应答以产生 IgM 类抗体为主，对抗原亲和力较低，维持时间较短。

2. *再次应答*　与初次应答相比，同一抗原再次侵入机体引发再次应答的特点主要有：①潜伏期短；②诱发再次应答所需抗原剂量小，血清抗体浓度快速增加至平台期；③平台期抗体水平高，维持时间长；④下降期平缓持久；⑤再次应答产生的抗体主要为高亲和力 IgG。再次应答的强度主要取决于两次抗原刺激的时间间隔——间隔短，初次应答后存留的抗体可与再次刺激的抗原结合而被迅速清除，则再次应答弱；间隔太长，因记忆细胞并非永生，反应也弱。再次应答能力可持续数月至数年。因此，多数情况下机体一旦被感染可持续相当时间具有防御该病原体的能力。

第三节　前沿进展

免疫应答是涉及多因素多环节的连续复杂过程，与机体的免疫防御、自稳、监视功能的发挥及疾病的发生机制密切相关，也是免疫学研究的重点领域，但仍有诸多具有挑战性的科学难题。举例介绍如下。

一、固有免疫识别与免疫调控的分子机制

虽然模式识别受体的研究是近年来免疫学研究的前沿热点，但是，固有免疫反应中的 PPR 识别病原体的种类、方式以及精确调控机制在宿主防御、炎症及疾病中的作用尚有许多悬而未决的问题需要进一步深入研究探讨。近年来越来越多的研究发现固有免疫受体除了能感知

病原微生物的危险信号外，不同的固有免疫受体之间还能够互相调节或协同，形成调控网络，在固有免疫过程中发挥独特的作用。有研究发现，抗病毒固有免疫应答对细菌感染具有抑制作用。NLR 能够在 TLR 及 RLR 所触发的促炎性细胞因子和 IFN 的产生过程中发挥重要的调控作用。研究发现土拉弗朗西斯菌的亚种 *Francisella novicida* 能被 DNA 受体 cGAS 识别，并通过其接头分子 STING 诱导干扰素依赖性 IRF1 的表达，IRF1 能够启动鸟苷酸结合蛋白 GBP2 和 GBP5 的表达，这两种 GBP 蛋白进而攻击胞内细菌使其溶解并释放可被 AIM2 识别的细菌 DNA，继而活化 caspase-1 并引发细胞炎症坏死，这些研究结果提示胞内菌感染时，DNA 受体 cGAS 能够协同促进另一类 DNA 受体 AIM2 的活化。对这一复杂网络结构和机制的深入研究，将为今后免疫相关疾病如感染、炎症、变态反应、自身免疫病和癌症等的发病机制及干扰策略和临床治疗提供新的理论依据。

二、免疫效应细胞清除病原体的机制

固有免疫和适应性免疫协同作用能有效清除病原体。CTL 前体细胞没有细胞毒性，必须在受到病原体信号刺激后，经 1～3 天活化，才具有杀伤活性。TCR 受体信号激活细胞因子受体信号（如 IL-2R 或 IL-6R），开始合成细胞毒性物质并包装成高电子密度的酸性颗粒，包含穿孔素、颗粒酶、钙网蛋白等组分及富含硫酸软骨素的蛋白多糖。同时亦能刺激 CTL 细胞增殖，产生大量的 CTL 细胞以杀灭病原体。CTL 细胞识别靶细胞后，TCR 信号启动微管组织中心、高尔基体及细胞毒性颗粒快速向免疫突触部位极化。研究发现 Rab27a 的突变体蛋白可以抑制颗粒酶 B 向免疫突触的定向分布。近来研究表明，肿瘤细胞可能具有膜保护机制以对抗效应细胞的杀伤，黑色素瘤细胞在与 CTL 细胞接触后，在免疫突触位置加剧了晚期内吞体/溶酶体运输，引发蛋白水解酶介导的穿孔素蛋白降解并限制颗粒酶 B 的进入，导致黑色素瘤细胞抵抗 CTL 细胞对其形成免疫突触和有效杀伤，由此形成对免疫监视的逃逸。阻断溶酶体运输，或抑制溶酶体蛋白酶活性则能够恢复黑色素瘤细胞对 CTL 攻击的敏感性。颗粒溶素是在 1987 年由 Krensky 实验室克隆的 T 细胞活化后特异表达的基因，其特异表达于 T 细胞系。颗粒溶素在 T 细胞被抗原激活 3～5 天后表达。穿孔素运送颗粒溶素和颗粒酶进入寄生虫感染细胞，随即颗粒溶素可运送颗粒酶进入寄生虫体内，启动细胞死亡途径，从而实现颗粒溶素对病原体的清除作用。

参 考 文 献

安云庆，姚智，李殿俊. 2018. 医学免疫学. 4 版. 北京：北京大学医学出版社.

曹雪涛. 2015. 医学免疫学. 北京：人民卫生出版社.

曹雪涛. 2017. 免疫学前沿进展. 4 版. 北京：人民卫生出版社.

曹雪涛. 2018. 医学免疫学. 7 版. 北京：人民卫生出版社.

曹雪涛，何维. 2015. 医学免疫学. 3 版. 北京：人民卫生出版社.

龚非力. 2014. 医学免疫学. 4 版. 北京：科学出版社.

Murphy K，Weaver C. 2016. Janeway's Immunobiology. 9th ed. London：Garland Science/Taylor & Francis Group.

（黑龙江中医药大学　蔡文辉）

第五章 免疫病理

免疫系统"识别自身"与"排斥非己"对于维持机体内环境的稳定、防御病原微生物侵犯具有极其重要的作用。如果机体免疫功能异常则可导致机体免疫性病理损伤，机体出现相关病症，如超敏反应、自身免疫病和免疫缺陷病等。

第一节 超 敏 反 应

超敏反应（hypersensitivity）是指已致敏机体再次接触相同抗原时所发生的超过正常生理范围的病理性免疫应答，可引起生理功能紊乱或组织损伤，亦称变态反应（allergic reaction）。引起超敏反应的抗原称为过敏原（致敏原或变应原）。

根据 1963 年 Coombs 和 Gell 的分类方法，超敏反应可分为四型，即Ⅰ型超敏反应（过敏反应）、Ⅱ型超敏反应（抗体介导的细胞毒反应）、Ⅲ型超敏反应（免疫复合物反应）、Ⅳ型超敏反应（迟发型超敏反应）。其中Ⅰ～Ⅲ型超敏反应由抗体介导，可经血清被动转移；而Ⅳ型由 T 细胞介导，可经淋巴细胞被动转移。临床上超敏反应性疾病常可见两型或三型超敏反应同时存在，如系统性红斑狼疮的发生与Ⅱ、Ⅲ、Ⅳ型超敏反应机制均相关；同一种抗原在不同条件下也可引起不同类型的超敏反应，如青霉素除诱发Ⅰ型超敏反应出现过敏性休克外，还可能通过Ⅱ、Ⅲ、Ⅳ型超敏反应机制诱发其他病理损伤。

一、Ⅰ型超敏反应

Ⅰ型超敏反应（type Ⅰ hypersensitivity），又称过敏反应（anaphylaxis），是临床最常见的超敏反应，可发生于局部，亦可发生于全身。其主要特征：①反应发生快，消退亦快；②主要由IgE介导；③引起生理功能紊乱，很少有严重组织损伤；④有明显个体差异和遗传倾向。根据Ⅰ型超敏反应发生速度的不同，可分为速发相和迟发相：前者在机体再次接触相同抗原后数秒至数十分钟内发生，主要由生物活性介质引起生理功能紊乱，一般在数小时后消退，严重时可发生过敏性休克；后者一般发生在机体再次接触相同抗原后数小时，持续 24 小时后逐渐消退，以局部炎症反应为特征，也伴有某些功能异常。

（一）参与成分

1. 变应原　引起Ⅰ型超敏反应的变应原种类很多，临床常见变应原主要有：①吸入性变应原，如花粉、尘螨或其排泄物、真菌菌丝或其孢子、昆虫或其毒液、动物皮屑及羽毛、食物添加剂、防腐剂、保鲜剂和调味剂等。②食入性变应原，如牛奶、鸡蛋、鱼虾、蟹贝等动物蛋白或部分肽类物质。③某些化学药物或化学物质，如青霉素、磺胺、普鲁卡因、有机碘化合物等小分子半抗原物质，进入机体后与某些蛋白结合获得免疫原性，成为变应原。④动物免疫血清，如破伤风抗毒素、白喉抗毒素、抗蛇毒血清等。⑤部分中药注射剂（如参附注射液、参麦注射液、丹红注射液、红花注射液、清开灵注射液、双黄连注射液、喜炎平注射液、血塞通注射液、鱼腥草注射液等），其引起的超敏反应已经受到高度关注。

有学者采用回顾性研究方法，分析 18 100 例药源性过敏反应原因，结果发现在一般药品不良反应中出现频次高的药物依次为抗菌药物（37.65%）、中成药（13.25%）、神经系统用药（7.65%）、抗肿瘤药（5.56%）；在严重药品不良反应中出现频次高的药物依次为抗菌药物（24.33%）、抗肿瘤药（11.16%）、神经系统用药（9.48%）、中成药（7.72%）。

2. 抗体 Ⅰ型超敏反应的特异性抗体主要是 IgE，亦称变应素（allergin）。IgE 主要由鼻咽、扁桃体、气管及胃肠道等黏膜固有层淋巴组织中的浆细胞合成，这些部位常是变应原入侵部位，也是 Ⅰ型超敏反应好发部位。IgE 为亲细胞抗体，可通过其 Fc 段与肥大细胞和嗜碱性粒细胞表面 FcεRⅠ结合，使机体处于致敏状态。正常人血清 IgE 含量极低（<50μg/ml），过敏反应患者体内，血清特异性 IgE 异常增高（可达 1000μg/ml）。IgE 的产生决定着 Ⅰ型超敏反应的发生和发展，临床上将抗原刺激后易产生 IgE 型抗体、引发过敏反应的患者称为特应性素质个体。

3. 细胞成分 参与 Ⅰ型超敏反应的细胞主要有肥大细胞、嗜碱性粒细胞和嗜酸性粒细胞。肥大细胞多分布于黏膜下层和皮下结缔组织，嗜碱性粒细胞则存在于血液中。两种细胞表面分布有高亲和性的 FcεRⅠ，其胞质内有大量生物活性介质。二者被变应原激活后，释放活性介质，引起生物效应；嗜酸性粒细胞主要分布于呼吸道、消化道和泌尿生殖道黏膜中，可释放组胺酶等酶类，灭活肥大细胞释放的组胺等活性物质，对过敏反应起负调控作用。

4. 生物活性介质 肥大细胞和嗜碱性粒细胞活化后释放的生物活性介质有两类，即预先形成储存于胞质颗粒内的介质和新合成的介质。

（1）预先形成储存于胞质颗粒内的介质 包括组胺（histamine）、激肽释放酶（kallikrein）和嗜酸性粒细胞趋化因子（eotaxin）等。组胺是引起速发相 Ⅰ型超敏反应的主要介质，其通过与组胺受体结合而发挥作用，主要使小血管、毛细血管扩张，通透性增强，刺激平滑肌收缩，促进黏膜腺体分泌增强；但其作用短暂，很快被组胺酶灭活。激肽原酶可将血浆中的激肽原转变为具有生物活性的激肽，其中缓激肽可刺激平滑肌收缩，使支气管痉挛，毛细血管扩张、通透性增强，吸引嗜酸性粒细胞、中性粒细胞等。嗜酸性粒细胞趋化因子能趋化嗜酸性粒细胞。

（2）新合成的介质 包括白三烯（leukotriene，LT）、前列腺素 D_2（prostaglandin D_2，PGD_2）、血小板活化因子（platelet activating factor，PAF）和细胞因子（cytokine，CK）等。LT 可引起支气管平滑肌强烈而持久的收缩（比组胺强 100~1000 倍）；使毛细血管扩张、通透性增强；促进黏膜腺体分泌增强；是引起迟发相 Ⅰ型超敏反应的主要介质。PGD_2 可刺激支气管平滑肌收缩，使血管扩张、通透性增强。PAF 可凝集和活化血小板，并释放活性胺类（如组胺、5-羟色胺），导致毛细血管扩张和通透性增加，并可活化白细胞，在迟发相反应中起重要作用。细胞因子主要有 IL-4、IL-5、IL-6 及 IL-13 等，可分别促进 Th2 细胞应答和 B 细胞发生 IgE 类型转换，诱导淋巴细胞、单核-吞噬细胞及粒细胞释放多种细胞因子和其他炎症介质。

（二）发生机制

Ⅰ型超敏反应发生过程可分为致敏、发敏和效应三个阶段。

1. 致敏阶段 变应原进入机体，刺激 B 细胞增殖分化，形成浆细胞产生 IgE。IgE 与肥大细胞及嗜碱性粒细胞表面 FcεRⅠ结合，使机体处于致敏状态。IgE 在细胞表面停留数月或数年后逐渐消失，过敏性也随之消退。

在致敏阶段，IgE 的产生决定着 Ⅰ型超敏反应的发生和发展。致敏阶段的初期，B 细胞中发生偏向 IgE 的类别转换是 IgE 水平增加的直接原因。这一过程受树突状细胞和 T 细胞的共同调节，其中 Th2 细胞发挥主要作用，整体表现为变应原特异性 Th1 和 Th2 细胞平衡失调，使 IgE 基因组位点发生重排并高表达 IgE 抗体。

2. 发敏阶段　相同变应原再次进入机体时，与结合在肥大细胞和嗜碱性粒细胞表面的两个以上 IgE 分子交叉结合，导致 FcεRⅠ聚集并发生构型改变，即发生受体交联。聚集的 FcεRⅠ通过其 β 链和 γ 链的 ITAM 传递胞内信号，使胞内蛋白酪氨酸激酶（PTK）活化，通过复杂的胞内信号转导，导致细胞内颗粒膜与细胞膜融合，将颗粒内容物释放至细胞外，即脱颗粒。细胞脱颗粒后，暂时处于脱敏状态，1～2 天后细胞将重新形成颗粒。另外，活化的 PTK 启动一系列复杂生化反应，通过激活磷脂酶 A_2（PLA_2）使膜磷脂酰胆碱（PC）分解，产生多种花生四烯酸代谢产物（脂类活性介质），释放至细胞外。

除肥大细胞和嗜碱性粒细胞外，嗜酸性粒细胞也是参与Ⅰ型超敏反应发生的重要效应细胞。嗜酸性粒细胞可诱导性表达 FcεRⅠ，也可被 IgE 诱导脱颗粒，释放脂类介质、颗粒蛋白及酶类物质。此外，肥大细胞和嗜碱性粒细胞还表达 FcγR，已发现 IgG 免疫复合物和 IgG4 抗体也能介导Ⅰ型超敏反应。

3. 效应阶段　活性介质作用于效应组织和器官，引起局部或全身过敏反应。肥大细胞和嗜碱性粒细胞活化后释放的活性介质有两类。两类介质引起的综合效应主要为：①使小血管、毛细血管扩张，通透性增强；②刺激平滑肌收缩；③促进黏膜腺体分泌；④趋化炎症细胞和促进局部炎症反应。

有研究报道：双黄连注射剂（由金银花、黄芩、连翘 3 味中药材制成的纯中药制剂，临床用于病毒性及细菌性上呼吸道感染、支气管炎、肺炎、扁桃体炎、咽炎、泌尿系统感染等疾病的治疗，疗效确切）可以直接作用于机体肥大细胞或嗜碱性粒细胞使之脱颗粒，释放组胺等活性介质。该制剂作用于肥大细胞早期，可激活 Ca^{2+} 相关信号通路、启动肥大细胞脱颗粒反应、大量释放 β-氨基己糖苷酶，使机体产生类似于过敏反应的症状（类过敏反应）。

知识拓展

类过敏反应的一般原理

近年研究发现：许多临床所使用的药物在进入人体后引起类似于过敏反应的症状，因其症状出现无潜伏期，也无变应原特异性 IgE 抗体的产生，且无抗原与抗体特异性结合的过程，迅速引发与Ⅰ型超敏反应相同的临床表现，称为类过敏反应。这类反应和Ⅰ型超敏反应的临床表现完全相同，最大的区别就是血清中检测不到变应原特异性的 IgE 抗体。

现在研究认为类过敏反应的机制主要包括两类：①变应原直接刺激嗜碱性粒细胞或肥大细胞释放生物活性介质，该过程基本符合Ⅰ型超敏反应激发效应阶段的相关机制；②变应原通过激活补体系统间接刺激嗜碱性粒细胞或肥大细胞释放生物活性介质。部分中药注射剂引起的超敏反应绝大多数属于类过敏反应。

（三）临床常见疾病

1. 全身过敏反应　主要表现为过敏性休克，多于再次注射药物或抗毒素血清后数秒至数分钟之内发生，若不及时抢救可导致死亡。

（1）**药物过敏性休克** 药物等半抗原进入体内与蛋白质结合为变应原，诱导机体产生 IgE 而致敏，再次使用相同药物即可发生药物过敏性休克。最常见的药物过敏性休克为青霉素引起的过敏性休克。青霉素分子量低，本身无免疫原性，但其降解产物（青霉噻唑醛酸、青霉烯酸、青霉酮酸盐等）可与体内蛋白质的氨基或巯基结合为完全抗原，青霉素制剂中的大分子杂质也可能成为变应原，刺激机体产生 IgE 抗体，导致过敏性休克的发生。临床上少数人在初次注射青霉素时也可发生过敏性休克，可能与其接触过青霉素污染的器具或吸入青霉菌孢子而使机体致敏有关。

另外，头孢菌素、链霉素、普鲁卡因等药物也是引发过敏反应的常见药物变应原。中药及其提取成分药物如双黄连注射液、鱼腥草注射液、清开灵注射液、喜炎平注射液引起过敏也时有发生。

（2）**血清过敏性休克** 临床上用破伤风抗毒素、白喉抗毒毒、抗蛇毒血清等动物血清进行治疗或紧急预防时，因该类制剂为异种蛋白抗原也会发生过敏性休克，严重者在短时间内死亡。

破伤风抗毒素目前在临床上主要应用于破伤风被动免疫和破伤风治疗；大量安全性研究显示，其皮试阳性率较高，主要与患者体质、药物因素、操作因素及其他原因造成假阳性过高有关。其不良反应主要有过敏性休克、血清病及其他类型不良反应。因此，应用中应重视过敏，注意观察。

2. **呼吸道过敏反应** 最常见的呼吸道过敏反应为支气管哮喘和过敏性鼻炎。支气管哮喘的急性发作属速发相反应，急性发作48小时后进入迟发相反应阶段，出现典型的气道炎症特征。在此阶段，嗜酸性粒细胞及其他炎症细胞释放细胞因子及其他炎症介质，可引起呼吸道上皮细胞的损伤，加重临床症状。支气管哮喘多为吸入或食入变应原后发生的支气管平滑肌痉挛、黏液分泌增多、气道变应性炎症。

变应性鼻炎的典型症状是鼻塞间歇或持续发作，鼻痒，也有的伴眼痒、耳痒和咽痒，喷嚏连续多个，连续多次发作，清水样鼻涕不自觉外流。还有部分患者出现干咳、咽喉异物感等症状。据统计约40%的变应性鼻炎患者可合并支气管哮喘，在有鼻部症状的同时，可伴胸闷、憋气、喘鸣和咳嗽等肺部症状。临床发现变应性鼻炎往往由2种及以上致敏原引起。螨虫、屋内尘土是常年性变应性鼻炎患者的主要致敏因素。季节性变应性鼻炎主要与花粉致敏有关，常见者有榆树、白杨、柳树、梧桐、艾蒿、桃树等的花粉。动物皮屑、羽毛往往也是重要致敏原之一。

3. **消化道过敏反应** 主要引起过敏性胃肠炎，同时可伴有皮肤超敏反应（如荨麻疹）。少数人食入鱼、虾、蟹、蛋、奶等食物后，出现恶心、呕吐、腹痛和腹泻等消化道症状，严重者也可导致过敏性休克。研究表明，此类患者胃肠道 sIgA 含量减少，伴有蛋白水解酶缺乏，局部黏膜免疫防御功能下降，无法彻底分解食物中的异种蛋白，通过黏膜吸收后诱发消化道过敏症状。随着过敏人群数量的快速增加，食物过敏日益受到人们的关注。

越来越多的研究表明，抗生素的使用、膳食结构的改变等因素所引起的肠道菌群紊乱将会增加人群食物过敏的概率。肠道微生物与宿主黏膜系统的相互作用有可能成为预防及治疗食物过敏新的调控靶点。

4. **皮肤过敏反应** 主要有荨麻疹、特应性皮炎（过敏性湿疹）和血管性水肿，多由药物、食物所诱发，某些肠道寄生虫感染或物理性因素（如寒冷）也能诱导局部肥大细胞释放介质，导致皮肤过敏反应发生。有研究报道：慢性荨麻疹急性发作时伴有凝血因子的改变，尤其与外源性凝血途径的激活相关性高，其疾病的严重程度与外源性凝血因子（FⅦa）的水平呈正相关，而且在病情得到缓解后又随之下降。这些研究都为进一步研究和治疗慢性荨麻疹提供了科学依据和新的思路。

（四）防治原则

1. 查明变应原，避免接触 查明变应原，避免与之接触是预防Ⅰ型超敏反应最有效的方法。临床上检测变应原最常用的方法是皮肤试验（简称皮试）。通常将可疑变应原进行适当比例稀释后，取 0.1ml 在受试者的前臂内侧皮内注射，15～20min 后观察注射部位反应，若局部皮肤出现红晕、水肿且直径大于 1cm 者为皮试阳性。皮试阳性者应避免接触该变应原。

2. 脱敏治疗 是将变应原制成不同浓度的提取液，以逐渐递增剂量及浓度的方法进行反复注射，以降低过敏反应临床症状或使致敏靶细胞逐渐脱去敏感状态的方法。

（1）异种免疫血清脱敏疗法 抗毒素皮试阳性但又必须使用者，可采用小剂量、短间隔（20～30min）、多次注射抗毒素，最后将抗毒素血清在短时间内（24 小时之内）全量注射的方法进行脱敏。其机制是小剂量变应原进入机体，可与少量致敏靶细胞上的 IgE 结合，释放生物活性介质较少，不足以引起明显的临床症状。经过短时多次反复注射，介质分批全部释放，并能及时被体内某些物质所灭活，所以不会引起严重的过敏反应，同时又可达到抗毒素中和外毒素的目的。

（2）特异性变应原脱敏疗法 对已查明而难以避免接触的变应原如植物花粉或尘螨等，可采用微量、间隔较长时间（6～10 天）、多次反复皮下注射相应变应原的方法进行脱敏治疗。这种治疗有时需要数月至数年。其机制可能是通过改变抗原的进入途径，诱导机体产生特异性 IgG 类封闭抗体，以阻断变应原与致敏靶细胞上的 IgE 结合，达到预防Ⅰ型超敏反应的目的。

近年来，应用人工合成变应原肽段进行脱敏治疗取得明显进展，其原理是人工合成变应原肽段可诱导 T 细胞无反应性，从而阻止 IgE 产生。

3. 药物治疗 应用药物干扰或阻断过敏反应发生的某些环节，可减轻或阻止过敏反应的发生。

（1）抑制活性介质合成与释放 阿司匹林可抑制 PGD_2 等介质生成；色甘酸钠可稳定细胞膜，使致敏靶细胞不能脱颗粒释放活性介质；肾上腺素、异丙肾上腺素、前列腺素 E 等可促进 cAMP 合成，甲基嘌呤和氨茶碱可阻止 cAMP 分解，此两类药物均通过增高胞内 cAMP 水平，防止脱颗粒和释放活性介质。

（2）拮抗生物活性介质作用 苯海拉明、扑尔敏和异丙嗪等可与组胺竞争效应细胞上的组胺受体而发挥抗组胺作用；水杨酸为缓激肽拮抗剂。

（3）改善效应器官反应性 肾上腺素可以解除支气管平滑肌痉挛，促使外周毛细血管收缩、血压升高，在抢救过敏性休克时是不可缺少的。糖皮质激素、钙剂和维生素 C 等能降低毛细血管通透性，减轻皮肤和黏膜的炎症反应。

有些中药和方剂如过敏煎、麻杏石甘汤对Ⅰ型超敏反应也有防治作用。例如，过敏煎（我国著名老中医祝谌予所创的方剂，组方为银柴胡、防风、乌梅、五味子各10g）在临床上常用于过敏性皮肤病，如荨麻疹、特应性皮炎、湿疹等，其治疗总有效率高达 90%。过敏煎具有祛风解表、扶正祛邪之功，通过拮抗组胺，降低血清中 IgE 水平，抑制肥大细胞脱颗粒及改变 CD4$^+$T 细胞亚群的分化等，发挥止痒、降低毛细血管通透性、抗炎等作用，从多靶点、多路径、多层次体现其抗过敏功效。

二、Ⅱ型超敏反应

Ⅱ型超敏反应（type Ⅱ hypersensitivity）又称为细胞毒型（cytotoxic type）或细胞溶解型（cytolytic type）超敏反应。其特点是 IgG 或 IgM 类抗体直接与靶细胞表面抗原结合，在补体、吞噬细胞和 NK 细胞参与下，引起以细胞溶解或组织损伤为主的病理性免疫反应，发作较快。

（一）参与成分

1. 抗原　引起Ⅱ型超敏反应的靶细胞主要为正常的组织细胞、改变或被修饰的自身组织细胞。包括：①同种异型抗原，如 ABO 血型抗原与 HLA 抗原等。②嗜异性抗原，如溶血性链球菌的某些组分与人的心肌、心瓣膜、肾小球基底膜之间存在共同抗原。③自身抗原，体内某些隐蔽抗原由于意外（如外伤等）释放入血，或自身组织受外界各因素影响（如感染、药物等）发生抗原转变成为自身抗原。④外来抗原或半抗原，可非特异性黏附或结合于细胞表面诱导针对该抗原的免疫应答，产生相应抗体。

2. 抗体　主要是 IgG 和 IgM 类抗体。参与Ⅱ型超敏反应的抗体具有补体 C1q 结合位点和与效应细胞结合的 Fc 段，可通过经典激活途径活化补体，也可结合效应细胞表面 Fc 受体，发挥调理吞噬或 ADCC 作用，溶解破坏靶细胞。

（二）发生机制

由靶细胞表面抗原诱导产生的抗体与靶细胞表面抗原结合，通过以下途径介导靶细胞溶解。

1. 激活补体　抗体与靶细胞表面抗原结合后，暴露补体结合位点 C1q，通过激活补体经典途径产生攻膜复合体，导致靶细胞溶解。补体裂解片段 C3b 等也可发挥补体的调理作用，促进吞噬细胞杀伤靶细胞。

2. 调理吞噬　抗体通过与吞噬细胞表面的 FcR 结合而介导调理和吞噬作用，补体裂解片段则通过与吞噬细胞的 CR 结合而介导免疫粘连和调理作用。此两种效应均可促进吞噬细胞吞噬、杀伤靶细胞。

3. 促进 ADCC 作用　IgG 与靶细胞表面抗原结合，其 Fc 段与 NK 细胞表面的 FcγR 结合，从而介导 ADCC 作用，杀伤靶细胞。

以上效应导致靶细胞大量溶解或死亡，并出现相应的病变。体内血细胞大量破坏可导致溶血或血细胞减少症；组织细胞破坏可伴有局部炎症反应，引起组织器官病变；某些抗细胞表面受体的自身抗体与相应受体结合，可以导致靶细胞溶解。此外，有些抗细胞表面受体的自身抗体与相应受体结合后不引起靶细胞溶解，而是导致细胞功能紊乱，表现为受体介导的对靶细胞的刺激或抑制作用。

（三）临床常见疾病

1. 输血反应　ABO 血型不符的输血，可导致红细胞大量破坏，为溶血性输血反应。反复输入含异型 HLA 和血浆蛋白抗原的血液，可在受者体内诱生抗白细胞、血小板和血浆蛋白的抗体，通过与相应血液成分结合而导致非溶血性输血反应。

输血在临床治疗、抢救患者中发挥着不可替代的作用。随着输血技术的不断发展及管理体系建设的不断完善，输血发生不良反应的情况正在好转，但仍不能忽视。有学者通过 Meta 分析发现，我国输血不良反应发生率为 0.58%，远高于欧美等发达国家，不同地区存在差异，西部高于东部，发热反应发生率为38.85%，过敏反应发生率为55.67%。因此，对于输血常见不良反应的危险因素探索及控制是一个仍需关注的重要问题。

2. 新生儿溶血症 母胎 Rh 血型不符多发生于孕妇 Rh⁻血型、胎儿 Rh⁺血型。母亲初次妊娠时因流产、胎盘出血或胎盘剥离，胎儿少量 Rh⁺红细胞可进入母体，刺激母体产生抗 Rh 的 IgG 类抗体。再次妊娠胎儿仍为 Rh⁺时，母体抗 Rh 抗体可通过胎盘进入胎儿体内，与 Rh⁺红细胞结合，激活补体及相关细胞，导致红细胞破坏，可引起流产、死产或新生儿溶血症。在初产妇分娩后 72 小时内注入抗 Rh 抗体，可阻断 Rh⁺红细胞对母体的致敏，从而预防再次妊娠时发生新生儿溶血症；对患儿则需立即换输 Rh⁻血才能挽救生命。

3. 免疫性血细胞减少症 某些药物（半抗原）与血细胞膜分子结合，或病原微生物感染等均可改变血细胞膜抗原性质，并诱生相应抗体而致敏。

（1）药物半抗原与血细胞表面蛋白结合 可刺激产生针对药物的特异性抗体。此种抗体与附着于血细胞表面的药物（如青霉素、磺胺、奎宁等）结合，通过激活补体、调理吞噬及促进 ADCC 作用，导致血细胞溶解，为药物引起的过敏性血细胞减少症的常见类型。

（2）诱生自身抗体 甲基多巴、吲哚美辛等药物，病毒感染或肿瘤发生等多种因素均可造成红细胞膜成分改变，通过诱生自身抗体而引起自身免疫性溶血性贫血。肿瘤发生过程合并自身免疫性血细胞减少症（autoimmune cytopenia，AIC）的现象已经受到关注。有学者对 140 例恶性淋巴瘤（malignant lymphoma，ML）合并自身免疫性血细胞减少症病例资料进行分析，结果表明：其类型包括自身免疫性溶血性贫血（autoimmune hemolytic anemia，AIHA）、免疫性血小板减少症（immune thrombocytopenia，ITP）、纯红细胞再生障碍性贫血（pure red cell aplasia anemia，PRCA）、冷凝集素综合征（cold agglutinin syndrome，CAS）及 Evans 综合征等，发生率依次为 AIHA＞ITP＞CAS＞PRCA＞Evans 综合征。

4. 抗基膜型肾小球肾炎和风湿性心肌炎 A 群溶血性链球菌（A 族 12 型）与人肾小球基膜有共同抗原，故该型链球菌感染后产生的抗体可与肾小球基膜结合发生交叉反应，导致肾小球病变，称为抗基膜型肾小球肾炎或肾毒性肾炎，约占肾小球肾炎的 15%。A 族链球菌蛋白质抗原与心肌细胞有共同抗原，感染后产生的抗体可与心肌细胞发生交叉反应，引起风湿性心肌炎。

5. 肺出血-肾炎综合征 是由抗基膜抗体导致的肾小球和肺泡壁基膜严重损伤的疾病，其可能的机制是病毒感染（尤其是流感病毒）或吸入某些有机溶剂、可卡因等物质使机体肺泡和肾小球基底膜结构改变，暴露抗原决定簇，刺激机体产生抗肺泡、肾小球基底膜抗体，该类抗体与肺泡壁和肾小球基底膜细胞结合，导致肺泡和肾小球基底膜损伤，引起肺-肾综合征。临床以肺出血和进行性肾功能衰竭为主要特征。

6. 甲状腺功能亢进 是一种特殊类型的Ⅱ型超敏反应，即抗体刺激型超敏反应。患者体内可产生针对甲状腺细胞表面促甲状腺激素（thyroid-stimulating hormone，TSH）受体的抗体，该抗体作用于甲状腺细胞时，不是使靶细胞溶解，而是促使甲状腺细胞合成分泌甲状腺激素，导致甲状腺功能亢进。

三、Ⅲ型超敏反应

Ⅲ型超敏反应（type Ⅲ hypersensitivity）又称为免疫复合物型或血管炎型超敏反应。其特点是抗原与相应抗体（IgM、IgG）结合形成中等大小的可溶性免疫复合物（immune complex，IC），沉积于全身或局部血管基底膜，激活补体，并在血小板、中性粒细胞等参与下，引起以充血水肿、局部坏死和中性粒细胞浸润为主要特征的毛细血管炎症反应和组织损伤。

（一）参与成分

1. 抗原　引起Ⅲ型超敏反应的抗原有内源性抗原（如自身变性的 IgG、肿瘤抗原等）和外源性抗原（如病原微生物、寄生虫、异种血清和药物半抗原与组织蛋白质结合形成的完全抗原等）。

2. 抗体　参与Ⅲ型超敏反应的抗体主要有 IgG、IgM 或 IgA 类抗体。

（二）发生机制

中等大小可溶性免疫复合物的形成和沉积是Ⅲ型超敏反应发生的基础。

1. 中等大小可溶性免疫复合物的形成　可溶性抗原与相应 IgG 或 IgM 类抗体结合，可形成抗原抗体复合物（IC）。由于抗原、抗体比例不同，所形成的 IC 大小亦不同，当抗原量高度过剩时，形成小分子可溶性 IC，可通过肾小球滤过；当抗原、抗体比例适当时，所形成的大分子颗粒性 IC，易被吞噬细胞吞噬清除，因此，这两类 IC 一般无致病作用。只有当抗原稍多于抗体时，形成分子质量约 1000kDa、沉降系数约 19S 的中等分子可溶性 IC，不易被吞噬细胞吞噬，也不能通过肾小球滤出，长期存在于血液循环中，在一定条件下可沉积于毛细血管基底膜而引起Ⅲ型超敏反应。

2. 中等大小可溶性免疫复合物的沉积　免疫复合物沉积的机制有：①血管活性胺类物质作用。IC 可直接与血小板表面的 FcγR 结合，使之活化，释放组胺等炎性介质，IC 还可激活补体产生过敏毒素（C3a、C5a）等，使肥大细胞、嗜碱性粒细胞和血小板活化，释放组胺等炎性介质。这些血管活性胺类物质可使血管壁通透性增高，有利于 IC 在血管壁上沉积。②局部解剖的血流动力学因素作用。IC 的沉积与局部解剖组织结构和血流动力学有关。IC 易沉积于血压较高的毛细血管迂回处，如肾小球基底膜和关节滑膜等处的毛细血管迂回曲折、血流缓慢，有利于 IC 沉积。另外，主动脉分支处和心瓣膜处血流较大且易产生涡流，也有利于 IC 沉积。

3. IC 引起炎症损伤的机制　IC 沉积于血管基膜是造成血管基膜炎症和组织损伤的始动因素。机制包括：①补体的作用。IC 可激活补体，裂解片段 C3a、C5a 等发挥过敏毒素和趋化因子作用。趋化肥大细胞、嗜碱性粒细胞至 IC 沉积部位，释放活性介质导致局部血管通透性增高，引起渗出和水肿病变。②中性粒细胞的作用。中性粒细胞趋化至局部聚集，吞噬 IC 的同时释放毒性氧化物和溶酶体酶，导致组织损伤。③血小板的作用。血小板在局部聚集并激活，释放血管活性胺类物质，导致血管扩张、通透性增加，局部渗出和水肿加剧；血小板活化后启动凝血机制，形成微血栓，引起局部缺血、出血和组织坏死。

（三）临床常见疾病

Ⅲ型超敏反应引起的疾病称为免疫复合物病（immune complex disease，ICD），可分为局部 ICD 和全身 ICD 两类。

1. 局部免疫复合物病

（1）Arthus 反应　给家兔多次皮下注射马血清，局部可发生水肿、出血、坏死等剧烈炎症反应，称为 Arthus 反应。机制为多次注射异种蛋白刺激机体产生大量抗体，局部注射的抗原与体内大量抗体结合，形成 IC 并沉积而致病理损伤。

（2）类 Arthus 反应　糖尿病患者长期注射胰岛素后可刺激机体产生过多抗胰岛素抗体，再次注射胰岛素时可在局部出现红肿、出血和坏死等类似 Arthus 反应的变化。个别人长期大量吸入植物性或动物性蛋白质以及霉菌孢子，可引起过敏性肺泡炎或间质性肺泡炎，也属此类反应。

2. 全身免疫复合物病

（1）血清病（serum sickness）　因一次性大量注射动物免疫血清，1～2 周后患者出现皮疹、发热、关节肿痛、蛋白尿等症状，称血清病。体内产生的抗异种血清抗体与残留的动物血清结合，形成中等分子 IC 并沉积，引起全身 ICD。长期使用青霉素、磺胺等药物，经类似机制患者可出现血清病样反应，称为药物热。血清病属自限性疾病，停用抗毒血清后可自然恢复。

（2）免疫复合物型肾小球肾炎　约占急性肾小球肾炎的 80%，常发生于 A 群乙型溶血性链球菌感染 2～3 周后，由抗体与相应抗原结合形成 IC、沉积在肾小球基底膜所致。此型肾小球肾炎也可在葡萄球菌、肺炎球菌、某些病毒或疟原虫等其他病原体感染后发生。

（3）类风湿关节炎（rheumatoid arthritis，RA）　可能因微生物持续感染使体内产生变性的 IgG 分子，刺激机体产生抗变性 IgG 的自身抗体，称类风湿因子（rheumatoid factor，RF）。因 IgG 和相应抗体均由关节滑膜下浆细胞产生，二者形成的 IC 也沉积于关节滑膜，引起 RA，其主要表现为晨僵，手、足、腕、踝、颞、颌关节等关节炎，运动障碍，关节畸形等。RA 可出现心肺功能损害等并发症，病程长而难治，患者病久可引发精神情绪问题。

根据临床表现，中医将 RA 归为"痹证"。痹证主要由风寒湿等邪毒侵入，引起经络阻塞，气血不畅所致。藤类药物常用于其临床治疗，通过多种机制发挥疗效。研究表明：忍冬藤治疗 RA 的有效化学成分包括木樨草素、绿原酸、芦丁、芳樟醇、棕榈酸、丁香酸、槲皮素等 31 种化学成分；忍冬藤治疗 RA 的关键疾病靶点为 CYP17A1、CYP8B1、POMC、CYP19A1、AKT1、CYP1B1、MAPK1、AKR1B1、JUN、SP1、BHLHE39、CYP1A1、PPARA，靶点蛋白涉及 55 条信号通路，主要包括激素调节、脂质代谢调控、细胞周期及凋亡调控、促肝发育四方面的通路。

（4）系统性红斑狼疮（systemic lupus erythematosus，SLE）　SLE 患者体内出现自身抗体，如抗核抗体（antinuclear antibody，ANA）、抗双链 DNA（doublestrain DNA，dsDNA）抗体和抗 Smith（Sm）抗体等。自身抗体与自身成分结合形成 IC，沉积在全身多处血管基底膜，导致组织损伤。

SLE 是一种累及多脏器的自身免疫病，多发于育龄女性，其发病与遗传、内分泌及感染等多种因素相关。遗传因素近年来被众多学者所关注。目前已明确的 SLE 致病相关基因有很多种，其中有与固有免疫关系密切的信号转导及转录激活因子 4（STAT4）、IL-1 相关受体激酶 1（IRAK1）、干扰素调节因子 5（IRF5）等基因，以及与适应性免疫关系密切的 IL-17、B 淋巴细胞激酶（BLK）、肿瘤坏死因子超家族成员 4（TNFSF4）等基因。SLE 表现出明显的家族聚集性，且同卵双生子的发病率一致性（24%）高于异卵双生子（2%）。基因研究在 SLE 发病机制中有重要地位。

四、Ⅳ型超敏反应

Ⅳ型超敏反应亦称迟发型超敏反应（delayed type hypersensitivity，DTH），是由致敏淋巴细胞再次接触相同抗原出现的以单个核细胞（单核细胞、淋巴细胞）浸润为主的炎性损伤。其特点是反应发生迟缓，通常在接触抗原 18～24 小时后出现，48～72 小时达高峰。Ⅳ型超敏反应属细胞免疫应答，与效应 T 细胞和吞噬细胞及其产生的细胞因子或细胞毒性介质关系密切。

（一）参与成分

1. **抗原** 引起Ⅳ型超敏反应的抗原主要是胞内寄生微生物和接触性抗原。前者包括胞内寄生菌、真菌、寄生虫和病毒；后者包括各种化学物质，如油漆、染料、化妆品、农药、化学药物、中药及其他化合物等。

2. **免疫细胞** 主要是 CD4$^+$Th1 细胞和 CD8$^+$CTL 细胞。巨噬细胞除作为 APC 外，也是参与Ⅳ型超敏反应的重要效应细胞。

（二）发生机制

抗原刺激使 T 细胞活化后分化为效应 T 细胞（或称致敏 T 细胞），包括 CD4$^+$Th1 细胞和 CD8$^+$CTL 细胞。

1. **CD4$^+$Th1 细胞介导的炎症反应和组织损伤** 效应 Th1 细胞识别抗原后活化，分泌多种细胞因子，如 IFN-γ、IL-1、IL-3、MCP-1、TNF-α、GM-GSF、LT 等。IL-3 和 GM-GSF 可刺激单核细胞生成，增加巨噬细胞的数量；MCP-1 可趋化单核细胞到达抗原存在部位；TNF-α 和 LT 可使局部血管内皮细胞黏附分子表达增加，促进巨噬细胞和淋巴细胞至抗原存在部位，还可直接攻击靶细胞及周围组织，引起局部组织损伤；IFN-γ 和 TNF-α 还可使巨噬细胞活化，活化后的巨噬细胞进一步释放促炎因子 IL-1、IL-6、IL-8 等加重炎症反应。Th1 细胞还可通过 FasL 杀伤表达 Fas 的靶细胞。

2. **CD8$^+$CTL 细胞介导的细胞毒作用** 效应 CTL 细胞与抗原结合被活化后，通过释放穿孔素和颗粒酶等，诱导靶细胞的凋亡；也可通过表达 FasL 与靶细胞表面表达的 Fas 结合，导致靶细胞发生凋亡。

（三）临床常见疾病

1. **传染性超敏反应** 机体对胞内感染的病原体（如胞内寄生菌、病毒、某些寄生虫和真菌等）主要产生细胞免疫应答。但在清除病原体或阻止病原体扩散的同时，也因产生 DTH 而致组织炎症损伤，因此，称为传染性超敏反应。例如，肺结核患者对结核分枝杆菌产生 DTH，是结核病的主要发病机制，病变部位出现干酪样坏死、肺空洞等。因此，借助结核菌素试验可测定机体是否对结核分枝杆菌具有细胞免疫力。

2. **接触性皮炎** 某些个体接触化妆品、油漆、染料、农药、药物或某些化学物质，可发生接触性皮炎。其机制是小分子半抗原与皮肤角质蛋白、胶原蛋白或细胞结合成为完全抗原，刺激 T 细胞分化增殖为致敏淋巴细胞，机体再次接触相同物质时即诱发 DTH，导致局部皮肤出现红肿、皮疹、水疱等，严重者可出现剥脱性皮炎。

近年化妆品引起的接触性皮炎受到重视，有学者对 2016 年重庆市化妆品不良反应病例资料进行分析。结果表明：每百万人口报告数量为 62 例。患者女性（94.19%）明显多于男性（5.81%），1.02% 的患者报告有既往过敏史。其不良反应类型以接触性皮炎为主（81.34%），其次为化妆品痤疮（5.80%）。患者的自觉症状主要为瘙痒，其次为灼热感和紧绷感，主要皮损形态为红斑、丘疹、水肿。可疑致敏化妆品主要为护肤类和育发类。

3. **DTH 参与的其他疾病** DTH 在同种移植排斥、变态反应性脑脊髓炎、甲状腺炎、多发性神经炎等疾病的发生、发展中也起重要作用。

有研究报道：广陈皮总多糖对迟发型超敏反应的发生具有免疫抑制作用，其机制与其能显著减轻小鼠耳肿胀，明显降低脾指数和胸腺指数，降低 DTH 模型小鼠血清中的 IL-2、IL-4 含量相关。

上述Ⅰ～Ⅳ型超敏反应主要依据其发生机制及参与反应的效应成分不同而定（表 5-1）。须注意：临床上某些与免疫相关的疾病并非仅由单一机制所致，常表现为以某一型损伤为主的混合型。

表 5-1 超敏反应的类型和特点

类型	参与反应的主要成分	发生机制	常见疾病
Ⅰ型（速发型）	IgE、肥大细胞、嗜碱性粒细胞、嗜酸性粒细胞	变应原与肥大细胞、嗜碱性粒细胞表面 IgE 结合，使细胞释放活性介质，引起毛细血管扩张、通透性增加、平滑肌收缩、腺体分泌增强	青霉素过敏性休克、过敏性哮喘、食物过敏症、荨麻疹等
Ⅱ型（细胞毒型）	IgG、IgM、补体、巨噬细胞、NK 细胞	抗体与靶细胞表面抗原结合，在补体、吞噬细胞和 NK 细胞参与下溶解靶细胞	免疫性血细胞减少症、新生儿溶血症、ABO 血型不合的输血反应等
Ⅲ型（免疫复合物型）	IgG、IgM、补体、中性粒细胞、肥大细胞、嗜碱性粒细胞	中等大小的免疫复合物沉积于血管基底膜，激活补体，吸引中性粒细胞、肥大细胞、嗜碱性粒细胞、血小板等，引起炎症	免疫复合物型肾小球肾炎、血清病、类风湿关节炎
Ⅳ型（迟发型）	血小板、致敏淋巴细胞、单核巨噬细胞	致敏 T 细胞再次与抗原接触，直接杀伤靶细胞或产生多种细胞因子，引以单个核细胞浸润为主的炎症反应	接触性皮炎、传染性变态反应、急性移植物排斥反应等

第二节 自身免疫病

自身免疫病（autoimmune disease，AID）是机体免疫系统对自身成分发生免疫应答过强或持续时间过长，导致自身正常组织损害所引起的疾病。机体免疫系统对自身抗原产生的免疫应答反应称为自身免疫（autoimmunity）。人体的生长、发育受到自身免疫耐受机制的影响，一旦自身免疫耐受机制受到破坏，就会促进自身免疫反应的发生，但是短时的自身免疫应答是普遍存在的，通常不引起持续性的损害。

一、自身免疫病的基本特征与分类

（一）基本特征

AID 的发病机制、作用靶组织和临床表现具有较大的差异，但是大部分的 AID 均具有以下基本特征：①患者外周血中存在高滴度自身免疫抗体（autoimmune antibody）和（或）与自身组织起反应的致敏淋巴细胞，且女性明显高于男性；②自身抗体和（或）自身致敏淋巴细胞作用于靶抗原所在组织细胞，可造成相应组织器官病理性损伤和功能障碍；③病情的转归与自身免疫反应强度密切相关；④具有遗传倾向，女性发病率高于男性，且与年龄增长正相关；⑤多数病因不明，遗传与环境因素都可能参与其中，易反复发作或慢性迁延。

（二）分类

AID 分为器官特异性自身免疫病（organ specific autoimmune disease）和系统性自身免疫病（systemic autoimmune disease）。

1. **器官特异性自身免疫病**　其病变常局限于某一特定的器官，其是由针对自身抗原的体液免疫和（或）细胞免疫损伤靶器官或靶细胞引起的。另外，部分自身抗体还可能通过过度刺激或抑制靶器官或靶细胞的正常生理功能而引发器官特异性自身免疫病。典型的器官特异性自身免疫病有桥本甲状腺炎（Hashimoto thyroiditis）、毒性弥漫性甲状腺肿（Graves disease）、胰岛素依赖型糖尿病（insulin-dependent diabetes mellitus，IDDM）和重症肌无力（myasthenia gravis，MG）。

2. **系统性自身免疫病** 又称全身性或非器官特异性自身免疫病，患者的病变分布广泛，可见于多种器官及结缔组织，故又称结缔组织病或胶原性疾病。典型的疾病有系统性红斑狼疮、类风湿关节炎和硬皮病等。

二、自身免疫病的发病机制

AID 的发病机制纷繁复杂，其确切机制尚未完全阐明，引发 AID 的因素涉及自身抗原、机体免疫自稳、组织细胞损伤、遗传和年龄等因素。

（一）自身抗原的因素

1. **机体隐蔽抗原的作用** 在人体组织中存在一部分自胚胎期始从未与机体免疫系统接触的抗原，是人体自身的隐蔽抗原，属于解剖学上的免疫隔离部位，如脑、眼球、子宫、睾丸、心肌组织等。其相应自身反应性淋巴细胞克隆亦未被清除，没有经历过免疫耐受的过程。在正常状态下，不与机体免疫系统接触，但是在手术、外伤或感染等情况下，隐蔽抗原可释入血流、淋巴液而与淋巴细胞接触，从而产生自身免疫应答，导致针对隐蔽抗原的自身免疫病。例如，眼外伤释放的眼内容物（晶状体）可激发机体产生针对晶状体的抗体或激活特异性淋巴细胞，引起自身免疫性交感性眼炎（sympathetic ophthalmia）。

2. **诱导自身抗原的改变** 一些理化因素（辐射、药物等）和生物学因素（病毒、细菌等感染）可使自身组织成分的抗原结构发生改变，成为改变的自身抗原（altered self antigen），被机体免疫系统视为"非己"成分而产生应答，从而引起 AID。例如，青霉素、头孢西丁等抗生素在机体内与大分子物质相结合形成稳定的复合物，从而获得免疫原性，激活淋巴细胞产生自身抗体，引起药物性溶血性贫血。肺炎支原体可改变人红细胞的抗原性使其刺激机体产生抗红细胞抗体，引起感染性溶血性贫血。

3. **共同抗原的作用** 人体正常组织与很多感染的微生物之间存在共同抗原，这些感染的微生物抗原激发人体免疫系统产生特异性的免疫应答，除针对微生物抗原外，还可与机体中的共同抗原发生交叉反应，引起自身免疫病，此种现象又称为分子模拟（molecular mimicry）。例如，乙型溶血性链球菌感染与人体肾小球基底膜和心肌内膜细胞发生交叉反应，引发急性肾小球肾炎和风湿性心脏病；EB 病毒与人体髓磷脂碱性蛋白具有共同抗原，诱发多发性硬化。

（二）机体免疫自稳功能失衡

免疫自稳是机体免疫系统维持机体健康的一种重要生理功能，可以有效地清除体内衰老、损伤、变异的组织细胞，但是对自身成分维持免疫耐受。当机体的免疫自稳调控功能紊乱时，会导致免疫应答损伤机体正常组织细胞，导致自身免疫病的发生。

1. **MHC Ⅱ类分子表达异常** MHC Ⅱ类分子在抗原提呈激活适应性免疫应答过程中起到重要作用，一般只表达在淋巴组织中的某些细胞表面。但是，在某些因素作用下，可诱导非抗原提呈细胞异常高表达 MHC Ⅱ类分子，从而将自身抗原提呈给 Th 细胞，启动自身免疫应答，导致 AID 的发生。例如，IFN-γ 刺激胰岛 β 细胞高表达 MHCⅡ类分子导致糖尿病的发生，以及 Graves 病的甲状腺上皮细胞、风湿性心脏病的心肌组织细胞等都异常表达 MHCⅡ类分子。

2. 淋巴细胞旁路活化　T 细胞和 B 细胞都可以通过多种旁路途径被活化。正常情况下，机体存在针对自身抗原的 T、B 细胞，由于 Th 细胞易产生免疫耐受，B 细胞缺少辅助信号而不能被有效活化，因此不出现自身免疫应答。但在某些情况下，进入机体的外来抗原可绕过原已耐受的 Th 细胞，激活相应的 Th 细胞，使原先因缺乏 Th 细胞共刺激信号而处于静止状态的自身反应性 B 细胞被激活，产生自身免疫应答。例如，EB 病毒、超抗原等多克隆刺激剂可以激活 Th 细胞或直接向 B 细胞发出辅助信号，刺激机体产生自身抗体。

3. 细胞因子产生失调　细胞因子可诱导 MHCⅡ类分子异常表达或黏附分子表达上调，通过激活 Mφ 或促进 APC 与 T 细胞相互作用等机制，使自身反应性 T 细胞被活化，引起 AID。例如，神经系统的 B 细胞可以进一步活化浸润的 T 细胞释放 TNF、IL-6 等促炎因子，加速多发性硬化的病程。

4. Treg 细胞的功能失常　Treg 细胞免疫抑制功能异常是自身免疫病发生的一种原因。Treg 细胞具有 $CD4^+CD25^+$Treg、Treg1 和 Treg3 等多种亚型，其中 $CD4^+CD25^+$Treg 细胞功能缺陷的小鼠易发生 AID，将正常小鼠的 $CD4^+CD25^+$Treg 细胞过继给这种小鼠可抑制其 AID 的发生。提示 Treg 细胞可抑制 AID，其功能失衡可能与 AID 发生有关。

5. 淋巴细胞的多克隆激活　B 细胞超抗原等可以通过与 BCR 的 V_{H_3} 片段结合而活化 B 细胞，由于体内存在较多具有 V_{H_3} 片段的 BCR，因此 B 细胞超抗原能够多克隆激活细胞，产生具有 V_{H_3} 片段的自身抗体，如葡萄球菌蛋白 A、HIV-1 病毒包膜表面蛋白 gp120 等。研究表明，EB 病毒可刺激免疫系统产生抗 T 细胞抗体、抗 B 细胞抗体、抗核抗体和类风湿因子等自身抗体；艾滋病（AIDS）患者体内可出现高水平的抗红细胞抗体和抗血小板抗体。

（三）组织细胞免疫病理损伤机制

AID 的发病机制多属Ⅱ、Ⅲ、Ⅳ型超敏反应，但是不同的 AID，其发病和引起组织损伤的机制各不相同，其中多涉及几种不同的分子机制。

1. 自身抗体的作用（Ⅱ型超敏反应）　机体免疫应答靶向自身细胞表面或细胞外基质抗原物质时可造成自身组织损伤和生理功能障碍，例如，自身抗体与甲状腺细胞表面的甲状腺激素受体结合，刺激甲状腺素的合成分泌，导致 Graves 病。

2. 免疫复合物的作用（Ⅲ型超敏反应）　当自身抗体与自身可溶性抗原结合时，形成的抗原抗体复合物随血液循环可能沉积于某些组织部位，激活补体，造成组织细胞的炎症和损伤，如大量注射抗毒素时引起的血清病。

3. 细胞免疫的作用（Ⅳ型超敏反应）　致敏 T 细胞对自身抗原发生免疫应答，可引起自身免疫病理损伤。$CD8^+$Tc 和 $CD4^+$Th1 细胞都可造成组织损伤，引起 AID。$CD8^+$Tc 可直接攻击相应靶组织，$CD4^+$Th1 细胞可辅助 Tc 或通过释放细胞毒性淋巴因子直接或间接造成组织损伤。Mφ 被 CK 激活或通过释放溶酶体酶及细胞毒性 CK 造成自身组织损伤。NK 细胞可通过 ADCC 等作用造成靶组织损伤。

（四）其他因素

1. 遗传因素　AID 的发生有家族遗传倾向，多种 AID 的发生与其个体的 MHC 基因型有关。例如，DR3 与胰岛素依赖型糖尿病、重症肌无力和系统性红斑狼疮等发病有关；DR4 与类风湿关节炎、胰岛素依赖型糖尿病有关；B27 与强直性脊柱炎有关；DR5 与桥本甲状腺炎有关。MHC 连锁基因的缺陷也与 AID 的发生有关，如补体成分 C1、C4 或 C2 基因缺陷的纯合子个体和 *Fas/FasL* 基因缺陷的个体均易患系统性红斑狼疮。对于常见的 AID，MHC Ⅱ 类抗原基因能够增加 523% 的患病风险。

2. 年龄与性别　AID 发病率随年龄增长而升高，可能因胸腺功能衰退导致免疫功能紊乱所致。临床观察 60 岁以上老年人，有 50% 以上可在血清中检出自身抗体。女性的 AID 发病率较高，提示性激素可能与 AID 的发生有关，如女性发生多发性硬化和系统性红斑狼疮的可能性比男性高 10～20 倍。但有些 AID 在男性多发，如患强直性脊柱炎的男性约为女性的 3 倍。

3. 物理因素　电离辐射和紫外光照射等物理因素与 AID 的发生有重要关系。进行放射性治疗后，Graves 病、甲状腺炎、甲状腺功能减退症等疾病的发病率要增高；紫外光照射是系统性红斑狼疮的重要致病危险因素。

三、自身免疫病的防治原则

1. 减少诱发因素　多种病原微生物感染可通过抗原性质改变或产生自身抗体诱发 AID，可采用抗生素和相应疫苗控制病原微生物的感染，如 A 群链球菌、沙门菌等。一些因药物诱发产生的 AID，如头孢菌素、青霉素、喹诺酮、磺胺类等药物可能引起自身免疫性溶血性贫血，在使用药物前最好能够进行相应抗体检测，一旦出现 AID，应立即停用该药，并且以后应避免再次使用该类药物。

2. 降低炎症反应　炎症反应所致损伤是 AID 发病的重要环节，应用皮质激素可有效地抑制某些重症 AID 所致的炎性反应，但副作用较大。目前，针对机体免疫、炎症调节分子或以受体为靶点的单克隆抗体等生物制剂通过特异性地针对某一类炎症介质，阻断 AID 的炎症进程，改善病情。例如，针对 TNF-α 的阿达木单抗和赛妥珠单抗治疗类风湿关节炎、银屑病关节炎，针对 INF-α 的西法木单抗和罗丽珠单抗治疗系统性红斑狼疮，针对 B 细胞的贝利木单抗治疗系统性红斑狼疮。

3. 应用免疫抑制剂　免疫抑制剂是治疗 AID 的有效药物，皮质激素和传统改善病情的抗风湿药物至今仍是临床治疗 AID 的一线用药。由于不同个体针对同一治疗方案的疗效和不良反应差异较大，基于遗传药理学和药物基因组学的精准用药逐渐应用于临床。例如，硫唑嘌呤用于炎性肠病、系统性红斑狼疮、自身免疫性肝炎等患者时，有 10%～30% 的患者服药后会产生白细胞减少等不良反应，在用药前进行 *NUDT15* 基因多态性检测可预测用药后风险。

4. 天然药物制剂　该类药是从传统中药中提取的具有抗炎和免疫调节作用的活性成分，是我国特有的一类抗 AID 药物，包括多糖类、生物碱、黄酮类、苷类等。例如，雷公藤多苷和白芍总苷广泛应用于 AID 的治疗；银杏黄素、白芦藜醇、青藤碱等可通过抑制肥大细胞活化，阻止过敏性反应的发生；青蒿素对缓解类风湿关节炎、系统性红斑狼疮、多发性硬化、自身免疫性肝炎、IgA 肾病和炎性肠病等 AID 具有重要作用。

第三节　免疫缺陷病

一、免疫缺陷病的分类与临床特点

免疫缺陷病（immunodeficiency disease，IDD）是免疫系统先天发育不良或后天遭受损伤，导致免疫功能缺失而引起的疾病。

（一）分类

1. **按其发病原因分类** 可分为原发性免疫缺陷病（primary immunodeficiency disease，PIDD）和获得性免疫缺陷病（acquired immunodeficiency disease，AIDD）两大类。原发性免疫缺陷病，又称先天性免疫缺陷病（congenital immunodeficiency disease，CIDD），由免疫器官或免疫细胞先天发育不良所致，与遗传有关。获得性免疫缺陷病，又称继发性免疫缺陷病（secondary immunodeficiency disease，SIDD），是由疾病、感染、理化因素、营养障碍等多种病因所致的临床综合征，其发病率远高于 PIDD，机体免疫系统出现暂时或持久性损害，导致免疫功能低下。例如，HIV 感染导致的 AIDS；晚期恶性肿瘤患者一般均可发生的继发性免疫缺陷等。

2. **根据主要累及免疫组分不同分类** 可分为体液免疫缺陷、细胞免疫缺陷、联合免疫缺陷（体液和细胞免疫同时发生缺陷）、吞噬细胞缺陷和补体缺陷等。

（二）免疫缺陷病临床特点

1. **反复感染难以治愈** 对各种病原体的易感性增加是 IDD 患者最为常见的临床症状，并且存在反复发作、难以治愈的现象，最终成为患者死亡的主要原因。

2. **易发恶性肿瘤和 AID** PIDD 患者患恶性肿瘤和 AID 的风险远高于正常人群。细胞免疫缺陷者恶性肿瘤的发生率高于正常人群 100～300 倍，尤以淋巴瘤和淋巴细胞性白血病最为常见。IDD 患者的免疫自稳功能降低，其 AID 发病率较正常人群高 1000～10 000 倍，以系统性红斑狼疮、类风湿关节炎和恶性贫血等较多见。

3. **具有遗传倾向、婴幼儿发病高** 多数 PIDD 有遗传倾向性，约 1/3 为常染色体遗传，1/5 为 X 性染色体隐性遗传，15 岁以下男性 PIDD 患者远多于女性。发病年龄越小，病情越严重，病死率越高。

二、原发性免疫缺陷病

原发性免疫缺陷病（PIDD）是由于免疫系统遗传基因异常或先天性免疫系统发育障碍所致的免疫功能不全疾病。根据所累及的免疫细胞或免疫分子分为适应性免疫缺陷（如 B 细胞或 T 细胞缺陷、联合免疫缺陷）和固有免疫缺陷（如补体缺陷和吞噬细胞缺陷）（表 5-2）。

表 5-2 主要的原发性免疫缺陷病

类型	疾病举例	主要缺陷	临床检查
原发性 B 细胞缺陷	选择性 IgA 缺陷	未明	IgA 水平低
	选择性 IgG 亚类缺陷	未明	某 IgG 亚类水平低
	普通多变型免疫缺陷	未明；T、B 细胞功能启动延迟	抗体水平低（变异）
	性联高 IgM 综合征	CD40L 基因；B 细胞抗体类转换失灵	IgM 增高，其他 Ig 低
	高 IgE（Job）综合征	未明	IgE 增高，疖疮和肺脓肿
	性联无丙种球蛋白血症	Btk 基因；B 细胞酪氨酸激酶缺陷	各类 Ig 少或缺乏
	暂时性婴幼儿低丙种球蛋白血症	IgG 合成启动延迟	IgG 水平低，IgA 可低

续表

类型	疾病举例	主要缺陷	临床检查
原发性 T 细胞缺陷	DiGeorge 综合征	22q11；先天性胸腺发育不全	T 细胞、抗体水平可低
	ZAP-70 激酶缺陷	ZAP-70 基因；胸腺细胞不能增殖	CD8$^+$T 细胞、抗体水平低
	CD3 缺陷	$CD3\varepsilon/CD3\gamma$ 基因	T 细胞功能缺陷
	重组酶活化基因缺陷	$RAG1/RAG2$ 基因；TCR/BCR 重组失败	T 细胞、抗体水平低
	Wiskott-Aldrich 综合征	CD43 缺陷；累及细胞骨架	免疫功能缺陷、血小板稀少
	毛细血管扩张性共济失调	有关的 DNA 修复缺陷	运动失调、进行性神经退化；对辐射高敏感
	软骨-毛发发育不全	未明	T 细胞水平低，短肢侏儒症
原发性联合免疫缺陷	γ 链缺陷	IL-2/4/7/9/15 受体共同 γ 链缺陷	T 细胞、抗体水平低
	腺苷脱氨酶缺陷	ADA 基因；嘌呤途径形成毒性产物	T 细胞和 B 细胞进行性降低
	嘌呤核苷磷酸化酶缺陷	PNP 基因	T 细胞进行性降低
	裸淋巴细胞综合征	$MHC\ II$ 基因表达因子；$MHC\ II$ 缺陷	CD4$^+$T 细胞、抗体水平低
吞噬细胞缺陷	慢性肉芽肿病	细胞色素氧化酶系统基因缺陷	吞噬细胞无法杀灭摄入病原体
	白细胞黏附缺陷	β$_2$ 整合素基因；黏附分子缺陷	白细胞黏附、迁移、吞噬受阻
	Chediak-Higashi 综合征	有关基因；溶酶体膜无法融合	细胞出现巨大胞质颗粒，功能异常
补体缺陷	C1-9 缺陷	$C1$-9 基因；补体激活受阻	对应补体成分缺乏
	C1 抑制物缺陷	C1 抑制物基因；补体灭活障碍	血管神经性水肿
	CD59 缺陷	$CD59$ 基因；补体灭活障碍	阵发性睡眠性血红蛋白尿

三、获得性免疫缺陷病

获得性免疫缺陷病（AIDD）是后天发生在其他疾病基础上或某些理化因素引起的免疫功能缺失性疾病。

（一）获得性免疫缺陷的主要原因

1. **病原微生物感染** 致病性病毒、细菌、真菌及原虫感染都能不同程度地影响机体免疫系统，导致机体部分免疫功能缺失。例如，人类免疫缺陷病毒（human immunodeficiency virus，HIV）感染后使得机体 CD4$^+$T 细胞介导的细胞免疫功能受损，其他引起免疫缺陷的常见病原微生物包括麻疹病毒、风疹病毒、巨细胞病毒、EB 病毒，以及结核分枝杆菌、麻风杆菌等，其中对人类危害最大的是感染 HIV 后继发的获得性免疫缺陷综合征（acquired immune deficiency syndrome，AIDS，简称艾滋病）。

2. **恶性肿瘤** 晚期恶性肿瘤本身能产生多种免疫抑制物质，且患者的身体状况差，均能抑制免疫功能。淋巴组织恶性肿瘤如霍奇金病（Hodgkin disease，HD）、骨髓瘤等免疫系统肿瘤，患者免疫系统常发生进行性损伤，导致免疫功能障碍。

3. **医源性免疫缺陷** 长期应用激素和其他免疫抑制剂可导致免疫功能全面抑制，某些抗生素（如氯霉素）能抑制抗体生成和丝裂原所致 T、B 细胞增殖。大剂量放射线照射可杀伤免疫细胞，同时破坏骨髓造血干细胞，抑制免疫细胞和造血细胞再生，导致免疫缺陷和再生障碍性贫血。

（二）获得性免疫缺陷综合征

获得性免疫缺陷综合征（AIDS）是由 HIV 感染所致的一组临床综合征，可出现细胞免疫严重缺陷、机会性感染、恶性肿瘤和神经系统病变等。

四、免疫缺陷病的治疗原则

免疫缺陷病的治疗原则是控制感染，以及恢复或重建免疫功能。①抗感染：应用抗生素治疗反复发作的细菌感染，并应用抗真菌、抗原虫、抗支原体、抗病毒药物治疗，以控制感染，抗肿瘤药物抑制肿瘤，缓解病情。②补充各种免疫分子（Ig、CK）以增强机体免疫功能。③免疫功能重建：骨髓移植可以重建免疫功能，但是受到基因配型等限制，造血干细胞移植和基因治疗逐渐成为免疫功能重建的主要方法，已经用于治疗 SCID、WAS、PIK3CD 基因缺陷等。④中医药提升机体免疫功能：传统中医药已经被证实具有重要的增强和调节机体免疫的作用。中医对 HIV 感染引起的 AIDS 进行辨证论治，临床上常用的治疗复方包括益艾康胶囊、五味灵芪胶囊、唐草片、复方三黄散、艾宁颗粒等，常用的中药材包括甘草、黄芪、金银花、丹参等。

第四节　前　沿　进　展

免疫性病理损伤所导致的相关病症多样复杂，其发病机制涉及多因素、多环节、多靶点。而发病机制的研究又与防治措施密切相关。本节举例介绍免疫病理性疾病发生机制与防治的相关进展。

一、超敏反应发生机制与防治的相关进展

I 型超敏反应疾病的危害是一个严重的公共卫生问题和社会经济问题。在深入认识其发生和调控机制基础上探索新的防治方法是有效减少其危害的有力措施。研究表明：变应原和具有免疫调节作用的微生物的暴露可同时激活多个 TLR 或相互作用的 PRR，特异性 TLR 配体的结构与特定的 TLR 信号通路均影响过敏性疾病的发生条件和机制。TLR 激动剂可以减少 Th2 反应，改善气道高反应性。Ellis 等通过随机、双盲、安慰剂对照研究 42 名变应性鼻炎患者两个花粉季节的治疗效果，采用两种剂量的新型选择性 TLR7 激动剂（GSK 2245035）进行鼻内治疗后，患者鼻症状总积分均有降低的趋势，鼻水平的某些过敏生物标志物明显减少，且患者耐受性良好。治疗后 3 周，患者对鼻刺激的过敏反应降低。Li 等就新型抗体 TSP-2（针对 TLR2 胞外结构域的表位）对卵清蛋白（ovalbumin，OVA）诱导小鼠哮喘模型的影响进行了研究，采用流式细胞术检测 TSP-2 对骨髓来源树突状细胞成熟的影响。结果显示，TSP-2 促进树突状细胞的成熟和淋巴细胞在体内外的增殖，降低过敏性哮喘患者体内气道高反应性（AHR）和 OVA 特异性 IgE 水平，减轻 OVA 激发性哮喘模型中肺部炎症，降低白细胞数量，还可提高 OVA 刺激后骨髓来源树突状细胞的 I-A、CD80、CD86 和 MHC Ⅱ 表达水平。这表明 TLR2 激动剂可预防过敏，并具有很强的免疫调节能力。尽管目前用以评估不同种 TLR 激动剂对过敏性鼻炎和哮喘患者过敏原免疫治疗的安全性和有效性临床试验仍处于初步阶段，但是，调节 TLR 应该是 I 型超敏反应疾病免疫治疗的新靶点。

输血是治疗疾病和抢救的重要手段之一，但输血超敏反应随时可能发生，必须引起重视。输注血浆成分引起的输血过敏反应（Ⅰ型速发性变态反应）和血浆成分中 IgG 和 IgM 类抗体引起输血类过敏反应（Ⅱ型或Ⅲ型超敏反应）是常见的输血超敏反应形式。临床上输血超敏反应可分为无并发症的输血过敏反应和严重过敏反应或类过敏反应两大类。前者发生率高（1%～3%），主要伴有较轻的全身或局部皮疹、皮肤瘙痒，无发热伴寒战，可用抗组胺治疗快速缓解。后者发生率低（0.1%～0.2%），多为全身性严重反应，涉及消化、呼吸系统和心血管等，常伴随喉头水肿、低血压、支气管痉挛等临床表现，发热伴寒战，有的患者甚至出现过敏性休克，可导致死亡。

二、自身免疫病的发病机制与防治的相关进展

肠道微生物对免疫系统的影响不仅局限于肠道，而且与肠外诸多自身免疫病和慢性免疫疾病的发生密切相关。肠道菌群紊乱在 1 型糖尿病、类风湿关节炎、系统性红斑狼疮、多发性硬化、强直性脊柱炎、桥本甲状腺炎等自身免疫病发病中起重要作用。研究表明：肠道微生物主要是通过调节多种免疫细胞的分化，产生相应的炎性因子，经过一系列的炎症反应，产生大量自身的抗体，最终诱导多种效应因子对局部组织的损伤导致自身免疫病的发生。

有研究报道：利用宏基因组学鸟枪法对治疗前后的类风湿关节炎患者肠道微生物进行测序分析发现，与健康人群比较，类风湿关节炎患者肠道微生物中的革兰氏阳性细菌增加，包括韦荣球菌科在内的厚壁菌门和部分属于变形菌门的革兰氏阴性菌的数量则相对减少，而这种改变与免疫球蛋白、抗环瓜氨酸抗体、类风湿因子等临床指标平行，在抗风湿药治疗后，类风湿关节炎患者肠道微生态的改变得到部分恢复。有临床研究提示干酪乳杆菌可以显著降低类风湿关节炎患者血清 IL-6 和 IL-12 等促炎细胞因子的水平，提高 IL-10 等抗炎因子的水平。副干酪乳杆菌可以显著降低类风湿关节炎的活动性。由此可见，调节肠道微生物有可能成为预防和治疗自身免疫病的新策略。

参 考 文 献

曹景文，任玲，王秋红，等. 2019. 广陈皮总多糖对小鼠迟发型超敏反应的影响. 广东药科大学学报，35（6）：779-782.

范潇予，林琳，魏金锋，等. 2018. 中药注射剂过敏类反应研究新思路. 毒理学杂志，32（4）：327-331.

傅玲琳，谢梦华，王翀，等. 2018. 肠道菌群调控下的食物过敏机制研究进展. 食品科学，39（17）：305-313.

郭思琦，姜春燕，张百霞. 2020. 基于网络药理学的忍冬藤抗类风湿关节炎作用机制研究. 世界科学技术-中医药现代化，22（5）：1716-1724.

郭娅娅，徐立然，吴少天，等. 2020. 中医药辨治艾滋病的临床研究概况. 广州中医药大学学报，37（1）：190-194.

韩森，李城，魏佩，等. 2018. 注射用双黄连诱发肥大细胞脱颗粒的早期生物学效应. 环球中医药，11（6）：842-845.

何彦侠，赵慧敏，薛兵. 2019. 药源性溶血性贫血临床及误诊分析. 临床误诊误治，32（6）：1-4.

黄淑敏，赵正言. 2019. 重症联合免疫缺陷病新生儿筛查及免疫系统重建研究进展. 浙江大学学报（医学版），48（4）：351-357.

江阳，王禹毅，张洁，等. 2020. 2016 年重庆地区化妆品不良反应临床特征分析. 中国皮肤性病学杂志，34（2）：200-204.

李广秋，袁建喜. 2018. 输血超敏反应临床研究进展. 中国医学创新，15（9）：143-146.

李选民. 2018. B 细胞与多发性硬化症关系综述. 社区医学杂志，16（8）：80-83.

刘超凡，翟文忠. 2020. 造血干细胞移植治疗原发性免疫缺陷病的进展. 中国小儿血液与肿瘤杂志，25（1）：41-44.

刘会，李婉影，高清平，等. 2020. 近 30 年中国文献报道恶性淋巴瘤合并自身免疫性血细胞减少症的系统性分析. 中国肿瘤临床，47（2）：89-94.

吕玥，徐宏喜. 2018. 天然产物免疫调控作用研究进展. 药学进展，42（10）：737-743.

孙凌云. 2019. 自身免疫性疾病的治疗进展. 药学进展，43（4）：241-248.

唐志芳，梅全喜，杨光义，等. 2019. 中药注射剂主要不良反应类型及救治方法探讨. 中国医院用药评价与分析，19（8）：1013-1016，1020.

王玉姝. 2016. 变应性鼻炎的研究进展. 中西医结合心血管病杂志，4（29）：29，30.

谢海波，朱启星. 2019. 自身免疫性疾病发病及防治研究进展. 安徽预防医学杂志，25（2）：118-122.

阎艾慧，韩佳利. 2016. 变应性鼻炎的临床特点与诊断. 山东大学耳鼻喉眼学报，30（4）：7-9.

叶丽君. 2020. 头孢西丁致溶血性贫血 1 例. 中国医院药学杂志，40（9）：1067-1069.

余超，徐玉茗，徐瑾，等. 2016. 破伤风抗毒素临床应用及安全性研究进展. 中国药物警戒，13（1）：36-41.

张艾佳，陆群，钱蓓蓓，等. 2017. 常见输血不良反应发生率及相关危险因素探讨. 中国输血杂志，30（10）：1165-1167.

张倩，唐瑜. 2020. 慢性荨麻疹中凝血因子的作用研究进展. 四川生理科学杂志，42（2）：238-242.

张顺宵，陈月. 2017. 肠道菌群与自身免疫疾病的关系. 上海中医药杂志，51（S1）：10-13，20.

赵越，黄闰月，陈秀敏，等. 2019. 肠道微生态与风湿免疫病关系的研究进展. 免疫学杂志，35（9）：823-828.

郑伟灏，覃骊兰. 2019. 过敏煎及其单味药抗过敏作用的实验研究进展. 中国实验方剂学杂志，25（17）：194-201

朱盈，翟建昭，罗娟，等. 2020. 系统性红斑狼疮致病基因研究进展. 国际检验医学杂志，41（9）：1126-1131.

Cooper G S，Wither J，Bernatsky S，et al. 2010. Occupational and environmental exposures and risk of systemic lupus erythematosus：silica，sunlight，solvents. Rheumatology（Oxford），49（11）：2172-2180.

Dubois P C，Trynka G，Franke L，et al. 2010. Multiple common variants for celiac disease influencing immune gene expression. Nat Genet，42（4）：295-302.

Ellis A K，Tsitoura D C，Quint D，et al. 2017. Safety and pharmacodynamics of intranasal GSK2245035，aTLR2 agonist for allergic rhinitis：A randomized trial. Clin Exp Allergy，47（9）：1193-1203.

Fei X，Shu Q，Zhu H，et al. 2018. NUDT15 R139C variants increase the risk of azathioprine-induced leukopenia in Chinese autoimmune patients. Front Pharmacol，9：460.

Finn D F，Walsh J J. 2013. Twenty-first century mast cell stabilizers. Br J Pharmacol，170（1）：23-37.

Li K，Huang E P，Su J，et al. 2018. Therapeutic role for TSP-2 antibody in a murine asthma model. Int Arch Allergy Immunol，175（3）：160-170.

Moon W，Loftus E V J. 2016. Review article：recent advances in pharmacogenetics and pharmacokinetics for safe and effective thiopurine therapy in inflammatory bowel disease. Aliment Pharmacol Ther，43（8）：863-883.

（湖南中医药大学　卢芳国　魏科）

第六章　免疫学应用

经验免疫学时期，人类使用人痘苗预防天花，其本质就是免疫预防。随着免疫学发展，疫苗、抗血清、血清学诊断方法等在临床医学中广泛应用。目前，免疫学应用的范围大致可分为免疫诊断、免疫治疗、免疫预防三大领域，并成为现代医学发展的重要标志。

第一节　免　疫　诊　断

免疫诊断主要包括对免疫活性物质（抗原、抗体活性）的定性、定量测定和对免疫系统的构成成分（免疫细胞、免疫分子）的数量、功能变化的测定。前者主要应用各种体外抗原抗体反应检测方法加以测定；后者则通过分子生物学、细胞生物学检测手段加以测定。

一、抗原抗体检测

（一）抗原抗体体外反应的特点

1. **特异性**　抗原抗体反应的结构基础是抗原决定簇与抗体超变区特异性结合，如同锁匙关系。由于大分子蛋白质常携有多个抗原决定簇，如果两种不同的抗原分子表面恰恰具有相同或空间结构类似的抗原决定簇，则可出现交叉反应。

2. **可逆性**　抗原抗体结合依赖空间结构互补和电荷引力、电子云引力、疏水键等弱作用力，仅为分子表面在适合条件下的结合，呈可逆性。其结合反应速率与分解反应速率的比值称平衡常数，以 K 表示。K 值反映抗原抗体结合的牢固程度，抗体亲和力通常以 K 值表示。

3. **适合比例依赖性**　凝集反应、沉淀反应往往要求抗原抗体数量在合适的比例时方能出现可见的反应结果。由于抗体和抗原的结合价不一致，抗原抗体只有在合适的数量比例关系时方能形成足够大的沉淀物析出并被肉眼观察到。抗体数量远多于抗原（抗体过剩）称为"前带现象"，抗原数量远多于抗体（抗原过剩）称为"后带现象"，两者均可影响反应结果的观察。

（二）抗原抗体体外反应的检测方法

抗原抗体体外反应的检测包括用已知抗原测定未知抗体和用已知抗体测定未知抗原，具体方法主要包括凝集反应、沉淀反应、溶血反应、中和反应等经典的血清学试验和近年迅速发展的免疫标记技术。下文介绍常用的凝集反应、沉淀反应和免疫标记技术。

1. **凝集反应**　是指颗粒性抗原与相应抗体在合适条件下结合，出现肉眼可见的凝集现象。分为直接凝集反应与间接凝集反应两大类，在免疫诊断中可用作定性或半定量检测。

（1）**直接凝集反应**　天然颗粒性抗原（如红细胞、细菌等）与相应抗体直接结合出现的凝集现象称为直接凝集反应。常用的有玻片凝集试验与试管凝集试验。前者多用于细菌诊断与分型、红细胞 ABO 血型鉴定等；后者多用于致病微生物的血清学诊断，如肥达试验（Widal test）、外斐试验（Weil-Felix test）等。

（2）**间接凝集反应**　将可溶性抗原/抗体吸附于合适的颗粒性载体（如红细胞、细菌、聚苯乙烯胶乳、皂土或明胶颗粒）上，再与相应抗体/抗原结合出现的凝集反应称为间接凝集反应。间接凝集反应可分为以下几种情况：①正向间接凝集反应：由抗原吸附颗粒与相应抗体结合形成的凝集反应。②反向间接凝集反应：由抗体吸附颗粒与相应抗原结合形成的凝集反应。③间接凝集抑制反应：将间接凝集反应的抗原吸附颗粒与相应抗体制成诊断试剂，在两者结合以前加入待检可溶性抗原，原有凝集现象可被抑制，这类反应称为间接凝集抑制反应。④协同凝集反应：利用金黄色葡萄球菌细胞壁上的 A 蛋白（SPA）能够结合抗体 Fc 段的特性，设计抗体吸附颗粒与相应抗原结合引起的反向间接凝集反应。

2. 沉淀反应　是指可溶性抗原与相应抗体在合适条件下结合，出现肉眼可见的沉淀现象。可分为液相沉淀反应与凝胶内沉淀反应两大类，在免疫诊断中多用作定性或定量检测。

（1）液相沉淀反应　一般在试管内操作，依据操作方法及沉淀物形状的不同分为絮状沉淀试验与环状沉淀试验两种：前者如诊断梅毒的康氏反应；后者如诊断炭疽的 Ascoli 反应、血迹鉴定试验。

（2）凝胶内沉淀反应　以凝胶为介质进行的可溶性抗原与相应抗体的反应，分为扩散试验和免疫电泳技术两大类。其中扩散试验又可分成单向扩散试验与双向扩散试验。单向扩散试验是将抗体溶入凝胶内，待冷却凝固后打孔，孔内加入抗原，使抗原在凝胶内扩散，形成浓度梯度，在抗原抗体浓度比例合适处形成沉淀环，依据沉淀环的直径大小可判断抗原含量的高低，是一种定量检测方法。双向扩散试验是在凝胶冷却凝固后打孔，分别加入抗原抗体，两者相向扩散，在浓度比例合适处有效结合形成沉淀线，可用作抗原性质的分析、抗原或抗体的相对定量检测。免疫电泳技术是沉淀反应与电泳分析技术的结合，具有沉淀反应速度快、抗原检测敏感度高的优点。较常用的有免疫电泳、火箭免疫电泳、对流免疫电泳：免疫电泳是在区带电泳基础上作双向扩散，可应用于抗原、抗体成分的分析和异常体液蛋白的识别；火箭免疫电泳是施加电场的单向扩散试验，可提高反应速度和敏感性；对流免疫电泳是施加电场的双向扩散试验，可加快扩散反应速度。

3. 免疫标记技术　是指用可微量测定的放射性核素、荧光素、酶等标志物标记抗原/抗体，通过高敏度测定标志物含量来反映抗体/抗原含量的检测技术。目前最常用的是酶标记免疫技术、荧光标记免疫技术、放射性核素标记免疫技术。

（1）酶标记免疫技术　是以酶作为标志物，通过显色反应指示体外抗原抗体反应的标记技术。根据操作方法又分为酶免疫组织化学技术与酶免疫测定技术两类。目前应用最为广泛的酶联免疫吸附试验（ELISA）是酶免疫测定技术的代表。其基本原理是将保持免疫活性的抗原/抗体结合于某种固相载体表面，以标本中的待检抗体/抗原与之结合，使用酶标抗体与已形成的抗原抗体复合物结合，洗去未能结合的游离抗原与抗体，最后加入酶反应底物，出现显色反应，根据显色深度检测标本中抗体/抗原含量。根据固相载体吸附物性质、待检标本性质、酶标志物性质的不同，ELISA 可分为直接法、间接法、夹心法、竞争法等几种。

（2）荧光标记免疫技术　以荧光素作为标志物，通过荧光指示体外抗原抗体反应的标记技术称为荧光标记免疫技术。其中使用较广泛的是以荧光物质标记抗体进行抗原定位检测的荧光抗体技术。该技术按实验类型又分为直接法和间接法：直接法是以荧光素标记第一抗体，直接检测抗原；间接法是以荧光素标记第二抗体，检测与抗原结合的第一抗体。

（3）放射性核素标记免疫技术　以放射性核素作为标志物，利用放射性核素的高度敏感性来分析抗原抗体反应的标记免疫分析技术称为放射免疫分析技术。其基本原理是利用标记抗原与待检抗原对特异性抗体的竞争结合反应，对待检抗原进行定量分析。常用于微量蛋白、多肽及激素的检测。

二、免疫细胞检测

免疫细胞检测主要包括对外周血、免疫器官或免疫组织内的相关免疫细胞数量、功能及其他生物学特性的测定。

（一）免疫细胞的分离与鉴定

免疫细胞的分离技术是免疫细胞检测的前提，免疫细胞膜分子检测则是免疫细胞检测的基本技术。

1. 免疫细胞的分离技术　根据各类免疫细胞的理化性质、生物学特性设计多种不同的免疫细胞分离技术和方法，常用的有淋巴细胞密度梯度离心分离法、巨噬细胞黏附贴壁分离法、各种不同亚群淋巴细胞亲和板结合分离法、T/B 细胞尼龙毛柱分离法及荧光激活细胞分离仪（fluorescence activated sorter，FACS）分离法。

2. 免疫细胞膜分子检测　根据实验原理主要分为两类：一是以抗体检测抗原，目前已有数百种免疫细胞膜分子可使用其单克隆抗体进行检测；二是以配体检测受体，如绵羊红细胞可与人类 T 细胞 CD2 膜分子结合形成"花环细胞现象"，用于检测人 T 细胞数量。

（二）免疫细胞功能检测

免疫细胞功能检测指能反映免疫应答过程中表现出的生理变化和效应作用的检测技术。

1. 淋巴细胞增殖试验　淋巴细胞增殖是免疫应答过程中 T、B 细胞最主要的生理变化之一。主要试验技术包括淋巴细胞转化试验和混合淋巴细胞反应两种。前者以抗原或有丝分裂原（如 PHA、ConA 等）刺激外周血淋巴细胞转化、增殖，通过形态学观察或放射性核素标记的核苷掺入法显示结果。后者以淋巴细胞刺激同种异型淋巴细胞转化、增殖，多用于不能以血清学方法检测的抗原检测（如某些 MHC 抗原）。

2. 抗体形成细胞测定　常用溶血空斑形成试验，使用经绵羊红细胞免疫小鼠的脾淋巴细胞与绵羊红细胞共育，加入补体使形成溶血空斑，空斑数能反映免疫小鼠产生特异性抗体的细胞数量。

3. 细胞毒试验　常用的有 T 细胞介导的细胞毒试验、NK 细胞活性测定及 ADCC 效应检测试验。使用放射性核素对靶细胞进行标记，以效应细胞攻击靶细胞致其裂解，检测裂解释放放射性核素的含量，进而评价效应细胞功能。或采用 MTT 法测定，其原理是以 3-（4,5-二甲基-2-噻唑)-2,5-二苯基溴化四唑（MTT）作为细胞内线粒体琥珀酸脱氢酶的底物，反应后形成褐色可溶解甲臜颗粒，通过测定颜色深浅，反映细胞存活率，间接推测细胞毒作用。

4. 细胞吞噬功能测定　包括巨噬细胞吞噬功能和中性粒细胞吞噬功能测定。将待检细胞与被吞噬颗粒（鸡红细胞、细菌、真菌等）共同孵育一定时间后，涂片镜检细胞吞噬百分率与细胞吞噬指数。

（三）细胞因子检测

细胞因子检测不仅在基础免疫学的研究中具有重要意义，也是临床判断疾病成因、预后和疗效的辅助指标。检测细胞因子的方法主要有生物效应检测法、免疫学检测法和分子生物学检测法。生物效应检测法通过细胞因子对靶细胞的生物效应来测定细胞因子功能，如以 T

细胞的增殖测定 IL-2 功能等。免疫学检测法是将细胞因子作为抗原，通过抗原抗体反应检测细胞因子含量，常用 RIA、ELISA、CBA 等方法。分子生物学检测法主要从 mRNA 水平上测定细胞产生细胞因子的能力，通常选用聚合酶链反应（PCR）、实时聚合酶链反应（Real-time PCR）和原位杂交等方法，但不反映最终产生的细胞因子数量与活性。

知识拓展

Real-time PCR 原理

所谓 Real-time PCR 技术，是指在 PCR 反应体系中加入荧光基团，利用荧光信号积累实时监测整个 PCR 进程，最后通过标准曲线对未知模板进行定量分析的方法。该技术分为 SYBR Green 法和 TaqMan 探针法。SYBR Green 法是一种相对定量检测方法，其原理为在 PCR 反应体系中，加入过量 SYBR 荧光染料，SYBR 荧光染料特异性地掺入 DNA 双链后会发射荧光信号，而不掺入链中的 SYBR 染料分子不会发射荧光信号，从而保证荧光信号的增加与 PCR 产物的增加完全同步。TaqMan 探针法属于绝对定量检测法。其原理为通过荧光探针的使用，使每扩增一条 DNA 链，就有一个荧光分子形成，实现了荧光信号的累积与 PCR 产物的形成完全同步。

第二节 免疫治疗

免疫治疗（immunotherapy）是指以药物或其他手段调节或纠正免疫系统病理性免疫应答的治疗方法，这种人为地对免疫功能进行的调节也称免疫调节（immunomodulation）。按其方式可分为主动免疫治疗与被动免疫治疗；按其结果可分为免疫激活疗法与免疫抑制疗法。对免疫系统不可逆转损伤的重新修复称为免疫重建。

一、主动免疫治疗与被动免疫治疗

主动免疫治疗是通过输入抗原刺激机体免疫功能达到治疗疾病的目的的治疗方法，可分为特异与非特异两种：前者如给早期狂犬病毒感染者接种狂犬病疫苗、给早期 HIV 感染者接种 HIV 疫苗；后者如给肿瘤患者使用卡介苗、短小棒状杆菌等微生物制剂。主动免疫治疗适用于免疫系统不能及时产生足够的免疫防御的对象。

被动免疫治疗主要给患者输入合适的免疫效应细胞或免疫效应分子，以弥补其免疫功能的损伤或缺陷，也称为过继免疫治疗。被动免疫治疗适用于严重感染、免疫调节功能障碍、免疫缺陷病等患者。

（一）治疗用疫苗

疫苗（vaccine）的经典概念是指用于预防病原微生物感染的生物制品，现已涵盖所有以抗原输入为基础的主动免疫制剂，其作为免疫治疗制剂的用途亦越来越广泛。

1. 病原微生物疫苗　不仅能够用于疾病的预防，也常常用于感染性疾病的治疗。作为治疗制剂的病原微生物疫苗较多用于具有较长潜伏期的病原体感染和慢病毒感染。

2. 肿瘤疫苗 是近年来颇受关注的一种主动免疫治疗制剂，其目的是通过向机体输入加工后的肿瘤抗原，以激发机体免疫系统针对肿瘤的应答，打破机体业已形成的免疫耐受状态。

3. 变应原疫苗 以变应原（allergen）制备的抗原制剂作为超敏反应性疾病的免疫治疗手段。随着变应原分离技术的进步，这一主动免疫治疗方法也将取得更大的成功。

4. 自身免疫细胞疫苗 是近年来发展的一种治疗自身免疫病的主动免疫制剂。其原理是从患者体内分离针对自身抗原的 T 细胞克隆，经体外扩增并用大剂量辐射处理后，再作为抗原回输患者体内，以期激发患者体内独特型-抗独特型网络的调节效应，最终清除致病的自身免疫 T 细胞克隆。

（二）治疗用抗体

抗体是被动免疫制剂的最经典制剂，对感染性疾病、免疫缺陷病及组织器官移植后的排斥反应有较理想的临床治疗效果。近年来由于单克隆抗体制剂、免疫毒素及静脉用丙种球蛋白制剂的出现，这类抗体制剂也被用于肿瘤和自身免疫病的治疗。

1. 免疫血清 经抗原刺激后产生的含有特异性抗体的动物或人血清称为免疫血清（immune serum）。治疗用免疫血清包括起中和保护作用的抗毒素、抗病毒血清、抗蛇毒血清、抗蛛毒血清、抗蜂毒血清等，以及杀伤淋巴细胞的抗淋巴细胞丙种球蛋白（抑制移植物排斥反应）。

2. 免疫毒素 将特异性单克隆抗体与毒素（如蓖麻毒蛋白、白喉毒素）连接形成的被动免疫制剂称为免疫毒素（immunotoxin），典型的是针对肿瘤的免疫治疗制剂。具有特异性强、毒副作用小的优点。但因肿瘤特异性抗原、偶联抗体人源化、抗体与毒素连接等技术瓶颈问题，临床广泛使用还存在较大障碍。

（三）过继免疫细胞

除抗体以外，被动免疫治疗尚可应用免疫细胞过继方法。过继免疫细胞治疗可分为同种异体过继免疫和自身过继免疫：前者常用的有同种异体骨髓移植和同种异体 LAK 细胞过继；后者常用的有自身骨髓移植和自身淋巴因子激活的杀伤细胞（lymphokine-activated killer cell，LAK）、肿瘤浸润淋巴细胞（tumor infiltrating lymphocyte，TIL）过继。

1. 骨髓移植 是将体外处理后的自身骨髓细胞或同种异体健康骨髓细胞输入患者体内，以重建免疫系统并恢复其功能。主要适用于免疫缺陷病、恶性免疫系统增生病及再生障碍性贫血。脐带血干细胞和外周血干细胞移植也属于此项治疗。

2. 效应细胞过继 常用的有 LAK 细胞、TIL 细胞的过继免疫治疗，两者均适用于肿瘤的免疫治疗。其中 LAK 细胞既可作自身过继，也可作同种异体过继。

知识拓展

TIL 疗法治疗肿瘤疾病

TIL 是指离开血流进入肿瘤中的淋巴细胞，是一种从肿瘤组织中分离出的浸润淋巴细胞。科学家可以通过一些培养方法把这类肿瘤浸润淋巴细胞扩增，大量回输给患者，从而有效杀伤肿瘤细胞。此方法被称为 TIL 疗法，是肿瘤免疫治疗的一种新型疗法。TIL 疗法流程大致为：从患者体内取出癌性肿瘤样本，在符合 GMP 标准的车间进行扩增，在患者 1 周的预处理治疗后一次性回输到患者体内以诱导自身免疫的抗肿瘤作用，然后施用 6 个剂量的 IL-2 以促进患者体内 TIL 细胞的生长和活化。全球在进行的 TIL 疗法临床试验超过 30 项。

二、免疫激活疗法与免疫抑制疗法

免疫激活疗法是指使用不同制剂或手段刺激免疫系统，使产生适当免疫应答的疗法，适用于感染、肿瘤、免疫缺陷等疾病。按其作用原理分为特异性免疫激活疗法（如使用特异性抗原激活相应 T、B 细胞克隆）与非特异性免疫激活疗法（如使用细胞因子、微生物制剂、中药有效成分等非特异性诱导提高免疫应答水平）。多数免疫激活剂都偏向于激活细胞免疫或体液免疫中的某一类型免疫应答水平，利用免疫激活剂的这一特性可以调节 Th1 与 Th2 亚群之间的平衡。

免疫抑制疗法是以各种制剂与手段抑制免疫应答强度的治疗方法，分为选择性与非选择性两类：前者指可选择性抑制体液免疫或细胞免疫，如环孢素 A 类免疫抑制剂；后者是指对整个免疫系统产生普遍抑制作用，如肾上腺糖皮质激素的应用。免疫抑制疗法适用于自身免疫病、超敏反应性疾病以及器官移植排斥反应。

（一）免疫调节剂

免疫调节剂是指各种可调节免疫应答过程的制剂。近年来研究揭示，抗原刺激免疫应答过程中出现的 Th1 与 Th2 之间的平衡失调，是多种免疫性疾病产生的原因，选择性调控 Th1 或 Th2 的效应强度，已成为一种新的免疫治疗原则。满足这一要求的免疫调节剂多数为细胞因子制剂，如干扰素、白细胞介素、集落刺激因子等，临床用于治疗各种免疫功能紊乱引起的疾病，如自身免疫病、感染性疾病、肿瘤等。

（二）免疫激活剂

除抗原类特异性免疫激活剂，某些微生物制剂（如卡介苗、短小棒状杆菌等）、中药制剂（如黄芪多糖、香菇多糖、刺五加多糖等）、机体致敏淋巴细胞产物（如转移因子）及胸腺细胞分泌物（如胸腺素、胸腺肽等）都能非特异性地增强免疫应答过程，其作用机制涉及免疫应答的多个环节。

（三）免疫抑制剂

对免疫应答活动产生抑制作用的制剂称为免疫抑制剂，包括化学合成药物（抗细胞代谢药物和糖皮质激素等）、真菌代谢产物（如环孢素 A、FK506 等）和中药（如雷公藤多苷等）。这些药物虽然作用机制与作用方式各异，但在临床上都有明显的抑制免疫应答的效果。通常用于自身免疫病和超敏反应性疾病的治疗。其中真菌代谢产物类制剂是目前最有效的抗移植排斥反应药物。

三、免疫重建

骨髓移植是对损伤免疫系统进行免疫重建的主要手段。其适应证包括免疫缺陷病、免疫增生性疾病、造血功能障碍等多种疾病。随着同种异体骨髓移植"瓶颈"的突破和脐带血与外周血干细胞分离技术的日趋完善，免疫重建作为一种治疗手段将越来越受到关注并逐渐被普及。

第三节 免疫预防

免疫预防指将免疫学原理应用于疾病预防，最古老的免疫预防经验可追溯到人痘的应用。现代免疫预防主要指采用人工手段干预免疫功能用于疾病的预防，特定情况也用于疾病的治疗。

一、人工免疫的概念与类型

机体获得天然免疫保护的途径有两条：一是经抗原刺激建立起免疫保护，称为主动免疫，如感染某种病原体后，可获得相应特异性免疫保护；二是通过输入免疫效应物质（主要为抗体、细胞因子或致敏淋巴细胞）建立免疫保护，称为被动免疫，如母体内抗体跨越胎盘进入胎儿体内，为新生婴儿建立免疫保护。同理，以人工方式输入抗原刺激物或免疫效应物质也能建立有效的免疫保护，称为人工免疫。同样可分为人工主动免疫与人工被动免疫。

（一）人工主动免疫

运用经处理的抗原刺激物诱导机体产生免疫保护的方法称为人工主动免疫。这些起预防作用的抗原刺激物统称为"疫苗"。用于免疫预防的疫苗按其性质与来源，分成菌苗（由细菌制备）、毒（疫）苗（由病毒制备）、类毒素（toxoid，由细菌毒素制备）。按其制备方式可分为灭活（死）疫苗、减毒活疫苗、类毒素、多糖疫苗等。疫苗可通过注射、口服、吸入等途径诱导建立免疫保护。

（二）人工被动免疫

应用不同来源的免疫效应物质以建立免疫保护的方法称为人工被动免疫。经典的人工被动免疫制剂主要来自动物和人的抗体。近年来，也将一些细胞因子制剂列入，如表6-1所示。

表 6-1 人工主动免疫与人工被动免疫的特点

类别	人工主动免疫	人工被动免疫
输入机体物质	抗原	抗体（免疫细胞）
免疫力产生时间	较慢	立即
免疫力维持时间	较长	较短
主要用途	预防	治疗、紧急预防

二、常用人工免疫制剂

（一）人工主动免疫制剂

1. 灭活（死）疫苗 主要有用理化方法灭活的百日咳杆菌、副伤寒杆菌、霍乱弧菌等。此类疫苗主要用于诱导特异性抗体的产生，需多次接种才能达到较好的血清抗体水平，且会引起较重的接种反应，免疫效果较局限。

2. 减毒活疫苗 包括通过体外培养、非宿主动物组织内培养等方法获得的脊髓灰质炎病毒、麻疹病毒、风疹病毒、黄热病病毒等,或是直接分离得到的无致病力毒株、抗原相关的非致病株等,如牛痘病毒、牛结核杆菌(卡介苗)等。这类疫苗是活的微生物,进入机体后有增殖过程,抗原刺激作用维持较长,可同时诱导机体形成体液免疫与细胞免疫,若采用自然感染途径接种还可激活局部免疫,通常免疫效果较为理想。不足之处是活疫苗存在回复突变可能性,可能引起接种后感染的潜在危险。

3. 类毒素 主要有用甲醛处理的白喉外毒素、破伤风外毒素、肉毒杆菌毒素等,这些外毒素经处理后丧失毒素活性,保留免疫原性,可诱导机体形成特异性抗体。

(二)人工被动免疫制剂

1. 抗毒素 针对外毒素的血清抗体称为抗毒素,通常以外毒素或类毒素免疫马等大型动物而获得。临床常用的有白喉抗毒素和破伤风抗毒素。抗毒素属异种血清蛋白,使用时注意防范超敏反应的发生。

2. 人免疫球蛋白制剂 人免疫球蛋白制剂是从人混合血浆或胎盘中提取获得的,可分为两类:一是普通多价人免疫球蛋白,二是特异性高价人免疫球蛋白。前者取材于正常人群,适于对甲型肝炎、麻疹、脊髓灰质炎等疾病建立被动免疫保护,以及为体液免疫缺陷患者提供过继治疗。后者来源于特定传染病的康复者或流行区人群,适用于高危人群的被动免疫。如抗乙型肝炎病毒免疫球蛋白、抗水痘病毒免疫球蛋白等。

(三)新型疫苗研制

1. 合成疫苗(synthetic vaccine) 是指使用人工构建的具有免疫原性的多肽片段制备的疫苗。其优点是可避免死疫苗或减毒活疫苗存在的诸多弊端。存在的问题主要是其相对分子质量较小,免疫原性弱,且人工对天然抗原决定簇的模拟尚不理想。

2. 重组疫苗(recombinant vaccine) 可分为重组抗原疫苗与重组载体疫苗:前者为利用 DNA 重组技术制备的含有保护性抗原决定簇的纯化疫苗,已使用的如乙型肝炎疫苗、口蹄疫疫苗等;后者是将编码保护性抗原决定簇的基因片段插入载体基因组,使其编码产物具有相应免疫原性,如正在开发的甲型肝炎、乙型肝炎、单纯疱疹等疫苗。目前存在的问题依然是重组抗原决定簇在糖基化、高级结构形成等方面与天然抗原决定簇有一定差距。

3. 独特型疫苗 是以天然抗原决定簇的内影像组抗体作为疫苗,其优点是完全脱离了病原体,故疫苗可能产生的不良反应被降到最低。目前在研制的有乙型肝炎疫苗、风疹疫苗等。

第四节 前 沿 进 展

一、免疫标记技术前沿进展

(一)免疫胶体金技术

免疫胶体金技术是以胶体金作为示踪标志物应用于抗原或抗体检测的一种新型免疫标记技术。该技术以微膜孔作为固相,抗原抗体反应后可形成红色大分子胶体金复合物。胶体金技术应用于免疫层析法(immunochromatography)是近年来兴起的一种快速诊断技术。该技术因其操作简便、价格低廉、无毒无害、无须任何仪器设备辅助等特点，已在急诊医学、现场诊断、家庭自我检测（如艾滋病、早孕自我检测）等方面得到了广泛的应用。

（二）发光免疫分析

发光免疫分析是将发光分析和免疫反应相结合而建立的一种新的免疫分析技术。该方法结合了发光分析的高灵敏度和免疫反应高特异性的特点，是继传统三大标记技术（放射性核素标记、荧光标记和酶标记）之后又一新的标记免疫技术。根据标志物、标记方法的不同，发光免疫分析可分为化学发光免疫分析（CLIA）、电化学发光免疫分析（ECLA）、微粒体发光免疫分析（MLEIA）、时间分辨荧光免疫分析（TRFIA）、激光免疫分析（LIA）等。

（三）免疫芯片技术

免疫芯片技术是一种将抗原抗体结合反应的特异性与电子芯片高密度集成原理相结合、以高通量为突出特点的生物检测技术。主要包括蛋白质芯片技术、流式细胞微球捕获技术（又称"液相芯片"技术）、抗体芯片技术等。免疫芯片技术具有高通量、快速、准确、自动化程度高等特点，现已广泛应用于生物医学、食品卫生等领域。

二、新型疫苗研制相关进展

（一）DNA 疫苗

DNA 疫苗又称核酸疫苗，是将编码病原体的有效抗原的基因插入质粒中构建重组质粒，再将其转染到宿主细胞，使其表达病原体相关抗原，从而诱导机体产生适应性免疫应答。DNA疫苗最突出的优点是其在体内可持续表达，维持时间长，安全性高。

（二）食用疫苗

食用疫苗是用转基因的方法，将编码有效免疫原的基因导入可食用植物（如番茄、马铃薯、黄瓜、香蕉等）细胞基因组中，免疫原即可在植物的可食用部分稳定地表达和积累，人类和动物可通过摄食达到免疫接种的目的。食用疫苗具有可口服、易被儿童接受、价格低廉等优点。食用疫苗的出现，为人类健康、抗病治病、延年益寿描绘出了美好前景。

（三）mRNA 疫苗

mRNA 疫苗通过将编码病毒抗原的 mRNA 直接导入人体内，在细胞内表达病毒蛋白抗原。由于 mRNA 具有非感染性、非整合性等特征，因此没有潜在的感染风险或整合到宿主细胞基因组中的诱变风险。基于体外转录反应的高效率，mRNA 疫苗具有快速、低成本和可迅速扩大的生产潜力。由中国人民解放军军事科学院军事医学研究院与地方企业共同研发的新型冠状病毒mRNA 候选疫苗（ARCoV）已于 2020 年 6 月 19 日正式通过国家药品监督管理局临床试验批准，这是国内首个获批开展临床试验的新型冠状病毒 mRNA 疫苗。

知识拓展

新冠肺炎疫苗

新冠肺炎疫苗是一种针对新冠病毒（SARS-CoV-2）的疫苗。2020 年，新冠肺炎

（COVID-19）疫情在世界各地蔓延，为了应对这场人类公共卫生史上百年一遇的大瘟疫，大量资金和人力被用于研发针对该病的疫苗。2020 年 4 月 13 日，一个由全球 120 多名科学家、医生、资助者和生产商组成的专家组发表公开宣言，承诺在世界卫生组织协调下，共同努力加快新冠肺炎疫苗的研发。2020 年 10 月 8 日，中国同全球疫苗免疫联盟签署协议，正式加入"新冠肺炎疫苗实施计划"。截至 2021 年 6 月，全球获批上市或紧急使用的新冠肺炎疫苗总数达 16 种。截至 2021 年 10 月，我国 31 个省（自治区、直辖市）和新疆生产建设兵团累计报告接种新冠肺炎疫苗已超过 22.3 亿剂次。

三、免疫治疗相关研究进展

（一）嵌合抗原受体 T 细胞免疫疗法

嵌合抗原受体 T 细胞免疫疗法（CAR-T）是将可识别肿瘤抗原的抗体片段基因与 T 细胞活化所需的信号分子胞内片段基因相结合，构建嵌合抗原受体（CAR）并转导进入 T 细胞基因组，构建成为 CAR-T 细胞，使其具有快速识别肿瘤抗原并迅速活化将其杀伤的能力。目前 CAR-T 主要应用于非实体肿瘤（如白血病）的临床治疗研究。

（二）免疫检查点抑制剂

免疫检查点分子是在免疫细胞上表达、调节免疫激活程度的一系列分子。在生理情况下共刺激分子与免疫检查点分子保持平衡，从而最大限度减少对周围正常组织的损伤，维持对自身组织的耐受、避免自身免疫反应。肿瘤细胞可以通过此机制异常上调免疫检查点分子及其相关配体，抑制 T 细胞激活，从而逃避免疫杀伤。针对免疫检查点的阻断是增强 T 细胞激活的有效策略之一。目前，免疫检查点抑制剂（ICB）包括第一代的抗 CTLA-4 抗体、第二代的抗 PD-1 抗体和抗 PD-L1 抗体，第二代 ICB 比第一代 ICB 的选择性和安全性更高。

（三）干细胞移植

干细胞是一种具有多向分化潜能的细胞，其能通过转分化、自分泌/旁分泌机制发挥免疫调节、组织损伤修复的功能。HLA-II 及共刺激分子的缺失使得干细胞具有低免疫原性。干细胞在许多疾病（如急性器官衰竭、自身免疫病）的治疗方面已经进入了临床前试验阶段，是临床上多种疾病细胞治疗的理想细胞来源。

参 考 文 献

曹雪涛. 2018. 医学免疫学. 7 版. 北京：人民卫生出版社.

沈关心. 徐威. 2016. 微生物学与免疫学. 8 版. 北京：人民卫生出版社.

袁嘉丽. 刘永琦. 2016. 免疫学基础与病原生物学. 4 版. 北京：中国中医药出版社.

Murphy K M，Weaver C. 2017. Janeway's Immunobiology. 9th ed. New York：Garland Science.

（贵州中医药大学　田维毅）

中篇　中医药学概论

第七章　中医学基本理论

中医学是以中医药理论与实践经验为主体，研究人类生命活动过程中健康与疾病规律及其预防、诊断、治疗、康复和保健的综合性科学。中医学基本理论是研究和阐释关于中医学基本概念、基本原理、基本规律、基本法则的理论体系，由中医学的自然观、生命观、人体观、疾病观、方法论等构成。

第一节　中医理论体系的特点

中医理论体系的构建基于中国传统哲学文化，在认知人体生命活动的生理、病理、诊治等方面具有相对稳定的思维模式，形成了独具特色的生命活动认知理论体系，其主要包括整体观念和辨证论治。

一、整体观念

整体观念即人体自身及人与自然环境、社会环境之间是一个有机的统一整体，且贯穿于机体生理、病理、诊治、养生防护等的中医学理论认识体系。

二、辨证论治

辨证论治是中医认识疾病和治疗疾病的基本原则。辨证，指在中医理论的指导下，对四诊收集的临床资料加以综合分析、判断并概括为某种证的思维和实践过程。论治，指根据辨证的结果确立相应的治疗原则和手段及遣方用药的思维和实践过程。

（一）病、证、症、证候的基本概念

1. 病　指有特定的致病因素、发病规律和病机演变的完整异常生命过程。
2. 证　指疾病过程中一定阶段的病因、病位、病性、病势等病机本质的概括。
3. 症　指机体发病所见的异常表现，包括患者主观异常感觉（即症状）及医生诊察的客观存在的征象（即体征）。
4. 证候　即证的外候。指一组相对固定的、有内在联系的、能揭示疾病某一阶段或某一类型病机本质的症状和体征。

病、证、症、证候的区别与联系见图 7-1。

（二）同病异治与异病同治

由病、证、症、证候的区别与联系可知：一种疾病可由不同的证构成，同一证可见于不同的疾病。因此，在疾病诊治中，有同病异治与异病同治的原则。

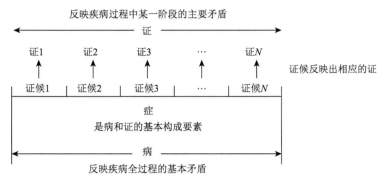

图 7-1 病、证、症、证候的区别与联系

1. **同病异治** 指相同疾病，因人、因时、因地不同，或由于病情发展、病机变化、邪正消长等差异，反映出不同的证而采取不同治法的治疗原则。

2. **异病同治** 指不同疾病在发展变化过程中反映出相同的证而采取相同治法的治疗原则。

（三）辨证与辨病相结合

病与证都是对疾病本质的认识：病侧重反映疾病全过程的基本矛盾；证侧重反映当前阶段的主要矛盾。因此，中医学以"辨证论治"为诊疗特点，但在临床实践中在强调"辨证论治"的同时，注重辨病与辨证相结合。

此外，在诊断未明或遇休克、惊厥、心力衰竭等危重急症时，遵从急则治其标的治疗原则。

第二节 中医哲学理论基础

中国古代哲学认为，气是世界万物的本原，是构成天地万物的物质基础。宇宙是以气-阴阳-五行-万物为演化过程的一个动态的、气化的整体。气为中国古代哲学的最高范畴，气-阴阳-五行的逻辑系统，揭示了世界万物包括生命的本质。中医学继承和发展了中国古代哲学的气一元论、阴阳学说和五行学说理论，并以此为世界观和方法论，用以阐明人的生命观、疾病观、诊疗观。

一、气一元论

（一）气的基本概念

中国古代哲学认为气是宇宙间无形而运动不息的极细微物质，是构成宇宙天地万物的本原。气作为中国古代哲学的最高范畴，本义是一切客观的具有运动性的存在，物质和精神现象皆可称为气。

（二）气一元论的基本内容

1. **气是构成天地万物的本原** 中国古代哲学认为气是构成宇宙天地万物的本原物质，气充塞宇宙间，成为生生化化，万物化育的不竭动力。《庄子·知北游》曰："通天下一气耳！"

2. **气是天地万物联系的中介** 气是天地万物的本原，在不同条件、状态下可化生不同的物及表现不同功能。同时,气具有无限性、连续性、透达性,以一种没有空隙而具连续性的物质形态,弥漫于所有空间,可出入有形物质,贯通于一切天地万物。未聚之气可以与一切有形、无形之气相互作用、相互转化,能够衍生和接纳有形之物,成为天地万物之间的中介,把天地万物联系成为一个有机整体。

3. **运动是气的根本属性** 天地万物生长化收藏处于永恒不息的运动变化中,而气是运动变化的内在根本动力。运动是气的根本属性,或聚或散,或升或降,《黄帝内经》把气运动的基本形式归纳为"升降出入"。

(三)气一元论在中医学中的应用

中医学继承和发展了中国古代哲学气一元论,在"人与天地相参""以天地之气生,四时之法成"的天人一体观、人与天地同构的哲学思想指导下,认为人亦化生于气。并以气的生成、运行及变化揭示人体的生理病理,用于疾病的诊疗及养生等,形成以气一元论为基础的中医核心理论体系。

中医学认为气具有物质属性,是构成和维持人体生命活动的一种极其细微的物质。气升降出入及气化的运动性,又强调了气的功能性意义。因此,中医学的气是生命物质性和生理功能性的统一。同时,中医学根据医学特质,将气规定为自然之气、生理之气、病理之气和药食之气等。

二、阴阳学说

(一)阴阳的基本概念

阴阳是对一切相关事物的相对属性或同一事物本身存在的对立双方属性的概括。既可表示相关联又对立的两种事物或现象,又可表示同一事物内部相互对立的两个方面。具有普遍性、关联性、规定性、相对性等。

中医学规定对人体具有推动、温煦、兴奋等作用的物质和功能属阳;对人体具有凝聚、滋润、抑制等作用的物质和功能属阴。对人体具有温煦推动作用的气为阳气,对人体具有营养滋润作用的气为阴气。

(二)阴阳学说的基本内容

1. **阴阳对立制约** 阴阳对立指阴阳双方对抗、相反的关系,如上与下、动与静、出与入、昼与夜、明与暗、寒与热、水与火、兴奋与抑制、阳气和阴气等。阴阳制约是对立相反的阴阳双方相互克制、相互制约的关系。其意义在于防止阴或阳不至于亢盛为害,以维持事物或现象阴阳双方的统一及协调平衡。

中医学应用阴阳对立制约阐释人体生理、病理活动(如"阴平阳秘,精神乃治"的生理状态)和制约太过或不及的病理状态(如阴胜则阳病,阴虚则阳亢)。

2. **阴阳互根互用** 阴阳互根指阴阳之间相互依存、互为根据的关系。即任何一方都不能脱离另一方而单独存在,双方共处于一个统一体中。如上为阳,下为阴,没有上就无所谓下,没有下就无所谓上。阴阳互用指在相互依存的基础上,阴阳双方相互促进、相互资生的关系。

中医学应用阴阳互根互用认识物质和(或)功能之间的关系。物质为具体的有形质的属性,故属阴;功能为无具体形质的能动属性,故属阳;功能是物质运动的作用表现,物质是功能实现的客观载体，二者互根互用。构成和维持人体生命活动的基本物质气与血，在形质属性上，气属阳，血属阴；在功能作用上，气为血之帅，血为气之舍，二者互根互用。

3. 阴阳消长平衡　指阴阳双方在一定时期或范围内，处于不断的增减、盛衰、进退的运动变化中，以维持动态平衡。阴阳消长变化有两类形式：其一，基于阴阳对立制约关系的此消彼长或此长彼消；其二，基于阴阳互根互用关系的皆消与皆长。

中医学应用阴阳消长平衡阐释人体生理、病理及指导治疗等。中医学认为"阴平阳秘，精神乃治"，若人体阴阳消长关系超过了生理限度，将出现阴或阳一方的偏盛或偏衰，引起疾病。

4. 阴阳转化　指对立相反的阴阳双方，在一定条件下可向各自相反的方向转化。这一过程包括由量变到质变的转化。如果"阴阳消长"是一个量变过程，那么"阴阳转化"即是一个质变过程。

中医学应用阴阳转化认识疾病病性的转化。疾病发展过程中，在"重""极""甚"等一定条件下，可发生寒证与热证的相互转化。

三、五行学说

（一）五行的基本概念

五指木、火、土、金、水五类物质属性，行指运动变化。因此，五行指木、火、土、金、水五类物质属性及其运动变化。

中医学的五行是中国古代哲学五行范畴与中医学相结合的产物，旨在说明人体结构系统的功能属性及其相互关系，以及人体与外界环境的有机统一。

（二）五行的特性与归类

1. 五行的特性　古人在长期生活和生产实践中对木、火、土、金、水五种物质的朴素认识基础之上进行抽象而逐渐形成五行特性的理论概念。

（1）木曰曲直　曲，屈也；直，伸也。曲直，即能屈能伸。指树木主干笔直向上、树枝曲折向外的生长状态。引申为木具有生长、升发、疏泄、条达等特性。凡具有这类特性的事物或现象，可归属于"木"。

（2）火曰炎上　炎，热也；上，向上。指火在燃烧时具有发光发热、火焰升浮的特点。引申为火具有温热、升腾、光明、活动等特性。凡具有这类特性的事物或现象，可归属于"火"。

（3）土爱稼穑　春种曰稼，秋收曰穑。指土具有播种庄稼、收获五谷、化生万物的作用。引申为土具有载物、生化、孕育、长养等特性。凡具有这类特性的事物或现象，可归属于"土"。

（4）金曰从革　从，顺从、服从；革，革除、改革、变革。指金具有顺从人意而改变外形、制作成器具的特性。《说文解字》："革，兽皮，治去其毛，曰革。"引申为金具有变革、肃杀、敛降、洁净等特性。凡具有这类特性的事物或现象，可归属于"金"。

（5）水曰润下　润，滋润；下，向下。指水具有寒凉滋润，性质柔顺，流动趋下的特性。引申为水具有寒凉、滋润、下行、闭藏等特性。凡具有这类特性的事物或现象，可归属于"水"。

2. 事物属性的五行分类

（1）取象比类法　"取象"是从事物或现象的形象（性质、作用、形态）中发现能够反映其本质的特有征象。"比类"是将事物或现象的特有征象与五行特性相比较，以确定其五行的归属。

（2）推演络绎法　指根据已知的某些事物的五行属性，推演至与此事物属性相关的其他事物，以得知其他事物的五行属性的认知方法。

事物属性的五行分类见表 7-1。

表 7-1　事物属性的五行分类表

自然界							五行	人体						
五音	五味	五色	五化	五气	五方	五季		五脏	五腑	五官	形体	情志	五声	变动
角	酸	青	生	风	东	春	木	肝	胆	目	筋	怒	呼	握
徵	苦	赤	长	暑	南	夏	火	心	小肠	舌	脉	喜	笑	忧
宫	甘	黄	化	湿	中	长夏	土	脾	胃	口	肉	思	歌	哕
商	辛	白	收	燥	西	秋	金	肺	大肠	鼻	皮	悲	哭	咳
羽	咸	黑	藏	寒	北	冬	水	肾	膀胱	耳	骨	恐	呻	栗

（三）五行学说的基本内容

1. 五行的正常关系

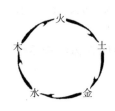

图 7-2　五行相生

（1）相生　指五行之间存在有序的依次滋生和促进的关系。次序是木生火，火生土，土生金，金生水，水生木。

相生关系中，任何一行都有"生我"和"我生"两方面的关系。《难经》将此比喻为"母子关系"：生我者为母，我生者为子。以火为例，木生火，"生我"者为木，则木为火之母；火生土，"我生"者为土，则土为火之子（图 7-2）。

（2）相克　又称"相胜"。指五行之间存在有序的间隔递相克制、制约的关系。

相克关系中，任何一行都有"克我"和"我克"两方面的关系。《黄帝内经》称之为"所胜"与"所不胜"的关系："克我"者为所不胜，"我克"者为所胜。以土为例，"克我"者木，则木为土之所不胜；"我克"者水，则水为土之所胜（图 7-3）。

（3）制化　指五行之间既依次资助、促进，又间隔递相制约、拮抗的对立统一关系，彼此相反相成，化中有制，制中有化，共同维持万物动态平衡的生生不息。是正常状态下五行系统相生与相克结合的自我调节机制。

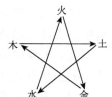

图 7-3　五行相克

2. 五行的异常关系

（1）五行相生异常

1）母病及子。指五行中某一行异常引起其子行随之异常，导致母子两行均异常。主要表现为两种情况：其一，"母能令子虚"，即母行虚衰累及子行，导致母子两行皆虚；其二，母行过亢，引起子行随之亢盛，出现母子皆亢盛。

2）子病及母。指五行中某一行异常引起其母行随之异常，导致母子两行均异常。主要表现为两种情况：其一，"子能令母实"，即子行过亢，引起母行也随之亢盛，导致母子两行皆亢盛；其二，"子盗母气"，即子行亢盛，劫夺母行，导致母行随之衰弱。

（2）五行相克异常

1）相乘。乘，欺凌、以强凌弱之意。指五行中某一行对其所胜一行的过度克制和制约。与相克次序一致，即木乘土，土乘水，水乘火，火乘金，金乘木。

引起相乘的原因有"太过"与"不及"。"太过"即五行中某一行过度亢盛，对其所胜一行超过限度地克制和制约；"不及"即五行中某一行过于虚衰，难以抵御其所不胜一行正常限度的制约。

2）相侮。侮，侮辱、凌辱。指五行中某一行对其所不胜一行的反向制约和克制，又称为"反克"或"反侮"。与相克、相乘方向相反，即木侮金，金侮火，火侮水，水侮土，土侮木。

引起相侮的原因有"太过"与"不及"。"太过"即五行中某一行过度亢盛，不仅不受其所不胜克制，且反过来克制其所不胜；"不及"即五行中某一行过于虚衰，其所胜则相对偏亢，而反向克制其所不胜。

（四）五行学说在中医学中的应用

中医学主要运用五行的特性分析和归纳人体的形体结构及其功能，构建天人相应的五行整体观；运用五行的生克制化规律来阐述人体五脏系统局部与局部、局部与整体，以及人与外界环境的相互关系；用五行乘侮胜复规律来说明疾病的发生发展规律。五行学说的应用，加强了中医学关于人体以及人与外界环境是一个统一整体的论证，使中医学所采用的整体系统方法进一步系统化。

第三节　中医生命学理论基础

生命活动是一个动态的复杂而完整的生命现象。其发生过程必须以形体、功能及能量为基础。中医学对人体生命学的认识是以五脏系统为中心，气、血、精、津液等为物质基础，经络血脉为联络通道的整体生命观。

一、藏象

藏象学说是主要研究脏腑生理功能、病理变化及其相互关系等的理论，其构建既有解剖获得的直观认识，又有整体观察把握的宏观生命规律。因此，中医学的脏腑概念不仅具备解剖形态学概念，还具生理功能性概念。

（一）概述

1. **藏象的基本概念**　"藏"，指藏于体内的脏腑器官。"象"，指体内脏腑器官表现于外的生理病理现象。"藏"是外在"象"的内在实质，"象"是内在"藏"的外在表现。因此，藏象是脏腑生理功能、病理变化表现于外的征象。

2. **藏象学说的特点**　中医学对人体形态结构的认识，除解剖直接观察以外，更多地是把人置于自然时空中，整体把握人体生命活动的规律。因此，藏象学说的特点是五脏功能系统观和五脏阴阳时空观，主要体现在五脏与六腑阴阳表里统一、与形体官窍连接成一个整体、与精神情志密切相关，五脏之间协调统一及五脏与自然社会环境密切相关。

3. **脏腑的分类**　人体脏腑的分类见表 7-2。

表 7-2　人体脏腑分类

脏腑分类	脏腑	生理特点			病机特点	治疗
		形态结构	生理功能	功能特点		
五脏	心、肝、脾、肺、肾	实体性器官	化生贮藏精气	藏而不泻 满而不实	脏病多虚	五脏宜补
六腑	胆、胃、大肠、小肠、膀胱、三焦	中空的管状或囊状器官	受盛传化水谷	泻而不藏 实而不满	腑病多实	六腑宜泻
奇恒之腑	脑、髓、骨、脉、胆、女子胞	中空有腔	贮藏精气	—	—	—

（二）五脏

五脏，即心、肺、脾、肝、肾的合称。五脏虽各司其职，但协调为用，化生、贮藏精气，调节人体精神情志活动。五脏通过经络系统与六腑及形体官窍等相互联系，构成以五脏为中心的五大生理功能系统，共同维持人体的生命活动。

1. 心　居于胸腔，膈膜之上，形态尖圆，似倒垂未开之莲蕊，外有心包护卫。

（1）生理功能　①主血脉。指心气推动和调控血液在脉道中运行，流注全身，发挥营养和滋润作用。包括心主血（行血、生血）和主脉。心行血指心气能推动血液运行，以输送营养物质于全身脏腑形体官窍。心生血指心火（即心阳）将脉中营气和津液化为血液，即"奉心化赤"。心主脉，指心气推动和调控心的搏动和脉管的舒缩，使脉道通利，血流通畅。心气充沛、血液充盈、脉道通利是血液在脉中正常运行的基本条件。②藏神。又称主神明、主神志。广义之神指整个人体生命活动的主宰及总体现；狭义之神指人的意识、思维、情志等精神活动。心藏神指心统帅全身脏腑、经络、形体、官窍的生理活动和主司意识、思维、情志等精神活动，故称心为"君主之官""五脏六腑之大主"。

（2）生理特性　①心主通明。指心脉以通畅为本，心神以清明为要。②心气宜降。上焦心火当与心阴合化为心气，以降为顺，下降于肾，以助肾阳之气。

（3）系统联系　心开窍于舌，其华在面，在志为喜，在液为汗。心为阳脏，为阳中之太阳，五行属火，与夏气相通应。心通过手少阴心经、手太阳小肠经与小肠相互络属，构成阴阳表里关系。

心包络，简称"心包"，亦称"膻中"，指包在心外面的包膜，具有保护心的功能。心包通过手厥阴心包经、手少阳三焦经与三焦相互络属，构成阴阳表里关系。心为君主之官，当外邪侵袭，心包当先受之，即心包代君受邪。心包受邪主要症见心主神志功能异常，故以心的病证辨治。

2. 肺　位于胸腔，左右各一，位置最高，覆盖诸脏。

（1）生理功能　①主气、司呼吸。指通过肺的宣降，吸入自然界清气，呼出体内浊气，实现体内外气体交换以主呼吸之气，以及通过生成宗气与调节全身气机以主一身之气的生成和运行。②宣发肃降。指肺气向上升宣、向外布散和清肃、向下通降。肺气的宣发与肃降相反相成，是肺气升降出入运动的具体表现形式及肺生理功能发挥的前提条件。③主行水。指肺气的宣发肃降疏通和调节全身水液的输布和排泄。又肺位最高，故称肺为"水之上源"。④朝百脉。指全身血液通过血脉会聚于肺，经肺的呼吸进行清浊之气的交换后，将富含清气的血液输布全身，以助心行血。⑤主治节。是对肺生理功能的高度概括。指肺具有治理、调节全身之气、血、津液的作用。肺主治节以助心主司各脏腑生理功能，故称肺为"相傅之官"。

（2）生理特性　①肺为华盖。肺位最高，覆盖于五脏六腑之上，故称肺为"华盖"。②肺为娇脏。肺外合皮毛，开窍于鼻，与外界相通，且肺为华盖，邪必先伤；肺清虚、娇嫩，不耐诸邪之侵；肺朝百脉，他脏病变易累及肺。③肺喜润恶燥。肺为清虚之体，性喜清润。肺气通于秋，秋令主气燥，燥邪易灼伤肺津。

（3）系统联系　肺在体合皮，其华在毛，在窍为鼻，在志为悲（忧），在液为涕。肺为阳中之阴的少阴，五行属金，与秋气相通应。肺通过手太阴肺经、手阳明大肠经与大肠相互络属，构成阴阳表里关系。

3. 脾　居腹腔上部，横膈之下，与胃相邻。

（1）生理功能　①主运化。指脾将饮食水谷转化为谷精和津液，吸收并转输谷精和津液到全身，成为化生气血精津液等的物质来源。另外，脾运化水液，参与调节机体水液代谢。故《素问·至真要大论》说："诸湿肿满，皆属于脾。"②主生血和统血。指脾化生血液及脾气统摄血液在脉中运行而不逸出脉外。血液的化生以脾运化的水谷精微为物质基础，故称脾为"气血生化之源""后天之本"。③脾主升清。其一，脾气上升，上输水谷精微至心肺以化生气血至头面五官以营养；其二，脾气升发，升举内脏以维持其位置相对稳定。

（2）生理特性　①喜燥恶湿。脾虚运化水饮失司，易生湿困脾；同气相求，外湿易伤脾阳；同类相招，内湿易招致外湿困阻脾阳。②脾以升为健。脾气上升与胃气下降，构成机体气机升降枢纽。

（3）系统联系　脾在体合肉、主四肢，其华在唇，在窍为口，在志为思，在液为涎。脾为阴中之至阴，五行属土，与长夏或四时相通应。脾通过足太阴脾经、足阳明胃经与胃相互属络，构成阴阳表里关系。

4. 肝　位于腹腔，横膈之下，右肋之内。

（1）生理功能　①主疏泄。指肝疏通、畅达全身气机。具体表现在调畅精神情志，维持津血运行输布，促进脾胃运化、胆汁分泌排泄，调节排精、排卵、行经。②主藏血。指肝贮藏血液（为"血海"）、调节血量和防止出血。

（2）生理特性　①肝主升发。肝五行属木，通于春气。春为四季之始，内孕生升之机，故肝有升发生长、生机不息之性。②肝喜条达而恶抑郁。木有条达之性，肝属木，故肝气宜疏通、畅达；恶抑制、郁结。③肝为刚脏。肝气主升主动，有刚强躁急之性，易升动太过而亢逆，故肝为"刚脏"。④体阴而用阳。肝藏血，以血为体，血属阴；肝疏泄，以气为用，气属阳，故肝体阴用阳。

（3）系统联系　肝在体合筋，其华在爪，在窍为目，在志为怒，在液为泪。肝为阴中之少阳，五行属木，与春气相通应。肝通过足厥阴肝经、足少阳胆经与胆相互络属，构成阴阳表里关系。

5. 肾　位于腰部脊柱两旁，左右各一。

（1）生理功能　①主藏精。指肾贮存、封藏精气。肾精以先天之精为基础，赖后天之精的充养。先天之精为构成胚胎的基本物质和生命之基，主要藏于肾，故称肾为"先天之本"。肾中精气促进机体生长、发育与生殖；是脏腑阴阳之本，推动调控脏腑气化；参与血液生成；抵御外邪。②主水。指肾为脏腑之本以调控参与津液代谢的诸脏腑，以及肾气的蒸腾气化与固摄调节尿液生成与排泄，从而主持和调节人体水液代谢。③主纳气。指肾气有摄纳肺所吸入的自然界清气，保持吸气的深度，防止呼吸表浅而维持正常呼吸的功能。

（2）生理特性　①肾主蛰藏。指肾的封藏之性，体现在藏精、纳气、固摄冲任、固摄二便，故称肾为"封藏之本"。②肾水宜升。指在肾阳蒸腾鼓动下，肾阴上济心阴，维持人体阴阳水火的协调。

（3）系统联系　肾在体合骨，其华在发，在窍为耳及二阴，在志为恐，在液为唾。肾为阴中之太阴，五行属水，与冬气相通应。肾通过足少阴肾经、足太阳膀胱经与膀胱相互络属，构成阴阳表里关系。

（三）六腑

六腑，即胆、胃、大肠、小肠、三焦、膀胱的合称。六腑共同的生理功能为受盛和传化水谷，故有实而不能满，以降为顺，以通为用的生理特性。

饮食物的消化吸收和排泄须通过消化道七道门户，《难经》中称为"七冲门"，即飞（扉）门——唇，户门——齿，吸门——会厌，贲门——胃，幽门——太仓下口，阑门——大肠小肠之会，魄门——下极。

1. 胆　位于右胁，附于肝之短叶间。

生理功能：①贮藏和排泄胆汁。肝之余气化生胆汁，故胆汁为精纯、清净的精微物质，称为"精汁"。胆内藏胆汁，故称胆为"中精之府""中清之府""清净之府"。在肝的疏泄作用下，胆汁排泄注入小肠，参与饮食物的消化和吸收。②主决断。指胆对事物进行判断并做出决定，故称胆为"中正之官"。

2. 胃　又称胃脘。位于腹腔上部，居于膈下，上接食管，下通小肠。分为上脘、中脘、下脘三部。

（1）生理功能　主受纳腐熟水谷。受纳，指胃接受和容纳饮食水谷，故称胃为"太仓""水谷之海"。腐熟，指胃气将饮食初步消化，形成食糜。脾胃纳运协调，才能使水谷化为精微，进而化生精气血津液濡养全身，故脾胃合称为"后天之本"。

（2）生理特性　①主通降。指胃气向下运动，将食糜下传小肠，食物残渣下传大肠，以及排泄糟粕以维持胃肠道通畅。②喜润恶燥。指胃为阳明燥土，受纳腐熟有赖于阴液濡润。

3. 小肠　位于腹腔，上端接幽门与胃相通，下端接阑门与大肠相连。

生理功能：①主受盛化物。指小肠接受容纳胃下传的食糜，并进一步消化，生成水谷精微和糟粕。②主泌别清浊。指小肠化物后，吸收水谷精微并转输于全身；下传糟粕于大肠及下注浊液于膀胱，形成大小便排出体外。③主液。指小肠吸收水谷精微的同时，吸收大量水液。

4. 大肠　位于腹中，上口通过阑门与小肠相接，下端为魄门（肛门）。

生理功能：①主传导糟粕。指大肠吸收小肠下传的食物残渣中多余的水液，形成粪便，经肛门排出体外，故称大肠为"传导之官"。②主津。指大肠吸收糟粕中多余的水液。

5. 膀胱　位于小腹，为囊性器官，上通于肾，下接尿道与外界相通。

生理功能：①贮藏尿液。指膀胱贮藏津液代谢后的浊液。②排泄尿液。指肾与膀胱的气化调节尿液的排泄。

6. 三焦

（1）六腑之三焦　分布于胸腹腔的大腑，五脏六腑之中，唯三焦最大，无与匹配，故有"孤府"之称。①通行元气。元气是生命活动的原动力，由肾精化生，以三焦为通道布达周身，以激发、推动各个脏腑组织的功能活动。三焦通行元气关系人体之气的升降出入运动和气化的进行，故又有三焦主持诸气，总司全身气机与气化之说。②运行水液。津液输布与排泄由肺、脾、肾等脏腑协作完成，但须以三焦为通路。

（2）部位之三焦　以横膈和肚脐为界，将人体分为上、中、下三焦，并以此概括相应脏腑的生理功能，分别为：①上焦如雾，喻指心肺宣发卫气，布散水谷精微、血、津液以营养滋润全身的作用；②中焦如沤，喻指脾胃消化饮食的作用；③下焦如渎，喻指肾、膀胱、大肠等排泄二便的作用。

（四）奇恒之腑

奇恒之腑，即脑、髓、骨、脉、胆、女子胞的合称。奇恒之腑的生理功能见表 7-3。

表 7-3　奇恒之腑生理功能

奇恒之腑	别称	生理功能
脑	髓海、元神之府	①主宰生命活动；②主精神活动；③主感觉运动
髓	分为骨髓、脊髓、脑髓	①充养脑髓；②滋养骨骼；③化生血液
骨	骨骼	①支撑人体；②保护内脏
脉	血府	容纳和运输血液
胆	中精之府、清净之府、中清之府、中正之官	①贮藏排泄胆汁；②主决断
女子胞	胞宫、子宫、子脏、胞脏、子处、血脏	①主持月经；②孕育胎儿

（五）脏腑间的关系

人是以五脏为中心，六腑相表里，形体官窍相应，血脉相贯，经络相联属，以精、气、血、津液为物质基础，构成五脏系统的生命活动的有机整体。因此，脏腑间在生理病理上密切相关。

1. 脏与脏　五脏虽各司其职，但相互资生、相互制约，协调为用。主要体现在共同调节精、气、血、津液的生成、输布与排泄，共同参与调节精神情志活动，阴阳水火互制互用。
2. 腑与腑　共同完成饮食的消化、吸收与排泄。
3. 脏与腑　通过经络联属，构成阴阳表里关系，相互协调为用。

知识拓展

中医学通过经脉属络、阴阳学说及藏象理论构建的"肺与大肠相表里"理论认为二者生理上相互为用、病理上相互影响。具体表现在肺气清肃下降有助于大肠传导，大肠传导有利于肺气肃降。若肺气失于肃降，可致腑气不通，肠燥便秘；若大肠失于传导，可致肺气肃降失常。

杨宇、高永翔团队在 973 项目"肺与大肠表里关系的生物学机制研究"中，通过多种动物模型，多器官组织，器官、组织、细胞、分子等多水平研究，一定程度上证明了"肺与大肠相表里"现象的客观存在，获得了肺-肠特异性相关的部分证据，阐明了肺肠相关的生物学基础。具体支撑研究结果如下。

肺肠组织同源。项目通过人胚胎研究和动物胚胎研究发现：①肺与大肠的主要功能细胞——上皮细胞在胚胎发育早期具有一致性，在组织发生时相上存在同步性。②胚胎发育过程中，肺与回肠、结肠的黏膜免疫在发生时相上具有同步性。③胚胎发育过程中，肺与回肠、结肠的蛋白酶激活受体（PAR）和 α-平滑肌肌动蛋白（α-actin）具有发生时相的同步性。④胚胎发育过程，肺与回肠、结肠在上皮组织水通道蛋白方面有发生时相的同步性。

肺肠生理互用。项目通过五种状态（正常、低氧、高氧、限食、限水）大鼠模型对比研究发现：肺吸入清气的多寡，既直接影响肺功能，对肠功能也有明显影响；饮食的变化既直接影响肠功能，对肺功能也有明显影响，表明肺肠生理上相互为用。

肺肠病理互传。项目通过肺病（哮喘、慢性支气管炎）和肠病（便秘、溃疡性结肠炎）模型大鼠研究发现：肠病（便秘、溃疡性结肠炎）模型大鼠出现肺功能减弱及肺组织病理改变，表明肺肠病理上相互传变。且是否发生传变，主要取决于原发病位的病理损伤程度。即肺脏病变程度越重，则肠腑病变越重；肠腑病变程度越重，则肺脏病变程度越重。其传变引起的病理损伤程度，又与原发病位的病变时间呈正相关。

肺肠表里生物学基础。项目从器官、组织、细胞及分子水平研究并揭示了"肺与大肠相表里"部分生物学基础：肺与大肠在 MEK/ERK、TGF-β_1/Smad 等信号通路的综合调控下，呈现某些免疫因子、细胞表面受体、炎症因子、神经肽物质、水通道蛋白及微生态的相关同步变化。

呼吸道和消化道两大黏膜屏障是公共黏膜免疫系统的一部分，具有免疫相关性。即一处黏膜发生病变，可通过黏膜免疫途径影响另一处，发生胃肠道和呼吸道间的相互传变。sIgA 是黏膜免疫功能的主要执行者，消化道和呼吸道黏膜的 sIgA 功能相关，可能是肺与大肠黏膜免疫相关的基础。项目观察发现高氧、低氧、限食、限水四种模型大鼠肺泡灌洗液和肠黏膜黏液中免疫相关的 sIgA、IL-6、IL-1β、TNF-α 的含量呈相关同步变化。可见，肺肠传变具有一定的黏膜免疫基础，黏膜免疫可能是联系肺和大肠的重要物质基础。

淋巴细胞归巢是黏膜免疫的重要活动之一，黏膜淋巴细胞的"归巢"可能是肺肠相关的重要途径，有待进一步选择黏膜免疫相关疾病作为研究对象进行深入研究。

二、精、气、血、津液

精、气、血、津液在人体生命活动中具有重要意义，《灵枢·本脏》："人之血气精神者，所以奉生而周于性命者也。"精、气、血、津液的代谢，有赖于脏腑经络的生理活动，而脏腑经络生理功能以精、气、血、津液为物质基础。因此，精、气、血、津液与脏腑经络的生理、病理密切相关。受致病因素影响，或脏腑组织自身功能障碍或（和）相互间失于协调平衡，或精、气、血、津液自身代谢或（和）相互关系失调，则会导致疾病的发生。

（一）精

1. 基本概念　精是人体生命的本源，是构成人体和维持人体生命活动的最基本物质。广义之精，泛指构成人体和维持生命活动的一切精华物质；狭义之精，指生殖之精。

2. 生成与分类　按来源不同，精包括先天之精和后天之精。禀受于父母，归藏于肾的为先天之精；饮食化生的水谷之精为后天之精。先天化生后天，后天滋养先天。源于肾所藏先天之精在后天之精充养下形成并发挥繁衍功能的为生殖之精。五脏藏精，滋养脏腑并维持脏腑正常生理功能的发挥。

3. 功能

（1）繁衍生命　生殖之精为生命肇始的原始物质，具有繁衍后代的作用。

（2）生长发育　人之生始于精，由精而成，是胚胎及机体发育的物质基础。人出生后，主要赖精以充养，维持人体正常生长发育。随着精气盛衰变化，人体呈现生、长、壮、老、已的生命活动规律。

（3）濡养作用　脏腑之精充养全身脏腑组织器官，维持生理功能正常发挥。

此外，精可化气、化血、化神，体现在精气互化、生髓化血、精神统一。

（二）气

1. **基本概念**　气是人体内活力很强运行不息的极细微物质，是构成人体和维持人体生命活动的基本物质。

2. **生成**　气的生成以充足的物质基础及正常的脏腑功能为前提。气生成的物质基础包括先天之精、水谷之精和清气。肾主要藏先天之精，化先天之气；脾胃纳运协调，将饮食转化为水谷精微，化生水谷之气；肺吸入自然界清气与水谷之气共同化生为宗气。因此，肾、脾胃、肺与气的生成密切相关，分别有"肾为生气之根""脾胃为生气之源"和"肺为生气之主"之称。

3. **功能**

（1）推动作用　指气的激发、兴奋和促进等作用。具体体现在：①激发和促进人体生长发育；②激发和促进脏腑经络生理功能；③促进精、血、津液的生成与运行；④兴奋激发精神活动。

（2）温煦作用　指气有温暖作用。具体体现在：①维持机体相对恒定的体温；②温煦脏腑经络、形体官窍，以维持其正常生理功能；③温煦精、血、津液，以维持其正常运行、输布与排泄。

（3）防御作用　指气护卫肌表，防御外邪，祛除体内病邪的作用。

（4）固摄作用　指气对血、津液、精等液态物质的固护、统摄、以防无故流失的作用。

（5）中介作用　指气感应传导信息，以沟通内在脏腑与外在形体官窍，以及沟通内在各脏腑，维持机体整体联系的作用。

4. **运动与变化**　气的运动称为气机，包括升、降、出、入四种基本形式。人体之气的升与降、出与入是对立统一的矛盾运动。每个脏腑因生理功能与特性不同，升降出入有所侧重（心肺在上，其气宜降；脾胃居中焦，脾升胃降，斡旋人体气的升降运动；肝肾在下，其气宜升），但整体上维持一身之气的升降出入的协调平衡。气的运动畅通无阻且升降出入平衡协调，称为气机调畅。当受致病因素影响，或脏腑组织功能障碍，气失于畅通无阻，或升降出入失调，甚或停止运动，则引发疾病，甚至威胁生命。

气的运动产生的各种变化称为气化，体现为精、气、血、津液的新陈代谢，物质间及物质与功能间的相互转化。

5. **分类**　气本一元，但根据其生成来源、分布部位及功能特点不同而有不同的名称。人体之气的分类有三个结构层次：一身之气，先天之气与后天之气（即先天之元气，后天之宗气、营气和卫气），脏腑经络之气。不同种类气的来源、分布、功能见表7-4。

表7-4　不同种类气的来源、分布、功能

分类	来源	分布	功能
元气	以先天之精为基赖后天之气培育	根于命门，通过三焦流行于全身	推动和调节人体的生长发育与生殖 推动和调节各脏腑、经络、形体、官窍的生理活动

分类	来源	分布	功能
宗气	脾胃运化饮食物生成水谷精微化生的水谷之气与肺吸入的自然界清气	上行息道中贯心脉下达丹田	助肺呼吸助心行血资助先天之元气
营气	水谷精微中的精华部分	脉中	化生血液，循行流行全身，营养脏腑经络、形体官窍
卫气	水谷精微中的剽悍部分	脉外	防御外邪、温养全身、调节腠理
脏腑之气	一身之气	脏腑	推动和维持脏腑生理活动
经络之气	一身之气	经络	推动和维持经络生理活动

（三）血

1. 基本概念　血是循行于脉中，富有营养的红色液态物质，是构成人体和维持人体生命活动的基本物质。脉是血液循行的管道，故称为"血府"。

2. 生成　血的生成以充足的物质基础及正常的脏腑功能为前提。血生成的物质基础包括水谷之精与肾精。脾胃运化生成的水谷精微是化生血液主要成分营气和津液的物质基础，故脾胃为血液生化之源。肾藏精，精生髓，髓化血，肾精是化生血液的重要原始物质。此外，血液的生成与心、肝、肺密切相关。

3. 运行　血属阴而主静，血液运行于脉道，循环往复，输布周身，方能将营养物质输送全身而发挥生理功能。血液正常循行受多种因素影响，由多个脏腑共同调节。

（1）影响血液运行的因素　①气的推动、温煦与固摄作用；②血液的充盈及清浊状态；③完整通利的脉道；④邪气的影响。

（2）相关脏腑的调节　①心主血脉，心气推动血液循行于脉中；②肺主气司呼吸，生成宗气，以贯心脉，助心行血，肺宣发肃降，调节全身气机，调畅血行；③肝主疏泄，调畅气机，气行则血行，肝藏血，防止出血；④脾主统血，脾气统摄血液在脉中运行，防止溢出脉外。

4. 血的作用　营养滋润全身，化神。

（四）津液

1. 基本概念　津液是人体一切正常水液的总称，包括各脏腑组织的内在体液和正常分泌液。津和液性状、分布和功能不同：津质地清稀，流动性较大，布散于体表、皮肤、孔窍，并能渗入血脉，起滋润作用；液质地浓稠，流动性小，灌注骨节、脏腑、脑、髓，起濡养作用。

2. 代谢

（1）生成　津液来源于饮食水谷，由胃主受纳腐熟、小肠主液、大肠主津、脾主运化共同作用生成。

（2）输布　①脾主运化水饮：其一，脾主升清，上输津液至肺，由肺气宣降输布全身；其二，脾居中央，灌溉四傍。②肺主行水。肺气宣发，向体表和上部输布；肺气肃降，向内脏及下部输布。③肾主水。对津液输布发挥主宰作用：其一，肾为脏腑之本，调控参与津液输布的脏腑；其二，肾蒸腾气化，上输浊中之清于肺，由肺气宣降输布全身。④肝主疏泄。肝调畅气机，气行则水行。⑤三焦运行水液。三焦为水液运行的主要通道之一。

（3）排泄　①肺宣发卫气于体表，调节汗孔开阖，汗液排泄；肺呼出浊气带走水分。

②肾气化浊中之浊生成尿液，贮藏于膀胱，肾气主司开阖，排出尿液。③大肠排泄糟粕带走水分。

3. 作用　滋润濡养，化生血液。

（五）精、气、血、津液之间的关系

精、气、血、津液都是构成人体和维持人体生命活动的基本物质，来源于先天，补充于后天。在脏腑组织生理功能和神的主宰下，它们相互促进、相互转化，密切相关。

气，无形而运动不息，属阳；精、血、津液为液态精微物质，属阴。气的气化、推动、固摄作用，促使精血津液得以化生、运行、不妄泻。液态精微物质精、血、津液同源互化，相互促进；同时在阳气的温煦气化作用下，可化生为气，是气化生的物质基础。故《素问·阴阳应象大论》云："阴在内，阳之守也；阳在外，阴之使也。"

三、经络

经络是经脉和络脉的总称。经络系统由经脉、络脉、经筋、皮部四部分组成。经脉是经络的主干，以纵行为主，包括十二正经、奇经八脉、十二经别、十二经筋、十二皮部。络脉是经脉的分支，纵横交错，网络全身，包括别络、浮络、孙络。经络是运行全身气血、联络脏腑形体官窍、沟通上下内外、感应传导信息的通路系统。可用于阐释人体生理功能、病机变化，指导疾病诊断与治疗。

第四节　中医病理学理论基础

一、病因

凡能导致疾病发生的原因，称病因。中医病因学以整体观念为指导思想，结合临床实践的经验总结，用普遍联系和发展变化的观点，辩证地探求外界环境、病邪、精神情志、体质等在发病过程中的作用，从而构建中医病因学理论体系。现代中医综合历代医家对中医病因学的认识，将病因分为外感、内伤、病理产物性和其他四类。

中医探求病因的主要方法如下。①问诊求因：即通过问诊，了解疾病发生的原因。但具有一定的局限性，难以保障正确性。②辨证求因：即通过对症状、体征等的综合分析推求病因，又称"审证求因"，是中医探究和认识病因的特有方法。

（一）外感病因

外感病因，指来源于自然界，多从肌表、口鼻侵入人体，引起外感疾病的致病因素，包括六淫、疠气。

1. 六淫

（1）基本概念　六淫，即风、寒、暑、湿、燥、火（热）六种外感病邪的统称。自然界六种正常的气候变化风、寒、暑、湿、燥、火，是万物生长化收藏和人类赖以生存的必要条件，称为"六气"。但当气候变化异常（或非其时而有其气，或太过，或不及），超过人体的适应能力，或人体正气不足，抗病能力下降时，六气便可导致疾病发生，成为致病因素。这种伤人致病的六气即为六淫，又称六邪。

（2）共同致病特点　六淫虽为六种不同的外感病邪，但因其与季节气候相关，在侵袭人体致病时具有以下共同特点。

1）外感性：六淫多从肌表、口鼻而入，由外而内。

2）季节性：六淫致病常具有明显的季节性，表现为季节性多发病与常见病，但并非绝对。

3）地域性：六淫致病与生活、工作的区域环境密切相关。

4）相兼性：六淫邪气既可单独伤人致病，又可两种或两种以上同时侵犯人体而为病。

5）转化性：六淫致病，在一定条件发生转化，多与体质、邪郁、失治误治有关。

（3）六淫的性质和致病特点　六淫与季节密切相关，因此，在认识其性质和致病特点的过程中，主要运用取象比类思维，即以自然界的气象与物候比类六淫致病的临床表现，经过临床实践反复验证，不断推演、归纳、总结出六淫的性质及致病特点。

1）风邪：凡致病具有善动不居、轻扬开泄等特点的外邪，称为风邪。风邪为病，春季多见，四季皆有，是重要的外感病致病因素，故称"风为六淫之首"。

①风为阳邪，轻扬开泄，易袭阳位。风邪具有轻扬、透泄、向上、向外的特性，为阳邪，易使腠理不固而汗出、恶风，易伤及人体属阳的部位（头面、咽喉、肌表等）。②风性善行而数变。"善行"，指风性善动不居，风邪致病具有病位游移、行无定处的特征。"数变"，指风邪致病变幻无常，发病迅速。③风性主动。指风邪致病具有动摇不定的特征。④风为百病之长：其一，风邪常兼他邪合而伤人，为外邪致病的先导；其二，风邪终岁常在，袭人致病最多，其可伤及人体表里内外而致多种病证。

2）寒邪：凡致病具有寒冷、凝结、收引等特点的外邪，称为寒邪。寒客肌表，郁遏卫阳，为"伤寒"；寒邪直中于里，伤及脏腑阳气，为"中寒"。

①寒为阴邪，易伤阳气。寒为阴气盛的表现，故为阴邪。寒邪伤人，机体阳气不足以祛邪外出，或正气尚足但寒邪过盛，阳气反被寒邪所伤，即"阴盛则阳病"。②寒性凝滞主痛。寒邪侵袭，易使气血津液凝结、经脉阻滞，不通则痛。因寒而痛，得温则减，遇寒增剧。③寒性收引。指寒邪可使气机收敛，腠理、血脉、筋肉收缩。

3）暑邪：凡致病具有炎热、升散、兼湿特性的外邪，称为暑邪。暑邪具有明显季节性：发病于夏至之后，立秋以前。暑邪致病，起病缓，病情轻者，为"伤暑"；发病急，病情重者，为"中暑"。

①暑为阳邪，其性炎热。暑为盛夏火热之气所化，故暑邪为阳邪，伤人多为阳热证候。②暑性升散，易扰心神，伤津耗气。暑性升发，故易上扰心神，或侵犯头目。"散"，指暑邪伤人致腠理开泄，多汗而伤津耗气。③暑多夹湿。暑季气候炎热，多雨而潮湿，热蒸湿动，故暑邪致病，多夹湿邪为患，阳热与湿滞证候并见。

4）湿邪：凡致病具有重浊、黏滞、趋下特性的外邪，称为湿邪。

①湿为阴邪，易伤阳气。湿性类水，故湿邪为阴邪，易伤阳气。脾主湿，故湿邪易伤及脾阳。②湿性重浊。"重"，即沉重、附着。湿邪致病，常见以沉重感及附着难移为其临床特征。"浊"，即秽浊。湿邪为患，易出现分泌物和排泄物秽浊不清的特征。③湿性黏滞，易阻气机。一指症状的黏滞性，易出现分泌物和排泄物黏滞不爽的特征。二指病程的缠绵性，因湿性黏滞，湿邪易阻气机，气不行则湿不化，胶着难解，故湿邪致病，病程较长，反复发作，或缠绵难愈。④湿性趋下，易袭阴位。湿邪类水属阴，有趋下之势，故易伤及人体下部。

5）燥邪：凡致病具有干燥、收敛等特性的外邪，称为燥邪。

①燥性干涩，易伤津液。《素问·阴阳应象大论》记载："燥胜则干。"故燥邪为病，易损伤津液，出现各种干燥、涩滞之症。②燥易伤肺。肺为娇脏，喜润恶燥，开窍于鼻，外合皮

毛，燥邪多从口鼻而入，易损伤肺津，影响肺气宣降，甚或燥伤肺络。因肺与大肠相表里，燥伤肺津，易致大肠失润，传导失司。

6）火（热）邪：凡致病具有炎热、升腾等特性的外邪，称为火热之邪。火与热异名同类，本质皆为阳盛，主要区别是热邪致病，临床多表现为全身性弥漫性发热征象，火邪致病，临床多表现为某些局部症状。

①火热为阳邪，其性炎上。火热燔灼、升腾，故为阳邪。"阳胜则热"，故阳邪伤人发为实热病证。火性炎上，故火热之邪易袭人体上部，尤以头面部多见。②火热易扰神。火热通于心，故火热之邪易扰心神。③火热易伤津耗气。其一，火热伤人，阳热亢盛，迫津外泄，气随津泄；其二，火热内淫，直接消灼煎熬津液，耗伤人体的阴气，故热象与津伤气虚之证并见。④火热易生风动血。"生风"，指火热燔灼津液，劫伤肝阴，失于濡养筋脉，易引起风动之证。"动血"，指火热侵袭血脉，易迫血妄行。轻者加速血行，甚者灼伤脉络，迫血妄行，导致各种出血证。⑤火邪易致疮痈。火热入于血分，聚于局部，腐蚀血肉，发为痈肿疮疡。

2. **疠气** 是具有强烈传染性和致病性的外感病邪的统称。疠气有别于六淫，产生和流行于自然环境急剧变化之时，所引起的疾病，统称为疫疠病，又称"疫疠""瘟疫""瘟病"。

（1）传播途径 空气传染、饮食污染、蚊虫叮咬、皮肤接触、性接触、血液传播等。

（2）致病特点 传染性强，易于流行；发病急骤，病情严重；一气一病，症状相似。

（二）内伤病因

内伤病因，指人的情志或行为不循常度而致脏腑气血阴阳失调的致病因素，包括七情内伤、饮食失宜、劳逸失度等。

1. **七情内伤**

（1）基本概念 七情，指喜、怒、忧、思、悲、恐、惊七种正常的情志活动。当七情异常超出生理调节范围，或人体正气虚弱，脏腑精气虚衰，对情志刺激的适应调节能力低下时，可导致或诱发疾病，则为七情内伤。

（2）致病特点

1）直接伤及内脏。七情内伤可损伤相应内脏：过喜伤心，过怒伤肝，过度思虑伤脾，过度悲忧伤肺，过恐伤肾。此外，心、肝、脾与情志活动密切相关，因此，七情内伤多伤及心、肝、脾。

2）影响脏腑气机。情志活动的产生离不开脏腑气机与气化，因此，七情致病易影响脏腑气机。①怒则气上：指盛怒致肝气上逆，甚则血随气逆，并走于上。②喜则气缓：指过度喜乐致心气涣散，重者神不守舍或心气暴脱。③悲则气消：指过度悲忧致肺失宣降、肺气耗伤。④恐则气下：指过度恐惧致肾气失固、气陷于下。⑤惊则气乱：指突然受惊伤及心肾，导致心神不定，气机逆乱，肾气不固。⑥思则气结：指过度思虑致脾气结滞、运化失司。

3）影响病情变化。剧烈的情志波动会加剧病情，或使病情恶化。相反，愉悦、舒适、稳定的情志有助于缓解病情。

2. **饮食失宜** 饮食依赖脾胃的运化作用化生人体所需的精微物质。若饮食失宜，首先伤及脾胃。饮食失宜包括饮食不节（过饥、过饱、饥饱无常）、饮食不洁（不洁净、有毒）、饮食偏嗜（寒热偏嗜、五味偏嗜、食类偏嗜、嗜酒成癖）。

3. **劳逸失度** 适当劳动或运动，有助于气血流通，增强体质；适当休息，有助于消除疲劳，恢复体力和脑力。如果劳逸失度，或过劳（劳力过度、劳神过度、房劳过度），或过逸，可致脏腑经络及精、气、血、津液、神失常而引发疾病。

（三）病理产物性病因

病理产物性病因指疾病过程中形成的病理产物，又作为致病因素加重原有病情或引发新的病变，属"继发性病因"。包括痰饮、瘀血、结石等。

1. **痰饮** 指水液代谢障碍所形成的病理产物，较稠浊者为痰，较清稀者为饮。痰可分为视之可见、闻之有声、触之可及的有形之痰，如咳嗽吐痰、喉中痰鸣、痰核，以及用祛痰药治疗有效却不见其形质的无形之痰，如眩晕、癫狂。饮因停留部位不同，有痰饮、悬饮、溢饮、支饮等。痰饮的形成与肺、脾、肾、肝及三焦功能失常密切相关。痰饮为病，变幻多端，病证复杂，易阻滞气机，致气血运行不畅，水液代谢失常；随气上逆，蒙蔽清窍，引起神志异常。

2. **瘀血** 指体内血液停滞所形成的病理产物。其形成与脏腑功能失调、气机不畅、气血不足、津液亏少、脉道不利、邪气侵袭等因素密切相关。瘀血致病，易阻滞气机，影响血脉运行，影响新血生成，病位固定，病证繁多。临床表现多为以下几种。①疼痛：多为刺痛，痛处固定不移，拒按，夜间痛甚。②肿块：部位固定不移。③出血：色紫暗，夹有血块。④望诊：面色紫暗，唇甲青紫，舌质紫暗。⑤脉象：多见涩脉、结脉、代脉等。

3. **结石** 指体内某些部位形成并停滞为病的砂石样病理产物或结块。多与饮食不当、情志内伤、服药不当或体质差异相关。多发于肝、胆、肾、膀胱等。结石病程较长，病势轻重不一；易阻气机；发作缓解交替，发作时引起剧烈绞痛。

（四）其他病因

除外感病因、内伤病因、病理产物性病因之外的致病因素，统称为其他病因，主要有外伤、诸虫、毒邪、药邪、医过、先天因素等。

二、发病

中医学认为机体内部及机体与外环境间的阴阳动态平衡标志着健康；当受到某种致病因素影响，机体"阴平阳秘"的生理平衡被破坏时，则发生疾病。发病过程即是机体处于被邪气损害与正气抗损害的斗争过程。

（一）发病的基本原理

致病因素所引起的各种损害与人体正气抗损害之间的斗争贯穿于疾病发生发展过程，正邪矛盾双方的力量对比，决定着疾病发展的方向与结局。因此，疾病的发生主要关系邪正双方，邪正交争是疾病发生发展的基本原理。

1. **正气与邪气的概念**

（1）**正气** 指人体正常功能活动的总称，即人体正常生理功能及所产生的各种维护健康的能力，包括自我调节能力、适应环境能力、抗邪防病能力和康复自愈能力等。正气的抗损害作用主要体现在：①调节机体，维护机体健康；②御邪祛邪，防止疾病发生、发展；③自我修复，使疾病向愈。

（2）**邪气** 又称病邪，简称邪，是各种致病因素的总称。邪气的侵害作用主要体现在：①使生理功能发生障碍；②损伤形质；③改变体质类型。

2. **正气与发病**

1）人体正气充足，能御邪或祛邪，则不发病。

2）人体正气本虚，或邪气较盛，正气相对虚弱，则易感邪或生邪而发病。

3）正气强弱可决定证候、证型（实证、虚证、虚实夹杂）及病情轻重。

3. 邪气与发病

（1）导致疾病发生的原因　没有邪气，人体一般不发病。

（2）影响发病的性质、类型和特点　不同邪气具有不同性质及致病特点，作用于人体则表现出不同的发病特点、证候、证型。

（3）影响病位和病情　邪气的性质、所中的部位、感邪的轻重关系病位、证候及病情。

（4）某些情况下在发病中起主导作用　在一定条件下邪气对疾病的发生起着决定性作用，如外伤、高温、高压等。

4. 邪正斗争与发病

1）邪正相搏决定发病与否：①正胜邪退不发病；②邪胜正负则发病。

2）邪正相搏关系疾病的虚实、病位深浅与病情轻重。

综上，正气不足是疾病发生的内在因素，邪气是发病的重要条件，邪正相搏的胜负决定发病或不发病。

（二）影响发病的主要因素

1. 环境与发病　人类生存的自然环境与社会环境可导致病邪产生或正气不足影响发病。

2. 体质与发病　体质可决定：①发病倾向；②对某些病邪的易感性；③某些疾病发生的证候及证型。

3. 精神因素与发病　精神因素通过使脏腑阴阳气血功能障碍而影响发病。

（三）发病类型

因个体体质各异和正气强弱不一，邪气的种类、性质和致病特点不同，发病类型也各异。

1. 感邪即发　又称卒发、顿发，即感邪后立即发病。多见于：①新感外邪较盛；②情志剧变；③毒物所伤；④外伤；⑤感受疠气。

2. 徐发　又称缓发，指感邪后缓慢发病。多见于内伤邪气致病，或感受湿邪，或正气不足，抗邪缓慢。

3. 伏而后发　又称伏发，指邪气侵入人体后不即时发病，而是在机体内潜伏一段时间后，或在诱因的作用下，过时而发病。如伏气温病、伏暑、狂犬病、破伤风等。

4. 继发　指在原有疾病的基础上，继而产生新的病证。其特点是新的病证与原发病有密切联系。

5. 合病与并病　合病指伤寒六经病证中，两经或三经同时受邪而发病，且起病即同时出现各经主症；并病指伤寒一经病变未解，又出现另一经的病变，两经病证同时存在。合病与并病主要区别于发病时间的差异，即合病为同时并见，并病则依次出现。

6. 复发　指疾病初愈或缓解阶段，在诱因的作用下，疾病再度发作或反复发作。复发的机制是余邪未尽、正气未复，同时有诱因的作用。

三、病机

病机即疾病发生、发展、变化的机制。不同疾病具有不同病机，但存在着一些共同规律，即基本病机。基本病机是机体对致病因素侵袭产生的最基本的病变反应，是病机变化的一般规律，主要包括邪正盛衰、阴阳失调和精气血津液失常等。

（一）邪正盛衰

邪正盛衰是疾病发生、发展过程中，机体正气的抗病能力与致病邪气之间相互斗争而发生的盛衰变化。其关系疾病的发生，决定病证的虚实变化，影响疾病的发展与转归。

1. 邪正盛衰与虚实变化

（1）虚实病机

1）实，指邪气盛，是以邪气亢盛为矛盾主要方面，正气未衰，正邪斗争剧烈的病理变化。临床表现为一系列亢奋、有余的证候，称为实证。多见于外感病的初期和中期，或由于气滞、痰湿、水饮、食积、瘀血等引起的内伤病变。

2）虚，指正气不足，是以正气虚损为矛盾主要方面，正邪难以剧烈斗争的病理变化。临床表现为一系列虚弱、不足的证候，称为虚证。多见于素体虚弱，正气不足；或外感病的后期以及各种慢性病证日久，耗伤人体的精气血津液；或因大汗、大泻、大出血等致使正气脱失的病变。

（2）虚实变化

1）虚实错杂，指在疾病过程中，邪气亢盛和正气虚损同时存在的病机变化。①实中夹虚：以邪实为主，兼有正气虚损的病理变化。②虚中夹实：以正虚为主，兼有实邪为患的病理变化。

2）虚实转化，指在疾病过程中，邪盛伤正或正虚邪聚，性质由实转虚或因虚致实的病机变化。①由实转虚：指以邪气盛为主的实性病变，因失治或治疗不当；或年老体衰，不耐病邪损害；或大汗、大吐、大泻、大出血等损耗机体气、血、津液，从而转化为以正气虚损为主的虚性病变的过程。②因虚致实：指以正气虚损为矛盾主要方面的虚性病变，因久虚不复，脏腑、经络等组织器官的生理功能减弱，气、血、津液等运行迟缓和（或）代谢失常，以致食积、痰、水湿、瘀血等积聚，从而形成以邪气盛为主的实性病变的过程。

3）虚实真假，指在某些特殊情况下，疾病出现与病机的虚实本质不相符的临床假象。包括"大实有羸状"的真实假虚和"至虚有盛候"的真虚假实。①真实假虚：指病机本质为"实"，但表现出"虚"的假象。②真虚假实：指病机本质为"虚"，但表现出"实"的假象。

2. 邪正盛衰与疾病转归

（1）正胜邪退　指在疾病过程中，因患者正气较盛，或邪气较弱，或治疗及时得当，使正气渐复，日趋强盛，而邪气逐渐衰减，疾病好转和痊愈的病机变化，是许多疾病最常见的一种转归。

（2）邪去正虚　指在疾病过程中，因邪气亢盛，正气耗伤较重；或正气素虚，感邪伤正；或攻邪猛烈，正气大伤，表现为邪气退却而正气大伤的病机变化。多见于重病恢复期，最终趋向好转、痊愈。

（3）邪胜正衰　指在疾病过程中，因邪气亢盛，正气不足，机体无力抗邪；或失治误治，致病情加重，或疾病恶化，甚至向死亡转归的病机变化。

（4）邪正相持　指在疾病过程中，机体正气不甚虚弱，但不足以完全祛除邪气、邪气稽留但不亢盛，邪正双方势均力敌，相持不下，病势处于迁延状态的病机变化。

（5）正虚邪恋　指在疾病过程中，正气大虚、余邪未尽，或邪气深伏、正气无力祛邪，使疾病处于缠绵难愈的过程，可视为邪正相持的特殊状态。多见于疾病后期，疾病由急性转为慢性，或慢性病久治不愈，或遗留某些后遗症。

（二）阴阳失调

阴阳失调是在疾病过程中，机体的阴阳平衡协调状态被各种致病因素所破坏的病机变化。

1. 阴阳偏胜　指在疾病过程中，阴或阳病理性亢盛，属"邪气盛则实"的病机变化。

（1）阳偏胜　即阳盛，指在疾病过程中阳气病理性偏盛而出现机体反应性增强、功能活动亢奋、代谢亢进和热量过剩等表现的病机变化。临床表现为阳亢盛而阴未虚（或亏虚不甚）的实热证。

（2）阴偏胜　即阴盛，指在疾病过程中阴气病理性偏盛而出现机体反应性降低、功能活动抑制、代谢产物积聚和热量不足等表现的病机变化。临床表现为阴盛而阳未虚（或亏虚不甚）的实寒证。

2. 阴阳偏衰　指在疾病过程中，阴或阳虚衰不足，属"精气夺则虚"的病机变化。

（1）阳偏衰　即阳虚，指机体阳气虚损而出现机体反应性低下，功能活动减退或衰弱，代谢减缓和热量不足等的病机变化。临床表现为阳虚不制阴，阴相对亢盛的虚寒证。

（2）阴偏衰　即阴虚，指机体阴气不足而出现机体虚性亢奋，代谢相对增快和热量相对增多等的病机变化。临床表现为阴虚不制阳，阳相对亢盛的虚热证。

3. 阴阳互损　指在阴或阳任何一方虚损的前提下，病变发展影响另一方，形成阴阳两虚的病机变化。阴阳互损以阴阳偏衰为基础，以阴阳互根互用关系失常为原理，以损及肾阴肾阳为条件。

（1）阴损及阳　指由于阴气亏损日久，导致阳气化生不足，或阳气无所依附而耗散，从而在阴虚的基础上发生阳虚，形成以阴虚为主的阴阳两虚的病机变化。

（2）阳损及阴　指由于阳气虚损日久，导致阴气化生不足，从而在阳虚的基础上发生阴虚，形成以阳虚为主的阴阳两虚的病机变化。

4. 阴阳格拒　指在阴阳极度偏盛或偏衰的基础上，阴阳双方相互排斥而出现寒热真假的病机变化。多由于某种原因导致阴或阳一方盛极而壅遏于内，将另一方排斥格拒于外，阴阳间不相维系，临床表现为"真寒假热"或"真热假寒"。

（1）阴盛格阳　指阳气极虚，导致阴寒之气偏盛，壅闭于内，逼迫虚阳浮越于外的病机变化。

（2）阳盛格阴　指阳热之气偏盛至极，壅遏于里，格阴于外，形成内真热外假寒证候的病机变化。

5. 阴阳转化　指在"穷""极""重""甚"等条件下，寒热之证向相反方向转化的病机变化。

（1）由阴转阳　指由阴偏盛的寒证转化为阳偏盛的热证的病机变化。

（2）由阳转阴　指由阳偏盛的热证转化为阴偏盛的寒证的病机变化。

6. 阴阳亡失　指阳气或阴气突然大量脱失，导致生命垂危的病机变化。

（1）亡阳　指阳气突然大量脱失，其温煦、推动、兴奋等功能突然严重衰竭而致生命垂危的病机变化。

（2）亡阴　指阴气突然大量亡失，其抑制、宁静等功能突然严重衰竭而致生命垂危的病机变化。

（三）精气血失常

精气血失常与精气血关系失调的病机变化分别见表7-5、表7-6。

表7-5　精气血失常病机变化

精气血失常		病机变化	密切相关脏腑
精气血不足功能减退	精虚	肾精（主要为先天之精）和水谷之精不足及其功能低下	肾、脾胃
	气虚	一身之气不足及其功能减退	肾、肺、脾胃
	血虚	血液亏虚，其濡养功能减退	心、肝
运行失常	精的施泄失常　失精	生殖之精和或水谷之精大量丢失	肾、肝、脾
	精瘀	男子精滞精道，排精障碍	肾、肝
	气机失调　气滞	气运行不畅或瘀滞不通	肺、肝、脾胃
	气逆	气上升太过或降之不及，致气逆于上	肺、肝、胃
	气陷	气上升不及或下降太过，以气虚升举无力而下陷为特征。主要表现：①上气不足，指人体上部之气不足、头目失养；②中气下陷，指脾气虚损，升举无力，气的运动趋于向下	脾
	气闭	气机闭阻于内，失于外达，甚则清窍闭塞、出现昏厥	—
	气脱	气不内守而大量脱失以致人体机能突然衰竭的病机变化	—
	血行失常　血寒	血脉受寒，血流迟缓，甚则停滞不行的病机变化	—
	血热	热入血脉，血行加速，或灼伤脉络，迫血妄行的病机变化	—
	血瘀	血液的运行不畅，甚至瘀滞不通的病机变化	—
	出血	血液不循常道，溢出脉外的病机变化	—

表7-6　精气血关系失调病机变化

精气血关系失调		病机变化	密切相关脏腑
精气关系失调	精气两虚	精亏与气虚同时并见	肾
	气滞精瘀	气滞与精瘀同时并见	—
精血关系失调	精血不足	精亏与血虚同时并见	肝、肾
	血瘀精阻	血瘀与精瘀同时并见	—
气血关系失调	气滞血瘀	因气机瘀滞，血行障碍，导致气滞和血瘀同时并见	肝
	血瘀气滞	因血行不畅，阻滞气机，导致血瘀和气滞同时并见	心
	气虚血瘀	气虚无力推动血行而致血瘀	心、肺
	气不摄血	气虚失于统摄，血溢脉外	脾
	气随血脱	大失血的同时，气随血液的流失而急剧散脱，导致气血并脱的临床危重症	—
	气血两虚	气虚与血虚同时并见	心、脾

（四）津液失常

津液失常的病机变化见表7-7。

表7-7　津液失常病机变化

津液失常		病机变化	密切相关脏腑
津液代谢失常	津液不足	津液亏损，导致脏腑组织、孔窍、皮毛失于滋润濡养，见一系列干燥枯涩症状	脾胃、大小肠
	输布障碍	津液转输、运行失常，导致津液停滞体内	肺、脾、肝、肾、三焦
	排泄障碍	津液转化为尿液、汗液的作用失调，导致水液潴留	肺、肾、膀胱、大肠

续表

津液失常		病机变化	密切相关脏腑
津液与气的关系失调	水停气阻	津液代谢障碍，停滞体内，导致气机阻滞	—
	气随津脱	津液大量丢失，气随津液大量外泄而脱失	—
津液与血的关系失调	津枯血燥	津液亏损致血量减少而化燥，虚热内生，或血燥生风	—
	津亏血瘀	津液耗损，血量减少而导致血行瘀滞不畅	—
	血瘀水停	血液运行不畅或瘀滞，导致水液停聚	—

（五）内生"五邪"

内生"五邪"，指在疾病过程中，脏腑经络及精气血津液的功能失调，导致化风、化寒、化湿、化燥、化火的病机变化。

1. **风气内动**　即"内风"。指脏腑阴阳气血失调，导致阳气亢逆变动而出现风动之症的病机变化。因内风与肝密切相关，故又称为"肝风内动"。

（1）肝阳化风　指肝阳偏亢，或肝肾阴亏，阴不制阳，致肝阳亢逆无法制约而动风的病机变化。

（2）热极生风　又称热甚动风。指邪热炽盛，燔灼津液，劫伤肝阴，导致筋脉失养而动风的病机变化。

（3）阴虚风动　指阴气不足或阴液亏虚，失于宁静、抑制、滋润而动风的病机变化。

（4）血虚生风　指血液亏虚，导致筋脉失养而动风的病机变化。

（5）血燥生风　指津枯血燥，肌肤失于濡养而生风的病机变化。

2. **寒从中生**　即"内寒"。指阳气虚衰，温煦失职或气化失司，阴寒内盛的病机变化。

3. **湿浊内生**　即"内湿"。指体内水液输布排泄障碍，痰饮水湿停滞的病机变化。

4. **津伤化燥**　即"内燥"。指津液耗伤，脏腑形窍失于濡润，表现出干燥枯涩之症的病机变化。

5. **火热内生**　即"内火"或"内热"。指阳盛有余，或阴虚阳亢，或郁而化热化火的病机变化。

（1）实火　包括阳气有余的阳盛化火，以及郁而化火的邪郁化火和五志过极化火。

（2）虚火　主要为阴液大伤，阴虚阳亢，虚热虚火内生的阴虚火旺。

（六）疾病传变

传变，指病位的传移和病性的变化。疾病过程中，由一部位传入另一部位，为传；由一证转为另一证，为变。

1. **病位传变**　指某一部位或脏腑的病变，向其他部位或脏腑传移。常见的病位传变包括以下三种。

（1）表里传变　表病入里、里病出表。

（2）外感病传变　伤寒六经传变、温病卫气营血传变、三焦传变。

（3）内伤病传变　脏腑间传变（脏与脏传变、脏与腑传变、腑与腑传变、形脏内外传变）、经络间传变、经络脏腑间传变。

2. **病性转化**　指疾病的病机性质发生转化。主要包括以下两种。

（1）寒热转化　由寒化热、由热转寒。

（2）虚实转化　由实转虚、因虚致实。

第五节　中医体质学理论基础

一、体质的概念与特点

（一）基本概念

体质，是人体在先天禀赋和后天获得的基础上形成的形态结构、生理功能、心理状态方面相对稳定的个体化特性。

（二）影响因素及特点

先天因素，包括父母禀赋及性别差异，是体质形成的基础，决定了体质的相对稳定性和特异性，是体质强弱的前提。

后天因素，指人出生后，来源于人体自身及自然、社会环境的各种因素，包括年龄、饮食、生活起居、劳逸、精神情志、疾病损伤、治疗等。可影响体质强弱与体质类型，因此，体质并非一成不变，改善后天因素可调整改善体质。

综上，先后天因素决定了体质具有个体差异性、形神一体性、群体趋同性、相对稳定性、动态可变性、连续可测性、后天可调性等特点。

二、体质的构成要素与生理学基础

体质的构成要素包括形态结构、生理功能和心理状态。脏腑经络、形体官窍等组织器官及精、气、血、津液等基本物质构成了人体的有形之体，为人体生理功能及心理状态的产生提供了形态物质基础。因此，脏腑经络与精、气、血、津液是体质形成的生理学基础。

三、体质学说的应用

（一）指导养生

体质是先后天因素共同影响的人体形态结构、生理功能和心理状态的差异性，以脏腑经络、精气血津液为其生理学基础。因此，中医养生须结合体质差异性，采用适宜的养生方法和措施，增强体质，提高抗邪能力和调节适应能力；或纠正气血阴阳之偏颇，从而达到防病延年的目的。

（二）指导疾病认识

体质强弱决定机体的御邪、祛邪与调节适应能力及疾病的虚实；体质偏颇决定对某些病邪的易感性、耐受性，以及病机变化、疾病传变。

（三）指导辨证论治

因人制宜、同病异治、异病同治、辨体用药（药物性味、剂量）、辨体针灸等都是体质指导辨证论治的具体体现。当代国医大师王琦院士建立了"辨体-辨病-辨证"诊疗模式，得到广大中医同仁认可且被广泛推广应用。

第六节　中医养生与防治

中医学不仅重视治疗疾病，更强调调护机体，保持健康，延缓衰老，延长寿命；强调预防疾病的发生，防止疾病的发展。

一、养生

（一）基本概念

养生，即保养生命，指根据中医理论，运用调神、导引、四时调摄、食养、药养等方法调摄身心，以增强体质、预防疾病、延衰益寿的中国传统保健方法。

（二）基本原则

1. 天人相应，顺乎自然　人们要掌握自然界的变化规律，并主动采取措施适应其变化，保持机体内外环境的协调统一，以避邪防病，保健延衰。

2. 形神兼养，动静互涵　既要保养形体，又要调摄精神，实现形体与精神协调统一，身心和谐。静以养神，动以养形，动静结合，刚柔相济，动静适宜。

3. 保精护肾，调养脾胃　肾藏精，既是生命之源，又是生命活动的原始物质，为先天之本；脾胃运化饮食物化生的水谷精微是人体精、气、血、津液的重要物质基础，为后天之本。因此，养生保健，调摄脏腑，应以脾肾为先。

4. 疏通经络，调畅气血　经络通畅，气血方能营运于全身，才能使脏腑相通、阴阳交贯，内外相通，身体健壮而不病。

5. 综合调养，平衡阴阳　阴阳调和可概括一切正常的生理现象，而阴阳失调可概括一切疾病的病理机制。因此，调和阴阳可作为养生的总则。

二、预防

预防，指采取一定措施，防止疾病发生与发展。治未病是中医学的预防思想，包括未病先防、既病防变和愈后防复。

三、治则

（一）治标与治本

标和本是一组相对概念，常用来说明疾病的本质与现象、因果关系及矛盾的主次先后关系。标本并非绝对的，而是相对的，有条件的。如邪正关系而言，正气为本，邪气为标；病因与症状而言，病因为本，症状为标等。临床针对标本主次不同，治则上有标本先后，主要有急则治标、缓则治本与标本兼治。

（二）正治与反治

在疾病的发生发展中，临床表现与疾病本质既有一致者，又有不一致者，基于"治病求本"的指导原则，有正治与反治（表7-8）。

表 7-8　正治与反治治则治法

治则		治法
正治：采用与疾病证候性质相反的方药治疗，又称"逆治"。适用于临床表现与疾病本质一致的病证	寒者热之	以温热方药或具有温热功效的措施治疗实寒证
	热者寒之	以寒凉方药或具有寒凉功效的措施治疗实热证
	虚则补之	以补益方药或具有补益功效的措施治疗虚性病证
	实则泻之	以攻逐方药或具有攻逐功效的措施治疗实性病证
反治：顺从病证的外在假象而治，又称"从治"。适用于临床表现与疾病本质不一致的病证	热因热用	以温热方药或具有温热功效的措施治疗内真寒外假热的病证
	寒因寒用	以寒凉方药或具有寒凉功效的措施治疗内真热外假寒的病证
	塞因塞用	以补益、固涩方药或具有补益、固涩功效的措施治疗具有闭塞不通表现的真虚假实证
	通因通用	以通利方药或具有通利功效的措施治疗具有通泻表现的真实假虚证

（三）扶正与祛邪

扶正，即扶助正气，提高机体的抗邪能力。祛邪，即祛除邪气，消除病邪侵袭、中止病邪对机体的损害。在具体运用时应仔细分析正邪双方消长变化，决定扶正或祛邪，以及扶正与祛邪的主次和先后。主要包括扶正、祛邪，扶正兼祛邪、祛邪兼扶正，先扶正后祛邪、先祛邪后扶正等治则。灵活运用，使扶正不留邪，祛邪不伤正。

（四）调理脏腑

调理脏腑的治则治法见表 7-9。

表 7-9　根据五行相生相克确定调理脏腑治则治法

理论依据		治则	治法
五行相生	补母	虚则补其母。指一脏之虚证，可依据五行相生规律，通过补其"母脏"以促其恢复的治则。适用于单纯子脏虚证、母子两脏俱虚证	滋水涵木、益火补土、培土生金、金水相生、益木生火
	泻子	实则泻其子。指一脏之实证，可依据五行相生规律，通过泻其"子脏"以泻除母脏的亢盛之气的治则。适用于单纯母脏实证、母子两脏俱实证	肝旺泻心、肾实泻肝
五行相克	抑强扶弱	抑强适用于太过引起的相乘或相侮；扶弱适用于不及引起的相乘或相侮	抑木扶土、泻火润金、培土制水、佐金平木、泻南补北

（五）三因制宜

整体观念强调人是一个有机的整体和人与自然环境、社会环境的统一性与联系性。因此，在临床治疗中需结合患者情况（如年龄、性别、体质、生活起居、精神情志等）、季节气候/日月晨昏及地域环境（如地势高低、物产差异、水土性质差异等）等具体情况具体分析。由此确立因人制宜、因地制宜和因时制宜等治则，用于指导治法和方药的制定。

（成都中医药大学　李雪萍　陈甜甜　陈佳逸　何青蔓；成都市第三人民医院　张宝成）

第八章 中药学基本理论

中药的发现与应用历史悠久，具有独特的理论体系和应用形式，充分反映了我国的历史文化及独有的哲学体系，因此人们习惯把在中国传统医药理论指导下采集、炮制、调剂、制剂、临床应用的药物，统称为中药。简言之，中药就是在中医药理论指导下，用于预防、诊断、治疗疾病的物质总称。

中药主要来源于天然的植物、动物及矿物，其中以植物药居多，故常称中药为本草。全国第三次中药资源普查数据显示，我国有中药 12 807 种，其中植物药 11 146 种，动物药 1581 种，矿物药 80 种。部分人士也将中药称为草药，草药一般指广泛流传于民间，为民间医生所用，且加工炮制尚欠规范的部分中药。此外，还需区分中药材与中药饮片的概念。中药材是指在中医药理论指导下所采集的植物、动物、矿物经产地初加工后形成的原料药物，可制成中药饮片，一般按农副产品管理；中药饮片则是指中药材经炮制后可直接用于中医临床或者制剂生产使用的处方药品。

中药学的基本理论主要包括中药的性能、炮制、配伍、用法及禁忌等内容。

第一节 中药的性能

中医学认为任何疾病的发生发展过程都是致病因素（邪气）作用于人体，引起机体正邪斗争，从而导致阴阳气血偏盛/偏衰或脏腑经络功能活动失常的过程。因此，中药治病的基本作用主要是扶正祛邪，消除病因，恢复脏腑经络的正常生理功能，纠正阴阳气血偏盛/偏衰的病理现象，达到治愈疾病、恢复健康的目的。

药物之所以能够针对病情发挥上述基本作用，是由于各种药物本身具有若干特性和作用，前人称之为药物的偏性，可以药物的偏性来纠正疾病所表现出来的阴阳气血偏盛偏衰。中药的性能是中药作用的基本性质和特征的高度概括，也是中医药理论指导下认识和使用中药，并用以阐明其药效机制的理论依据。中药的性能也称药性，它包括药物发挥疗效的物质基础和治疗过程中所体现出来的作用。其基本内容包括四气五味、升降浮沉、归经、有毒无毒等。

中药的作用包括治疗作用和不良作用（不良反应）。中药的治疗作用又称为中药的功效，中药的不良作用包括副作用和毒性反应。充分而正确地利用中药的治疗作用，尽量避免不良反应的发生，即确保用药安全、有效，这是临床用药的基本原则。

一、四气

《神农本草经》云："药有酸咸甘苦辛五味，又有寒热温凉四气。"这是有关四气五味的最早概括。历代本草在论述药物的功用时，首先标明其"气"和"味"，可见气与味是药物性能的重要标志之一，这对于认识各种药物的共性和个性以及临床用药都有实际意义。

四气，就是寒热温凉四种不同的药性，又称四性。它反映了药物对人体阴阳盛衰寒热变化的作用倾向，是说明药物作用的主要理论依据之一。四气之中寓有阴阳含义，寒凉属阴，温热属阳。寒凉与温热是相对立的两种药性。而寒与凉之间、温与热之间则仅是程度上的不同，即"凉次于寒""温次于热"。例如，栀子性寒，荆芥性凉，炙甘草性温，补骨脂性热等。

此外，四性以外还有一类平性药，它是指药性的寒热界限不是很明显，药性平和、作用缓和的一类药，如党参、山药、甘草等。但平性也有偏温偏凉的不同，如甘草性平，生用性凉，炙用则性偏温，因此仍称四气而不称五气。

寒热药性的确定，是在人体用药以后，从药物作用于机体所发生的反应中概括出来的，是与所治疾病的病因、病性或症状的寒热性质相对而言的。能够减轻或消除热证的药物，一般属于凉性或寒性，如石膏、知母、栀子等；反之，能够减轻或消除寒证的药物，一般属于温性或热性，如附子、肉桂、干姜等。

二、五味

《神农本草经》不仅明确指出"药有酸咸甘苦辛五味"，还以五味配四气，共同标明每种药物的药性特征，开创了先标明药性、后论述效用的本草编写先例，从而为五味学说的形成奠定了基础。经后世历代医家的补充，五味理论逐步完善。

所谓五味，是指药物有酸、苦、甘、辛、咸不同的药味，因而具有不同的治疗作用。有些还具有淡味或涩味，因而实际上不止五种。但由于酸、苦、甘、辛、咸是最基本的五种药味，所以仍然称为五味。五味的产生，首先是通过口尝，即用人的味觉器官辨别出来的，它是药物真实味道的反映。例如，甘草味甘、五味子味酸、黄连味苦、细辛味辛、牡蛎味咸等都是真实滋味。然而和四气一样，更重要的还是通过长期的临床实践来观察不同味道的药物作用于人体，产生的不同反应、获得的不同治疗效果，从而总结归纳出五味的理论。例如，金银花、连翘味辛苦，以其可疏散风热；锁阳、肉苁蓉味甘咸，以其可以入肾补虚等。也就是说，五味不仅仅是药物味道的真实反映，更重要的是对药物作用的高度概括。自从五味作为归纳药物作用的理论出现后，五味的"味"也就超出了味觉的范围，而是建立在功效的基础之上了。

《素问·藏气法时论》指出"辛散、酸收、甘缓、苦坚、咸耎。"这是对五味作用的最早概括。后世在此基础上进一步补充，日臻完善。现据前人的论述，结合临床实践，将五味所代表药物的作用及主治病证分述如下。

辛："能散能行"，即具有发散、行气、行血的作用。一般来讲，解表药、行气药、活血药多具有辛味。因此辛味药多用治表证及气血阻滞之证。例如，羌活发散风寒、木香行气止痛、川芎活血化瘀等。

甘："能补能和能缓"，即具有补益、和中、调和药性和缓急止痛的作用。一般来讲，滋养补虚、消食和胃、调和药性及缓解疼痛的药物多具有甘味。例如，人参大补元气、熟地黄滋补精血、神曲消食和胃、饴糖缓急止痛、甘草调和药性并解药食中毒等。

酸："能收能涩"，即具有收敛、固涩的作用。一般固表止汗、敛肺止咳、涩肠止泻、固精缩尿、固崩止带的药物多具有酸味。例如，五味子固表止汗、乌梅敛肺止咳、五倍子涩肠止泻、山茱萸涩精止遗、金樱子固精缩尿止带等。此外，部分酸味药还具有生津的作用，也可用治津亏口渴，如乌梅、酸枣仁等。

苦："能泄、能燥、能坚"，即具有清泄火热、泄降气逆，通泄大便、燥湿、坚阴（泻火存阴）等作用。一般来讲，清热泻火、下气平喘、降逆止呕、通利大便、清热燥湿、散寒燥湿、泻火存阴的药物多具有苦味。例如，黄芩、栀子清热泻火，苦杏仁、葶苈子降气平喘，半夏、沉香降逆止呕，大黄、芒硝泻热通便，龙胆草、黄连清热燥湿，苍术、厚朴苦温燥湿，知母、黄柏泻火存阴等。

咸："能下、能软"，即具有泻下通便、软坚散结的作用。一般来讲，泻下通便及软化坚硬、消散结块的药物多具有咸味。咸味药多用治大便燥结、痰核、瘿瘤、癥瘕痞块等证。例如，芒硝泻热通便，海藻、牡蛎消散瘿瘤，鳖甲软坚消瘤等。

淡："能渗、能利"，即具有利水渗湿的作用，故有些利水渗湿的药物具有淡味。淡味药多用治水肿、脚气浮肿、小便不利之证，如薏苡仁、通草、灯心草、茯苓、猪苓、泽泻等。由于《神农本草经》未提淡味，后世医家主张"淡附于甘"，故只言五味，不称六味。

涩：与酸味药的作用相似，具有收敛、固涩的作用。多用治自汗盗汗、久泻久痢、遗尿尿频、遗精滑精、崩带不止等滑脱不禁的病证。例如，莲子固精止带，赤石脂、禹余粮涩肠止泻，海螵蛸收敛止血等。故本草文献常以酸味代表涩味功效，或与酸味并列，以明药性。

有些药难以用四气五味理论解释药性、说明作用机制，因而又有芳香药性之说。芳香药在古代早期多用作调香品以辟秽防病，后来由于外来香药不断输入，宋代以后其应用范围日益扩大，对芳香药的药性特点及治疗机制认识不断加深，逐步形成芳香药性理论，使其成为中药药性理论的一个重要组成部分，从而发展了中药药性理论。芳香药主要作用及指导临床用药意义归纳如下。

辟秽防疫：芳香药有辟除秽浊疫疠之气，扶助正气，抵御邪气的作用，达到辟秽养正，防病治病的目的。古代的中药辟秽防疫香料多以芳香类的苍术、艾草、藿香等为主。

悦脾开胃："土爱暖而喜芳香"，故芳香药善入脾胃经，投其所喜，有加强运化，增进食欲，悦脾开胃的功效，如木香、檀香、沉香、丁香及香橼、佛手、甘松等。有些药物自身香气不浓，但经炒制增强焦香之气后，同样可以增进悦脾开胃、纳谷消食的功效，如炒谷芽、炒麦芽、炒神曲等。

化湿祛浊：芳香药能疏通气机，宣化湿浊，消胀除痞，复脾健运，即有化湿运脾之功，如苍术、厚朴、藿香、佩兰、草豆蔻等均为芳香化湿的代表药。

开窍醒神：芳香药又有芳香辟秽，开窍启闭，苏醒神志的功效，如麝香、冰片、苏合香、安息香、樟脑等都是芳香开窍的代表药。

三、升降浮沉

《素问·六微旨大论》谓："升降出入，无器不有。"指出升降浮沉是人体生命活动的基础，如一旦发生故障便有疾病产生。金元时期升降浮沉学说得到了全面发展，张元素在《医学启源》中旨承《黄帝内经》，首倡"气味厚薄升降图说"，用运气学说阐发了药物具有升降浮沉不同作用趋向的道理。其后，李东垣、王好古、李时珍等又做了进一步的补充，使药物升降浮沉学说趋于完善。它作为说明药物作用指导临床用药的理论依据，是对四气五味的补充和发展。

升降浮沉表示药物对人体作用的不同趋向性。升，即上升提举，趋向于上；降，即下达降逆，趋向于下；浮，即向外发散，趋向于外；沉，向内收敛，趋向于内。升降浮沉也就是指药物对机体有向上、向下、向外、向内四种不同作用趋向。它是与疾病所表现的趋向性相对而言的。其中，升与降，浮与沉是相对立的，升与浮，沉与降，既有区别，又有交叉，难以截然分开，在实际应用中升与浮、沉与降又常相提并论。

药物升降浮沉作用趋向性的形成，虽然与药物在自然界生成禀赋不同、形成药性不同有关，并受四气、五味、炮制等诸多因素的影响，但更主要是与药物作用与机体所产生的不同疗效、所表现出的不同作用趋向密切相关。影响药物升降浮沉的因素主要与四气五味、药物质地轻重有密切关系，并受到炮制的影响。

（1）药物的升降浮沉与四气五味有关　一般来讲，凡味辛甘、气温热的药物，大多是升浮药，如麻黄、升麻、黄芪、川芎等；凡味苦、酸、咸，气寒凉的药物，大多是沉降药，如大黄、芒硝、牡蛎、龙骨等。

（2）药物的升降浮沉与药物的质地轻重有关　汪昂《本草备要·药性总义》云："轻清升浮为阳，重浊沉降为阴。"一般来讲，花叶、皮、枝等质轻的药物大多为升浮药，如金银花、苏叶、菊花、蝉蜕等；而种子、果实、矿物、贝壳及质重者大多都是沉降药，如紫苏子、枳实、牡蛎、代赭石等。但同时应当指出，药物质地轻重与升降浮沉的关系，是前人用药的经验总结，因为两者之间没有本质的联系，故有一定的局限性，只是从一个侧面论述了与药物升降浮沉有关的作用因素。

（3）药物的升降浮沉与炮制的影响有关　药物的炮制可以转变其升降浮沉的性能。有些药物酒制则升，姜炒则散，醋炒收敛，盐炒下行。例如，大黄属于沉降药，峻下热结、泻热通便，经酒炒后，大黄则可清上焦火热，可治目赤头痛。又如莱菔子，生品用于涌吐风痰，炒制后可用于降气化痰。

四、归经

归经是药物作用的定位概念，即表示药物作用部位。归经是指药物对于机体某部分的选择性作用，即某药对某些脏腑经络有特殊的亲和作用，因而对这些部位的病变起着主要或特殊的治疗作用，药物的归经不同，其治疗作用也不同。药物归经理论的形成可追溯到先秦的文史资料如《周礼》以及秦汉以来的《黄帝内经》《神农本草经》《名医别录》《备急千金要方》等大量医药文献，这些文献广泛论述了五味作用定向定位的概念，可视为归经理论的先声。《伤寒论》六经分经用药为归经理论的形成奠定了基础。唐宋时期《食疗本草》《本草拾遗》《本草衍义》《苏沈良方》等医药文献都部分论述了药物定向定位的归经作用，并逐渐与脏腑经络联系在一起，出现了药物归经理论的雏形。

中药归经理论的形成是在中医基本理论指导下，以脏腑经络学说为基础，以药物所治疗的具体病证为依据，经过长期临床实践，从药物的疗效中归纳总结出来的用药理论。它与机体因素即脏腑经络生理特点、临床经验的积累、中医辨证理论体系的不断发展与完善及药物自身的特性密不可分。由于经络能沟通人体内外表里，所以一旦机体发生病变，体表病变可以通过经络影响内在脏腑；反之，内在脏腑病变也可以反映到体表上来。由于发病所在脏腑及经络循行部位不同，临床上所表现的症状则各不相同。例如，心经病变多见心悸失眠；肺经病变常见胸闷喘咳；肝经病变每见胁痛抽搐等证。临床用朱砂、远志能治愈心悸失眠，说明它们归心经；用桔梗、紫苏子能治愈喘咳胸闷，说明它们归肺经；而选用白芍、钩藤能治愈胁痛抽搐则说明它们能归肝经。至于一药能归数经，是指其治疗范围的扩大。例如，麻黄归肺与膀胱经，它既能发汗宣肺平喘，治疗外感风寒及咳喘之证，又能宣肺利尿，治疗风水水肿之证。由此可见，归经理论是通过脏腑辨证用药，从临床疗效观察中总结出来的用药理论。虽然也存在着药物特性与归经没有必然联系的问题，但它从药物自身角度分析药物归经，还是有一定意义的。可见由于归经受多种因素的影响，不能偏执一说，要全面分析归经才能得出正确结论。

经络与脏腑虽有密切联系，但又各成系统。故有经络辨证与脏腑辨证的不同，经络辨证体系的形成早于脏腑辨证。因而历史上不同时期，不同医家在确定药物归经时，或侧重经络系统，或侧重脏腑系统。这样一来，便造成某些药物归经的含义有所不同。例如，本草文献记载，羌活、泽泻皆归膀胱经，羌活能治疗外感风寒湿邪所致的头痛、身痛，肢体关节酸楚之证，其归膀胱经，是依经络辨证，盖足太阳膀胱经主表，为一身之藩篱。泽泻利水渗湿，其归膀胱经，是指膀胱之腑。羌活与泽泻，一为解表药，一为利水药，虽都归膀胱经，但两者所包含的意义是不同的。至于有的药物只归一经，有的药物则归数经，这正说明不同药物的作用范围有广义、狭义之分。

在运用归经理论指导药物临床应用时，还必须与四气五味、升降浮沉学说结合起来，才能做到全面准确。如同归肺经的药物，由于有四气的不同，其治疗作用也异。例如，紫苏子温散肺经风寒、薄荷凉散肺经风热、干姜性热温肺化饮、黄芩性寒清肺泻火。同归肺经的药物，由于五味的不同，作用亦殊。例如，乌梅酸收固涩、敛肺止咳，麻黄辛以发表、宣肺平喘，党参甘以补虚、补肺益气，陈皮苦以下气、止咳化痰，蛤蚧咸以补肾、益肺平喘。同归肺经的药物，因其升降浮沉之性不同，作用迥异。例如，桔梗、麻黄药性升浮，故能开宣肺气、止咳平喘；杏仁、紫苏子药性沉降，故能泻肺止咳平喘。四气五味、升降浮沉和归经同是药性理论的重要组成部分，在应用时必须结合起来，全面分析，才能准确地指导临床用药。

五、毒性

历代本草书籍中常在每一味药物的性味之下，标明其"有毒"或"无毒"。有毒无毒也是药物性能的重要标志之一，是掌握性药性必须注意的问题。

关于毒性的含义，历来存在两种观点。一种观点认为毒性具有普遍性，凡药均有毒，把药物的毒性看作药物的偏性。故《周礼·天官冢宰》有"医师掌医之政令，聚毒药以供医事"的说法。另一种观点认为毒性反应是药物的不良作用引起的，是与药物治疗作用（功效）的治疗效应相对的。毒性专指药物对人体的毒害性，毒药就是容易引起毒性反应的药。即把毒性看作药物副作用大小的标志。如《素问·五常政大论》中把药物毒性强弱分为大毒、常毒、小毒、无毒四类。而《神农本草经》三品分类法也是以药物毒性的大小、有毒无毒作为分类依据的，并提出了使用毒药治病的方法。另外《证类本草》《本草纲目》将毒性分为"大毒""有毒""小毒""微毒"四类。综上所述，古代药物毒性的含义较广，既认为毒药是药物的总称，毒性是药物的偏性，又认为毒性是药物毒副作用大小的标志。而后世本草书籍在其药物性味下标明"大毒""有毒""小毒"等记载，则大都指药物的毒副作用的大小。例如，本草典籍记载巴豆、斑蝥有大毒，全蝎、蜈蚣有毒，细辛、苍耳子有小毒，茯苓、藿香无毒等。

随着科学的发展、医学的进步，人们对毒性的认识逐步加深。所谓毒性一般指药物对机体所产生的不良影响及损害性，包括急性毒性、亚急性毒性、亚慢性毒性、慢性毒性和特殊毒性（如致癌、致突变、致畸胎、成瘾等）。所谓毒药一般指对机体发生化学或物理作用，能损害机体引起功能障碍疾病甚至死亡的物质。剧毒药指中毒剂量与治疗剂量比较接近，或某些治疗量已达到中毒剂量的范围的中药，因此作为治疗用药时安全系数小，可产生严重或不可逆的后果。

另外中药的副作用有别于毒性作用。副作用是指在常用剂量时出现与治疗需要无关的不适反应，一般比较轻微，对机体危害不大，停药后可自行消失。临床常见服用某些中药可引起恶心、呕吐、胃痛、腹泻或皮肤瘙痒等不适反应，如半夏服药过程中产生的呕吐副作用，可通过配伍生姜或通过独特的炮制过程解决这种副作用。中药常见一药多效能，例如，常山既可解疟，又可催吐，若用治疟疾，则催吐就是副作用；莱菔子可消食亦可涌吐风痰，那么在应用其消食的作用时可致涌吐便是副作用。可见中药副作用还有一定的相对性。

第二节 中药的炮制

炮制是制备中药饮片的一门传统制药技术，也是中医药特定的制药术语，历史上也称"炮炙""修治""修事"。现代多用"炮制"一词，其中"炮"代表各种与火有关的加工处理技术，而"制"则代表更广泛的加工处理方法。

一、中药炮制的目的

（一）降低或消除药物的毒副作用

毒性中药是中药的重要组成成分，也是中医用药的一大特色，这类药物虽然有较好的疗效，但直接应用于临床毒性或副作用较大，经过炮制，可以降低其毒性或副作用。

乌头中的乌头类生物碱及其降解产物具有较强的强心、解热、镇痛的作用，炮制后，既可保证其临床疗效，又可明显降低其毒性，还有如苍耳子、蓖麻子等含有毒性蛋白质的中药，经过加热炮制后，其中所含毒性蛋白质受热变质，毒性降低。苍术中挥发油具有"燥性"，通过麸炒，可以去除部分苍术挥发油，缓和药性；柏子仁宁心安神，但生柏子仁有滑肠通便的副作用，易致患者腹泻，可将柏子仁制成柏子霜，去除其副作用。

（二）改变或缓和药性

中药的性味以四气五味来表示，一些性味偏盛的药物，使用时会给患者带来一些副作用。药物经过炮制，可以改变或缓和药物偏盛的性味，以达到改变药物作用的目的。例如，生甘草性凉味甘，具有清热解毒，清肺化痰的功效，炙甘草取其甘温益气的功效，增强补脾益气，润肺止咳的功效。生地黄性味甘苦，长于清热凉血，养阴生津，熟地黄性味甘而微温，长于滋阴补血，补精益髓。

（三）增强药物疗效

许多药物经炮制后，其药效成分溶出率大大高于原药材，这与药材在炮制过程发生的变化有关，切制会使药材细胞破损，表面积增大，可加快药效成分的溶出，某些药材经热处理后，质地或组织结构发生改变，也可增加药效成分溶出，如槐米、黄芩热处理后相关酶失活，防止有效成分被分解。"逢子必炒"提出种子类药物应该炒制再煎煮，表皮爆裂后利于有效成分溶出。药物在炮制过程中还有可能产生新的成分，如炉甘石煅制后碳酸锌转化为氧化锌，增强了解毒、明目退翳的作用。添加炮制辅料对药物进行炮制可增强药物疗效，如酒炒川芎、当归，增强其温经活血的作用；醋制延胡索，增强其活血止痛的功效。

（四）改变药物的作用趋向

中药的作用趋势以升、降、浮、沉来表示，中药炮制后，可以改变其特性，如莱菔子生品用于涌吐风痰，炒莱菔子用于降气化痰。炮制辅料对药物的作用趋向也有影响，如酒能升能散，可引药上行，上清丸中用酒制黄柏，转降为升。

（五）改变药物作用部位或增强对某些部位的作用

中药的作用部位常以归经来表示，临床上有时因一药入多经，会使其作用分散，而通过炮制使其作用专一，如香附、柴胡醋制后引药入肝经，知母、杜仲盐制后增强入肾经的作用。

（六）便于调剂和制剂

调剂需要按处方分称剂量，中药制剂过程一般也要先进行前处理。因此，植物类中药，经水制软化，切制成一定规格的片、丝、段、块后，可便于调剂时分剂量、配药方。质地坚硬的矿物类、甲壳类及动物化石类药材，一般不易粉碎和煎出其药效成分，不便于制剂和调剂，因此必须通过煅烧等处理，使其质地酥脆而便于粉碎，如代赭石、石决明、牡蛎等。

（七）洁净药物、利于贮藏保管

药材在采收时常混有泥沙等杂质，并有残留的非药用部位。另外在仓储、运输过程中也可能混入杂质和产生霉变，因此必须经过严格的分离和清洗。使其达到所规定的洁净度，保证临床用药的卫生和剂量准确，如麻黄的茎能发汗，根能止汗，则需要分开应用；有的药物通过加热可以杀死虫卵，如蒸桑螵蛸、蒸五倍子杀死蚜虫，有利于贮藏保管；有的含苷类成分，如黄芩、苦杏仁等，经过加热处理，能使其中分解苷类的酶失活，保存药效。

（八）矫味矫臭、利于服用

中药一般具有特殊的气味，某些动物类药材（如五灵脂、乌梢蛇、白僵蚕等）、树脂类药材（如乳香、没药等）以及其他具有特殊不良气味的药味，往往为患者所不适，服后有恶心、呕吐、心烦等不良反应。为了便于服用，常用酒制、蜜制、水漂、麸炒、炒黄等方法进行炮制，以起到矫臭、矫味的效果，利于患者服用。

（九）产生新的药物、增加药用品种

炮制可产生新的药物，满足中医临床的需要。通过发芽、制霜、发酵、干馏等炮制方法，可以将某些原来不入药的物质转变为药物，或者使药物通过炮制加工产生新的功用，如麦芽、红曲、蛋黄油等。

二、中药炮制的方法

（一）修制

修制指通过簸、筛、刮、刷、拣等方法以清除杂质，切制饮片（或小段），以及通过碾、磨、锉等粉碎方法以纯净药材，便于贮存、调剂、制剂。例如，肉桂刮去粗皮，枇杷叶刷去绒毛，白芍、甘草切圆片，水牛角锉成粉末等。

（二）水制

水制是指用较低温度的清水或用其他液体辅料处理药材的一种炮制方法。通过洗、淋、泡、润、浸、漂等方法，以使药材净洁、软化，或降低盐分、消除不良异味及毒烈之性。例如，芦根、白茅根洗去泥土杂质，海藻、昆布漂去盐分，胆巴水浸泡附子等。

"水飞"法较特殊，水飞是将不溶于水的矿物或贝壳类药材粉碎后，置于乳钵或碾槽内加水反复研磨，不断收集混悬液，制取极细粉末的加工法。例如，水飞炉甘石、雄黄等。

（三）火制

火制是指将药物直接用火加热，或与辅料（液体或固体）拌炒的加工方法。常通过炒、炙、煅、煨、烘、焙等火制法，以达到增效、减毒、改变性能、缓和药性、便于制剂的目的。

1. 炒法　有清炒和辅料炒之分。

（1）清炒　不加辅料直接在锅内翻炒的方法。根据炒制的火力和药材变色情况，清炒又有炒黄、炒焦、炒炭等区别，常见的有王不留行炒黄、焦山楂、焦麦芽、荆芥炭、地榆炭等。

（2）辅料炒　将药物与固体辅料（如米、砂、土、麸、蛤粉等）拌炒的方法。例如，麸炒苍术、砂烫马钱子、米炒斑蝥、蛤粉炒阿胶等。

2. 炙法　用液体辅料（如黄酒、蜂蜜、米醋、姜汁、盐水等）与药物拌炒的方法，简称"炙"。例如，蜜炙甘草，酒炙大黄，醋炙甘遂、延胡索，盐炙杜仲、黄柏等。

3. 煅法　用猛火将药物直接或间接煅烧的炮制方法。其目的是使药物质地松脆，易于粉碎，有利于有效成分溶出。

（1）直接煅法　将质地坚硬的贝壳类和矿物药材，直接置于无烟炉火上煅烧，称直接煅法，又称明煅法，常用于龙骨、牡蛎、石膏、石决明等。

（2）间接煅法　将质地轻的植物、动物类药材置于耐高温的密闭容器中放在火上煅烧，称间接煅法，又称闷煅法、扣锅煅法，常用于血余炭、棕榈炭、灯心炭等。

4. 煨法　将药材用湿纸或湿面团皮包裹后，置于火灰中烫至熟透的方法，如生姜、葛根、木香、肉豆蔻等。

5. 烘焙　将药材用微火加热，使之干燥的方法，通常在其他加工方法之后使用。

（四）水火共制法

水火共制法是指利用水或液体辅料与火共同对药材进行加工的方法。常见的有淬、燀、蒸、煮等。例如，甘草水煮远志、苦杏仁、桃仁燀去皮，醋淬磁石，何首乌、地黄蒸熟等，可达到易粉碎、增效、改变性能功效、降低毒副作用、便于贮存等炮制目的。

（五）其他制法

除上述方法外，还有一些特殊炮制方法，如制霜、提净、发酵、发芽等。

1. 制霜　是将某些矿物药材重结晶或将种子类药材压榨去油的加工方法。例如，将芒硝放入西瓜内所析出的结晶，即西瓜霜；巴豆榨去部分油后，即为巴豆霜。

2. 提净　多用于水溶性天然结晶药物，先经过水溶去除杂质，再经浓缩、静置后析出结晶，如朴硝精制成芒硝、元明粉。

3. 发酵　是将药材与辅料和拌，置于一定温度和湿度条件下，利用霉菌发酵生霉，改变药性的加工方法，如神曲、淡豆豉等。

4. 发芽　是将具有发芽能力的种子药材用水浸泡，保持一定温度、湿度使其萌发幼芽的生产方法，如麦芽、稻芽等。

5. 药拌　药物中加入其他辅料拌染而成，如朱砂拌茯神、砂仁拌熟地黄。

综上所述，针对不同中药，即使采用相同的炮制方法，其达到的目的也不同。例如，同为醋炙，香附、延胡索等醋炙，可增强疏肝或镇痛功效；而大戟、芫花、商陆等有毒药醋炙，则能降低其毒性。此外，对于同一中药，采用相同方法，可达到多个目的。例如，蜜炙麻黄，既能增强其平喘功效，又可降低其辛温性；蜜炙马兜铃，既可增强其止咳平喘之效，又可降低马兜铃的毒副作用。

现代中药的炮制基本上是依照上述传统的炮制方法进行的，将传统的手工加工改成了现代的机械化生产。人们利用现代科学技术手段进行炮制合理性的研究，研究表明传统方法和手段多数是正确的，中药的炮制对临床安全有效用药及药物的制剂、运输、贮存等方面均有重要影响，随着现代科学手段和中医药理论的进一步结合，中药炮制方法将得到新的发展。

第三节　中药的配伍

随着疾病的发展和对药物研究的深入，人们发现用一种药物治疗疾病有的时候达不到治疗效果，多种药物配合使用可以增加药物的有效性，即中药的配伍使用。合理的配伍，可以增强疗效，降低或消除毒副作用，扩大应用范围；若配伍不合理，则会减效、增毒，影响临床用药的安全性和有效性。

一、中药配伍的含义与内容

（一）含义

在中医药理论指导下根据病情需要和药物特性，按照一定的发展将两种及两种以上的药物配合使用，称中药配伍。中药配伍关系指"七情"，即单行及其余六种配伍关系的总称。

（二）内容

七情主要包括单行、相须、相使、相畏、相杀、相恶、相反七个方面的内容。

二、七情的含义

《神农本草经》中对药物七情有如此记载："药有单行者，有相须者，有相使者，有相畏者，有相杀者，有相恶者，有相反者，凡此七情，合和视之。"

（一）单行

单行指两味药物配伍后，各自独行其是，互不影响临床效应的配伍关系。例如，神曲与连翘配伍，神曲消食，连翘清热，两者合用，既不增强也不降低相互之间的药效，也不会产生新的毒副作用，即认为其属于单行配伍关系。另有一种认识，指使用单味药治疗某一病情单一的疾病。例如，用独参汤单一味人参治疗元气虚脱，用独桔汤单一味桔梗治疗咽喉疼痛，用都梁丸单一味白芷治疗阳明经的头痛，用清金散单一味黄芩治疗肺热出血。

（二）相须

相须指性能相似的药物配合使用，以增强药物治疗效应的配伍关系。这两味药物的功效往往是相同的，配伍使用可以互增疗效。例如，附子和干姜配伍使用，可增强温阳守中、回阳救逆的功效；石膏和知母配伍使用，能明显增强清热泻火的功效；金银花和连翘配伍，可增强辛凉解表、疏散风热的作用；麻黄和桂枝配伍，增强发汗解表、祛风散寒的作用。

（三）相使

相使指某方面性能功效相似的药物配合使用，以一种药物为主药，另一种药物为辅药，辅药能提高主药某方面治疗效应的配伍关系。例如，补气利水的黄芪配伍利水健脾的茯苓治疗脾虚水肿，茯苓能增强黄芪补气利水的功效；泻热通肠的大黄与润燥通便的芒硝配伍治疗热结便秘，芒硝可增强大黄泻热通肠的作用；白芍柔筋止痛，甘草缓急止痛，白芍和甘草配伍治疗血虚失养，痉挛作痛，甘草可以增强白芍柔筋止痛的作用。

（四）相畏

相畏指一种药物的毒副效应能被另一种药物降低或消除的配伍关系。例如，生姜能降低或消除半夏的毒副效应，称半夏畏生姜；大枣可以抑制甘遂峻下逐水、戕伤正气的毒副作用，称甘遂畏大枣；陈皮可以缓和常山恶心呕吐的肠胃反应，称常山畏陈皮。

（五）相杀

相杀指一种药物能够降低或消除另一种药物毒副效应的配伍关系。例如，生姜能降低或消除半夏的毒副效应，称生姜杀半夏；砂仁可以减轻熟地黄滋腻影响消化的副作用，称砂仁杀熟地黄。

（六）相恶

相恶指两药合用后，一种药物能使另一种药物治疗效应降低甚至丧失的配伍关系。这里的药物治疗效应降低，主要是指某方面或某几方面的治疗效果降低。例如，沙参恶防己，防己利水伤阴削弱沙参滋阴生津的作用；人参恶莱菔子，莱菔子削弱人参的补气作用；生姜恶黄芩，黄芩会削弱生姜温胃止呕的功效，在治疗胃寒呕吐、胃脘疼痛时生姜和黄芩不能同时使用，但两药相恶也不是一定不能同时使用，如张仲景的生姜泻心汤治疗寒热错杂等病症时生姜和黄芩可以配伍使用。

（七）相反

相反指两药合用后，使原有的毒副效应增强或产生新的毒副效应的配伍关系。目前将"十八反""十九畏"部分内容纳入相反配伍的关系中。近年来还发现新的具有相反关系的药对，如槲寄生会增强乌头的毒性反应，延胡索也可增强马钱子的毒性。

三、七情配伍的意义

七情配伍关系中，相须、相使可以增强临床疗效，相畏、相杀可降低或消除毒副效应，使临床用药更加安全有效；相恶导致治疗效应削弱或消除，原则上应当避免使用；而相反会导致毒副效应增强或产生新的毒副效应，影响临床用药的安全性，是临床用药应当禁忌的配伍关系。单行的药物不产生明显影响发挥预期疗效的问题，体现"存效"或"显效"，同为临床所需。药物配伍以后，在体内相互作用的机制极其复杂。虽然不外是协同和拮抗两方面，但还存在着七情中尚未包含的内容，如药物配伍后产生原有药物的新药效，其复杂的机制仍待深入研究。

第四节　中药的用药禁忌

用药禁忌是指为确保临床安全、有效用药，应当注意避免或禁忌使用的一些方面。其中主要包括配伍禁忌、妊娠用药禁忌、病证用药禁忌和服药食忌四个方面。

一、配伍禁忌

（一）含义

凡药物合用后药效减弱或丧失，或者原有的毒副作用增强以及产生新的毒副作用者均属于配伍禁忌，应当避免合用。目前，中药的配伍禁忌仍然沿用金元时期的"十八反""十九畏"的内容。

（二）内容

1. 十八反　乌头反贝母、瓜蒌、半夏、白蔹、白及；甘草反海藻、甘遂、大戟、芫花；藜芦反人参、沙参、丹参、玄参、苦参、细辛、芍药。

2. 十九畏　硫黄畏朴硝，水银畏砒霜，狼毒畏密陀僧，巴豆畏牵牛，丁香畏郁金，牙硝畏三棱，川乌、草乌畏犀角，人参畏五灵脂，官桂畏赤石脂。

早在《神农本草经》中就记载有 18 种相反配伍关系的药物，但实际上附子、川乌、草乌、制附子、制草乌都属于乌头类药物，贝母包括川贝母、平贝母、浙贝母；瓜蒌含有全瓜蒌、瓜蒌子、瓜蒌皮、天花粉；芍药含赤芍、白芍，因此远不止 18 种药物。

应当注意，"十九畏"与配伍关系中"相畏"的含义不同。"十九畏"属于药物的配伍禁忌，而"相畏"是药物配伍后毒副作用减低或消除，是临床用药时提倡采用的配伍形式。

虽然"十八反"和"十九畏"涉及的问题复杂，研究结果尚无定论，且有不少学者持相反的观点，但目前《中华人民共和国药典》仍然将"十八反"和"十九畏"列为不宜同用配伍的禁忌范畴，是法定配伍禁忌。

二、妊娠用药禁忌

（一）含义

在妊娠期间对母体和胎儿产生严重不良影响的药物，均属于妊娠用药禁忌。

（二）禁忌原则

凡是引起妊娠期妇女堕胎，对母体不利，对胎儿生长发育不利，对产程不利，不利于优生优育的药物均应当禁忌。

（三）禁忌药分类

根据药物对妊娠期妇女的损害程度不同，将妊娠禁忌药分为禁用药和慎用药两类。

1. 禁用药　大多是毒性强，或药性峻猛，或堕胎作用强的药物，如水银、马钱子、轻粉、雄黄、斑蝥、甘遂、芫花、巴豆、牵牛子、大戟、商陆、麝香、三棱、莪术、水蛭、虻虫。

2. 慎用药　包括化瘀通经、行气破滞、攻下导滞及具有辛热或滑利之性的药物，如桃仁、红花、牛膝、枳实、大黄、番泻叶、附子、干姜、肉桂、薏苡仁等。

凡禁用药物妊娠期禁止使用，慎用药物则可根据孕妇病情酌情使用。使用时应注意辨证准确，把握好剂量和疗程，尽量减少药物对妊娠的危害。若无必要，则应该避免使用，以保证用药安全。妊娠禁忌药物中的堕胎作用是药物的副作用，并非传统意义上的治疗效果，妊娠禁忌药的堕胎作用不稳定，因此不能将其作为堕胎药来使用。

三、病证用药禁忌

某些药物对某种病证不宜，使用不当，反助病势或产生新的病理损害而加重病情，故应当避免使用。

（一）含义

凡用药与病证不符，均属于病证用药禁忌。

（二）内容

通常阴虚内热者慎用苦寒药；里寒证忌用寒凉伤阳的清热药；脱证神昏者忌用开窍药；邪实正不虚者，忌用补虚药；脾胃虚弱、痰湿内阻者，忌用补血滋阴药；疮疡脓毒未清者，不宜过早使用生肌收口药等。

病证用药禁忌是用药禁忌中范围涉及最广的内容，除药性极为平和的药物无明显的禁忌外，一般药物都有病证用药禁忌。

四、服药食忌

中医自古就有"药食同源"之说，药有药效，食有食效，在治疗疾病的过程中，若食性与病性相符，有利于疾病康复；反之则会反助病势。

（一）含义

服药期间，凡是会降低药性或增强毒性，或与病情不符，反助病势的食物应当避免服食，属于服药食忌，又称"忌口"。

（二）内容

服药期间，凡妨碍消化吸收或影响药物吸收，或与药物存在类似相反和相恶配伍关系的食物，都应根据情况避免食用。例如，热性病忌辛热、油腻、有刺激性的食物；寒性病忌生冷瓜果、清凉饮料；虚性病忌清泻耗气食物；实性病忌温补食物等。古代文献中有许多关于服药食忌的记载，如细辛忌生菜，常山忌葱，地黄、何首乌忌葱、蒜、萝卜，薄荷忌鳖肉等。这些记载大多数是临床用药经验的总结，具有一定的参考价值，但由于受到认识条件、水平限制，或者误传等原因，仍有待科学验证。

（成都中医药大学　黄勤挽）

第九章　中医四诊与辨证

第一节　诊　　法

一、望诊

医者运用视觉，对人体全身、局部及排出物等进行有目的观察，以了解健康或疾病状态，称为望诊。

（一）全身望诊

1. **望神**　神是人体生命活动的总的体现，具体反映在人体的目光、面色、表情、神志、言语、体态等方面，望神的重点在于观察两目（图9-1）。

2. **望色**　指观察人体皮肤色泽变化以诊察病情的方法，主要观察面部的颜色和光泽。

（1）**常色**　指人在正常生理状态时的面部色泽。我国正常人的常色特点是红黄隐隐、明润含蓄。常色又分为主色和客色。

望神 {
得神——正气充盛，脏腑功能未衰
失神 {
精亏神衰：正气大伤，精气亏虚
邪盛神乱：邪气亢盛，邪陷心包或肝风夹痰蒙蔽清窍
}
假神——精气极度衰竭，阴阳即将离决
少神——正气不足，精气轻度损伤
神乱——癫、狂、痫等病症
}

图9-1　望神的表现和临床意义

主色：终生不变的基本肤色。客色：因季节、昼夜、气候等变化而相应改变的肤色。

（2）**病色**　指人体在疾病状态时面部的色泽。病色有青、赤、黄、白、黑五种。

青色：主寒证、痛证、瘀血证、惊风证及肝病。

赤色：主热证或戴阳证。

黄色：主湿证、虚证。

白色：主虚寒证、血虚证。

黑色：主肾虚证、水饮证、寒证、痛证及瘀血证。

3. **望形**　指观察患者的形体强弱、胖瘦及体质以判断病情的方法。

4. **望态**　指观察患者的动静姿态和肢体异常动作以诊察病情的方法。

（二）局部望诊

1. **望头面部**

（1）**望头**　主要观察头之外形、动态及头发的色质变化及脱落情况，了解脑、肾的病变及气血的盛衰。

望头形：头形大或小且伴有智力低下，多因先天不足，肾精亏虚。

望发：正常人头发多浓密色黑而润泽，是肾气充盛的表现。头发稀疏不长，提示肾气亏虚。头发黄干枯，久病落发，多为精血不足。

（2）望面部　主要观察面部外形变化。面肿，多见于水肿病。腮肿，腮部一侧或两侧突然肿起，逐渐肿大，并且疼痛拒按，常兼咽喉肿痛或伴耳聋，多属温毒，见于痄腮。面部口眼歪斜，多属中风。面呈惊怖貌，多见于小儿惊风，或狂犬病。面呈苦笑貌，多见于破伤风。

2. 望五官　指对目、鼻、耳、唇、口、齿龈、咽喉等头部器官的望诊。望目，可察神的旺衰和精气的盛衰。望鼻，可诊查肺、脾、胃等脏腑病变。望耳，可诊查肾与少阳经病变。望口与唇，可诊察脾与胃的病变。望齿与龈，可诊查肾与胃肠病变。望咽喉，可诊查肺、胃、肾的病变。诊察五官的异常变化，可了解相应脏腑病变。

3. 望躯体　指对包括颈项、胸、腹、腰、背及前后二阴的诊察。

4. 望四肢　指主要诊查手足、掌腕、指趾等部位的形态色泽变化。

5. 望皮肤

（1）色泽　皮肤发赤：皮肤忽然变红，如染脂涂丹，名曰"丹毒"。发于头面者称"抱头火丹"，发于躯干者称"丹毒"，发于胫踝者称"流火"。

皮肤发黄：皮肤、面目、爪甲皆黄，是黄疸病。阳黄，黄色鲜明如橘子色，多因脾胃或肝胆湿热所致。阴黄，黄色晦暗如烟熏，多因脾胃为寒湿所困。

（2）形态　皮肤虚浮肿胀，按之有压痕，多属水湿泛滥；皮肤干瘪枯燥，多为津液耗伤或精血亏损；皮肤干燥粗糙，状如鳞甲称肌肤甲错，多因瘀血阻滞、肌肤失养所致。

斑疹：斑，点大成片，或红或紫，平铺于皮下，摸之不碍手，压之不褪色。疹，点小如粟，色红，高出皮肤，扪之碍手，压之褪色。

痈、疽、疔、疖：都是发于皮肤体表部位有形可诊的外科疮疡疾病（表9-1）。

表 9-1　疮疡临床表现、特点及意义

种类	临床表现	特点	临床意义
痈	红肿高大，灼热疼痛	易消，易溃，易敛	火毒蕴滞，气血壅滞
疽	漫肿无头，不热少痛	难消，难溃，难敛	气血亏虚，寒痰凝滞
疔	形小如粟，根深疼痛	多发于颜面手足	外感毒邪，蕴结气血
疖	形小而圆，根浅局限	易化脓，脓溃即愈	外感热毒，湿热蕴结

（三）望舌

望舌指通过观察舌象进行诊断的一种望诊方法。望舌包括望舌质和望舌苔。望舌质分为望舌的神、色、形、态四个方面。望舌苔分为望苔色、苔质两个方面。正常舌象，为"淡红舌、薄白苔"。

1. 望舌质

（1）舌神　主要表现在舌质的荣润和灵动方面（表9-2）。

表 9-2　舌神特征及临床意义

舌神	舌象特征	临床意义
荣舌	荣润红活，活动自如	病情轻浅，预后良好
枯舌	晦暗干枯，活动不灵	气血衰败，预后较差

（2）舌色　即舌质的颜色。分为淡白、淡红、红、绛、青紫几种（表9-3）。

表9-3　舌色特征及临床意义

舌色	舌象特征	临床意义
淡红舌	舌色淡红润泽	常见于健康人；外感病者，多属表证；内伤杂病者，多病轻
淡白舌	比正常舌色浅淡，为淡白舌，舌色白而几无血色者，为枯白舌	主气血两虚、阳虚。枯白舌主亡血夺气
红舌	比正常舌色红，或呈鲜红色	主热证
绛舌	较红舌颜色更深，或略带暗红色	主热盛
青紫舌	全舌淡紫而无红色，为青舌。深绛而色暗，为紫舌。舌淡泛现青紫，为淡紫舌；舌红泛现紫舌，为紫红舌；舌绛泛现紫色舌，为绛紫舌；局部现紫色斑点，为紫斑或紫点舌	主气血瘀滞

（3）舌形　指舌体的形状，包括老嫩、胖瘦、裂纹、点刺、齿痕等异常变化（表9-4）。

表9-4　舌形特征及临床意义

舌形	舌象特征	临床意义
老、嫩舌	舌质纹理粗糙或皱缩，形色坚敛苍老，舌色较暗者，为苍老舌；舌质纹理细腻，形色浮胖娇嫩，舌色浅淡者，为娇嫩舌	老舌多主实证；嫩舌多主虚证
胖、瘦舌	舌体比正常舌大而厚，伸舌满口，为胖大舌；舌体肿大满嘴，甚至不能缩回闭口，为肿胀舌；舌体比正常舌瘦小而薄，为瘦薄舌	胖大舌多主水湿、痰饮内停；肿胀舌多主湿热、热毒上壅；瘦薄舌多主气血两虚、阴虚火旺
点、刺舌	舌的蕈状乳头增大，数目增多，高突	多属邪热亢盛，血分热甚
裂纹舌	舌面上出现各种形状的裂纹、裂沟，深浅不一，多少不等	主阴血亏虚、脾虚湿侵
齿痕舌	舌体边缘有牙齿压印的痕迹，又称齿印舌	主脾虚、湿盛证

（4）舌态　指舌体运动时的状态。正常舌态是舌体活动灵敏，伸缩自如，病理舌态见表9-5。

表9-5　舌态特征及临床意义

舌态	舌象特征	临床意义
萎软舌	舌体萎软、无力伸缩，萎废不用	主气血俱虚，阴亏已极
强硬舌	舌体板硬强直，失于柔和，屈伸不利，甚至语言謇涩	主热入心包，热盛伤津，风痰阻络
歪斜舌	伸舌时舌体偏向一侧，或左或右，舌体不正	多见于中风或中风先兆
颤动舌	舌体震颤抖动，不能自主	多主肝风内动
吐、弄舌	舌伸于口外，不能回缩，为吐舌；舌微露出口，立即收回，或舌舐口唇四周，调动不停，为弄舌	主心脾有热
短缩舌	舌体卷短、紧缩，不能伸长，甚至伸舌难于抵齿	主寒凝、痰阻、血虚、津伤

2. 望舌苔　正常舌苔是由胃气上蒸所生，胃气的盛衰，可从舌苔的变化上反映出来。病理舌苔的形成，是胃气夹饮食积滞之浊气上升而生或邪气上升而形成。望舌苔，包括苔质和苔色两方面。

（1）苔质　苔质特征及临床意义见表9-6。

表9-6　苔质特征及临床意义

苔质	舌象特征	临床意义
薄、厚苔	透过舌苔能隐隐可见舌质者，为薄苔；不能透过舌苔见到舌质者，为厚苔	主要反映邪正的盛衰和邪气深浅。薄苔是正常舌苔或提示疾病初期，病位表浅；厚苔提示邪盛入里，或内有痰饮食积

苔质	舌象特征	临床意义
润、燥苔	舌苔润泽有津，干湿适中，为润苔；舌面水分过多，扪之湿滑，甚至抻舌欲滴，为滑苔；舌苔干燥，望之干枯，扪之无津，甚至舌苔干裂，为燥苔	主要反映津液的盈亏和输布情况；润苔是正常舌苔表现之一，也可见风寒表证、湿证初起、实滞、瘀血；滑苔主痰饮、水湿；燥苔提示体内津液已伤或因痰饮、瘀血内阻、阳气被遏、津液输布障碍不能上承舌面
腻、腐苔	苔质颗粒细腻致密，融合成片，紧贴舌面，揩刮不去，为腻苔；苔质颗粒疏松粗大，根底松浮，如豆腐渣堆积舌面，揩之可去，为腐苔	主痰浊、食积；脓腐苔主内痈
剥、落苔	疾病过程中舌苔全部或部分脱落，脱落处光滑无苔	主胃气不足，胃阴损伤，或气血两虚
偏、全苔	舌苔遍布全舌，为全苔；舌苔半布，偏于某一局部，为偏苔	全苔主邪气散漫，多为痰湿中阻；舌苔偏于某处，提示该处所候脏腑有邪气停蓄
真、假苔	舌苔坚敛着实，紧贴舌面，刮之难去，属真苔；舌苔不着实，似浮涂舌上，刮之即去，为无根苔，即假苔	对辨别疾病轻重、预后有重要意义

（2）苔色　苔色特征及临床意义见表9-7。

表9-7　苔色特征及临床意义

苔色	舌象特征	临床意义
白苔	舌苔呈现白色。苔白而薄，透过舌苔可看到舌体，是薄白苔；苔白而厚，舌体被遮盖而无法透见者，是厚白苔	为正常舌苔，也主表证、寒证
黄苔	舌苔呈现黄色。浅黄苔呈淡黄色；深黄苔舌黄而深浓；焦黄苔是深黄色中夹有灰黑色苔	主热证、里证
灰黑苔	苔色浅黑，为灰苔；黑苔较灰苔色深，多由灰苔或焦黄苔发展而来	主阴寒内盛，或里热炽盛

（四）望排出物

望排出物指观察患者的分泌物和排泄物，如痰涎、呕吐物、二便、涕唾、汗、泪、带下等。审察其色、质、形、量等变化，以了解相关脏腑的病变及邪气性质。

（五）望小儿指纹

小儿指纹是浮露于小儿两手食指掌侧前缘的脉络。观察小儿指纹形色变化来诊察疾病的方法，称为指纹诊法，仅适用于3岁以下的幼儿。指纹分风、气、命三关，即食指近掌部的第一节为风关，第二节为气关，第三节为命关。

二、闻诊

闻诊包括听声音和嗅气味两个方面，是医者通过听觉和嗅觉了解由病体发出的各种异常声音和气味，以诊察病情的方法。

（一）听声音

听声音，主要是听患者言语气息的高低、强弱、清浊、缓急等变化，以及咳嗽、呕吐、呃逆、嗳气等声响的异常，以分辨病情的寒热虚实。

1. 正常声音　发声自然、音调和畅，刚柔相济。
2. 病变声音　指疾病反映于声音上的变化。

（1）发声异常　声音特点及临床意义见表9-8。

表 9-8　声音特点及临床意义

异常发声	声音特点	临床意义
重浊	又称"声重"，声音沉闷不清晰或似有鼻音	外感风寒或湿浊阻滞
音哑、失音	音哑：语声嘶哑；失音：语而无声	实证（金实不鸣）：外感风寒、风热袭肺、痰湿壅肺；虚证（金破不鸣）：肺肾阴虚

（2）语言异常　狂言癫语：指患者神志错乱、意识思维障碍所出现的语无伦次。

独语与错语：是患者在神志清醒，意识思维迟钝时出现的语言异常。

谵语与郑声：特征及临床意义见表 9-9。

表 9-9　谵语与郑声的特征及临床意义

项目	特征	临床意义
谵语	神志不清，语无伦次，声高有力	热扰心神，见于热入心包、阳明腑实等
郑声	神志不清，言语重复，时断时续，语声低弱模糊	心气大虚，精神散乱

（3）呼吸异常与咳嗽　呼吸异常：主要表现为喘、哮、少气、短气等。喘、哮的特征及临床意义见表 9-10。

表 9-10　喘、哮的特征及临床意义

项目		特征	临床意义
喘	呼吸困难，短促急迫	发作急骤，呼吸深长，息粗声高，呼出为快	实证：风寒袭肺或痰热壅肺，痰饮停肺，水气凌心射肺
		病势缓慢，呼吸短浅，息微声低，深吸为快	虚证：肺肾亏虚
哮		呼吸急促似喘，喉间有哮鸣音	痰饮内伏，感邪诱发

咳嗽：咳嗽特征及临床意义见表 9-11。

表 9-11　咳嗽特征及临床意义

特征	临床意义
咳声重浊沉闷	实证
咳声清轻低微	虚证
咳声重浊，痰稀色白，鼻塞不通	风寒袭肺
咳声低微无力	肺气亏虚
咳声声高响亮，痰稠色黄，不易咯出	热邪犯肺
咳嗽痰多易咯	痰湿阻肺
干咳无痰或少痰	燥邪犯肺或阴虚肺燥
顿咳：咳声短促，呈阵发性、痉挛性，连续不断，咳后有鸡鸣样回声	风邪痰热搏结，常见于小儿百日咳
咳声如犬吠，伴有声音嘶哑，吸气困难	多见于白喉

（二）嗅气味

嗅气味指嗅患者病体、排出物、病室等的异常气味。可了解病情，判断疾病的寒热虚实。

1. 病体气味

（1）口臭　指患者张口时，口中发出臭秽之气。多见于口腔本身的病变或胃肠有热之人。

（2）汗气　因引起出汗的原因不同，汗液的气味也不同。

2. 病室气味　病室气味及临床意义见表9-12。

表9-12　病室气味及临床意义

病室气味	临床意义
臭气触人	瘟疫
血腥味	失血
腐臭气	溃腐疮疡
尸臭味	脏腑衰败，病情重笃
尿臊气（氨气味）	水肿晚期
烂苹果气味	重症消渴病
蒜臭味	有机磷中毒

3. 排出物气味　嗅排出物的气味，如痰涎、大小便、妇人经带等的异常气味。

三、问诊

问诊指医者通过询问患者或陪诊者，了解疾病的发生、发展、治疗经过、目前症状和其他与疾病有关的情况，以诊察疾病的方法。

（一）问寒热

问寒热指询问患者有无冷与热的感觉。通过问患者寒热感觉可以辨别病变的寒热性质和阴阳盛衰等情况。

临床常见的寒热症状有以下四种。

1. 但寒不热　但感恶寒而无发热，主里寒证。有里实寒证之新病恶寒及里虚寒证之久病畏寒两种。

2. 但热不寒　病人但感发热而无怕冷感觉，称但热不寒，主里热证（表9-13）。

表9-13　但热不寒类型、临床特征及意义

类型	临床特征	临床意义
壮热	高热（39℃以上）持续不退，不恶寒只恶热	里实热证，常见伤寒阳明经证和温病气分阶段
潮热	日晡（下午3～5时，申时）发热或热势更甚者	阳明潮热——阳明腑实证
	午后和夜间有低热，严重者有骨蒸发热	阴虚潮热——阴虚火旺
	身热不扬（即肌肤初扪之不觉很热，但扪之稍久即感灼手），午后热甚	湿温潮热——湿温病
微热（38℃以下）	长期微热，劳累则甚，兼疲乏、少气、自汗	气虚发热
	时有低热，兼面白、头晕、舌淡、脉细等	血虚发热
	长期低热，兼颧红、五心烦热等	阴虚发热
	每因情志不舒而时有微热，兼胸闷、急躁易怒等	气郁发热
	小儿于夏季气候炎热时长期发热，兼有烦渴、多尿、无汗等，至秋凉自愈	气阴两虚发热

3. **恶寒发热** 恶寒发热指恶寒发热并见，主表证（表9-14）。

表 9-14 恶寒发热临床特征及意义

临床特征	临床意义
恶寒重，发热轻	风寒表证
发热轻，恶风	伤风表证
发热重，恶寒轻	风热表证

4. **寒热往来** 寒热往来指恶寒与发热交替出现，主半表半里证（表9-15）。

表 9-15 寒热往来类型、临床特征及意义

类型	临床特征	临床意义
寒热往来无定时	自觉时冷时热，一日多次发作而无时间规律	少阳病
寒热往来有定时	恶寒战栗与高热交替发作，每日或二三日发作一次，发有定时	疟疾

（二）问汗

汗是津液所化生的，在体内为津液，经阳气蒸发从腠理外泄于肌表则为汗液。常见情况见表9-16。

表 9-16 汗的分类、临床特征及意义

类型		临床特征	临床意义
有汗无汗	无汗	表证无汗	风寒表证
		里证无汗	津血亏虚，阳虚
	有汗	表证有汗	伤风表证，风热表证
		里证有汗	里热证，阳虚
特殊汗出	自汗	醒时汗出，活动尤甚	气虚，阳虚
	盗汗	睡则汗出，醒则汗止	阴虚
	绝汗	病势危重，冷汗淋漓如水，面色苍白，肢冷脉微	亡阳
		病势危重，汗热而黏如油，躁扰烦渴，脉细数疾	亡阴
	战汗	先恶寒战栗，而后汗出	邪正剧烈相争，为疾病转折点
	黄汗	汗出沾衣色如黄柏汁	风湿热邪交蒸
局部汗出	头汗	头部或颈部出汗较多	上焦热盛，中焦湿热，虚阳上越
	手足汗出	手足心汗出较多	阴经郁热，阳明燥热，脾虚失运
	心胸汗出	心悸、失眠、腹胀、便溏等	心脾两虚
		心悸、心烦、失眠、腰膝酸软等	心肾不交
	半身汗出	汗出常见于健侧，无汗半身常是病变部位	痿病，中风，截瘫

（三）问疼痛

疼痛是临床常见的一种自觉症状，问诊时，应问清疼痛产生的原因、性质、部位、时间、喜恶等。

1. **疼痛的原因** 引起疼痛的原因很多，有外感有内伤，其病机有虚有实。其中，因不通则痛者，属实证；不荣则痛者属虚证。

2. 疼痛的性质 由于引起疼痛的病因病机不同，其疼痛的性质亦不同，临床常见疼痛类型见表9-17。

表 9-17 疼痛分类、临床特征及意义

类型	临床特征	临床意义
胀痛	疼痛兼有胀感	胸、胁、脘、腹胀痛，多是气滞 头目胀痛，多因肝火上炎或肝阳上亢
刺痛	疼痛如针刺	瘀血
窜痛	疼痛部位走窜不定或攻冲作痛	气滞
固定痛	胸胁脘腹等处固定作痛	瘀血
	四肢关节固定作痛	寒湿、湿热阻滞，或热壅血瘀
游走痛	疼痛部位游走不定	痹证风邪偏胜
冷痛	疼痛而有冷感、喜暖	寒证
灼痛	疼痛而有灼热感、喜凉	热证
绞痛	痛势剧烈如刀绞割	有形实邪阻闭气机 寒邪凝滞气机
隐痛	疼痛不剧烈但绵绵不休	阳气精血亏虚
重痛	疼痛兼有沉重感	湿邪困阻气机
酸痛	疼痛兼有酸软感	湿邪侵袭，气血运行不畅 肾虚骨髓失养
掣痛	抽掣牵引作痛	筋脉失养
空痛	疼痛兼有空虚感	气血亏虚，阴精不足

3. 疼痛的部位 询问疼痛的部位，可以判断疾病的位置及相应经络脏腑的变化情况。以头痛为例，其临床特征及意义见表9-18。

表 9-18 头痛的临床特征及意义

临床特征	临床意义
前额连眉棱骨痛	阳明经头痛
后头连项痛	太阳经头痛
头两侧痛	少阳经头痛
巅顶痛	厥阴经头痛

（四）问周身其他不适

问周身其他不适指询问周身各部如头、胸、胁、腹等处除疼痛以外的其他症状（表9-19）。

表 9-19 周身其他不适的症状、临床特征及意义

不适症状	临床特征	临床意义
头晕	头晕胀痛，口苦，易怒，脉弦数	肝火肝阳亢盛
	头晕面白，神疲乏力，舌淡脉弱	气血亏虚
	头晕而重，如物缠裹，痰多苔腻	痰湿内阻

续表

不适症状	临床特征	临床意义
头晕	头晕耳鸣，腰酸遗精	肾虚精亏
	外伤后头晕刺痛	瘀血阻滞
胸闷	胸闷、心悸、气短	心气心阳虚
	胸闷、咳喘痰多	痰饮停肺
	胸闷壮热、鼻翼翕动	痰热壅肺
	胸闷气喘，畏寒肢冷	寒邪客肺
	胸闷气喘，少气不足以息	肺肾气虚
心悸	突然受惊而心悸	心胆气虚
	心悸，气短，乏力，自汗	心气亏虚
	心悸，面唇淡白，头晕	心血不足
	心悸，胸痛，舌紫暗	心脉痹阻
	心悸，下肢浮肿，喘促	水气凌心
胁胀	胁胀易怒，脉弦	肝气郁结
	胁胀口苦，舌苔黄腻	肝胆湿热
	胁胀而肋间饱满，咳唾引痛	饮停胸胁
脘痞	脘痞，嗳腐吞酸	食积胃脘
	脘痞，食少，便溏	脾胃气虚
	脘痞，饥不欲食，干呕	胃阴亏虚
	脘痞，纳呆呕恶，苔腻	湿邪困脾
	脘痞，胃脘有振水声	饮邪停胃
腹胀	食后腹胀	脾虚不运
	腹胀，冷痛，呕吐清水	寒湿犯胃，脾胃阳虚
	腹胀，身热，便秘	阳明腑实
	腹胀，嗳腐吞酸	食积
身重	自觉身体沉重	水湿泛溢，气虚不运
身痒	自觉全身皮肤瘙痒不适	风邪袭表、血虚风燥、湿热浸淫
麻木	自觉肌肤发麻，或感觉减退	气血亏虚、风寒入络、肝风内动、风痰阻络、痰湿或瘀血阻络
拘挛	手足筋肉挛急不舒，屈伸不利	寒邪凝滞或气血亏虚
乏力	自觉肢体疲乏无力	气血亏虚，湿困阳气

（五）问饮食口味

问饮食口味包括询问口渴、饮水、进食、口味等几个方面。应注意有无口渴、饮水多少、喜冷喜热、食欲情况、食量多少、食物的善恶、口中有无异常的味觉和气味等情况。

1. 问口渴与饮水　询问患者口渴与饮水的情况，可以了解患者津液的盛衰和输布情况，以及病证的寒热虚实。

2. 问食欲与食量　询问患者的食欲与食量，可以判断患者脾胃功能的强弱，疾病的轻重及预后。

3. 问口味　口味，是指患者口中的异常味觉。口淡乏味，多因脾胃气虚而致。口甜，多见于脾胃湿热证。口黏腻,多属湿困脾胃。口中泛酸,可见于肝胆蕴热证。若口中酸腐,多见于伤食证。口苦,属热证的表现,可见于火邪为病和肝胆郁热之证。口咸,多属肾病及寒证。

(六)问二便

1. 问大便

(1)便次异常　指排便次数增多或减少,超过了正常范围,有便秘与泄泻之分。

(2)排便感觉异常　指排便时有明显不适感觉,病因病机不同,产生的感觉亦不同。

2.问小便

(1)尿量异常　指昼夜尿量过多或过少,超出正常范围。

(2)排尿次数异常　指排尿次数增多、减少。

(3)排尿异常　指排尿感觉和排尿过程发生变化,出现异常情况,如尿痛、癃闭、余沥不尽、小便失禁、遗尿等。

(七)问睡眠

睡眠与人体卫气循行和阴阳盛衰有关。在正常情况下,卫气昼行于阳经,阳气盛,则人醒;夜行于阴经,阴气盛,则入睡。问睡眠,应了解患者有无失眠或嗜睡,睡眠时间的长短、入睡难易、有梦无梦等。临床常见的睡眠失常有失眠、嗜睡。

四、切诊

切诊包括脉诊和按诊两部分内容:脉诊是按脉搏;按诊是在患者身躯上一定的部位进行触、摸、按压,以了解疾病的内在变化或体表反应,从而获得辨证资料的一种诊断方法。

(一)脉诊

脉诊指医者以指腹按一定部位的脉搏诊察脉象。通过诊脉,体察患者不同的脉象,以了解病情,诊断疾病。它是中医学一种独特的诊断疾病的方法。

1. 寸口诊脉　根据诊脉的部位不同,脉诊法有遍诊法、三部诊法和寸口诊法。寸口分寸、关、尺三部,以高骨(桡骨茎突)为标志,其稍内方的部位为关,关前(腕端)为寸,关后(肘端)为尺。两手各分寸、关、尺三部,共六部脉。寸、关、尺三部可分浮、中、沉三候,是寸口诊法的三部九候(表9-20)。

表9-20　寸、关、尺分候脏腑

寸口位置	寸	关	尺
左	心 膻中	肝胆 膈	肾 小腹
右	肺 胸中	脾胃	肾 小腹

2. 正常脉象　古称平脉,是健康无病之人的脉象。正常脉搏的特征:寸关尺三部皆有脉,不浮不沉,不快不慢,一息四五至,相当于72~80次/分钟(成年人),不大不小,从容和缓,

节律一致，尺部沉取有一定的力量，并随生理活动、气候、季节和环境等不同而相应变化。正常脉象有胃、神、根三个特点。有胃：脉象从容、和缓、流利。有神：脉象柔和有力。有根：尺脉沉取有力、重按不绝。

3. **病理脉象**　疾病反映于脉象的变化，称为病理脉象（表9-21）。

表9-21　常见病理脉象

脉纲	脉名	脉象特征	临床意义
浮脉类	浮	轻取即得，重按稍减而不空	表证，亦见于虚阳浮越证
	洪	脉形宽大，来盛去衰	气分热盛
	濡	浮细而软	虚证，湿证
	散	浮散无根，至数或脉力不匀	元气离散，脏腑之气将绝
	芤	浮大中空，如按葱管	失血，伤阴
	革	浮而搏指，中空外坚	亡血，失精，半产，漏下
沉脉类	沉	轻取不应，重按始得	里证
	伏	重按推至筋骨始得	邪闭、厥证、痛极
	牢	沉按实大弦长	阴寒内积、疝气、癥积
	弱	沉细无力而软	阳气虚衰，气血不足
迟脉类	迟	脉来迟缓，一息不足四至	寒证，亦见邪热结聚
	缓	一息四至，脉来缓怠	湿证，脾胃虚弱，亦见于平人
	涩	往来艰涩，迟滞不畅，如轻刀刮竹	气滞血瘀，精伤血少，痰食内停
	结	脉来缓慢，时而一止，止无定数	阴盛气结，寒痰血瘀，气血虚衰
数脉类	数	一息五至以上	热证，亦主里虚证
	促	脉来急数，时而一止，止无定数	阳盛热结，痰食瘀滞，脏气衰微
	疾	脉来急疾，一息七八至	阳极阴竭，元气将脱
	动	脉短如豆，滑数有力	疼痛，惊恐
虚脉类	虚	举按无力，软而空虚	虚证
	微	极细极软，似有似无	气血大虚，阳气衰微
	细	脉细如线，应指明显	气血两虚，诸虚劳损，湿证
	代	迟而中止，止有定数	痛证、痹证、惊恐、跌打、脏虚
	短	首尾俱短，不及本部	有力主气郁，无力主气虚
实脉类	实	举按充实有力	实证，亦见于平人
	滑	往来流利，应指圆滑，如盘走珠	痰饮，食积，实热，孕妇，青年
	紧	紧张有力，如转绳索	实寒，疼痛，宿食
	长	首尾端直，超过本位	阳证，热证，实证，平人
	弦	端直以长，如按琴弦	肝胆，疼痛，痰饮，疟疾，老年健康者

（二）按诊

按诊指医者用手直接触摸、按压患者体表某些部位，了解局部的异常变化，推断疾病部位、性质和病情轻重等情况的一种诊病方法。

1. **按诊的方法**　按诊的方法可分触、摸、推、按四类。

2. **按诊的内容**　临床上以按肌肤、按手足、按胸腹、按腧穴等为常用。按肌肤是为了探明全身肌表的寒热、润燥及肿胀等情况；按手足通过触诊患者手足部位的冷热，来判断疾病的寒热虚实及表里内外顺逆；按胸腹又可分为按虚里、按胸胁和按腹部三部分；按腧穴指按压身体上某些特定穴位，通过这些穴位的变化与反应，来推断内脏的某些疾病。

第二节　辨　　证

辨证，就是分析、辨认疾病的证候。

一、脏腑辨证

脏腑辨证，是根据脏腑的生理功能及病理表现，对病情资料进行分析、归纳，辨别疾病所在的脏腑部位及病性的一种辨证方法。脏腑辨证，包括脏病辨证、腑病辨证及脏腑兼病辨证。

（一）心与小肠病辨证

1. **心气虚证** 指由于心气不足、心鼓动无力，以心悸怔忡及气虚症状为主要表现的证。

2. **心阳虚证** 指由于心阳虚衰，温运失司而虚寒内生，以心悸怔忡，或心胸部疼痛及阳虚症状为主要表现的证。

3. **心阳虚脱证** 指心阳衰极，阳气欲脱或暴脱，以心悸、胸痛、冷汗出、四肢厥冷、脉微欲绝为主要表现的危重证候。

4. **心血虚证** 指由于心血亏虚，不能濡养心，以心悸、失眠、多梦及血虚症状为主要表现的证。

5. **心阴虚证** 指由于心阴亏损，心失滋养、虚热内扰，以心悸、心烦、失眠及阴虚症状为主要表现的证。

6. **心火亢盛证** 指由于心火内炽，扰神迫血，心火上炎下移，以心烦失眠、舌赤生疮、吐衄、尿赤及火热症状为主要表现的证。

7. **心脉痹阻证** 指由于瘀血、痰浊、阴寒、气滞等因素阻痹心脉，以心悸怔忡、心胸憋闷疼痛为主要表现的证。临床分瘀阻心脉、痰阻心脉、寒凝心脉、气滞心脉四证。

8. **瘀阻脑络证** 指由于瘀血阻滞脑络，以头痛、头晕及血瘀症状为主要表现的证。

9. **痰火扰神证** 指由于火热痰浊交结，扰乱心神，以狂躁、神昏及痰热症状为主要表现的证。又称痰火扰心证。

10. **痰蒙心神证** 指痰浊内盛，蒙蔽心神，以神志错乱、昏迷、抑郁、痴呆等神志异常及痰浊为主要表现的证。又称痰迷心窍证。

11. **小肠实热证** 指由于心热下移小肠，热迫膀胱，膀胱气化失司，以小便赤涩疼痛、心烦、口舌生疮及实热症状为主要表现的证。

（二）肺与大肠病辨证

1. **肺气虚证** 指由于肺气虚弱，肺失宣肃、卫外功能减退，以咳嗽、气喘、自汗、易于感冒及气虚症状为主要表现的证。

2. **肺阴虚证** 指由于肺阴亏虚，虚热内生，清肃失司，以干咳无痰，或痰少而黏及阴虚症状为主要表现的证。

3. **风寒犯肺证** 指由于风寒之邪侵袭，肺失宣肃，以咳嗽及风寒表证症状为主要表现的证。

4. **风热犯肺证** 指由于风热之邪侵袭，肺卫失宣，以咳嗽及风热表证症状为主要表现的证。

5. **肺热炽盛证** 指热邪壅肺，肺失清肃，以咳嗽、气喘及里热症状为主要表现的证。

6. **燥邪犯肺证** 指由于燥邪侵犯，肺失清润，肺卫失宣，以干咳无痰或痰少而黏及口鼻干燥症状为主要表现的证。又称肺燥（外燥）证。据其偏寒、偏热不同，又有温燥、凉燥之分。

7. **痰热壅肺证** 指痰热互结，壅闭于肺，肺失清肃，以咳喘、痰黄稠及痰热症状为主要表现的证。又称痰热阻肺证。

8. **寒痰阻肺证**　指寒痰交阻于肺，肺失宣降，以咳嗽气喘，痰多色白及寒证症状为主要表现的证。

9. **饮停胸胁证**　指水饮停于胸胁，阻滞气机，以胸胁饱满、胁肋胀闷或痛及饮停症状为主要表现的证。属痰饮之"悬饮"。

10. **风水相搏证**　指由于风邪袭肺，宣降失常，肺通调水道失职，水湿泛溢肌肤，以头面浮肿及卫表症状为主要表现的证。

11. **大肠湿热证**　指湿热壅阻肠道气机，大肠传导失常，以腹痛、泄泻及湿热症状为主要表现的证。又称肠道湿热证。

12. **肠热腑实证**　指由于邪热入里，与肠中糟粕相搏，以腹满硬痛、便秘及里热炽盛为主要表现的证。在六经辨证中称为阳明腑实证，在卫气营血辨证中属气分证，在三焦辨证属中焦病证。

13. **虫积肠道证**　指蛔虫等寄居肠道，阻滞气机，以腹痛、面黄体瘦、大便排虫及气滞症状为主要表现的证。

14. **肠燥津亏证**　指由于大肠阴津亏虚，传导不利，以大便燥结、排便困难及津亏症状为主要表现的证。

15. **肠虚滑脱证**　指大肠阳气虚衰不能固摄，以大便滑脱不禁及阳虚症状为主要表现的证。又称大肠虚寒证。

（三）脾与胃病辨证

1. **脾气虚证**　指由于脾气不足，运化失职，以纳少、腹胀、便溏及气虚为主要表现的证。亦称脾失健运证。

2. **脾虚气陷证**　指由于脾气亏虚，升举无力而反下陷，以眩晕、泄泻、脘腹重坠、内脏下垂及气虚症状为主要表现的证。又称中气下陷证。

3. **脾阳虚证**　指脾阳虚衰，失于温运，阴寒内生，以纳少、便溏、腹痛、腹胀及阳虚症状为主要临床表现的证。又称脾虚寒证。

4. **脾不统血证**　指由于脾气虚弱，不能统摄血液，而致血溢脉外，以各种出血及脾气虚弱症状为主要表现的证。又称气不摄血证。

5. **寒湿困脾证**　指由于寒湿内盛，中阳受困，运化失职，以脘腹痞闷、纳呆、便溏、头身困重及寒湿症状为主要表现的证。又称湿困脾阳证、寒湿中阻证。在六经辨证中，一般归属于太阴病证。

6. **湿热蕴脾证**　指由于湿热内蕴中焦，纳运功能失职，以纳呆、便溏、腹胀及湿热症状为主要表现的证。又称中焦湿热证、脾胃湿热证。

7. **胃气虚证**　指胃气虚弱，胃失和降，以纳少、胃脘痞满、隐痛及气虚症状为主要表现的证。

8. **胃阴虚证**　指由于胃阴不足，胃失濡润、和降，以胃脘隐隐灼痛、饥不欲食及阴虚症状为主要表现的证。虚热证不明显者，常称胃燥津亏证。

9. **胃阳虚证**　指胃阳不足，胃失温养，以胃脘冷痛及阳虚症状为主要表现的证。

10. **寒滞胃脘证**　指由于寒邪侵犯胃脘，阻滞气机，以胃脘冷痛、恶心呕吐及实寒症状为主要表现的证。简称胃寒证。

11. **胃热炽盛证**　指由于胃中火热炽盛，胃失和降，以胃脘灼痛、消谷善饥及实热症状为主要表现的证。又称胃热证、胃火证，或胃实热证。

12. **食滞胃脘证**　指由于饮食停滞胃脘，以胃腹胀满疼痛、拒按、嗳腐吞酸、泻下臭秽及气滞症状为主要表现的证。

（四）肝与胆病辨证

1. **肝血虚证**　指由于肝血不足，机体失于濡养，以眩晕、视力减退、机体麻木及血虚症状为主要表现的证。

2. **肝阴虚证**　指由于肝阴不足，阴不制阳，虚热内生，以眩晕、胁痛、眼睛干涩及虚热症状为主要表现的证。

3. **肝郁气滞证**　指由于肝的疏泄功能异常，气机郁滞，以情志抑郁，胸胁、少腹胀痛及气滞症状为主要表现的证。又称肝气郁结证，简称肝郁证。

4. **肝火炽盛证**　指由于肝经火盛，气火上逆，以头痛、胁痛、烦躁、耳鸣及实热症状为主要表现的证。又称肝火上炎证，简称肝火证，亦有称肝胆火盛证、肝经实火证者。

5. **肝阳上亢证**　指由于肝肾阴亏，阴不制阳，肝阳亢扰于上，以眩晕耳鸣、头目胀痛、头重脚轻、腰膝酸软等上盛下虚症状为主要表现的证。

6. **肝风内动证**　指因阳亢、火热、阴虚、血亏等所致，出现以眩晕、麻木、震颤、抽搐等具有"动摇"症状为主要表现的证。根据病因病性的不同，临床常见肝阳化风、热极生风、阴虚动风和血虚生风等不同证候。

（1）**肝阳化风证**　指阴虚阳亢，肝阳升发，亢逆无制，引动肝风，以眩晕头痛、肢体震颤、口眼㖞斜、半身不遂为主要表现的证。

（2）**热极生风证**　指由于邪热炽盛，伤津耗液，筋脉失养，引动肝风，以高热、神昏、抽搐与实热症状为主要表现的证。

（3）**阴虚动风证**　指由于肝阴亏虚，筋脉失养，虚风内动，以手足震颤或蠕动及虚热症状为主要表现的证。

（4）**血虚生风证**　指由于血液亏虚，筋脉失养，虚风内动，以手足颤动、肢体麻木及血虚症状为主要表现的证。

7. **寒凝肝脉证**　指寒邪侵袭，凝滞肝经，以少腹、前阴、巅顶冷痛及实寒症状为主要表现的证。

8. **胆郁痰扰证**　指由于痰热内扰，胆气不宁，以胆怯易惊、心悸失眠及痰热症状为主要表现的证。

（五）肾与膀胱病辨证

1. **肾阳虚证**　指由于肾阳虚衰，温煦失职，气化失权，以腰膝酸冷、性欲减退、夜尿多及阳虚症状为主要表现的证。

2. **肾阴虚证**　指由于肾阴亏损，失于滋养，虚热内生，以腰酸而痛、遗精、经少、头晕耳鸣及阴虚症状为主要表现的证。

3. **肾虚水泛证**　指肾的阳气亏虚，气化无权，水液泛溢，以下肢浮肿为甚、尿少及肾阳虚症状为主表现的证。

4. **肾精不足证**　指由于肾精亏损，脑与骨、髓失充，以生长发育迟缓、生殖功能低下，成人早衰等症状为主要表现的证。

5. **肾气不固证**　指由于肾气亏虚，封藏、固摄功能失职，以腰膝酸软，小便、精液、经带、胎气不固及肾虚症状为主要表现的证。

6. 肾不纳气证　指由于肾气虚衰，降纳无权，以久病咳喘、呼多吸少为主要表现的证。又称肺肾气虚证。

7. 膀胱湿热证　指由于湿热蕴结膀胱，气化不利，以小便频急、灼涩疼痛及湿热症状为主要表现的证。在三焦辨证中属下焦病证范畴。

（六）脏腑兼病辨证

凡两个或两个以上脏器相继或同时发病者，即为脏腑兼病。

1. 心肾不交证　指由于心肾水火既济失调，以心烦、失眠、耳鸣、腰膝酸软、梦遗等为主要表现的证。

2. 心肾阳虚证　指由于心肾的阳气虚衰，温煦失职，以心悸、腰膝酸软、浮肿及阳虚症状为主要表现的证。

3. 心肺气虚证　指心肺两脏气虚，以心悸、咳嗽、气喘为主要表现的证。浮肿明显者，称水气凌心证。

4. 心脾两虚证　指由于心血不足、脾虚气弱，以心悸怔忡、失眠多梦、食少、便溏、腹胀及气血两虚为主要表现的证。

5. 心肝血虚证　指由于血液亏少，心肝两脏失养，以心悸、失眠、多梦、眩晕、爪甲不荣、肢麻及血虚症状为主要表现的证。

6. 脾肺气虚证　指由于脾肺两脏气虚，脾失健运，肺失宣降，以咳嗽、气喘、食少、便溏、腹胀为主要表现的证。

7. 脾肾阳虚证　指脾肾阳气亏虚，温化失权，虚寒内生，以久泄久痢、浮肿、腰腹冷痛及阳虚症状为主要表现的证。

8. 肺肾阴虚证　指肺肾阴液亏损，虚火内扰，以干咳、少痰、腰酸、遗精及阴虚症状为主要表现的证。

9. 肝火犯肺证　指肝火炽盛，上逆犯肺，以胸胁灼痛，急躁易怒，咳嗽阵作，甚则咯血及实热症状为主要表现的证。

10. 肝胃不和证　指由于肝气郁结，横逆犯胃，胃失和降，以脘胁胀痛、嗳气吞酸、情志抑郁及气滞为主要表现的证。又称肝气犯胃证、肝胃气滞证。

11. 肝郁脾虚证　指肝失疏泄，脾失健运，以胸胁胀痛、腹胀、便溏、情志抑郁为主要表现的证。又称肝脾不和证。

12. 肝肾阴虚证　指由于肝肾阴液亏虚，阴不制阳，虚热内扰，以腰酸胁痛、两目干涩、眩晕、耳鸣、遗精及阴虚症状为主要表现的证。

13. 肝胆湿热证　指由于湿热蕴结肝胆，疏泄功能失职，以身目发黄、胁肋胀痛及湿热症状为主要表现的证。

二、外感病辨证

（一）六经辨证

六经，指太阳、阳明、少阳、太阴、少阴、厥阴。六经辨证，是以六经所属的脏腑经络的病理变化为依据，对外感病过程中所出现的不同症状进行分析，并归纳为三阴三阳两大类六经病。

1. 辨六经病证

（1）太阳病证　见图9-2。

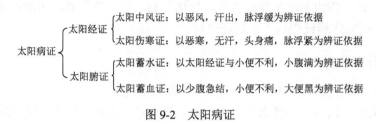

图9-2　太阳病证

（2）阳明病证　见图9-3。

阳明病证 { 阳明经证：以大热，大汗，大渴，脉洪大为辨证依据

阳明腑证：以潮热汗出，腹满痛，便秘，脉沉为辨证依据 }

图9-3　阳明病证

（3）少阳病证　以寒热往来，胸胁苦满为辨证依据。

（4）太阴病证　以腹满时痛，腹泻为辨证依据。

（5）少阴病证　见图9-4。

少阴病证 { 少阴寒化证：以畏寒肢厥，下利清谷，脉微细为辨证依据

少阴热化证：以心烦不得眠及阴虚证候为辨证依据 }

图9-4　少阴病证

（6）厥阴病证　以消渴，气上撞心，心中疼热，饥不欲食，食则吐蛔为辨证依据。

2. 六经病证的传变

六经病证的传变如图9-5所示。

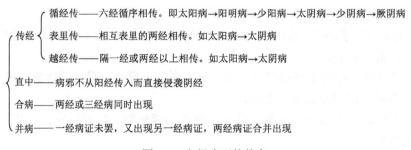

图9-5　六经病证的传变

（二）卫气营血辨证

卫气营血辨证是清代医学家叶天士首创的一种论治外感温热病的辨证方法。

1. 辨卫气营血证

（1）卫分证　指温热病邪侵犯肌表，卫外功能失常，以发热、微恶风寒，舌边尖红，脉浮数为主要表现的证候。

（2）气分证　指温热病邪内传脏腑，正盛邪炽，阳热亢盛所表现的里实热证候。以发热、

汗出、口渴、舌红苔黄、脉数有力为温热类温病气分证的主要表现。身热汗出、脘腹痞满、苔腻为气分湿热证的基本表现。再根据兼见症状之特点，进一步判断何脏何腑受病。

（3）营分证 指温热病邪内陷，劫灼营阴，心神被扰，以身热夜甚，心烦神昏，舌质红绛，脉细数为主要表现的证候。营分证是温热病发展过程中较为深重的阶段。可由气分证不解，邪热传入营分而成，或由卫分证直接传入营分而成，称为"逆传心包"，亦有营阴素亏，初感温热之邪盛，来势凶猛，发病急骤，起病即见营分证者。

（4）血分证 指温热病邪深入阴血，导致动血、动风、耗阴，以身热夜甚，昏谵，斑疹紫黑，舌质深绛，脉细数；或以持续低热、手足蠕动、瘛疭等为主要表现的证候。血分证是温热病发展过程中最为深重的阶段。

2. 卫气营血证的传变

顺传：卫分→气分→营分→血分。逆传：不按上述次序、规律传变。

（三）三焦辨证

三焦辨证是由清代吴鞠通创立，将温热病的证候归纳为上、中、下三焦病证，以指导临床治疗的一种辨证方法。

1. 辨三焦病证

（1）上焦辨证 指温热之邪侵袭手太阴肺经和手厥阴心包经所表现的证。邪犯肺卫，以发热，微恶风寒，舌边尖红，脉浮数为主要表现；邪热壅肺，以但热不寒、咳喘、苔黄、脉数为主要表现；邪陷心包，以高热、神昏、肢厥、舌质红绛为主要表现。

（2）中焦辨证 指温热之邪侵袭中焦脾胃，邪从燥化和邪从湿化所表现的证。阳明燥热，以身热、腹满便秘、苔黄燥、脉沉实等为主要表现；太阴湿热，以身热不扬、脘痞欲呕，小便不利、头身困重、舌苔黄腻、脉濡数等为主要表现。

（3）下焦病证 指温热之邪犯及下焦，劫夺肝肾之阴所表现的证。肾阴亏虚，以身热颧红、神疲耳聋等与阴虚症状共见为主要表现；肝阴亏虚，以手足蠕动、瘛疭、舌绛苔少、脉虚与阴虚症状共见为主要表现。

2. 三焦病证的传变

顺传：上焦手太阴肺经→中焦→下焦。标志着病情由浅入深、由轻到重的发展过程。

逆传：肺卫→手厥阴心包经，出现邪陷心包的证候。表明邪热炽盛，病情危重。

其他：上焦病证未罢，又出现中焦病证；或中焦病证未除出现下焦病证；或起病即为上焦病证或中焦病证者；或病邪弥漫三焦者。

三、八纲辨证

八纲，即阴、阳、表、里、寒、热、虚、实，是辨证论治的理论基础之一。

（一）表里辨证

表里是辨别疾病病位和病势的纲领。

1. 表证 表证指六淫疫疠邪气经皮毛、口鼻侵入机体的初期阶段，正气抗邪于肌表，以恶寒发热为主要临床表现，可兼有头身疼痛，舌苔薄白，脉浮，以及鼻塞、流涕、咳嗽、喷嚏、咽喉痒痛等。

2. 里证 里证指疾病深在于里（脏腑、气血、骨髓）的一类证候。里证病因复杂，病位广泛，症状繁多，常以或寒或热，或虚或实的形式出现。

3. **半表半里证** 半表半里证指外邪由表内传，尚未入于里；或里邪透表，尚未至于表，邪正相搏于表里之间，以寒热往来，胸胁苦满，心烦喜呕，默默不欲饮食，口苦，咽干，目眩，脉弦等为主要临床表现的证候。

（二）寒热辨证

寒热是辨别疾病性质的纲领。

1. **寒证** 寒证指疾病的本质属于寒性的证候。各类寒证的临床表现不尽一致，常见的有恶寒喜暖，面色㿠白，肢冷蜷卧，口淡不渴，痰涎、涕清稀，小便清长，大便稀溏，舌淡苔白润滑，脉迟或紧等。

2. **热证** 热证指疾病的本质属于热性的证候。各类热证的证候表现也不尽一致，常见的有恶热喜冷，口渴喜冷饮，面红目赤，烦躁不宁，痰、涕黄稠，吐血衄血，小便短赤，大便干结，舌红苔黄而干燥，脉数等。

（三）虚实辨证

虚实是辨别邪正盛衰的纲领。

1. **虚证** 虚证指对人体正气虚弱各种临床表现的病理概括。各种虚证的表现极不一致，很难全面概括，常见的有面色淡白或萎黄，精神萎靡、身疲乏力，心悸气短，形寒肢冷，自汗，大便滑脱，小便失禁，舌淡胖嫩，脉虚沉迟，或为五心烦热，消瘦颧红，口咽干燥，盗汗潮热，舌红少苔，脉虚红数。

2. **实证** 实证指对人体感受外邪，或体内病理产物堆积而产生的各种临床表现的病理概括。由于病因不同，实证的表现亦极不一致，常见的有发热，腹胀痛拒按，胸闷，烦躁，甚至神昏谵语，呼吸气粗，痰涎壅盛，大便秘结，或下利，里急后重，小便不利，淋漓涩痛，脉实有力，舌质苍老，舌苔厚腻等。

（四）阴阳辨证

阴阳是病证类别的纲领。

1. **阴证** 凡符合"阴"的一般属性的证候，称为阴证，如里证、寒证、虚证概属阴证范围。

2. **阳证** 凡符合"阳"的一般属性的证候，称为阳证，如表证、热证、实证概属阳证范围。

知识拓展

手 诊 法

1. **概念** 手诊是中医诊断学中颇具特色的传统诊法，是在中医基础理论的指导下，观察手部（包括手掌、手背、手指）的色泽、手纹、形态、温度、出汗等情况，进行诊病的一种诊法。临床运用主要分为色泽、手纹和形态三大类，应四诊合参，方能更有效地提高辨证诊病的准确率。

2. **原理** 手，位于上肢的末端，为手三阴经与手三阳经的交会之处。经络气血将手与身体相连接，手是人体全身脏腑、器官的缩影，手的变化能反映整体的健康或病变的情况。

3. 临床运用

（1）色泽　通过观察手部皮肤的颜色和光泽了解身体状况。手部皮肤的色泽与全身望诊之色诊相同。例如，肌肤干涩无光，多为血虚或津液不足；色红赤，多为胃热；色青，多为脾胃虚寒；色紫，多为气滞血瘀等。

（2）手纹　掌纹与人体健康状况密切相关，根据掌纹的形态及呈现的部位不同，提示不同的疾病状态。掌纹有天纹、地纹和人纹。天纹、地纹分别位于手掌上方指根之下、紧靠大鱼际的粗大纹，而人纹介于天地纹之间。此三纹以深长、清晰、中间不间断、淡红色、无斑点、无过多杂纹干扰，成一弧形为理想状态。

（3）形态　主要包括手掌形态、手指形态。手掌的外形特征，提示不同的体质特点。临床常见手型有原始型、四方型、竹节型、圆锥型、汤匙型、鼓型和柔弱型。而五指每个手指形态分别代表不同生理病理的特点。总体而言，指部丰满圆润有力，指端红润，中指与手掌基本等长，食指与无名指等长，且均达到中指远端第一节之中点，拇指粗壮圆长，小指长达或超过无名指第一节横纹，每个手指的各指节长度均等为健康象征。

（成都中医药大学　陈为）

第十章 中医治则治法与方剂

治法和方剂，是中医学"理、法、方、药"体系的重要组成部分。辨证的目的在于捕捉病机，论治的关键在于确立治法。而治法的主要运用体现，就是指导遣药组方。

第一节 治则治法概述

辨证论治是一个由分析问题到解决问题的连续过程，只有辨证正确，治法的针对性才能明确和具体，根据治法遣药组方才能获得预期的疗效。因此，治法是联系辨证理论和遣药组方的纽带，也是学习和运用方剂不可缺少的基础。治法是在治则下拟订的，治则是高层次的治法，具体治法是临证的具体原则。

一、治则治法内涵

（一）治疗原则

治疗原则为治疗疾病的总体原则。其是在整体观念和辨证论治精神指导下制定的施治纲领，对临床治疗立法、处方、用药具有普遍指导意义，如治病求本、扶正祛邪、标本兼顾、三因制宜等。早在《黄帝内经》之《素问·阴阳应象大论》《素问·至真要大论》等篇就提出了相关治则。例如，"治病必求于本""谨察阴阳所在而调之，以平为期""形不足者，温之以气；精不足者，补之以味""虚则补之，实则泻之""逆者正治，从者反治""寒因寒用，热因热用，塞因塞用，通因通用""善治者，治皮毛"等。

（二）治疗大法

治疗大法是指具有一定概括性的、针对某一类病机共性所确立的治法。有的针对病因，如《素问·至真要大论》，"寒者热之，热者寒之……坚者削之，客者除之，劳者温之，结者散之，留者攻之，燥者濡之"；有的针对病位，如《素问·阴阳应象大论》，"其高者，因而越之；其下者，引而竭之；中满者，泻之于内。其有邪者，渍形以为汗；其在皮者，汗而发之"；有的针对气机上逆或下陷，如《素问·至真要大论》，"高者抑之，下者举之"等。常用治法部分所讨论的"八法"即属此类。

（三）具体治法

具体治法是在辨清证候，审明病因、病机之后，有针对性地采取的治疗方法。现行方书或药典每一具体方剂的"功用"或"功效"即体现了该方的具体治法。在临床应用中，只有准确地把握具体治法，才能保证具体病证治疗中有较强的针对性。

二、治法与病机、方剂的关系

（一）治法与病机的关系

病机是机体在疾病发生、发展过程的某一阶段出现的若干症状的概括，反映了病因、病位、病性之病变机制。辨证论治是理法方药运用于临床的过程，辨证的目的在于捕捉病机，论治的关键在于确立治法。

治法是针对病机拟定的治疗方案，二者之间的对应关系被称为"法随证立"。治法与病机间的相关程度，是决定疗效的重要因素。故而非常强调配伍用药与治法、病机的环环相扣，运用成方及中成药，亦须符合此原则。

中医学在长期的发展过程中，形成了临床辨证论治的多种体系。不同的辨证方法，确定不同的病机，针对病机产生的相应治法亦有差异。例如，依据病因辨证有"祛风""散寒""祛暑"等法；依据八纲辨证有"汗""清""温""补"等法；依据脏腑辨证有"清泻肺热""温中祛寒""滋水涵木"等法；依据气血津液辨证有"理气""活血""祛湿"等法；依据六经辨证有"和解少阳""泻下阳明热结"等法；依据卫气营血辨证有"清气分热""清营凉血"等法；依据三焦辨证有"宣上、畅中、渗下""三焦分消"等法，因而又形成治法多体系的特点。

（二）治法与方剂的关系

方剂是中医临床治疗疾病的重要手段，是在辨证立法的基础上选药配伍而成。治法是在长期临床积累了运用方药经验的基础上，结合对人体生理病理等理论认识不断丰富、完善的过程中逐步总结而成的，是后于方药形成的一种理论。但是当治法由经验上升为理论后，就成为遣药组方和运用成方的指导原则。例如，感冒患者经过四诊合参，辨证求因，确定其为风寒所致的表寒证后，须以辛温解表法治之，选用相应的成方或中成药，或自行选药组成辛温解表剂，以使汗出表解，邪去人安。由此可见，治法是指导遣药组方的原则，方剂是体现和完成治法的主要手段。治法与方剂相互为用，密不可分，二者之间的关系称为"方从法出"。

三、常用治法简述

治法因具有多层次、多体系的特点，为了能执简驭繁地把握治法共性，清代程钟龄将其概括为"八法"，他在《医学心悟·医门八法》中说："论病之源，从内伤外感四字括之。论病之情，则以寒热虚实表里阴阳八字统之。而论治病之方，则又以汗和下消吐清温补八法尽之。"现将常用的八法内容简要介绍如下。

（一）汗法

汗法是通过开泄腠理、调畅营卫、宣发肺气等作用，使在表的外感六淫之邪随汗而解的一类治法。汗法不以汗出为目的，主要是通过出汗，使腠理开、营卫和、肺气畅、血脉通，从而能祛邪外出，正气调和。所以，汗法除了主要治疗外感六淫之邪所致的表证外，凡是腠理闭塞，营卫瘀滞的寒热无汗，或腠理疏松，虽有汗但寒热不解的病证，皆可用汗法治疗。例如，麻疹初起，疹点隐而不透；水肿，腰以上肿甚；疮疡初起而有恶寒发热；疟疾、痢疾而有寒热表证等均可应用汗法治疗。然而，由于病情有寒热，邪气有兼夹，体质有强弱，故汗法又有辛温、辛凉的区别，以及与补法、下法、消法等其他治疗方法结合运用。

（二）吐法

吐法是通过涌吐的方法，使停留在咽喉、胸膈、胃脘的痰涎、宿食或毒物从口中吐出的一类治法。适用于中风痰壅、宿食壅阻胃脘、毒物尚在胃中以及痰涎壅盛之癫狂、喉痹等。使用本法的基本条件是病位居上，病势急暴，内蓄实邪，体质壮实。使用吐法应注意"吐而勿过"。因吐法易伤胃气，故体虚气弱、新产妇人、孕妇均应慎用。

（三）下法

下法是通过荡涤肠胃，排泄大便，使停留于胃肠的有形积滞从下窍谷道而出的一类治法。适用于燥屎、冷积、宿食等有形之邪滞于肠胃所致的大便不通，以及停痰留饮、瘀血积水等邪正俱实之证。由于病情有寒热，正气有虚实，病邪有兼夹，所以下法又有寒下、温下、润下、逐水、攻补兼施之别，并与其他治法结合运用。

（四）和法

和法是通过和解与调和的方法，使半表半里之邪，或脏腑、阴阳、表里失和之证得以解除的一类治法。《伤寒明理论》中记载："伤寒邪气在表者，必渍形以为汗；邪气在里者，必荡涤以为利；其于不内不外，半表半里，既非发汗之所宜，又非吐下之所对，是当和解则可矣。"所以和解是专治邪在半表半里的一种方法。至于调和之法，戴天章在《广温疫论》中说："寒热并用之谓和，补泻合剂之谓和，表里双解之谓和，平其亢厉之谓和。"可见，和法是一种既能祛除病邪，又能调整脏腑功能的治法，无明显寒热补泻之偏，性质平和，全面兼顾，适用于邪犯少阳、肝脾不和、肠寒胃热、气血营卫失和等证。和法的范围较广，分类也多，其中主要有和解少阳、透达膜原、调和肝脾、疏肝和胃、分消上下、调和肠胃等。

（五）温法

温法是通过温里祛寒的作用，使在里之寒邪得以消散，阳气得以回复的一类治法。适用于里寒之证。里寒证的形成，有外感内伤的不同，或由寒邪直中于里，或因失治误治而伤损人体阳气，或因素体阳气虚弱，以致寒从中生。同时，里寒证又有部位浅深、程度轻重的差别，故温法又有温脏祛寒、回阳救逆和温经散寒的区别。由于里寒证形成和发展过程中，往往阳虚与寒邪并存，所以温法又常与补法配合运用。

（六）清法

清法是通过清热、泻火、凉血等作用，使在里之热邪得以解除的一类治法。适用于里热证、火证、热毒证及虚热证等里热病证。由于里热证有实热与虚热之分；实热又有热在气分、营分、血分、热壅成毒及热在某一脏腑之异，因而该法有清气分热、清营凉血、清热解毒、清脏腑热、清虚热的不同。

（七）消法

消法是通过消食导滞、行气活血、化痰利水、驱虫等方法，使气、血、痰、食、水、虫等所结聚而成的有形之邪渐消缓散的一类治法。适用于饮食停滞、气滞血瘀、癥瘕积聚、水湿内停、痰饮不化、疳积虫积等病证。消法与下法虽同是治疗内蓄有形实邪的方法，但在适应病证上有所不同。下法所治病证，大抵病势急迫，形症俱实，邪在肠胃，必须速除，而且是可从下窍而出者。消法所治，主要是病在脏腑、经络、肌肉之间，邪坚病固而来势较缓，属渐积形成，且多虚实夹杂，尤其是气血积聚而成之癥瘕痞块，痰核瘰疬等，不可能迅即消除，必须渐消缓散。消法常与补法、下法、温法、清法等其他治法配合运用，但仍以消为目的。

（八）补法

补法是通过补益人体气血阴阳不足或脏腑功能衰退，使人体诸虚损病证得以康复的一类治法。适用于各种虚证。补法的目的，在于通过药物的补益，使人体气血阴阳或脏腑之间的失调状态得到纠正，复归于协调平衡。此外，在正虚不能驱邪外出时，也可以补法扶助正气，并配合其他治法，达到助正祛邪的目的。虽然补法有时可收到间接祛邪的效果，但一般是在无外邪时使用，以避免"闭门留寇"之弊。补法的具体内容甚多，既有补益气、血、阴、阳的不同，又有分补五脏之侧重，但较常用的治法分类仍以补气、补血、补阴、补阳为主。

上述治法适用于表里寒热虚实不同的证候。对于多数疾病而言，病情往往是复杂的，不是单一治法能解决的，常需两种或两种以上治法配合运用，才能治无遗邪，兼顾全面。临证处方或研制新药，必须针对具体病证，灵活运用八法，使之切合病情，方能收到满意的疗效。

第二节　方　剂　概　述

方剂是在辨证审因、确定治法之后，依据组方基本结构，选择适宜药物，酌定剂量、剂型及用法，配伍而成的药物组合。方剂学着重探讨方剂的配伍关系、组方原理、剂量剂型、加减变化等，临床只有熟悉这些内容，才可灵活运用方剂，取得较好疗效。

一、方剂的配伍

（一）配伍的内涵

配伍指根据病情的需要及药物的特性，选择两味或两味以上的药物配合使用。由于药物的性能各有所偏，其功效各有所长，也各有所短，只有通过合理的配伍，调其偏性，制其毒性，才能增强或改变原有功能，消除或缓解其对人体的不良因素，发挥其相辅相成或相反相成的综合作用，使各具特性的药物合成一个新的有机整体。正所谓"药有个性之专长，方有合群之妙用"（《医学源流论·方药离合论》）。

（二）配伍的目的

运用配伍方法组药成方，从总体而言，其目的不外增效、减毒两个方面，"用药有利有弊，用方有利无弊"。如何充分发挥药物对治疗疾病有"利"的一面，同时又能控制、减少甚至消除药物对人体有"弊"的一面，这就是方剂学在运用配伍手段时最根本的目的。一般来说，药物通过配伍，可以起到下述作用。

1. **增强药物作用，提高临床疗效**　功用相近的药物配伍，能增强临床治疗作用，这种配伍方法在组方运用中较为普遍。例如，荆芥、防风同用，疏风解表之力增强；党参、黄芪同用，健脾益气之力尤佳；桃仁、红花同用，活血祛瘀之力更著等。某些药物的功效常需通过配伍，方能增强某种治疗效果。例如，升麻、柴胡之升阳举陷之功，用治脾虚气陷证时，需与黄芪同用，则益气升阳之功显著。

2. 控制药物的毒副作用，保证用药安全　"是药三分毒。"中国医学史的相关资料表明，上古时期，人们对药物的毒副作用是十分畏惧的，古代将中药统称为"毒药"，以及"神农尝百草，一日而遇七十毒"的传说，"若药不瞑眩，厥疾不瘳"的认识，以及臣子为国君试药、儿子为父亲试药的记载，都反映了当时运用药物能产生毒副作用的普遍性。但随着中医学的发展和药物运用经验的积累，尤其是方剂学的发展，医家们探索和掌握了控制毒副作用的方法，为后世方药的广泛运用和疗效的提高创造了条件。至西汉后期时，对中药的称谓，由"毒药"改为"本草"，这本身是中医药学一个划时代进步的标志。这与方剂学运用配伍方法的成果是分不开的。

通过配伍控制毒副作用，主要反映在两个方面：一是"七情"中"相杀"和"相畏"关系的运用，即一种药物能减轻另一种药物的毒副作用，如生姜能减轻和消除半夏的毒性，砂仁能减轻熟地黄滋腻碍脾的副作用等；二是多味功用相近药物同时配伍运用，这种方式既可利用相近功用药物的协同作用，又能有效减轻毒副作用的发生。这是因为功用相近的多味药物同用，可以减少单味药物的用量，而多味药物之间，其副作用的发挥方向往往不尽一致。根据同性毒力共振、异性毒力相制的原理，就可以在保障治疗效果的基础上最大限度地控制和减轻毒副作用。例如，十枣汤中的甘遂、芫花、大戟，泻下逐水功用相近，且单味药习惯用量亦大致相似，在组成十枣汤时，以三味各等分为末，枣汤调服。其三味药合用总量相当于单味药的常用量。现代动物实验及临床观察证明，这样的配伍方法具有缓和或减轻毒副作用的效果。

应当指出，控制毒副作用的方法，除配伍外，还包括其他方法，例如，道地药材的选择，药物特定的炮制，恰如其分的剂量控制，适宜的煎药、服药方法及恰当的剂型要求等。

3. 发挥协同作用，产生新的功用，适应复杂病情　由于疾病可表现为数病相兼，或表或里，或虚或实，或寒热错杂等复杂病情，只有数味药物配合运用方能切中病机，适应复杂病情的需要。临证运用中常有两种情况：一是针对病证的兼夹，配伍相应药物，如脾胃气虚证常以人参配白术、茯苓、甘草之四君子汤益气健脾，若由脾虚生湿，阻滞气机，以致胸脘痞闷不舒，则配伍陈皮以行气化湿，兼顾脾虚与气滞。二是一些特殊病证，单味药物无相应治疗作用，但配伍之后，则可产生单味药原本不一定具备的功用，从而扩大中药治疗范围。例如，治疗营卫不和证的桂枝汤，方中桂枝与芍药的配伍，功能调和营卫，而"调和营卫"之作用，既非桂枝之功，亦非芍药之效，乃是二药配伍后产生的新效用。

4. 控制多功效单味中药在复方中功效发挥方向　大多数单味中药都具有多功效的特点，在治疗疾病时往往只需要发挥其中部分功效。况且，药物既有其治疗作用，同时由于其药性的偏胜而往往也有不同程度的毒、副作用。这就要求我们熟悉并把握对药物功效（包括毒副作用）发挥方向的控制因素、控制方法及运用技巧，此即所谓的配伍技巧。这些配伍技巧，在古今医家以小生产方式积累的理论和实践总结中有着丰富的内容。例如，桂枝具有解表散寒、温经止痛、温经活血、温阳化气等多种功效，但其具体的功效发挥方向往往受复方中包括配伍环境在内的诸多因素所控制。如前所述，在发汗解表方面，多与麻黄相配；温经止痛作用，常与细辛相配；温经活血功效，每与牡丹皮、赤芍相配；温阳化气功效，则与茯苓、白术相配。又如黄柏具有清热泻火、清热燥湿、清虚热、降虚火作用，但多以其分别配伍黄连、苍术、知母为前提。再如柴胡有疏肝理气、升举阳气、发表退热的作用，但调肝多配白芍，升阳多伍升麻，和解少阳则须配黄芩。可见，通过配伍协同可以控制药物功效的发挥方向，从而减少临床运用方药的随意性。

（三）常用配伍方法

徐大椿说："圣人为之制方，以调剂之，或用以专攻，或用以兼治，或以相辅者，或以相反者，或以相用者，或以相制者。故方之既成，能使药各全其性，亦能使药各失其性。操纵之法，有大权焉，以方之妙也。"（《医学源流论·方药离合论》）。因此，熟悉中医药有关配伍的基本方法，对体会方剂"合群之妙用"，掌握"操纵之法"，是十分重要的。

1. **相辅相成** 是方剂最常用的配伍方法，主要有两种类型：一类为性能功效相近的药物配合应用产生协同增效作用。例如，大黄配芒硝，可增强泻热通便之效；石膏配知母，能增强清热泻火之功。另一类为药物主要功效不同，但在针对病机方面，通过相互关联的作用以增强治疗效果。例如，治湿痰证，常以半夏配陈皮，既加强燥湿化痰之力，又可行气以"气顺痰消"；治血虚证，常用熟地黄、当归配人参或黄芪，目的是"补气生血"。此类配伍方法多为中药学"七情"配伍理论中的"相须""相使"。

2. **相反相成** 相反指药性（寒热温凉）、趋向性（升降沉浮）、功效（开阖补泻）等性能相反的药物配合应用；相成指药物的配伍一方面通过互补或相助以增强其疗效，或产生新的功效，另一方面通过互相牵制而制约药物的某种偏性。例如，胃寒肠热证之半夏泻心汤用干姜、半夏温以祛寒，黄芩、黄连寒以清热，配伍则平调寒热；治邪在少阳证之小柴胡汤，柴胡透泄少阳之邪，黄芩清泄少阳半里之热，两者配伍，则产生和解少阳之新功用；治阳虚出血的黄土汤，以黄土温中止血，白术、附子温阳健脾的同时，又配苦寒之黄芩制约术、附温燥之性。常见的配伍方法有寒热并用、补泻同施、散收同用、刚柔相济、升降并调等。

二、方剂的组方

组方即药物组成方剂的过程与形式。在辨证审因、确定治法之后，便进入了具体的遣药组方阶段。在组织不同作用和地位的药物时，应符合严密的组方基本结构的要求，即"君、臣、佐、使"的组方形式。这样才能做到主次分明，全面兼顾，扬长避短，提高疗效。

"君、臣、佐、使"组方理论，最早见于《黄帝内经》，《素问·至真要大论》说："主病之谓君，佐君之谓臣，应臣之谓使。"其后，金代张元素有"力大者为君"之说；金代李东垣说："主病之谓材，兼见何病，则以佐使药分治之，此制方之要也。"又说："君药分量最多，臣药次之，佐使药又次之，不可令臣过于君。君臣有序，相与宣摄，则可以御邪除病矣。"明代何伯斋更进一步说："大抵药之治病，各有所主。主治者，君也。辅治者，臣也。与君药相反而相助者，佐也。引经及治病之药至病所者，使也。"可以看出，无论是《黄帝内经》，还是张元素等，虽对君、臣、佐、使的含义做了一定的阐发，但还不够系统和全面。今据各家论述及历代名方的组成规律，进一步分析归纳如下。

1. **君药** 针对主病或主证起主要治疗作用的药物。其药味较少，药力较强，用量比作为臣、佐、使药应用时要大。

2. **臣药** 有两种意义：①辅助君药加强治疗主病或主证的药物；②针对重要的兼病或兼证起主要治疗作用的药物。相对君药，其药味较少，药力较弱。

3. **佐药** 有三种意义：①佐助药，即配合君、臣药以加强治疗作用，或直接治疗次要兼证的药物；②佐制药，即用以消除或减弱君、臣药的毒性，或能制约君、臣药峻烈之性的药物；③反佐药，即病重邪甚，可能拒药时，配用与君药性味相反而又能在治疗中起相成作用的药物，以防止药病格拒。

4. 使药 有两种意义：①引经药，即能引方中诸药至特定病所的药物；②调和药，即具有调和方中诸药作用的药物。

综上，一首方剂中药物的君、臣、佐、使主要针对病证，以药物在方中所起作用的主次地位为依据。除君药外，臣、佐、使药都各具两种以上意义。在遣药组方时并没有固定的程式，既不是每种意义的臣、佐、使药都必须具备，也不是每味药只任一职。每一方剂的具体药味多少，以及君、臣、佐、使是否齐备，应视具体病情及治疗要求的不同，以及所选药物的功能来决定。但是，任何方剂组成中君药不可缺少。至于有些药味繁多的大方，或多个基础方剂组合而成的"复方"，分析时只需按其组成方药的功用归类，分清主次即可。

三、方剂的剂量

剂量是方剂功效发挥的基础。一张完备的方剂，一般当酌定剂量，因而历代方书所载方剂大都注明剂量，但亦有未注明剂量的。未注明者，或见于现代医话类书籍，如《续名医类案》之一贯煎；或分析药物性能特点及配伍意义而举方论之，如《医学启源》之生脉散等。方剂剂量主要包括组方剂量和使用剂量。

1. 组方剂量 指组成方剂药物的用量。其内涵可细分为二：一为绝对剂量，指制方者针对病机选定药物后各单味药的使用量。药物用量直接决定了药力，剂量大小会影响方剂的临床疗效，并在一定范围内存在着量效关系。例如，大青龙汤与麻黄汤中麻黄、桂枝针对外感风寒、卫阳郁遏而设，然大青龙汤主治证风寒较重，故将麻黄由 3 两增至 6 两，仍与桂枝 2 两相伍，可增其解表发汗之力。但需指出，药物用量与疗效的关系十分复杂，若盲目增大药量，超过一定范围，其量效关系抑或发生改变，药力增加不显著或反而徒增毒、副作用。二是相对剂量，指方剂药物配伍后产生协同作用的需要量，即药物的配伍比例。方剂是药物的配伍运用形式，药物之间的用量比例往往会影响其功效，故而是不容忽视的环节，某些方剂药物完全相同，若相对剂量发生改变，不但影响作用的强弱，甚至引起功效发生变化。例如，桂枝汤中桂枝与白芍 1∶1 使用才能发挥"调和营卫"的作用，若桂枝与白芍用量变为 1∶2 则功效变为"通阳温脾，柔肝缓急"。

2. 使用剂量 指方剂供内服或外用实际用量。例如，汤剂或煮散，指成人 1 日内的服用量和（或）每次服用量；桂枝汤"微火煮取三升，去滓适寒温，服一升……半日许，令三服尽"，即该方一日服用总量可为三升，每次服用一升。丸、散等剂型则指成人 1 次内服量，如六味地黄丸"炼蜜为丸，如梧桐子大，空心温水化下三丸"，又如参苓白术散"每服二钱"等。

四、方剂的剂型

剂型是根据药物的特点和临床的需要，将方剂按照一定工艺制备成的使用形态。方剂的剂型历史悠久，有着丰富的理论和宝贵的实践经验。早在《五十二病方》《黄帝内经》等典籍中就有汤、丸、散、膏、酒、丹等剂型，后世医家又有较多发展。随着现代制药工业的发展，又研制了许多新的剂型，如片剂、颗粒剂、注射剂、气雾剂等。根据物质形态，剂型可分为液体剂型、固体剂型、半固体剂型、气体剂型等。常用剂型的主要特点及制备方法如下。

（一）液体剂型

1. 汤剂 古称汤液，是将药物饮片加水或酒浸泡后，再煎煮一定时间，去渣取汁，制成的液体剂型。主要供内服，如麻黄汤、小承气汤等。外用的多作洗浴、熏蒸及含漱之用。汤剂的特点是吸收快、能迅速发挥药效，特别是能根据病情的变化而随证加减，能较全面、灵活地照顾到每个患者及具体病变阶段的特殊性，适用于病证较重或病情不稳定的患者。李杲云："汤者荡也，去大病用之。"汤剂的不足之处是服用量大，某些药的有效成分不易煎出或易挥发散失，不适于大规模生产，亦不便于携带。

2. 酒剂　又称药酒，古称酒醴。是将药物用白酒或黄酒浸泡，或加温隔水炖煮，去渣取液，供内服或外用的液体剂型。酒有活血通络、易于发散和助药效发挥的特点，故适于祛风通络和补益剂中使用。外用酒剂尚可祛风活血，止痛消肿。

3. 露剂　亦称药露，多用新鲜的含有挥发性成分的药物，用蒸馏法制成芳香气味的澄明水溶液。一般作为饮料及清凉解暑剂，常用的有金银花露、青蒿露等。

4. 糖浆剂　是将药物煎煮去渣取汁浓缩后，加入适量蔗糖溶解制成的浓蔗糖水溶液。糖浆剂具有味甜量小、服用方便、吸收较快等特点，适于儿童服用，如止咳糖浆、桂皮糖浆等。

5. 口服液　是将药物用水或其他溶剂提取后经精制而成的内服液体制剂。该制剂具有剂量较小、吸收较快、服用方便、口感适宜等优点。

6. 注射液　亦称针剂，是将药物经过提取、精制、配制等步骤而制成灭菌溶液、无菌混悬液或供配制成液体的无菌粉末，供皮下、肌内、静脉注射的一种制剂。注射液具有剂量准确，药效迅速，适于急救，不受消化系统影响的特点，对于神志昏迷，难以口服用药的患者尤为适宜，如清开灵注射液、生脉注射液等。

（二）固体剂型

1. 散剂　是将药物粉碎、混合均匀，制成的粉末状制剂。散剂制作简便，吸收较快，节省药材，便于服用与携带。分为内服和外用两类。内服散剂一般研成细粉，以温开水冲服，量小者亦可直接吞服，如七厘散；亦有制成粗末、以水煎取汁服，称为煮散，如银翘散。外用散剂一般用于外敷，掺撒创面或患病部位，如金黄散、生肌散；亦有用作点眼、吹喉等，如八宝眼药、冰硼散等。制作时应研成极细粉末，以防刺激创面。

2. 丸剂　是将药物研成的细粉或药材提取物加适宜的黏合剂制成球形的固体剂型。丸剂与汤剂相比，吸收较慢，药效持久，节省药材，便于服用与携带。适用于慢性、虚弱性疾病，如六味地黄丸、右归丸等。但也有丸剂药性比较峻猛的，此则多为芳香类药物与剧毒药物，不宜作汤剂煎服，如安宫牛黄丸、舟车丸等。常用的丸剂有蜜丸、水丸、糊丸、浓缩丸等。①蜜丸：是将药物细粉以炼制的蜂蜜为黏合剂制成的丸剂，分为大蜜丸和小蜜丸两种。蜜丸性质柔润，作用缓和持久，并有补益和矫味作用，常用于治疗慢性病和虚弱类疾病，需要长期服用。②水丸：俗称水泛丸，是将药物细粉以水（冷开水或蒸馏水）或酒、醋、蜜水、药汁等为黏合剂制成的小丸。水丸较蜜丸崩解、溶散、吸收均快，易于吞服，适用于多种疾病，如防风通圣丸、左金丸、越鞠丸等。③糊丸：是将药物细粉以米糊、面糊、曲糊等为黏合剂制成的小丸。糊丸黏合力强，质地坚硬，崩解、溶散迟缓，内服可延长药效，减轻剧毒药的不良反应和对胃肠的刺激，如舟车丸、黑锡丹等。④浓缩丸：是将药物或方中部分药物煎汁浓缩成膏，再与其他药物细粉混合，并干燥、粉碎，用水或蜂蜜或药汁制成的丸剂。因其体积小，有效成分高，服用剂量小，可用于治疗多种疾病。

3. 丹剂　有内服和外用两种。内服丹剂没有固定剂型，有丸剂，也有散剂，每以药品贵重或药效显著而名之曰丹，如至宝丹、活络丹等。外用丹剂亦称丹药，是将某些矿物类药经高温烧炼制成的不同结晶形状的制品，常研粉涂撒创面，治疗疮疡痈疽，亦可制成药条、药线和外用膏剂应用。

4. 茶剂　是将药物粉碎加工而制成的粗末状制品，或加入适宜黏合剂制成的方块状制剂。用时以沸水泡汁或煎汁，不定时饮用。大多用于治疗感冒、食积、腹泻等。

5. 锭剂　是将药物研成细粉或加适当黏合剂制成的规定形状的固体剂型，有纺锤形、圆柱形、条形等。内服多研末调服或磨汁服，外用则磨汁涂患处，有紫金锭、万应锭等。

6. 条剂　亦称药捻，是将药物细粉用桑皮纸蘸后搓捻成细条，或将桑皮纸捻成细条再蘸药粉而成。用时插入创口或瘘管内，能化腐拔毒、生肌收口，常用的有红升丹药条等。

7. 线剂　也称药线，是将丝线或棉线置药液中浸煮，经干燥制成的外用制剂。用于治疗瘘管、痔疮或赘生物，通过所含药物的轻度腐蚀作用和药线的机械紧扎作用，使其引流通畅或萎缩、脱落。

8. 栓剂　古称坐药或塞药，是将药物细粉与基质混合制成的一定形状固体制剂，用于腔道，并在其间熔化或溶解而释放药物，有杀虫止痒、润滑、收敛等作用。它的特点是药物通过直肠（也有用于阴道的）黏膜吸收后，有 50%～70%的药物不经过肝而直接进入体循环，减少药物在肝中的"首过效应"，同时减少药物对肝的毒性，还可避免胃肠液对药物的影响及药物对胃黏膜的刺激作用。婴幼儿直肠给药尤较方便。常用的有小儿解热栓、消痔栓等。

9. 颗粒剂　是将药材提取物加适量赋形剂或部分药物细粉制成的干燥颗粒状或块状制剂，使用时多以开水冲服。颗粒剂具有作用迅速、味道可口、体积较小、服用方便等特点，深受患者欢迎，常用的有感冒退热颗粒剂、复方羊角颗粒剂等。

10. 片剂　是将药物细粉或药材提取物与辅料混合压制而成的片状制剂。片剂用量准确，体积小。药味很苦或具恶臭的药物压片后可再包糖衣，使之易于服用。如需在肠道吸收的药物，则又可包肠溶衣，使之在肠道中崩解。此外，尚有口含片、泡腾片等。

（三）半固体剂型

膏剂是将药物用水或植物油煎熬去渣而制成的剂型，有内服和外用两种。内服膏剂有流浸膏、浸膏、煎膏三种，外用膏剂分软膏、硬膏两种。其中流浸膏与浸膏多数用于调配其他制剂使用，如合剂、糖浆剂、颗粒剂、片剂等。

（四）气体剂型

气雾剂指将药物与抛射剂一同封装于具有特制阀门系统的耐压密闭容器中，使用时借抛射剂的压力将内容物呈雾粒喷出的制剂。国外临床运用始于 20 世纪 50 年代初期，国内至 20 世纪 60 年代中期才有少量生产。因其具有高效、速效，能避免感染，减少给药部位局部疼痛，以及提高药物稳定性的特点，故近年来发展较快。气雾剂除用于呼吸系统疾病外，在冠心病、感冒、烧伤和皮肤疾病上都有应用。按用途及性质，可分为吸入气雾剂、表面气雾剂和空间气雾剂三类，临床以吸入式应用最多。国内常用的中药或复方气雾剂有宽胸气雾剂、复方细辛气雾剂、烧伤气雾剂等。

上述剂型，各有特点，临证应根据病情与方剂特点选用。此外，尚有胶囊剂、灸剂、熨剂、灌肠剂、搽剂等在临床广泛应用，且有新剂型不断研制，以提高疗效或更便于临床使用。

五、方剂的煎服法

方剂煎药法和服药法，是方剂运用的重要环节。徐大椿于《医学源流论·服药法论》中谓："病之愈不愈，不但方必中病，方虽中病，而服之不得其法，则非特无功，而反有害，此不可不知也。"《医学源流论·煎药法论》又曰："煎药之法，最宜深讲，药之效不效，全在乎此。"可见，煎服法的恰当与否，对疗效具有较大的影响。

（一）煎药法

煎药法主要指内服汤剂的制备方法，煮散剂的制备亦可参考，汤剂制备宜掌握以下方面。

1. **煎药用具**　目前通常选用有盖砂锅或瓦罐。这类煎具化学性质稳定，煎时受热均匀，因而煎汁浓，质量高。不宜使用铜、铁、锡等锅，因这些煎具与有些药物在煎煮时会产生沉淀，降低溶解度，甚至会引起化学变化，产生副作用。煎具的容量宜大，以利于汤药沸腾与有效成分的浸出，并可避免外溢耗损。此外，煎时需加盖，以防煎煮时药液过快蒸发，以利于挥发性成分的保存。

2. **煎药用水**　古人常用的有泉水、井水、河水、雨水、雪水等。现今煎药用水，除处方有特殊要求外，一般以洁净为度，如自来水、井水或蒸馏水等。至于加水量，常与药量或药味多少、药物吸水情况、煎煮时间及火候有关。通常以水浸没药物超出一寸为宜（即加水量为药物总量的5～8倍），二煎时用水量可酌减。

3. **煎药火候**　有"武火"与"文火"之分。急火煎之谓"武火"，慢火煎之谓"文火"。汤液煎煮一般先"武"后"文"，即开始用武火，煎沸后改用文火，这样既可防止药液的溢出，又可减少水分过量蒸发，同时可减少药液中挥发性成分的损耗及高温引起的有效成分破坏。

4. **煎药方法**　药物经过浸泡煎煮时，应严格按照上述火候及时间的要求，完成煎煮程序。煎药期间不宜频频打开锅盖，以防气味走散，并可减少挥发性成分的丢失。如药物不慎煎煳，则应弃去，不宜加水再煎服。另外，对于某些煎法比较特殊的药物，煎煮时尤需予以注意。①先煎：介壳类、矿石类药物，因质地坚实，药性难以煎出，应打碎先煎，煮沸后10～20min，再下其他药，如龟板、鳖甲、石决明、生牡蛎、代赭石、生龙骨、磁石、生石膏等。泥沙多的药物如灶心土（伏龙肝）、糯稻根等，以及质轻量大的植物药如芦根、夏枯草等，亦宜先煎取汁澄清，然后以其药汁代水煎煮其他药物。②后下：气味芳香的药物，用其挥发油取效的，宜在其他药物即将煎好时下，煎2～3min即可，以防有效成分的散失，如薄荷、砂仁、豆蔻等。③包煎：某些煎后药液浑浊及对消化道、咽喉等有不良刺激的药物，如赤石脂、滑石、车前子、旋覆花等，宜用纱布袋将药包好，再放入锅内煎煮。④另炖或另煎：某些贵重药，为了保存其有效成分，避免同煎时被其他药物吸收，可另炖或另煎。例如，人参应切成薄片，放入加盖碗内，隔水炖2～3小时。⑤熔化（烊化）：胶质、黏性大且能熔化的药物，如阿胶、鹿角胶、饴糖之类，用时宜先行加温熔化，再加入去渣的药液中微煮或趁热拌匀后服，以免和其他药物同煎时粘锅煮焦及黏附他药影响药效。⑥冲服：某些芳香或贵重药（如麝香、羚羊角粉、珍珠粉）、易溶的药（如芒硝）、不宜见火的药（如朱砂）、药汁（如姜汁、竹沥）、散剂（如紫雪）等，需待汤剂临服时投入，搅匀内服，也有的药物可磨汁冲服。此外，有些药物宜热水泡服的，亦属冲服范围。

（二）服药法

1. **服药时间**　一般宜饭前1小时服，若病情急骤，可不必拘时。方中药物辛辣、味苦，对胃肠有刺激，或消导类方剂，宜饭后服用，以减轻药物对胃肠的刺激；滋补类方剂宜空腹服；安神类方剂宜睡前服。另外，根据病情，有的可一日数服，有的可煎汤代茶。

2. **服药方法**　一般每剂分2或3次温服；病情急，可一次顿服，抑或根据需要持续服药以维持药效。使用峻烈药或毒性药，宜先进少量，逐渐增加，有效即止，慎勿过量，以免中毒。

3. 服药调护 对于服药后的调养与护理，古人亦是十分重视。一般来说，使用发汗类方剂，应以遍身微汗为度，不可大汗，亦不可汗出不彻。使用泻下、利水类方剂，应注意观察大小便的情况。润下剂药力温和，通便后尚可服 1～2 日，而峻下剂药力较强，服后可能出现腹痛、恶心、呕吐等反应，应向患者解释，消除其疑虑，并注意让患者卧床休息；泻下剂易伤脾胃，故药后应注意调理脾胃，可给予米汤或清淡饮食以养胃气。此外，药后应注意慎劳役，戒房事，节恚怒等。

4. 服药食忌 指服药时要注意饮食禁忌，又称"忌口"。其内容主要有两方面：一是病证对饮食的宜忌，如水肿病宜少食盐、消渴病应忌糖、下利慎油腻、寒证慎生冷等；二是药物对饮食的宜忌，如服用含地黄的方剂时忌食萝卜、服用含土茯苓的方剂时忌饮茶、服用含荆芥的方剂时忌食河豚与无鳞鱼等。《本草经集注》在服药忌食中概而言之："服药不可多食生胡蒜、杂生菜。服药不可多食诸滑物果实菜。服药不可多食肥猪、犬肉、肥羹及鱼臊脍。"

六、方剂的变化

任何成方都是针对某一特定证候而制定的，由于患者病情受体质状况、年龄长幼、四时气候、地域差异等影响，其临床所见证候千差万别。因此在临证运用成方时，应据病情变化而灵活加减，方剂的运用变化主要有以下形式。

（一）药味增减的变化

方剂由药物组成，药物是决定方剂功效的主要因素。当方剂中的药物增加或减少时，必然使方剂组成的配伍关系发生变化，并由此引起方剂功效和主治的改变。药味增减的变化指在主病、主证及君药不变的前提下，随兼夹证的轻重或不同增减次要药物，以适应变化病情的需要，通常称"随证加减"。以桂枝汤为例，该方由桂枝、芍药、生姜、大枣、甘草五味药组成，具有解肌发表、调和营卫之功，主治外感风寒表虚证，症见头痛发热、汗出恶风、脉浮缓或浮弱、舌苔薄白等。若在此证候基础上兼见项背强而不舒，可加葛根解肌舒筋（桂枝加葛根汤）；若在桂枝汤证基础上，又如桂枝汤证因误下而兼见胸满，此时桂枝汤证仍在者，因方中芍药之酸收，不利于胸满，则当减去芍药，以专于解肌散邪（桂枝去芍药汤）。由此可见，在选用成方加减时，一定要注意所治病证的病机、主证都与原方基本相符，否则是不相宜的。还有一点，即对成方加减时不可减去君药，否则就不能说是某方加减，而是另组新方了。

（二）药量增减的变化

剂量是影响方剂功效发挥的重要因素之一。若组成不变，仅增减剂量或改变配比，皆可改变方剂的药力或功效。①增减剂量，增减药力：如四逆汤与通脉四逆汤都由附子、干姜、炙甘草三味组成。但前方姜、附剂量较小，有回阳救逆的功效，主治阴盛阳衰所致四肢厥逆、恶寒踡卧，下利，脉微细或沉迟细弱等；后方姜、附用量比较大，则温里回阳之力增强，有回阳逐阴、通脉救逆的功效，主治阴盛格阳于外而致四肢厥逆，身反不恶寒，下利清谷，脉微欲绝的证候（表 10-1）。须强调的是增加剂量虽可加强药力、提高疗效，亦可产生副作用，尤其是含有毒药的方剂。②改变配比，改变功效：药物的剂量不仅直接决定药力大小，某些方剂中剂量比例的变化还会改变方剂的配伍关系，从而可能改变该方功效和主治证候的主要方面。例如，小承气汤与厚朴三物汤都由大黄、枳实、厚朴三药组成，前者主治热结便秘，治当泻热通便，故以大黄四两为君，枳实三枚为臣，厚朴二两为佐；后者主治气滞便秘，治当行气除满以通便，故以厚朴八两为君，枳实五枚为臣，大黄四两为佐。二方相比，大黄用量虽同，但小承气汤分两次服，厚朴三物汤分三次服，每次实际服药量也有差别（表10-2）。

表 10-1 四逆汤和通脉四逆汤比较

方剂名称	组成药物			功效	主治证候
	附子	干姜	炙甘草		
四逆汤	一枚	一两五钱	二两	回阳救逆	阳虚阴盛所致四肢厥逆，恶寒蜷卧，下利清谷，脉微细
通脉四逆汤	一枚（大者）	三两	二两	回阳通脉	阴盛格阳所致四肢厥逆，下利清谷，身反不恶寒，其人面赤，脉微欲绝

表 10-2 小承气汤与厚朴三物汤比较

方剂名称	方药组成配伍			主治证候	服法
	君	臣	佐		
小承气汤	大黄四两	枳实三枚	厚朴二两	阳明腑实证（热结）。潮热谵语，大便秘结，腹痛拒按	分二服
厚朴三物汤	厚朴八两	枳实五枚	大黄四两	气滞便秘（气闭）。脘腹满痛不减，大便秘结	分三服

（三）剂型更换的变化

方剂的组成与剂量完全相同，若选择的剂型不同，其药力的强弱、作用的峻缓则有区别，相应的功效与主治亦有差异。一般而言，"汤者，荡也；丸者，缓也"，即汤剂作用发挥快而力峻，丸剂作用慢而力缓。例如，理中丸与人参汤，二方药物与剂量相同，前方用作丸剂，则主治脾胃虚寒之证情较轻或缓者；后者用汤剂，则主治脾胃虚寒之证情较急重者及上中二焦虚寒之胸痹。这种以汤剂易为丸剂，意取缓治的方式，在方剂运用中极为普遍。此外，由于剂型的选择常取决于病情的需要和药物的特点，所以剂型更换的变化，有时也能改变方剂的功用和主治。例如，九味羌活汤为治疗外感风寒湿邪兼有里热所致感冒的常用方，但王好古在《此事难知》中说该方"治杂病如神"，并指出"炼蜜作丸尤效"。又如《金匮要略》所载桂枝茯苓丸原为治疗瘀阻胞宫证而设，功能活血祛瘀、缓消癥块，但《济阴纲目》将该方改为汤剂，易名催生汤，用于治疗产妇临产，见腹痛、腰痛而胞浆已下，有催生之功。

七、方剂的分类

（一）病证分类

病证分类便于临床以病索方，此类方书主要有两种：一是包括各科病证的方书，首推《五十二病方》，该书记载了52种疾病，医方283首，涉及内、外、妇、儿、五官等科，但组方简单，用量粗略，部分病名、药名已无从查考，不具有临床指导意义。还有张仲景的《伤寒杂病论》，王焘的《外台秘要》，宋代的《太平圣惠方》，明代的《普济方》，清代的《张氏医通》《兰台轨范》等。二是按专科病证分类，如宋代的《妇人大全良方》和《小儿药证直诀》。另外，病证分类法还包括以脏腑病证或以病因等分类方剂的不同方法，如《备急千金要方》《三因极一病证方论》等都是以病证分类为基础的相关方法结合的方书。

（二）祖方分类

祖方（主方）分类以明代施沛所编著的《祖剂》为代表，该书选《黄帝内经》《伤寒杂病论》《太平惠民和剂局方》及后世医家的部分基础方剂，冠以祖方，用以归纳其他同类方剂。清代《张氏医通》除按病因、病证列方外，另编一卷《祖方》，选古方 34 首为主，各附衍化方若干首。这种分类方法，立足于追溯诸方的衍化源流，对归纳病机、治法共性的类方研究具有较好的作用。若祖方的成方年代较近，则有时不能推原所自，始末欠清。例如，以宋代《太平惠民和剂局方》的二陈汤为祖方，而将唐代《千金方》的温胆汤反作附方。

（三）功效（治法）分类

方剂的功效与其所体现的治法是一致的。此方法始于"十剂"说。唐代陈藏器于《本草拾遗·条例》中提出"药有宣、通、补、泄、轻、重、滑、涩、燥、湿十种"，并于"宣可去壅""通可去滞""补可去弱""泄可去闭""轻可去实""重可去怯""滑可去着""涩可去脱""燥可去湿""湿可去枯"之下，各举数药为例。宋代赵佶《圣济经》于每种之后加一"剂"字，如《圣济经·审剂》云："故郁而不散为壅，以宣剂散之。"金代成无己《伤寒明理论》中说："制方之体，宣、通、补、泄、轻、重、滑、涩、燥、湿十剂是也。"至此在方书中才有"十剂"这个名称。但对十剂分类，还不足以完全概括临床常用方药，所以后世各家又有增益，例如，《本草衍义》于十剂外增加寒、热二剂；明代缪仲淳增加升、降二剂。明代徐思鹤的《医家全书》除十剂外，增加了调、和、解、利、寒、温、暑、火、平、夺、安、缓、淡、清等，共为二十四剂。方书中除清代陈修园《时方歌括》载方 108 首是按上述十二剂分类外，其余尚不多见。明代张景岳鉴于"古方之散列于诸家者，既多且杂，或互见于各门，或彼此重复"，因而"类为八阵，曰补、和、攻、散、寒、热、固、因"。并在《景岳全书·新方八略引》中说："补方之制，补其虚也。""和方之制，和其不和也。""攻方之制，攻其实也。""用散者，散表证也。""寒方之制，为清火也，为除热也。""热方之制，为除寒也。""固方之制，固其泄也。""凡病有相同者，皆可按证而用之，是谓因方。"将选集古方与自制新方按八阵分类外，为便于专科临证运用，又另列妇人、小儿、痘疹、外科四大门类，作为补充。清代程钟龄在《医学心悟》中提出："论治病之方，则又以汗、和、下、消、吐、清、温、补八法尽之。"明确提出了"以法统方"的思想，也是对以治法分类方剂的理论总结。

（四）综合分类

清代汪昂著《医方集解》中，开创了新的综合分类法，既能体现依法统方，又能结合方剂功用和治证病因，并照顾到治有专科。分别为补养、发表、涌吐、攻里、表里、和解、理气、理血、祛风、祛寒、清暑、利湿、润燥、泻火、除痰、消导、收涩、杀虫、明目、痈疡、经产、救急 22 类。之后吴仪洛的《成方切用》、张秉成的《成方便读》都是借用汪氏的分类方法而略有增删。

第三节　五脏治法与方剂简介

本书遵循"以法统方"的原则，根据五脏治法分类，将常用治法与方剂分为肺系治法与方剂、脾系治法与方剂、肝系治法与方剂、心系治法与方剂、肾系治法与方剂共 5 类，如图10-1～图10-5 所示。

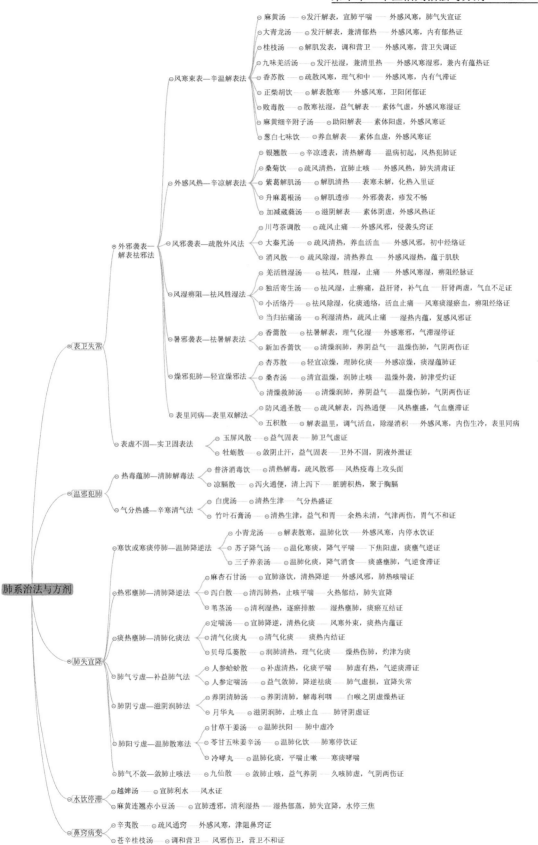

风寒束表—辛温解表法
- 麻黄汤 —— 发汗解表，宣肺平喘 —— 外感风寒，肺气失宣证
- 大青龙汤 —— 发汗解表，兼清郁热 —— 外感风寒，内有郁热证
- 桂枝汤 —— 解肌发表，调和营卫 —— 外感风寒，营卫失调证
- 九味羌活汤 —— 发汗祛湿，兼清里热 —— 外感风寒湿邪，兼内有蕴热证
- 香苏散 —— 疏散风寒，理气和中 —— 外感风寒，内有气滞证
- 正柴胡饮 —— 解表散寒 —— 外感风寒，卫阳闭郁证
- 败毒散 —— 散寒祛湿，益气解表 —— 素体气虚，外感风寒湿证
- 麻黄细辛附子汤 —— 助阳解表 —— 素体阳虚，外感风寒证
- 葱白七味饮 —— 养血解表 —— 素体血虚，外感风寒证

外感风热—辛凉解表法
- 银翘散 —— 辛凉透表，清热解毒 —— 温病初起，风热犯肺证
- 桑菊饮 —— 疏风清热，宣肺止咳 —— 外感风热，肺失清肃证
- 紫葛解肌汤 —— 解肌清热 —— 表寒未解，化热入里证
- 升麻葛根汤 —— 解肌透疹 —— 外邪袭表，疹发不畅
- 加减葳蕤汤 —— 滋阴解表 —— 素体阴虚，外感风热证

风邪袭表—疏散外风法
- 川芎茶调散 —— 疏风止痛 —— 外感风邪，侵袭头窍证
- 大秦艽汤 —— 疏风清热，养血活血 —— 外感风邪，初中经络证
- 消风散 —— 疏风除湿，清热养血 —— 外感风湿热，蕴于肌肤

风湿痹阻—祛风胜湿法
- 羌活胜湿汤 —— 祛风，胜湿，止痛 —— 外感风寒湿，痹阻经脉证
- 独活寄生汤 —— 祛风湿，止痹痛，益肝肾，补气血 —— 肝肾两虚，气血不足证
- 小活络丹 —— 祛风除湿，化痰通络，活血止痛 —— 风寒痰湿瘀血，痹阻经络证
- 当归拈痛汤 —— 利湿清热，疏风止痛 —— 湿热内蕴，复感风邪证

暑邪袭表—祛暑解表法
- 香薷散 —— 祛暑解表，理气化湿 —— 外感寒湿，气滞食停证
- 新加香薷饮 —— 清燥润肺，养阴益气 —— 温燥伤肺，气阴两伤证

燥邪犯肺—轻宣燥邪法
- 杏苏散 —— 轻宣凉燥，理肺化痰 —— 外感凉燥，痰湿蕴肺证
- 桑杏汤 —— 清宣温燥，润肺止咳 —— 温燥外袭，肺津灼伤证
- 清燥救肺汤 —— 清燥润肺，养阴益气 —— 温燥伤肺，气阴两伤证

表里同病—表里双解法
- 防风通圣散 —— 疏风解表，泻热通便 —— 风热壅盛，气血瘀滞证
- 五积散 —— 解表温里，调气活血，除湿消积 —— 外感风寒，内伤生冷，表里同病

表虚不固—实卫固表法
- 玉屏风散 —— 益气固表 —— 肺卫气虚证
- 牡蛎散 —— 敛阴止汗，益气固表 —— 卫外不固，阴液外泄证

热毒蕴肺—清肺解毒法
- 普济消毒饮 —— 清热解毒，疏风散邪 —— 风热疫毒上攻头面
- 凉膈散 —— 泻火通便，清上泻下 —— 脏腑积热，聚于胸膈

气分热盛—辛寒清气法
- 白虎汤 —— 清热生津 —— 气分热盛证
- 竹叶石膏汤 —— 清热生津，益气和胃 —— 余热未清，气津两伤，胃气不和证

寒饮或寒痰停肺—温肺降逆法
- 小青龙汤 —— 解表散寒，温肺化饮 —— 外感风寒，内停水饮证
- 苏子降气汤 —— 温化寒痰，降气平喘 —— 下焦阳虚，痰壅气逆证
- 三子养亲汤 —— 温肺化痰，降气消食 —— 痰盛壅肺，气逆食滞证

热邪壅肺—清肺降逆法
- 麻杏石甘汤 —— 宣肺涤饮，清热降逆 —— 外感风邪，肺热咳喘证
- 泻白散 —— 清泻肺热，止咳平喘 —— 火热郁结，肺失宣降
- 苇茎汤 —— 清利湿热，逐瘀排脓 —— 湿热壅肺，痰瘀互结证

痰热壅肺—清肺化痰法
- 定喘汤 —— 宣肺降逆，清热化痰 —— 风寒外束，痰热内蕴证
- 清气化痰丸 —— 清气化痰 —— 痰热内结证
- 贝母瓜蒌散 —— 润肺清热，理气化痰 —— 燥热伤肺，灼津为痰

肺气亏虚—补益肺气法
- 人参蛤蚧散 —— 补虚清热，化痰平喘 —— 肺虚有热，气逆痰滞证
- 人参定喘汤 —— 益气敛肺，降逆祛痰 —— 肺气虚损，宣降失常

肺阴亏虚—滋阴润肺法
- 养阴清肺汤 —— 养阴清肺，解毒利咽 —— 白喉之阴虚燥热证
- 月华丸 —— 滋阴润肺，止咳止血 —— 肺肾阴虚证

肺阳亏虚—温肺散寒法
- 甘草干姜汤 —— 温肺扶阳 —— 肺中虚冷
- 苓甘五味姜辛汤 —— 温肺化饮 —— 肺寒停饮证
- 冷哮丸 —— 温肺化痰，平喘止嗽 —— 寒痰哮喘

肺气不敛—敛肺止咳法
- 九仙散 —— 敛肺止咳，益气养阴 —— 久咳肺虚，气阴两伤证

水饮停滞
- 越婢汤 —— 宣肺利水 —— 风水证
- 麻黄连翘赤小豆汤 —— 宣肺透邪，清利湿热 —— 湿热郁蒸，肺失宣降，水停三焦

鼻窍病变
- 辛夷散 —— 疏风通窍 —— 外感风寒，津阻鼻窍证
- 苍辛桂枝汤 —— 调和营卫 —— 风邪伤卫，营卫不和证

外邪袭表—解表祛邪法

表卫失常

温邪犯肺

肺失宣降

肺系治法与方剂

图 10-1 肺系治法与方剂

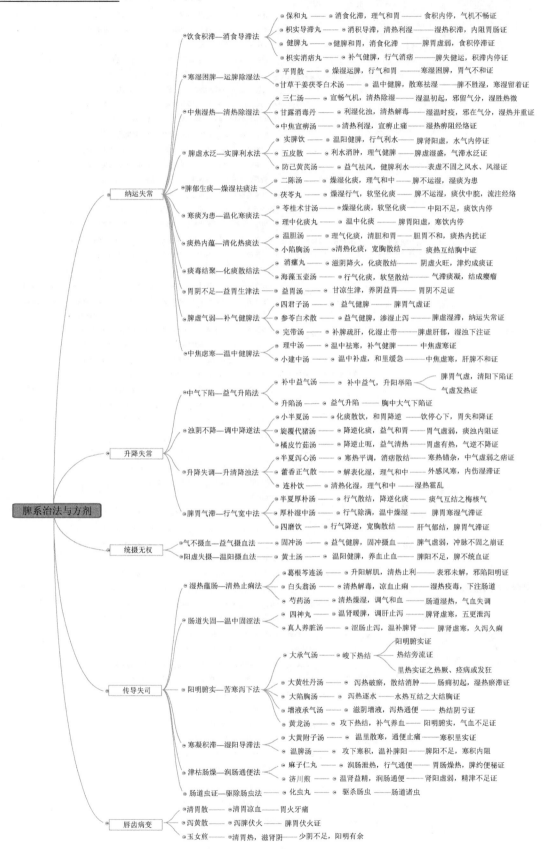

图 10-2 脾系治法与方剂

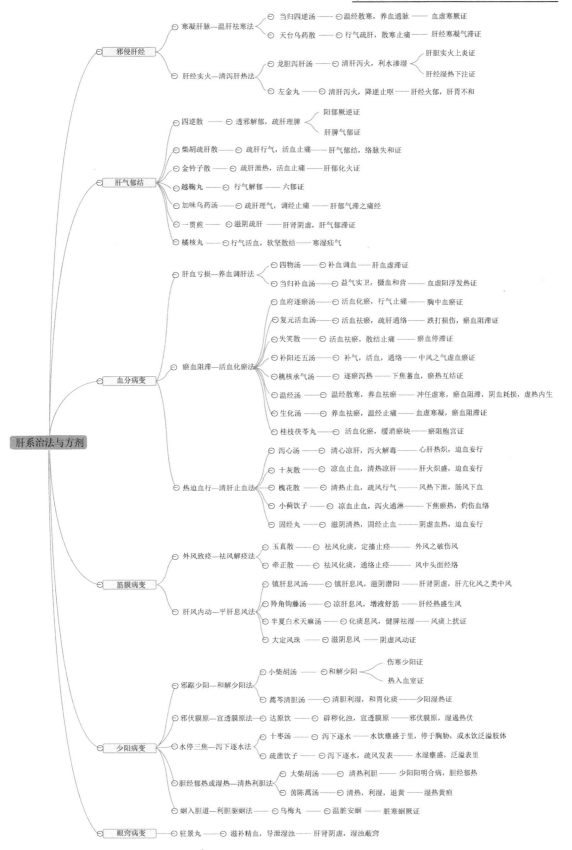

图 10-3　肝系治法与方剂

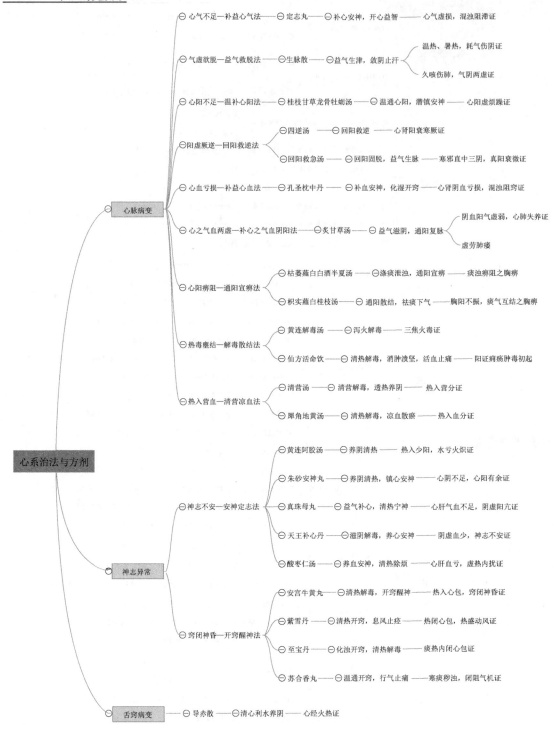

图 10-4　心系治法与方剂

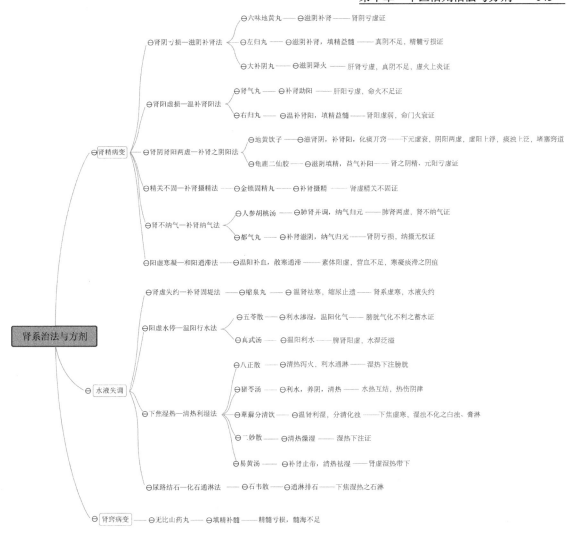

图 10-5 肾系治法与方剂

（成都中医药大学　刘兴隆）

下篇　中医药与免疫

第十一章　中医药理论的免疫学思想与实践

免疫学的出现不仅是近代医学发展的里程碑，也是人类文明进步的巨大标志之一。在中国传统医学发展的历史中，尽管"免疫"概念的出现要比西方晚，且其内涵也与现代免疫概念不尽相同，但具有独特的理论与临床辨治体系，对疾病的预防和治疗发挥重要作用，为中华民族的繁衍与健康做出了不可磨灭的贡献。

两千多年前的《黄帝内经》中即有免疫学理论和实践记载，如《素问·刺法论》"正气存内，邪不可干，邪之所凑，其气必虚"，《素问·四气调神大论》"是故圣人不治已病治未病，不治已乱治未乱"等论述。这些理论开创了世界防病医学的先河，至今仍然指导中医学从基础到临床、从养生到预防的实践。18世纪清代李氏《免疫类方》正式提出"免疫"一词。我国是世界上最早应用免疫学原理预防传染病的国家之一。东晋时期葛洪（公元284~364）在《肘后备急方》中记载了用狂犬脑敷治狂犬病的方法；明隆庆年间，针对严重危害人类健康的"天花"，当时的中医广泛采用了人痘接种法——"鼻苗法"来预防天花，这是世界上最早使用的人工主动免疫的预防天花的方法。《医宗金鉴》卷六十列种痘要旨，包括选苗、蓄苗、天时、择吉、调摄、禁忌、可种、不可种、水苗种法、五藏传送之理、旱苗稙法、痘衣种法、痘浆种法、信苗、补苗、自出、治法等，凡十八篇。《种痘心法》专论鼻苗种痘法，谓："种痘施于未病之先，调于无病之日，为去险履平、避危就安之良法。"上述记载与近现代医学中的人工免疫法、疫苗保存法、超敏反应及传染病获得性免疫方法原理非常相似。

第一节　中医理论的免疫学思想

中医学蕴含丰富的免疫学思想和内容，中医理论的阴阳学说、藏象理论、气血精津理论、邪正学说及相关治则治法无不体现现代免疫学理念。

一、阴阳学说

阴阳学说是中医药学重要理论、构建哲学的基础。阴阳的对立、互根、消长、转化等基本特性，是对阴阳相互关系的概括，中医学认为，阴阳的相对平衡是衡量机体健康的标准，所谓"阴平阳秘，精神乃治"。相反，阴阳失调是一切疾病发生的根本内在原因。

阴阳的相对平衡是机体内在脏腑、组织等诸多系统共同作用的结果，即包括免疫系统在内的各系统间的共同调节促使机体整体功能的协调与统一，则机体健康无病。当阴阳平衡的这种状态被内在或外在因素打破，导致机体某个或某些生理系统的功能失常，则引起机体发生病理性的变化，即疾病的产生。这种阴阳平衡与失衡理论指导下的中医学认知思维模式，与现代免疫学理论在一定程度上具有共性。

抗体与免疫应答反应之间同样存在消长关系。抗原刺激产生 IgG 抗体，IgG 与抗原结合后，通过抗原表位选择相应的 B 细胞克隆、IgG 的 Fc 段与 B 细胞 FcγRⅡ结合，产生反馈调节作用，可抑制 B 细胞的抗体产生。将抗体注入非免疫的机体可阻止其后注入抗原引起的免疫应答，其原理应用于临床，成功地预防了新生儿溶血症的发生。当 Rh⁻ 孕妇分娩时，给产妇注射抗 Rh 抗体，不仅可清除和封闭分娩过程中进入母体的 Rh 抗原，而且还可抑制 Rh⁻ 母亲产生抗 Rh 抗体，从而预防下次妊娠 Rh⁺ 胎儿时产生溶血症。

抗原抗体复合物与免疫应答反应之间同样呈现消长作用。免疫初期抗原量多，抗体量少时形成的复合物，通过抗体的 Fc 段与抗原提呈细胞表面的 Fc 受体结合，可增强抗原提呈细胞的功能，增强对 T 细胞的激活能力，促进免疫应答。当免疫后期抗体量多时，免疫复合物中的抗原可与 B 细胞表面的抗原受体结合，抗体与 B 细胞表面的 FcγRⅡ结合，产生抑制信号而抑制 B 细胞分化为抗体形成细胞。所以，免疫复合物的调节作用，在反应初期表现为增强效应，而到后期则产生抑制作用。

阴阳学说思维模式还体现在对机体免疫系统与抗原性异物、抗原与抗体、抗原和抗原提呈细胞、抗原与淋巴细胞、免疫系统与其他系统之间的对立统一与相互作用。

二、藏象理论

藏象理论是中医学理论的核心内容，是研究人体脏腑生理功能、病理变化及各脏腑间相互关系的学说。中医学认为，人体是以五脏系统为中心，气、血、精、津液为物质基础，经络血脉为通道的有机整体，这些共同构成了人体的生命活动。

中医学理论下的脏腑概念不是一个单纯的解剖的形态学概念，更重要的是概括人体基于脏腑系统整体性的生理和病理学功能性意义。而中医脏腑功能的某些相关理论认识与现代免疫学理论具有一致性。

1. 肾与免疫　肾"藏精，主骨生髓，主生殖"。中医学认为，肾的主要生理功能为藏精作用，而肾精化肾气，肾气促进人体的生长发育与生殖，其盛衰具有明显的年龄特征，在一定阶段与年龄及人体正气呈正相关性，此与中枢免疫器官胸腺功能具有相似性；肾中所藏之精气包括先天之精气，均禀受于父母，所谓"两神相搏，合而成形，常先身生，是谓精"（《灵枢·决气》）、"一月为胞胎，精气凝也；二月为胎形，始成胚也"（《颅囟经》）。而胚胎发育的原始物质，具有遗传的特性，决定着人体先天禀赋，即抗病能力的强弱；而现代医学的天然免疫功能，也是在种系进化和发育中形成的对病原体的抵抗力；同时，肾藏精，肝藏血，精可化血，血可归精，精血互生互化，故中医有"肝肾同源"之称。其次，肾主骨而生髓，精化髓，髓充养于骨，而人类的免疫细胞均来源于骨髓的造血干细胞，说明肾与免疫细胞的生成有着密切关系。

临床研究证实，中医学"肾"在很大程度上与垂体-肾上腺皮质系统功能相一致。中医辨证为肾阳虚的患者表现出下丘脑-垂体-肾上腺皮质系统功能下降，尿中 17-羟皮质类固醇含量降低，通过桂、附等辛热补阳药兴奋垂体-肾上腺皮质系统，从而表现为肾上腺皮质激素分泌增加；其次，甲状腺功能亢进与高血压中医辨证属阴虚火旺者，其尿肌酐含量与儿茶酚胺含量呈高水平，表明交感神经系统和（或）垂体-肾上腺皮质系统功能亢进。选用知柏六味地黄丸加减，则在临床症状缓解及血压下降、甲状腺功能亢进相关指标改善的同时，尿肌酐含量及儿茶酚胺含量也显著降低。这表明"肾"与垂体-肾上腺皮质系统关系密切。

2. 肺与免疫　中医学认为，肺在人体的主要生理功能为"主宣发肃降"促进机体津液水气的输布及气机的升降；"主治节"而调节机体气血津液的运行；"外合皮毛"而宣发卫气于体表，以"温分肉，肥腠理，司开合"固护体表，抵御外邪侵袭。现代免疫学认为，机体免疫具有防御作用，防止外界病原体的入侵及清除已入病原体（如细菌、病毒、真菌、支原体、衣原体等）及其他有害物质。这与中医学卫气抵御外邪侵袭，抵抗邪气于肌表理论机制相似。

在中医"肺与大肠相表里"的脏腑表里相关机制中，肺与大肠的生理功能二者密切相关，相互影响。肺气宣发及肃降则促进大肠的降泄，而大肠的通调有助于肺气的宣发及肃降。现代医学认为呼吸道、胃肠道具有典型的黏膜结构（主要由上皮、固有层构成），均是人体与外界进行接触并产生免疫物质的部位，且都能分泌 sIgA，同时又是免疫反应的主要场所，并通过淋巴细胞特异性的"归巢"及共同免疫系统相联系，成为"肺"与"大肠"相关的重要物质基础。这在 973 项目"肺与大肠表里关系的生物学机制研究"中得到证实。

3. 脾与免疫　中医学认为，气、血、精、津液是生命活动的物质基础，而脾为其化生之源，故脾被称为"后天之本"。其中"气"是人体生命活动最大的概念。中医哲学基础理论认为，气是构成人体和维持人体生命活动的最基本物质，"有气则生，无气则死"。而气又包含元气、宗气、营气、卫气等，皆为脾胃运化水谷而生。气在人体最重要的功能即是防御功能，尤其卫气发挥更明显，而卫气的产生来源于下焦肾阳，补充于中焦脾胃，宣发于上焦肺。因此，《素问·举痛论》云："百病皆生于气也。"同时，李东垣《脾胃论》提出："内伤脾胃，百病由生。"其次，中医学把人体生命的决定因素定义为"胃气"，《黄帝内经》云："人受气于谷""有胃气则生，无胃气则死"。故而，脾胃的生理功能的强弱决定机体自身防御体系及抗病能力的强弱。

现代免疫学认为，免疫的主要功能之一为免疫防御，即抵抗及防止外界病原体的入侵及清除已侵病原体及其他有害物质。若免疫防御过低或缺陷，可发生免疫缺陷性疾病；同时免疫自身稳定功能，则调节免疫系统内环境的稳定。这与中医学的脾化生气血而防御病邪侵入以及促进人体自身调节平衡理论相为一致。如脾胃虚弱则往往易反复感冒，且不易痊愈，常伴随慢性病质。而脾胃之气强者，则往往不容易发生外感性疾病，或虽发生自身也能很快恢复。同时，很多免疫缺陷性疾病，中医往往通过调理脾胃来治疗，可达到满意疗效。

4. 肝与免疫　中医学认为肝在五行中属木，本性升发而喜条达，肝的生理特点为主升、主动、主散。肝在人体五脏中的地位与职责，具有疏泄、升发、抗邪解毒、保护机体免受邪气侵害、促进内外环境稳定和功能协调统一的作用。肝的防病抗病作用通过肝主疏泄的生理功能表现出来。

5. 心与免疫　现代研究认为中医学中心的功能，不仅包括解剖学的心，还包括了现代医学脑的部分功能，涉及神经系统、心血管系统、内分泌系统的功能。心与脑是通过经络相联系的。而现代医学研究表明脑不仅是自主神经系统和内分泌系统的高级调节中枢，也是精神情志活动和体内免疫调控中心，是神经-内分泌-免疫网络的重要环节。

三、气血精津理论

气、血、精、津液是构成人体生命活动的基本物质基础，是机体脏腑组织功能活动的动力及营养物质，同时又是脏腑相互作用而化生。生命活动是一个动态的整体功能的总和。而物质基础的充盛及保障是脏腑功能正常发挥的前提条件。其次，气、血、精、津液之间存在同源互化关系，在机体内相互协调、相互作用、相互转化，维持脏腑功能的协调统一，以及生命活动的正常运转。而气、血、精、津液物质基础的亏虚，往往导致脏腑功能的低下、机体生命活动的衰弱。在机体内，津液的生成及输布主要与肺、脾、肝、肾四脏相关。《素问·经脉别论》："食气入胃，散精于肝，淫气于筋。淫气入胃，浊气归心，淫精于脉。脉气流经，经气归于肺，肺朝百脉，输精于皮毛……饮入于胃，游溢精气，上输于脾，脾气散精，上归于肺，通调水道，下输膀胱。"人体精、津液来源于饮食水谷所化，赖脾胃运化转输，故脾胃为"气血精津液化生之源"。其次，通过肺的宣发及肃降，将水液进一步布散周身，下归于肾，再通过肾的蒸腾气化，将津液再进一步气化布散。同时，肝主疏泄，促进津液运行。

中医学认为，肾藏精主骨生髓，而精化血，髓生血。其次，肾藏元气，而元气的强弱，对人体体质的强弱具有一定的决定性作用，元气充盛则机体禀赋强健。现代免疫学提出，骨髓是人体重要的免疫性器官，是各类血细胞和免疫细胞发生及成熟的场所。骨髓多能造血干细胞在骨微循环中首先分化为髓样祖细胞和淋巴样祖细胞。前者进一步分化成熟为粒细胞、单核细胞、树突状细胞、红细胞和血小板；后者发育为各种淋巴细胞（T细胞、B细胞、NK细胞）的前体细胞。同时，骨髓还可以分化为成熟B细胞或自然杀伤细胞（NK细胞）。成熟的B细胞和NK细胞随血液循环迁移并定居于外周免疫器官；其次，骨髓还是发生再次体液免疫应答的主要部位。因此，骨髓是人体极为重要的造血器官和免疫器官，骨髓功能缺陷，不仅会引起严重的造血功能障碍，还将导致严重的细胞免疫和体液免疫功能缺陷。由此表明，中医学"肾"的脏腑功能与现代免疫学的骨髓免疫器官是密切相关的，二者都对机体造血系统及免疫系统的形成起着重要作用。由此可见，中医"气血"理论，包含了现代医学免疫系统中的诸多免疫细胞和免疫分子，它们是执行免疫系统功能的物质基础。

《素问·宣明五气论》云："五脏化液，心为汗，肺为涕，肝为泪，脾为涎，肾为唾，是谓五液。"所以五脏的功能状态与体液免疫的关系密切。现代研究证实，津液中存在着多种免疫活性物质，发挥着抗病作用，尤其是sIgA，作为局部免疫的主要免疫球蛋白，是机体抗感染的重要因素之一，能抑制细菌生长，凝集抗原，中和毒素，对保护局部组织黏膜、防止细菌和其他病原物侵入机体起着重要作用。

此外，肝与体液免疫也有关系，肝开窍于目，泪为肝之液。现代研究发现泪液除机械冲洗清洁湿润眼睛外，还含有多种免疫物质，如泪液溶菌酶、补体C3和C4、免疫球蛋白等，它们共同在眼组织的局部体液免疫中发挥作用。泪液溶菌酶等降低时，可见多种眼科疾病，如沙眼、单纯病毒性角膜炎、细菌性眼感染等；在慢性结膜炎、过敏性结膜炎等疾病患者中，可见泪液中IgE含量升高。

四、邪正学说

邪正学说是中医理论中阐释发病机制的核心内容。中医学认为，疾病的产生即是正气与邪气斗争的一个过程。正气是疾病产生的内在决定因素。《黄帝内经》中提出"正气存内，邪不可干""邪之所凑，其气必虚"。正气即人体的机能活动（包括脏腑、经络、气血、津液等功能）和抗病、康复能力的综合反应。正气充盛则抵御邪气能力强，相反，正气虚弱，则抗病能力相应下降。与现代免疫学中免疫力的强弱具有一致性。邪气是外在因素及条件，如细菌、病毒等其他有害物质的入侵。若正气充盛，免疫功能正常，虽有病毒、细菌等邪气的入侵，但不会出现病症表现，或经机体自我调节而恢复平衡。因此，《灵枢·百病始生》曰："猝然逢疾风暴雨而不病者，盖无虚，故邪不能独伤人。"《素问·生气通天论》曰："清静则肉腠闭拒，虽有大风苛毒，弗之能害。"当正气虚弱，免疫功能下降，则病毒、细菌等邪气侵袭容易、很快发病，正气及免疫力越低，则病症表现越重。

中医认为，疫疠之邪为致病性较强的邪气。《黄帝内经》中已有论述："五疫之至，皆相染易，无问大小，病状相似。"中医"免疫"一词首见于18世纪的《免疫类方》，"疫，疫疠之鬼，民皆疾也。"这显然是指急性传染性很强的一类疾病，中医学有关免疫的思想，与传染病的发生发展有密切联系。因此,在相当长的时期内"免疫"在医学中是指"免除瘟疫"之意,换言之,是指对传染因子的再次感染有抵抗力,这与近代医学最初对免疫学的认识基本是一致的。

中医学也认识到某些病邪传入人体后,潜伏于内,经一段时间后,或在一定诱因作用下才发病,如"冬伤于寒,春必病温";外伤所致破伤风、狂犬病等,也是如此。这与现代医学某些细菌、病毒致病引起免疫抑制或逃避免疫有关。内伤邪气致病,如思虑过度、忧愁不解、嗜酒成癖,引起机体渐进性病理改变,不断积累,而逐渐出现临床症状。这可能与机体免疫系统功能下降有关。近年,有学者构建了"邪正相争-微生态平衡与非平衡-免疫状态变化"的邪正发病理论模型。认为构成中医学的"正气",应包括机体微生态平衡要素,主要表现为菌群密集度均衡,菌群多样性明显,优势菌以有益菌为主等。

总之,无论内邪还是外邪,只要机体正气即免疫力强大,机体就会保持健康状态。

五、治则治法

中医对疾病发生、发展与变化机制的认识,归结在邪正斗争与阴阳失衡两个最基本方面。中医治疗的目的是调整阴阳、以平为期。采用的基本法则有汗、吐、下、和、温、清、消、补八法,可归纳为扶正与祛邪两个方面。正虚者以扶正为主,邪实者以祛邪为主,若虚实兼夹者往往扶正祛邪并用。扶正与祛邪的作用,可以提高或稳定机体免疫功能,增强免疫系统的作用,加强机体的抗病能力,从而达到消灭或抑制病邪的目的。

通常免疫反应能维持机体内环境的相对稳定性,提高抗病能力,抵御病原体的侵袭,发挥机体的免疫监视作用,防止突变细胞的增生和转移。如果正气虚衰或体内阴阳失调,就可能出现过高或过低的异常免疫反应。过高(超敏感性)反应表现为自身免疫病,如系统性红斑狼疮,中医学认为本病的发生机制主要是阴阳失调,气血失和,气滞血瘀。用益气养阴、活血解毒的治则与方药,有一定的疗效。过低反应表现对病原体的感染缺乏抵抗力,易发生反复感染,并对抗原失去免疫监视作用。这种过低反应往往是由于正气虚弱,机体免疫功能低下,特别与细胞免疫水平低下有着密切关系,如恶性肿瘤在治疗上强调扶正的应用。

第二节 中医免疫思想的临床实践

早在公元前4世纪中国医家就已经开始在临床实践中采用具备免疫学思想的防病治病手段,并随着医学的发展与治疗实践的积累,为近代西方免疫学的出现提供了宝贵的技术和思路参考。这些理论和实践的经验总结是中医药学对人类免疫发展的重要贡献。

一、中国免疫实践蕴含的中医思维

(一)"以毒攻毒"的治疗思想

中医学对免疫的认识首先是从与传染病的斗争中开始的。人类观察到传染病患者在痊愈之后可以抵抗该种传染病再次侵袭,我国古代医学家将此现象称为"以毒攻毒",由此开始尝试通过人工轻微感染某种传染病,以获得对该种传染病的抵抗力。

（二）"扶正抗邪"的治疗思想

囿于古代诊断技术的落后，中医学对引起疾病的病原微生物知之甚少，少有直接对抗病原微生物的治疗手段，而是从更宏观的角度，通过调整人体失衡的阴阳气血以致平和，以期最大限度地调动人体"正气"，即免疫能力，从而达到抵抗病邪的目的。中医学认为相当于人体正常功能的"正气"，是针对导致疾病的病邪而言的。"正气存内，邪不可干"，正气即对疾病的抵抗能力，正气、真气、元气、卫气，在一定意义上，都是人体抵御功能的代名词。根据现代医学实验对中医中"肾虚"的研究，肾虚表现为免疫功能低下或失常。自然界的风雨寒热是发病的外在条件，身体虚损、正气不足，促使御病能力降低，是导致疾病发生的内在因素。《黄帝内经》对疾病的发生有个重要观点，即认为有了致病因素不一定发病，必须有体内的正气不足为条件，所谓"邪之所凑，其气必虚"（《素问·评热病论》），与18世纪西方医学认为免疫仅指机体抗御功能而且免疫对机体都是有利的这种经典概念相吻合。

（三）人体先天禀赋的认识

中医认为，疾病的发展与否，不仅在于"邪气"的一面，还在于先天禀赋的一面，对人体体质与禀赋的认识是疾病发生与否的重要一环。

二、中国古代医学中的免疫实践

（一）狂犬病的防治

早在公元4世纪以前，免疫学的思想在葛洪的《肘后备急方》中已有所记载。书中记载的狂犬脑敷治狂犬伤的记载便是我国最早的免疫学实践。《肘后备急方》曰："凡猘犬咬人，七日一发。过三七日不发，则脱也。要过百日，乃为大免。"葛洪记载了用狂犬的脑髓干粉涂敷被咬伤的伤口，即捕杀疯狗，取出脑，敷在被咬者的伤口来防治狂犬病的发作。文曰："疗猘犬咬人方……仍杀所咬犬，取脑敷之，后不复发。"基于免疫思想而采用人工获得自动免疫的方法来治疗和预防传染病，为晋代医家葛洪所开创。

除此以外，在中国稍后的《崔氏疗狂犬方》和孙思邈《备急千金要方》中，对于防治狂犬病也有"取脑敷之，后不复发"的文字记载。这表明我国古代劳动人民已经有"以毒攻毒"以抵抗疾病的思想。

这种以毒攻毒治疗狂犬病的思想，虽其操作的方法上尚有问题，但几乎与法国巴斯德小组防治狂犬病的原则相一致。法国研究狂犬病的巴斯德小组被认为是近代实验免疫学的先驱，这个小组在19世纪末叶（1880~1885年）制备狂犬病疫苗时，在观察和体外培养狂犬病病毒都告失败以后，才发现该病毒在感病动物的脑和脊髓中存在并能增殖，从而把它接种在家兔的脑中作为"固定病毒"培养起来，经处理后用来预防被疯狗咬后将要发生的狂犬病。

（二）斑疹伤寒的防治

《肘后备急方》中葛洪还对江南当时流行的"射工毒虫"引起的疾病有所记载："射工毒虫正黑，冬月并在土中蛰，其上雪不凝，气蒸休休，然人有识处，掘而取带之……若中此毒，体觉不快，视有疮处便治之，治之亦不异于溪毒。"当代学者普遍认为葛洪所谈论的"射工毒虫"当为恙虫病即斑疹伤寒，书中记载的是治疗斑疹伤寒的单方。此后，隋代《巢氏诸病源候总论·蛊毒病诸候》载有"射工候"。原文写道："江南有射工毒虫，一名短狐、一名蜮，常在山涧水内……大都此病多令人寒热，欠伸，张口，闭眼。此虫冬月蛰在土内，人有识之者，取带之溪边行，亦佳。若得此病毒，仍以为屑，渐服之。夏月在水生者，则不可用。"

此药方与对狂犬咬伤患者的处理不一样，其显然是治疗而不是预防。因为"若得此病毒，仍以为屑渐服之"，是说有了"令人寒热、欠伸、张口、闭眼"这种斑疹伤寒症候的人，以"短狐"或"蜮"，即携带病原体的恙虫（一种小蜘蛛）研磨成细屑服下，可以治疗此病。斑疹伤寒发生于东南亚、日本和我国台湾等地区。在抗日战争时期，此病特别流行。据记载，在缅甸的日本侵略军感染此病的人数比例曾高达40%以上。1923年以后，发现该病的病原是立克次体，明确了中间宿主是携带病原体的恙虫。直到1945年才从受感染的棉鼠中获得了病原体，从而制成了甲醛灭活疫苗。从上述两例看出，虽然这些操作比较原始，但它反映了机体通过"以毒攻毒"获得免疫的科学思想，说明我国古代早已采用了接近疫苗原理的防治疾病的方法。此法虽用于治疗，但已与后世疫苗法有异曲同工之妙。

（三）漆疮的认识

隋代巢元方《诸病源候论》是一本论述病因、病机和证候的专书，在病原探讨和证候描述上都取得了极大的成就。该书在"漆疮候"中谈到漆过敏，提到："漆有毒，人有禀性畏漆，但见漆便中毒……亦有性自耐者，终日烧煮，竟不为害也。"这里不仅记载了漆过敏现象及漆过敏有个体差异，更重要的是揭示了一个原理，即机体对刺激物不是增强抵抗力，而是呈现了敏感性，这种敏感性对机体不但无保护作用，还是有害的，甚至能导致死亡，这就是后来20世纪初西方发现的变态反应（现称为"超敏反应"）现象。

（四）天花的防治

在中国医学史上，真正代表我国在世界人工免疫法上做出先驱贡献的当属防治天花的人痘接种术的发明。

1979年10月，世界卫生组织宣布，天花已在全球基本消灭。然而，在人类传染病史上，天花曾经是一种蔓延极广、危害严重、流行时日漫长的烈性传染病。我国文献最早记录天花是葛洪的《肘后备急方》，书中提到此病起自东汉光武帝建武年间，曰："比岁有病时行，仍发疮头面及身，须臾周匝，状如火疮，皆戴白浆，随决随生，不即治，剧者多死。治得差后，疮痕紫黑，弥岁方灭。此恶毒之气。"自天花在我国流行为害以后，我国人民在同天花的斗争中逐渐创造了一些治疗办法。据考证，公元1884年，武荣纶和董玉山在《牛痘新书》中谈到："考上世无种痘诸经，自唐开元间，江南赵氏，始传鼻苗种痘之法。"这是我国有关人痘接种法的最早追溯。而公元1713年清太医院御医朱纯嘏《痘疹定论》中谈到"种痘缘由"时认为，天花盛行于我国宋朝，公元11世纪初年宋朝真宗时，丞相王旦生子多因痘殇，命人到处寻访名医。当时有一位做京官的四川人，说种痘有神医、治痘有妙方。于是，王旦请峨眉山人为其儿子王素接种人痘成功。而后，该文又说，神医非凡胎所生，乃慈悲观世音菩萨转劫，指出种痘之法。可见上述论述难令人完全信服。

比较可靠的史料记载当为清代雍正年间俞茂鲲《痘科金镜赋集解》中的记载："近来种花一道，无论乡村城市，各处盛行……又闻种痘法，起于明朝隆庆年间，宁国府太平县，姓氏失考，得之异人丹家之传，由此蔓延天下。至今种花者，宁国人居多。"隆庆年间当为公元1567～1572年。关于接种人痘的方法，1695年《张氏医通·卷十二》记载了痘苗法和痘衣法。

1742 年《医宗金鉴》则对人痘接种术有了更为详细的介绍，书中专设一卷"幼科种痘心法要旨"，详细论述了人痘接种的痘衣法、浆苗法、旱苗法和水苗法四种。《张氏医通》的论述："迩年有种痘之说，始自江右，达于燕齐，近则遍行南北"，可见至 17 世纪下半叶，人痘接种术已经获得越来越多人的信任。

17 世纪时，人痘接种术不仅在我国广泛应用，还曾通过丝绸之路流传到朝鲜、土耳其、英国等亚欧国家。据英国医史学家 Gaarrison 1914 年出版的 *History of Medicine* 记载，18 世纪初，英国驻土耳其公使的夫人在君士坦丁堡为自己 3 岁的儿子接种了人痘，3 年后回到英国又为 5 岁的女儿接种了人痘。于是，我国的人痘接种术传到了欧洲。英国医学家琴纳（Jenner）受此启发，于 1796 年发明牛痘接种术，这已经是中医发明人痘接种术 200 年后的事情了。可见人痘接种术的发明，不仅为牛痘术的发明提供了一种切实可靠的天花预防办法，更重要的是成为人工免疫法的先驱，启发了近代疫苗的发明。

我国古代医家在免疫学上进行了具体的实践，并取得过辉煌的成就，特别是狂犬病的预防方法和人痘接种术，这与近代狂犬病疫苗和牛痘接种的免疫学原理相符合。稍后的巴斯德研制疫苗的工作，也可能受到人痘和牛痘接种术的启示。但我们需清醒认识，在中医传统思维下产生的免疫技术，与现代免疫学在思维上并不一致。《种痘心法·审时熟苗》提出："熟苗……种出之痘稀密，视乎胎毒之轻重。轻者，不过数颗，而毒已尽；即重者，亦不过二三百颗，从无通浆合眼诸苦；虽酷暑严寒，并无妨碍。良由其苗传种愈久，则药力之提拔愈清，人工之选练愈熟，火毒汰尽，精气独存，所以万全而无患也。"本段虽未描述人痘苗选种培育的过程，但从中可以管窥古人种痘的思想当为拔出胎毒，而这与现代免疫学的思维模式相去甚远。尽管古代中医在医疗实践中很早就践行了现代免疫学的手段与方法，并成功推动了人类预防医学的发展，但这些伟大的实践并未在中国的土壤中孕育出现代免疫学的理论体系，这一点应当客观认识。

三、现代中医药的免疫实践

目前，中医药在感染、过敏性疾病、自身免疫病、代谢性疾病、生殖系统疾病、肿瘤等常见、难治或重大疾病的免疫治疗中具有广泛的应用，有很大的发展潜力。免疫治疗在体内的应答是一个复杂的反应过程，目前我们对免疫治疗的了解不够充分，免疫治疗的潜能尚未完全发挥，仍有很多问题需要解决。例如，由于很多大分子药物会诱导人体免疫系统产生抗药抗体导致药效下降，存在免疫相关不良事件（immune-related adverse event，irAE）、免疫逃逸、耐药性等。此外，免疫治疗单独使用也存在应答率低、费用高昂、患者生存质量有待改善等不足之处。中药与化药或生物制剂联用，能起到减毒增效、拮抗化药/生物制剂的不良反应等作用，并能减少化药的用量或种类，降低治疗成本，为患者带来更多获益。

知识拓展

人痘接种与天花预防

天花是一种烈性传染病，属中医瘟疫范畴，严重摧残着人类的生命。明代医学家万全在《痘疹世医心法》中记载："嘉靖甲午年春，痘毒流行，病死者十之八九。"天花大约在汉代由战争的俘虏传入我国。古医书中的"豆疮""疱疮"等都是天花的别名。长期以来，人类对于天花病一直没有有效的防治方法。我国古代人民在同这种猖獗的传染病不断斗争的过程中，在"以毒攻毒"的思想指导下，在明代发明了人痘接种法。

古人接种人痘的方法主要有以下四种：一是"痘衣法"，这种方法是把天花患者的内衣给被接种者穿上，目的是使被接种者感染而得一次天花，这是最原始的方法；二是"痘浆法"，这种方法是采集天花患者身上脓疮的浆，用棉花沾上一点，然后塞进被接种者的鼻孔；三是"旱苗法"，旱苗法就是把天花患者脱落的痘痂，研磨成粉末，再用银制作的细管子吹入被接种者的鼻孔；四是与"旱苗法"有异曲同工之妙的"水苗法"。

人痘接种，实际上是采用人工的方法，使被接种者感染一次天花。但是，这种早期的种痘术，所使用的都是人身上自然发出的天花的痂，人们把它叫作"时苗"。"时苗"毒性大，在当时接种时，难以保证被接种者的生命安全。对此古代医家总结出了两条经验：一是不能用自然之痘作为种苗；二是以使用痘痂为主。以往用痘浆接种的方法被逐渐淘汰。人痘接种必须要用"种苗"，而种苗还要经过"养苗""选炼"，使之成为"熟苗"以后才能使用，这种通过连续接种和选炼减低痘苗毒性的方法，是合乎现代科学原理的。

人痘接种曾被法国哲学家伏尔泰赞扬："我听说一百年来，中国人一直就有这样的习惯；这是被认为全世界最聪明、最讲礼貌的一个民族的伟大先例和榜样。"人痘接种免除了天花的威胁和侵害。它的发明，与活字印刷、造纸术、火药、指南针这四大发明一样，是中国人民对人类的伟大贡献。

参 考 文 献

范行准. 1954. 中国预防医学思想史. 北京：人民卫生出版社.

刘锡琎. 1978. 中国古代的免疫思想和人痘苗的发展. 微生物学报，18（1）：3-7.

王虹峥. 1993. 我国古代中医免疫思想与实践. 中国免疫学杂志，（4）：237-239.

甄志亚. 2008. 中国医学史. 北京：人民卫生出版社.

（成都中医药大学　高永翔　何莉莎；广州中医药大学　宋健平）

第十二章　中医药与超敏反应

　　超敏反应是机体受到某些抗原刺激时，抗原特异性的效应性 T 细胞或 B 细胞发生过激的适应性免疫应答，最终造成生理功能的紊乱或组织细胞的损伤。根据其发生机制和临床表现，超敏反应又分为 I、II、III、IV 四种类型。近年来，随着中医药研究的拓展及与现代免疫学交叉日益加深，中医药的免疫调节作用也为研究者所关注。与中医传统理论中的"整体观"和"阴阳平衡"相符的是大多数中药具有的双向免疫调节作用，在超敏反应的预防和治疗中具有其独特的优势，具有广阔的应用前景。

第一节　中医药与 I 型超敏反应

　　I 型超敏反应即速发型超敏反应，又称过敏反应（anaphylaxis），是临床最常见的超敏反应，可产生于局部或全身。此型超敏反应的特点是反应发生快，消退也快；主要由 IgE 介导，有肥大细胞和（或）嗜碱性粒细胞参与；通常引起机体生理功能紊乱；有明显个体差异和遗传倾向。

　　常见的引起 I 型超敏反应的变应原（allergen）有花粉、尘螨、真菌菌丝或其孢子、昆虫或其毒液、动物皮屑及羽毛等吸入性变应原；牛奶、鸡蛋、鱼、虾、蟹等食入性变应原；青霉素、磺胺、普鲁卡因、有机碘化物等药物性变应原。变应原进入特应性素质个体后，主要诱导其产生 IgE 类型的抗体。IgE 与肥大细胞或嗜碱性粒细胞表面 FcεR I 结合，使机体处于致敏状态。当相同变应原再次进入致敏机体时，通过桥联作用，启动激活信号，诱导已致敏的靶细胞脱颗粒，释放组胺、激肽原酶、白三烯、前列腺素 D_2、血小板活化因子等活性介质，这些介质可引起平滑肌收缩，小血管和毛细血管扩张及通透性增加，腺体分泌增加，趋化炎症细胞和促进局部炎症反应等。

　　临床常见的 I 型超敏反应疾病包括：①全身过敏反应，主要由青霉素、头孢菌素、链霉素等引发的药物过敏性休克和血清性过敏性休克。②呼吸道过敏反应，由吸入花粉、尘螨、真菌和毛屑等变应原而引发，常见过敏性鼻炎和过敏性哮喘。③皮肤过敏反应和胃肠道过敏反应：皮肤反应包含荨麻疹、湿疹和血管性水肿等；胃肠道过敏反应则是由患者食用鱼、虾、蟹、蛋、奶等食品后引起的过敏性胃肠炎。

　　我国传统医学中没有固有的过敏概念，但古代医籍不乏对过敏现象的记载。《七卷食经》云："时行病愈，食禁葫、韭、虾、鳝辈，不禁病复发则难治，后年辄发……时行病人不可食鲤鲔、小鲤及鳝，令病不愈……又食梅油脂物，令暴力难治。又食瓜合鱼鲙，令并复发。"此足见中医对"发物""忌口"等临床观察与研究的深入，审视中医所列的"发物"，大多属于容易诱发变态反应的食物，说明中医对食物过敏反应现象早有一定的认识。又如《战国策·赵策》中记载："豫让又漆身为厉，灭须去眉，自刑以变其容。"表明当时人们已经认识到接触大漆可以导致皮肤过敏而发生疮疡。金元四大家刘河间的《素问玄机原病式》云："鼽者，鼻出清涕也。嚏者，鼻中因痒而气喷作于声也。"这里所载"鼽""嚏"症状与过敏性鼻炎基本一致。明代陈实功在《外科正宗》中称："葡萄疫，其患多生于小儿，感受四时不正之气，郁于皮肤不散，结成大小青紫斑点，色若葡萄，发在遍身头面，乃为腑证，自无表里。邪毒传胃，牙根出血，久则虚人。"南宋《小儿卫生总微论方》认为"小儿诸血溢者，由热乘于血气也。血得热则流溢，随气而上……又有血从耳目牙缝龈舌诸窍等出者，是血随经络虚处著溢，自皮孔中出也。"其中"葡萄疫"和"自皮孔中出"的血溢即与过敏性紫癜相似。巢元方《诸病源候论》指出："夫人阳气外虚则多汗，汗出当风，风气搏于肌肉，与热气并，则生疿瘰。"《黄帝内经》有"诸痒为虚"之说，《诸病源候论》与《黄帝内经》一脉相承，指出："风瘙痒者，是体虚受风，风入腠理，与血气相搏，而俱往来在于皮肤之间，邪气微，不能冲击为痛，故但瘙痒也。"《圣济总录》也指出："风瘙瘾疹者，由风邪客于腠理，搏于营卫，传而为热，熏散肌肉，溢于皮肤，变生瘾疹。"这里"疿瘰""瘾疹"等类似于荨麻疹。下面以变应性鼻炎、荨麻疹为例介绍Ⅰ型超敏反应疾病的发病机制和防治。

一、变应性鼻炎

（一）概述

变应性鼻炎（allergic rhinitis，AR），即过敏性鼻炎，是指机体在接触变应原后主要由IgE介导的致敏介质释放，并有多种免疫活性细胞和细胞因子共同参与所致的鼻黏膜非感染性炎性疾病。患者伴有高水平的血清过敏原特异性IgE和嗜酸性粒细胞增多。临床上以鼻痒、喷嚏和流涕为典型特征，是最常见的过敏性疾病之一。流行病学调查证实全世界AR患病率在20%左右，在某些国家和地区可高达40%。由北京同仁医院等单位牵头完成的流行病学调查证实我国AR的患病率在10%以上，且近年来呈急剧上升趋势。AR尽管不会危及生命，但是由于缺乏根治性治疗手段，接触变应原刺激后持续或反复发病可能对生活质量如睡眠、工作效率和学习成绩等造成严重的损害。特别重要的是，AR还是哮喘发病的独立危险因素，年幼AR儿童将来发展成为哮喘患者的风险较正常儿童高5～7倍。引起AR的变应原有500种以上，最常见的蛋白酶活性高的变应原有20多种，包括尘螨、真菌等室内变应原和树花粉、草花粉等室外变应原。

（二）中医病因病机及辨证施治

AR属中医鼻鼽的范畴，《素问·脉解》正式将其命名为鼻鼽。《黄帝内经》云："邪之所凑，其气必虚""中央土以灌四傍……其不及，则令人九窍不通"。认为鼻鼽的发病与虚及五脏紧密相关。东汉张仲景对本病就有"清涕出""善嚏"的描述，并认为寒邪收引、肺气不宣、津液不布则清涕出，阴阳互引、正邪相争则善嚏。巢元方认为因肺脏有冷、冷气侵鼻所致，刘河间又有"热气怫郁"的观点，因此考虑为风寒外袭，外闭肌腠，阳气郁闭于内不得出，阳盛化热而使肺经热盛宣降不利所致，火热炎上致鼻塞、打喷嚏、水湿不布上逆则流清涕并发为本病。因此，若机体本肺气不足，或饮食不得以控制，或劳倦伤脾，或久病肾虚，导致体内正气不足、腠理疏松、卫表不固、邪气侵袭鼻窍。而先天所主为肾，后天所主为脾；若肺脾肾虚弱则不能通利濡养温煦鼻窍，故本病表现在于肺，其根本在于脾肾。中医认为，AR的病机归于肺脾肾三脏虚损，三脏阳气虚损，卫表不固，以致寒水上犯为病。邪气首先犯及鼻窍，正邪相争，肺气通降失调，鼻窍壅塞，致喷嚏流涕。"鼻准属脾土"，脾功能失职，则鼻失所养。肺为气之主，肾为气之根，"肾为欠为嚏"，肾气不足，则肺失温煦，外邪上受而致病。故AR的病变与肺、脾、肾的功能密切相关。金慧鸣等参考王士贞主编的《中医耳鼻咽喉科学》认为，本病的证型分为肺气虚寒型、脾气虚弱型、肾阳不足型、肺经伏热型4型。

1. **肺气虚寒型**　喷嚏、鼻痒、鼻塞、清涕；畏风怕冷，自汗，气短懒言，语声低怯，面色苍白；舌质淡，苔薄白，脉弱。

治法：温补肺脏，祛风散寒。

方药：玉屏风散合苍耳子散加减；小青龙汤；桂枝加黄芪汤；加味麻黄附子细辛汤等。

1）玉屏风散合苍耳子散加减：黄芪15g，防风15g，炒白术15g，薄荷10g，苍耳子6g，白芷10g，辛夷花10g，山药10g，党参10g；肾阳虚者加肉桂10g、杜仲10g；肾阴虚者加生地黄10g；寒证突出者加麻黄10g、桂枝10g；热证突出者加石膏10g、知母10g。

2）小青龙汤：麻黄、桂枝、芍药、半夏各取9g，细辛、炙甘草、干姜及五味子各取6g。并根据病情随证加减，寒饮化热明显者在原方加黄芩、瓜蒌；外寒入里化热者加入石膏；痰气互结者加入射干；外邪引起水湿内犯者可加入茯苓、猪苓。

3）桂枝加黄芪汤：桂枝10g，生黄芪20g，白芍15g，党参8g，防风5g，干姜3g，大枣10枚，羌活12g，苍耳子5g，细辛3g，五味子5g，甘草3g。伴有肾阳虚的患者，药方加山药、肉苁蓉各15g，肉桂3g；伴有脾胃虚弱的患者，药方加茯苓、薏苡仁各15g。

4）加味麻黄附子细辛汤：麻黄12g，附子20g（先煎），细辛6g（后下），桂枝12g，肉桂12g，干姜9g，广藿香15g（后下），乌梅15g，酒乌梢蛇18g，墨旱莲15g，砂仁15g（后下），辛夷15g（包煎），佩兰15g，黄芪30g，防风15g，紫草15g，淫羊藿24g，蜂房15g。

中成药：①玉屏风颗粒（每包含药量5g）口服或鼻腔冲洗。口服：早中晚3次，每次1包。鼻腔冲洗：玉屏风颗粒3包，稀释溶解于500ml温开水中。然后将其置入500ml玻璃盐水瓶中，使用时将1/3份装入鼻腔冲洗器。早中晚3次应用鼻腔冲洗器冲洗双侧鼻腔。②鼻咽清毒颗粒，一次20g，一日2次。③辛芩颗粒，一次5g，一日3次。

其他治法：大艾段温针灸法。双侧取穴，仰卧位与俯卧位交替，使用大艾段温针灸的腧穴：足三里、百会、关元、胸三夹脊、胸十一夹脊、肾俞，0.35mm×50mm针灸针，针刺得气并行捻转补法后，插入艾段，选用18mm×20cm艾条，截4cm长度艾段，插入针柄2cm。余穴使用0.30mm×40mm针具。迎香、印堂针尖朝向鼻根部，风池针尖朝向鼻根部，使针感传向鼻部。大椎捻转补法，合谷、太冲、肝俞平补平泻手法。留针期间，每10min行针1次。每日1次，每次30min。每周治疗4次，4周为1个疗程。

2. **脾气虚弱型**　脾气虚弱，化生不足，鼻窍失养，风寒、异气乘虚而袭，正气格邪外出，则鼻痒、喷嚏频频；脾气虚弱，水湿不运，停聚鼻窍，故鼻塞、清涕；舌质淡，舌体胖，舌缘齿痕，脉弱无力。

治法：健脾补气，化湿通窍。

方药：健脾通窍方；加味补中益气汤。

1）健脾通窍方：黄芪20g，党参、甘草各12g，苍耳子20g，辛夷花10g，细辛3g，荆芥15g，桔梗、鱼脑石各10g，升麻、柴胡各10g。

2）加味补中益气汤：党参30g，炒白术20g，陈皮8g，云茯苓15g，生黄芪25g，防风10g，苍耳子10g，辛夷花10g（包煎），薄荷10g（后下），荆芥10g，桔梗10g，升麻8g，柴胡10g，当归10g。

中成药：补中益气颗粒，口服，每日3次，每次1袋，3周为1个疗程。

其他治法：隔药饼灸，取穴：神阙、足三里、合谷、印堂。药饼、艾炷制备：将黄芪、白术、苍术、干姜各5份，肉桂、冰片各1份研成粉末，以姜汁调和，做成直径2～3cm、厚约0.8cm的药饼，中间以针刺数孔备用；选用细艾绒，用模具做成底面直径2cm、高2.5cm、重 2.5g 的艾炷。操作：患者取仰卧位，将药饼置于穴位上，艾炷置于药饼上点燃。施灸至患者局部皮肤潮红自觉热感扩散至穴位局部，如有痛感时，可间隔将药饼稍许上提，使之离开皮肤片刻，旋即放下，再行灸治，反复进行。印堂穴灸 4 壮，约 20min；合谷、足三里各灸 8 壮，约 40min；神阙穴灸 10 壮，约 50min。隔日治疗 1 次，每周治疗 3 次，连续治疗 8 周。

3. **肾阳不足型** 鼻痒，喷嚏，流清涕，鼻塞，鼻内黏膜肿胀、色苍白，伴有形寒肢冷，面色苍白，腰膝酸软，神疲，小便清长，夜尿多，或遗精早泄；舌质淡，苔白，脉沉细无力。

治法：温肾壮阳，补肺止涕。

方药：温补肾阳汤；补肾脱敏汤。

1）温补肾阳汤：仙茅 10g，淫羊藿 10g，桂枝 10g，干姜 6g，黄芪 15g，白术 10g，防风 10g，防己 10g，桔梗 6g，白芍 10g，五味子 10g，徐长卿 10g，地龙 10g，蝉蜕 5g，乌梅 10g，甘草 5g。

2）补肾脱敏汤：黄芪 40g，党参 20g，茯苓、肉苁蓉、丝瓜藤、大枣各 15g，甘草 5g，细辛 5g，荆芥、白芷、当归、陈皮、防风、苍耳子、白术、诃子、金樱子、桔梗各 10g，肉桂 8g，薏苡仁 20g。

中成药：金匮肾气丸，口服，每次 5g，每日服用 2 次，连续治疗 60 日。

4. **肺经伏热型**

治法：清宣肺气。

方药：清肺脱敏汤；清肺劫敏汤；清热通阳汤。

1）清肺脱敏汤：紫草 10g，茜草 10g，墨旱莲 10g，黄芩 6g，桑白皮 10g，黄芪 15g，醋乌梅 10g，制地龙 10g，豨莶草 10g，甘草 3g。

2）清肺劫敏汤：辛夷 10g，黄芩 15g，胡黄连 10g，桑白皮 15g，瓜蒌皮 15g，白芷 10g，防风 20g，薄荷 10g，黄芪 20g，白术 10g，五味子 6g，诃子 10g，苍耳子 10g，麦冬 10g，百合 10g，知母 10g，豨莶草 15g，茜草 15g，紫草 10g，升麻 10g，生甘草 6g。

3）清热通阳汤：辛夷 9g，黄芩 15g，栀子 9g，桑白皮 12g，地骨皮 12g，茜草 12g，墨旱莲 12g，牡丹皮 12g，乌梅 9g，桂枝 9g，细辛 3g，刺蒺藜 12g，蝉蜕 12g，地龙 12g，甘草 3g。

中成药：宣肺解毒颗粒，每日 1 剂，分 2 次口服。疗程 7 天。

其他疗法：针药结合，口服清肺脱敏汤的同时配合针灸治疗。选取印堂、迎香、上迎香、合谷、曲池、鱼际等穴位，采用平补平泻手法，结合口服药物。隔日针灸 1 次。2 周为 1 个疗程。

（三）现代研究进展

1. **病因及发病机制** 西医学认为，变应性鼻炎的病因主要包括遗传因素、环境因素及接触变应原等。从遗传因素看，AR 的发生与特应型个体的体质密切相关，病患中大多数人有家族史。研究表明，变应性鼻炎和哮喘的易感基因定位于染色体 1p31 和 2q32 区，染色体片段 3q13.31 与其也有明显相关性。AR 的发病也离不开环境的影响。污染物的增加与 AR 发病呈正相关。鼻黏膜上皮细胞是机体阻挡外界病原体、变应原和刺激物的物理屏障。但是，某些具有酶活性的变应原、呼吸道病毒感染及环境污染物（香烟烟雾及柴油颗粒）暴露均能够导致鼻黏膜上皮屏障破坏及功能失调，合成和释放一系列的炎性介质和细胞因子参与 AR 和哮喘的发病。参与变应性气道炎症的上皮源性细胞因子主要指胸腺基质淋巴细胞生成素（thymic stromal lymphopoietin，TSLP）、IL-25 和 IL-33，它们可直接或间接调控免疫细胞（树突状细胞和 T 细胞），促进 Th2 类型炎症反应。在鼻黏膜被变应原致敏后，其局部 CD4$^+$T 淋巴细胞受 IL-4 等细胞因子的刺激，分化为 Th2 细胞，释放 Th2 类细胞因子（IL-4、IL-5、IL-13 等），IL-4 和 IL-13 能促进 B 细胞分化为浆细胞、合成免疫球蛋白并促进抗体类别转换为特异性 IgE；IL-5 则具有趋化、活化嗜酸性粒细胞并促进其抗凋亡的作用。合成的 IgE 抗体与鼻黏膜浅层和表面的肥大细胞及嗜碱性粒细胞 FcεR I 结合，此时鼻黏膜便处于致敏状态。当再次接触同一种变应原时，变应原即与肥大细胞表面的受体交联，肥大细胞脱颗粒释放炎性介质，如组胺、缓激肽等，并合成分泌 IL-6、IL-13 及肿瘤坏死因子-α（TNF-α）等促炎细胞因子，作用于细胞、血管、腺体等，引起发作性鼻塞、流涕、打喷嚏和鼻痒等症状。现在研究发现，除了 Th2 细胞外，Th9、Th17 细胞和中性粒细胞也参与了 AR 的发病过程。Th9 和 Th17 细胞通过调节 Th2 反应和嗜酸性粒细胞活化等多个靶点在变应性疾病发病过程中发挥重要作用。另外，新发现的 2 型固有淋巴样细胞（group 2 innate lymphoid cell，ILC2）也参与了 AR 等变应性气道炎症的发病过程。其特征是能合成高水平的 Th2 类细胞因子 IL-4、IL-5 和 IL-13，参与变应性气道炎症的发生。Treg 细胞可通过所产生的 IL-10，下调效应 T 细胞的功能。Treg 细胞能够抑制异常的 Th2 反应，维持 Th1 和 Th2 反应的平衡，而 Treg 细胞抑制功能的损害是 AR 等变应性疾病发病的根本原因。近年研究认为 Th17/Treg 细胞免疫失衡是导致其发生发展的重要原因，即变异性鼻炎患者体内存在 Th17 细胞的过度激活及 Treg 细胞的表达减少甚至缺失。Th17/Treg 细胞免疫失衡，IL-4、IL-6、IL-12、IL-31 的含量较高，可能是导致患者全身及局部炎症反应的重要因素，这也是加剧变应性鼻炎病情的重要机制之一。

2. **西医诊治原则及方案**　西医治疗以药物治疗和变应原特异性免疫治疗为主。药物治疗包括抗组胺药物、鼻用糖皮质激素和白三烯受体拮抗剂等。对于轻度间歇性变应性鼻炎可给予抗组胺药物，中重度间歇性和持续性变应性鼻炎应给予鼻用糖皮质激素、抗组胺药物、白三烯受体拮抗剂联合用药。目前主要包括下列 3 类治疗药物：①糖皮质激素（鼻用）。丙酸氟替卡松为糖皮质激素，可降低血管通透性，促使嗜酸性粒细胞凋亡，继而达到改善临床症状及体征的作用。布地奈德为糖皮质激素，具有抗炎、抑制炎性介质的释放和抑制细胞因子介导的免疫反应的作用。预防性使用布地奈德对鼻刺激引起的嗜酸性细胞迁移和过敏反应有保护作用。②抗白三烯药。抗白三烯药又称为白三烯调节剂，主要分为白三烯受体拮抗剂和白三烯合成抑制剂。该类药物选择性地与半胱氨酰白三烯 CysLT1 受体结合，通过竞争性阻断半胱氨酰白三烯的生物活性而发挥作用。孟鲁司特钠为临床常见的白三烯受体拮抗剂。③H1 抗组胺药（鼻用或者口服）。抗组胺药与组胺有共同的乙胺基团，可与 H1 受体结合，使活性受体向非活性受体转换，进而拮抗组胺发挥生物学效应。第一代抗组胺药代表药物有扑尔敏、苯海拉明、赛庚啶等，但必须多次给药，还有口干、心动过速、胃肠道功能障碍等副反应，还可产生镇静和嗜睡，偶有疲劳、头晕、协调缺乏和颤抖，目前临床上已很少应用。第二代抗组胺药包括氯雷他定、西替利嗪和奥洛他定、卢帕他定、氮䓬司汀等。糖皮质激素和 H1 抗组胺药属于 AR 治疗中推荐使用的一线药物。目前唯一的对因治疗是让患者接受特异性免疫治疗，按照特异性免疫治疗（SIT）的类型，可分为舌下特异性免疫治疗及皮下特异性免疫治疗，特异性免疫治疗是一种能够改变过敏性疾病自然演变进程的特有疗法。特异性免疫治疗是通过反复递增地让患者接触变应原，使患者得到免疫耐受从而获得临床疗效的方法。舌下特异性免疫治疗及皮下特异性免疫治疗在变应性鼻炎中的效果较为显著，通过不断刺激变应原，降低体内炎性介质的释放，阻断疾病的自然进程，从而达到治疗疾病目的。皮下免疫治疗在药物症状评分和改善生活质量等方面略优于舌下免疫治疗，安全性好，值得临床推广与应用。

3. **中医药治疗变应性鼻炎的免疫学研究进展**　中医药以辨证施治为治疗原则，补虚固卫、疏风散寒、清气降火、升清降浊、祛邪固表。邓楠等发现小青龙汤可以明显改善 AR 小鼠鼻部症状，显著降低 AR 小鼠 BALF 中树突状细胞数量及其表面分子 CD40、CD80、CD86 的表达，同时也明显减少了血清中 IgE 的产生，提示小青龙汤可以通过抑制树突状细胞成熟，调节免疫功能降低炎症反应。因此，抑制树突状细胞成熟可能是小青龙汤治疗 AR 的重要机制之一。贾翎等发现使用玉屏风散治疗后，过敏性鼻炎小鼠血清 IL-17 的水平明显降低而 IL-10 的水平明显升高，IL-17/IL-10 值明显降低，Th17/Treg 细胞的失平衡得到明显缓解，说明玉屏风散可以通过纠正相关细胞因子的失衡，调节 Th17/Treg 细胞的平衡，使 T 淋巴细胞的效应-调节功能恢复，从而发挥对 AR 的治疗作用。谢英丽等发现益肾温阳汤能改善患者 Th17/Treg 细胞免疫平衡及 IgE、EOS 表达水平。王丽等发现加味麻黄细辛附子汤治疗 AR 患儿疗效显著，可通过下调血清 IgE 水平和调节 Th1/Th2 细胞因子平衡来改善免疫功能，同时还可下调炎症因子水平，提高患儿生活质量。

二、荨麻疹

（一）概述

荨麻疹（urticaria）是一种由多种因素引起的皮肤、黏膜小血管扩张及通透性增加引起的局限性水肿反应，临床上特征性表现为大小不等的风团伴瘙痒，可伴有血管性水肿。其病理机制尚未完全阐明，一般认为大多数荨麻疹属 I 型超敏反应。中医命名为瘾疹，中医文献中又称"鬼饭疙瘩""风瘄瘰""游风""风疹块""白疹"等。本病的特点是皮肤上出现红色或苍白色风团、有瘙痒感、发无定处、时多时少、时隐时现、消后不留痕迹。不分年龄大小，任何季节均可发病，数据统计表明有 20% 以上的人一生中至少发作过一次荨麻疹。

（二）中医病因病机及辨证施治

中医认为本病因禀赋不耐，营卫失和，卫外不固，风寒热之邪侵袭，气血相搏，郁于腠理肌表而发病；或饮食不节，使肠胃积热，内不得疏泄，外不得透达，郁于肌肤之间而发病；或气血亏虚，气虚则卫外不固，血虚则肌肤失养，化燥生风，风邪阻滞肌肤而发。综合本病的发病特征，将其分为风寒束表、风热犯表、胃肠湿热、气血两虚四个证型。

1. 风寒束表证　淡红色或苍白色风团，舌淡苔白，脉浮紧。皮损往往遇寒加重，得暖则减，并常伴明显的瘙痒症状。主症：风团色白，遇冷或风吹则加重，得暖则减。次症：伴恶寒怕冷，冬季多发，口不渴；舌淡红，苔薄白，脉浮紧。

治法：解散风寒，调合营卫。

方药：麻黄多皮饮加减；麻桂各半汤加减。

1）麻黄多皮饮加减：炙麻黄 10g，杏仁 15g，干姜皮 15g，陈皮 10g，僵蚕 15g，牡丹皮 10g，丹参 15g，扁豆皮 15g，五加皮 15g，白鲜皮 15g，大腹皮 10g，浮萍 15g，茯苓皮 15g，炙甘草 10g。随证加减：瘙痒剧烈者加蒺藜 20g、荆芥 15g、防风 15g；睡眠不佳者加生龙骨 20g、生牡蛎 20g、夜交藤 20g；情绪烦躁者加郁金 15g、合欢花 15g；遇风加重者加生黄芪 30g、防风 15g、白术 15g；遇寒加重者加炙附子 10g、桂枝 15g、细辛 3g。

2）麻桂各半汤加减（免煎）：麻黄、桂枝、防风、荆芥、羌活、秦艽、炙甘草、威灵仙、白鲜皮、徐长卿、蝉蜕、乌梢蛇、生姜。麻黄取半袋，余各取 1 袋，1 日 2 次，温水冲服。

中成药：固卫御风颗粒，每剂水冲服 2 次，每日 1 剂，每剂水冲 300ml，每次 150ml，分早晚饭后 30min 温水冲服。

2. **风热犯表证** 皮疹突然发作，皮损为大小不等，形状不一的水肿性斑块，风团反复发作，发无定处，退后不留痕迹，有不同程度瘙痒，风团色红，伴面红，遇热瘙痒加重，舌质红，脉数。

治法：辛凉透表，疏风清热。

方药：消风散（加味）；桑菊饮加减。

1）消风散（加味）：荆芥 15g，防风 15g，牛蒡子 10g，蝉蜕 10g，苍术 15g，苦参 15g，木通 10g，知母 10g，生石膏 20g，当归 10g，生地黄 15g，胡麻仁 15g，甘草 5g。随症加味：伴痒甚者加白蒺藜 15g；伴胸憋闷者加徐长卿 10g；伴心烦失眠者加酸枣仁 15g。

2）桑菊饮加减：桑叶、菊花、连翘、桔梗、黄芩片各 10g，芦根、炒蒺藜各 20g，生地黄、牡丹皮各 15g，薄荷 9g（后下），甘草片 5g。

中成药：祛风止痒口服液，每次 10ml 口服，每日 3 次。连续服药 3～7 日。

其他治法：针刺配合中药，取穴为大椎、膈俞、曲池、合谷、血海、三阴交、阴陵泉。以上穴位除大椎外均选用双侧。以上诸穴针刺得气后，施行捻转泻法（在针下得气处小幅度捻转，拇指向后右转时用力重，指力浮起向上；拇指向前左转还原时用力轻，反复操作 10 次），留针 30min，每隔 10min 行针 1 次，每日治疗 1 次。并同时配合消风散（加味）内服。疗程为 10 日。

3. **胃肠湿热证** 风疹发作时伴有脘腹疼痛、腹胀、大便秘结或便溏，神疲纳呆，瘙痒加剧，甚则恶心呕吐；舌质红，苔黄腻，脉滑数。

治法：通腑泄热，除湿止痒。

方药：防风通圣散加减；首乌地丹汤。

1）防风通圣散加减：麻黄、荆芥、防风各 10g，薄荷 6g（后下），酒大黄 10g，芒硝 10g，生石膏 20g（先煎），黄芩、当归、白术各 10g，滑石 20g，川芎、连翘、栀子、桔梗各 10g，白芍 15g，甘草 6g。

2）首乌地丹汤：何首乌 30g，地肤子 30g，丹参 20g，益母草 15g，荆芥 10g，乌梢蛇 15g，蝉蜕 10g，防风 15g。

4. **气血两虚证** 风团色淡红，反复发作，午后或夜间发作加剧，伴心烦易怒，手足心热，舌质红少津，脉沉细。

治法：补气养血，润燥止痒。

方药：当归饮子加减。

当归饮子加减：荆芥 10g，防风 10g，白蒺藜 15g，当归 10g，川芎 6g，赤芍、白芍各 10g，生地黄 15g，何首乌 15g，黄芪 15g，甘草 6g。风团反复发作，伴体倦乏力劳累后加剧者加熟地黄 15g、炒白术 10g。

（三）现代研究进展

1. **病因及发病机制** 目前，已发现与荨麻疹发病相关的炎症介质多达数十种，其中肥大细胞是炎症介质的主要来源。包括组胺、激肽系统、血小板活化因子（PAF）、前列腺素（PG）、白三烯（LT）、血栓素（TX）等。组胺是引起荨麻疹的主要介质。实验研究表明，把一定剂量、一定浓度的组胺注入皮内会产生典型的风团样皮损。肥大细胞主要存在于皮肤真皮层的皮肤附属器（汗腺、皮脂腺及血管周围的疏松结缔组织）中。在各种类型荨麻疹患者中，单位体积组织中肥大细胞数量明显增加。与荨麻疹发病息息相关的是存在于皮肤结缔组织中的肥大细胞，形态大，细胞质中有丰度的颗粒，表达高亲和力的 IgE 受体。肥大细胞脱颗粒释放组胺是风团形成的主要原因。风团是荨麻疹的特征性皮损。皮肤真皮层局部水肿是形成风团的直接原因。组胺或其他物理、化学刺激因素，均会引起皮肤真皮层局部毛细血管或小静脉壁通透性增加，血管中液体成分进入周围组织，产生局部水肿，造成皮肤局部外观隆起，即为风团。根据其产生的时间不同可分为两类：立即型风团，主要由局部组胺释放引起；迟发型风团，除组胺的作用外，还有血小板活化因子、前列腺素、白三烯等多种因素参与。这些因素除能引起血管通透性增加外，还可将血管中中性粒细胞、嗜酸性粒细胞、淋巴细胞等引导到组织中去。这些细胞分泌趋化因子及其他活性因子，使风团能存在较长时间，但一般不超过 48 小时。嗜酸性粒细胞脱颗粒释放的嗜酸性粒细胞阳离子蛋白（ECP）可以在细胞膜形成通道，使细胞膜对阳离子的通透性增加，并诱导肥大细胞释放组胺。临床研究发现，荨麻疹患者血清 ECP 水平明显高于健康者，且临床症状和体征评分偏高者，其 ECP 水平也更高。

2. 西医诊治原则及方案　皮损少，全身症状轻者，可选用 H_1 受体拮抗剂，联合使用第一代和第二代抗组胺药。白天服用第二代抗组胺药，如西替利嗪、氯雷他定等，疗效持久，无或少有中枢抑制作用。晚上服用第一代抗组胺药，如氯苯那敏、赛庚啶等。皮损广泛，全身症状严重或伴有休克或喉头水肿者，除上述处理外还应立即皮下注射 0.1% 肾上腺素 0.5～1ml，迅速吸氧，肌内注射异丙嗪 25～50mg，并以氢化可的松 0.2～0.3g 或地塞米松 5～10mg/d，加入 500ml 5%～10% 葡萄糖注射液中快速静脉滴注。喉头水肿时加用氨茶碱 0.2g，加入 5%～10% 葡萄糖注射液中，缓慢静脉滴注。

3. 中医药治疗荨麻疹的免疫学研究进展　临床众多研究显示荨麻疹患者的变态反应指标呈现异常表达状态，其中 IL-4、总免疫球蛋白 E（TIgE）及嗜酸性粒细胞（EOS）均是常见的变态反应指标。单核细胞趋化因子蛋白-1（MCP-1）、血嗜酸性细胞阳离子蛋白（ECP）及 5-羟色胺（5-HT）也是变态反应相关的重要指标。荨麻疹患者血清中 IL-4、TIgE、EOS、MCP-1、ECP 水平增加，而 5-HT 水平降低。刘尚全等研究发现，消风散可显著改善急性荨麻疹患者中医证候积分，同时对于患者的变态反应指标也有积极的调节作用，经消风散治疗后，荨麻疹患者血清中 IL-4、TIgE、EOS、MCP-1、ECP 降低，5-HT 水平增加。王海燕等研究发现，消风止痒汤辅助雷公藤多苷片可有效改善风热型急性荨麻疹患者临床症状，改善 IL-4、IFN-γ、IgE、WBC、5-HT 水平，提高临床疗效。

第二节　中医药与 II 型超敏反应

II 型超敏反应是抗体（IgG 或 IgM）与靶细胞表面相应抗原结合后，在补体、吞噬细胞和 NK 细胞参与作用下，引起的以细胞溶解或组织损伤为主的病理性免疫反应，又称细胞溶解型（cytolytic type）或细胞毒型（cytotoxic type）超敏反应。

靶细胞包括正常组织细胞、改变抗原性的自身组织细胞和被抗原表位结合修饰的自身细胞。常见的引起 II 型超敏反应的表面抗原包括：正常存在于细胞表面的同种异型抗原，如 ABO 血型抗原、Rh 抗原和 HLA 抗原；嗜异性抗原，如链球菌胞壁多糖抗原与人心脏瓣膜、关节组织糖蛋白之间的共同抗原；感染和理化因素改变的自身抗原；结合在自身组织细胞表面的药物抗原表位或抗原-抗体复合物等。抗原诱发机体产生抗体后，抗体 IgG 和 IgM 与靶细胞表面抗原结合后通过经典途径激活补体，导致靶细胞溶解；IgG 与吞噬细胞表面 FcR 结合介导调理作用，与 NK 细胞表面 FcR 结合介导 ADCC，借助吞噬细胞和 NK 细胞攻击靶细胞；某些针对细胞表面受体的自身抗体与相应受体结合后，可导致靶细胞功能紊乱，而非细胞破坏。细胞功能紊乱可以表现为受体介导对靶细胞的刺激作用，也可表现为抑制作用。常见的临床疾病有输血反应，新生儿溶血症、药物过敏性血细胞减少症、自身免疫性溶血性贫血、甲状腺功能亢进症（Graves 病）等。下面以 Graves 病为例介绍。

一、概述

Graves 病（GD）又称毒性弥漫性甲状腺肿，是甲状腺功能亢进症（简称甲亢）中最常见的类型，是一种器官特异性自身免疫病。其典型表现包括：弥漫性甲状腺肿、高代谢症群、皮损和甲状腺肢端病等。多见于成年女性，男女之比为 1∶（4～6）。本病属于中医学"瘿病"范畴。

二、中医病因病机及辨证施治

中医学认为，本病的发生主要与情志及体质因素有关。《医学入门·瘿病》载："瘿气，今之所谓瘿囊者是也，由忧虑所生。"《诸病源候论》载："瘿者，由忧恚气结所生。"均说明本病的形成与情志因素密切相关，如长期情志抑郁或紧张，或突遭剧烈的精神创伤，致肝郁气滞，津液输布失常，或肝旺乘脾，脾失健运，聚湿成痰，或气郁日久，化火伤阴，炼液为痰，痰气交阻，随肝气上逆，搏结颈前而成瘿气。或素体阴虚，肝肾不足，或先天禀赋不足，加之后天调摄不当，致肝肾阴虚，虚火妄动，煎熬津液而成痰，凝聚颈部而成本病。若邪聚于目，上犯肝窍则成突眼；肝郁化火则急躁易怒，面热目赤，口苦而干。痰气搏结日久，气血运行受阻，气滞血瘀，痰瘀互结，病情日重。病初多实，以气郁为先，见有气滞、肝火、痰凝和血瘀，病久多虚，主要是阴虚、气虚、气阴两虚、阴虚火旺，病变涉及肝肾心脾等脏腑。辨证论治是中医治疗疾病的核心，目前临床对于甲亢的辨证分型尚无统一标准。主要分为：肝火亢盛、气郁痰凝、阴虚火旺、气阴两虚等证型。在治疗上采用攻补兼施、标本同治的治疗原则，调理脏腑、理气、化痰、活血为其具体治疗大法。

1. 肝火亢盛　烦躁不安，性急易怒，恶热自汗，面红口苦，口渴多饮，颈前瘿肿，心悸失眠，手指颤抖。舌红苔黄，脉洪数。

治法：清肝泻火，散结消瘿。

方药：龙胆泻肝汤加减；清肝泻火方。

1）龙胆泻肝汤加减：夏枯草、穿山龙、浙贝母、僵蚕、赤芍各 15g，黄芩、栀子、蒺藜各 10g，蒲公英、车前草各 30g，泽泻 20g，甘草 5g。

2）清肝泻火方：山栀子 10g，夏枯草 5g，龙胆草 15g，黄芩 15g，黄连 10g，牡丹皮 10g。

中成药：夏枯草口服液，每日 2 次，每次 1 支，连续用药 6 个月。

2. 气郁痰凝　颈前瘿肿，咽梗如炙，胸闷太息，胁肋胀满，烦躁郁怒。舌质淡红，舌苔薄腻，脉细弦。

治法：疏肝解郁，化痰消瘿。

方药：海藻玉壶汤。

海藻玉壶汤：海藻 12g，制半夏 9g，川芎 9g，昆布 12g，陈皮 6g，浙贝母 12g，制胆南星 2g，当归 9g，太子参 12g，青皮 6g，莪术 9g，五味子 9g，甘草 6g，麦冬 12g。

中成药：①沉香舒气丸，口服，一次 2 丸，一日 2 或 3 次。②柴胡舒肝丸，口服，每次 1 丸，每日 2 次。③贝牡蒌消丸，每次 9g，每日 3 次。

3. 阴虚火旺　形体消瘦，目干睛突，面部烘热，咽干口苦，烦躁易怒，心悸气短，恶热多汗，多食善饥，舌颤手抖，寐少梦多，小便短赤，大便干结。舌质红绛，舌苔薄黄，或苔少舌裂，脉弦细数。

治法：滋阴降火。

方药：当归六黄汤；养阴清热消瘰方；清瘰化痰汤。

1）当归六黄汤：当归 15g，生地黄 15g，熟地黄 20g，黄芩 9g，黄连 6g，黄柏 9g，炙黄芪 20g。根据患者不同症状进行加减，甲状腺肿大者，加浙贝母、三棱、莪术；突眼者，加白蒺藜夏枯草；手颤者，加白芍钩藤、鸡血藤；心悸者，加柏子仁、生龙骨、生牡蛎。

2）养阴清热消瘰方：熟地黄、甘草各 30g，夏枯草、五味子各 20g，山药、山茱萸、枸杞子各 15g，麦冬、牡丹皮、白芍各 10g，白蒺藜 8g。

3）清瘰化痰汤：夏枯草 15g，牡蛎 30g，浙贝母 9g，青蒿 15g，鳖甲 15g，知母 9g，生地黄 24g，牡丹皮 9g。

中成药：抑亢胶囊，每次 4～6 粒，每日 2 次口服，4 周为 1 个疗程，连续治疗 3 个疗程。

4. 气阴两虚　颈前肿大，倦怠乏力，形体消瘦，心悸气短，口干咽燥，五心烦热，舌淡红，边有齿痕，苔薄白，脉细弱，或舌红少苔，脉细数。

治法：益气养阴，软坚散结。

方药：牡蛎散合生脉饮。

牡蛎散合生脉饮：黄芪 30g，太子参 10g，首乌 30g，牡蛎 30g，玄参 30g，白芍 15g，白术 15g，生地黄 20g，瓜蒌仁 12g，柏子仁 10g，麦冬 10g，夏枯草 10g，桑葚 20g，川芎 10g。

中成药：养阴生津片，口服，每次 8 片，每日 3 次。持续用药 1 个月。

三、现代研究进展

1. 病因及发病机制　Graves 病病因尚未完全清楚，目前认为其是一种特殊的Ⅱ型超敏反应，即抗体刺激型超敏反应。该病患者体内可产生高水平针对促甲状腺素（thyroid stimulating hormone，TSH）受体的自身抗体（thyroid stimulating hormone receptor antibody，TRAb）。TRAb 是淋巴细胞分泌的一组多克隆抗体，与 TSH 受体的不同位点结合。主要有三种，即甲状腺素刺激性抗体（TSAb）、甲状腺素阻滞性抗体（TBAb）和中和性自身抗体。其中 TSAb 是 TRAb 的主要成分，其与甲状腺细胞表面 TSH 受体结合，模拟 TSH 作用，可刺激甲状腺细胞合成分泌甲状腺激素并促进甲状腺细胞增生，引起甲状腺功能亢进和甲状腺弥漫性肿大。高水平的甲状腺激素抑制垂体释放 TSH，但不抑制 TSAb 的产生，因此，Graves 病患者体内存在 TSAb 对甲状腺的持续刺激。大多数自身免疫反应的一个共同的关键步骤是自身反应性 Th 细胞的活化。一般认为 Graves 病的发病以 Th2 细胞介导为主。现在研究发现，在 Graves 病的发生发展过程中，Th17 细胞、Treg 细胞及其细胞因子、IL-23/Th17 轴以及 Th17/Treg 失衡起重要作用。研究发现 Graves 病患者 Th17 细胞比例和 IL-17 分泌水平显著升高。同时，Th17 细胞比例和 IL-17 分泌水平与 TRAb 水平均呈正相关。Treg 细胞的缺陷可能是 Graves 病发病的重要因素。Treg 细胞通过分泌 IL-10 和 TGF-β 负调节细胞免疫应答，以阻止自身免疫病的发生及发展。研究发现，Treg 细胞比例和功能下降，降低其对效应 T 细胞的抑制能力，从而促进了 Graves 病的发病。

2. 西医诊治原则及方案　目前针对 Graves 病的治疗主要采用以下 3 种方式：①抑制甲状腺激素生成的药物，主要有甲巯咪唑和丙硫氧嘧啶等；②^{131}I 治疗；③甲状腺次全切除。3 种方式各有利弊。抗甲状腺药物治疗可以保留甲状腺产生激素的功能，但疗程长，治愈率低，复发率高；^{131}I 治疗和甲状腺次全切除均通过破坏甲状腺组织来减少甲状腺激素的合成和分泌，疗程短、治愈率高、复发率低，但甲状腺功能减退的发生率显著增高。

3. 中医药治疗 Graves 病的免疫学研究进展　杨平等研究发现，清肝泻火方能降低 Graves 病大鼠 C 反应蛋白（CRP）、细胞间黏附分子-1（ICAM-1）、IL-6 水平，并增加 IL-10 的含量，从而抑制针对甲状腺自身的免疫炎症反应，促进 Graves 病模型大鼠甲状腺功能的恢复。郭逸研究发现，清肝泻火方能抑制 Th17 细胞相关转录因子的表达，从而抑制甲状腺自身的免疫炎症反应，促进 Graves 病小鼠甲状腺功能的恢复。范敏等研究发现夏枯草、玄参、土贝母等化痰散结药物可以通过上调 Graves 病小鼠 CD4$^+$CD25$^+$Foxp3$^+$Treg 细胞的比例，升高 Foxp3mRNA 的表达，降低 IL-17mRNA 的表达，调节 Graves 病小鼠的免疫紊乱，减少 TRAb 的产生，从而降低甲状腺素合成过程中 NIS、TPO、Tg 的表达，抑制甲状腺细胞增殖，加速甲状腺细胞凋亡，达到减轻甲状腺肿的目的。范敏等发现使用夏枯草口服液联合 ^{131}I 治疗 Graves 病患者 6 个月，能有效降低患者血清 TRAb 水平和抑制 TGAb 与 TPOAb 水平升高，优于单用 ^{131}I 治疗。

第三节　中医药与Ⅲ型超敏反应

Ⅲ型超敏反应是由抗原和抗体结合形成中等大小的可溶性免疫复合物沉积于局部或全身多处毛细血管基底膜后激活补体，并在中性粒细胞、血小板、嗜碱性粒细胞等效应细胞的参与下，引起的以充血水肿、局部坏死和中性粒细胞浸润为主要特征的炎症反应和组织损伤。

引起Ⅲ型超敏反应的因素主要是可溶性免疫复合物的形成与沉积，往往与免疫复合物的大小、数量、理化特点有关，亦与机体清除免疫复合物能力降低及血管通透性等原因密切相关，故Ⅲ型超敏反应发病往往与外邪、热毒、血瘀、湿气相关。Ⅲ型超敏反应的组织损伤主要表现为补体作用造成的毛细血管通透性增加，以及中性粒细胞介导的炎症反应和组织损伤，故Ⅲ型超敏反应疾病发病表现与水肿、寒、湿、热、瘀等证候相关。典型的Ⅲ型超敏反应疾病主要有急性肾小球肾炎、系统性红斑狼疮、类风湿关节炎、血清病等。下文以急性肾小球肾炎和系统性红斑狼疮为例介绍Ⅲ型超敏反应疾病的发病机制和防治。

一、急性肾小球肾炎

（一）概述

急性肾小球肾炎（acute glomerulonephritis）是常见的免疫反应性肾小球疾病，是一组临床表现为急性起病，多有前驱感染，以血尿为主，伴不同程度蛋白尿，可有水肿、高血压或肾功能不全等特点的肾小球疾患。病初伴有血清补体下降，病理表现为毛细血管内增生性肾小球肾炎。该病多能自发痊愈，但重症病人可出现心力衰竭、脑病和急性肾衰竭等并发症。多有以呼吸道及皮肤为主的前驱感染，任何年龄均可发病，但以 3～12 岁小儿多见。本病有多种病因，但绝大多数由 A 组乙型溶血性链球菌感染引起，其他细菌如绿色链球菌、肺炎链球菌、金黄色葡萄球菌、伤寒杆菌、流感杆菌等，病毒如柯萨基病毒 B4 型、ECHO 病毒 9 型、麻疹病毒、腮腺炎病毒、乙型肝炎病毒、巨细胞病毒、EB 病毒、流感病毒等，还有疟原虫、肺炎支原体、白念珠菌、丝虫、钩虫、血吸虫、弓形虫、梅毒螺旋体、钩端螺旋体等也可导致急性肾小球肾炎。

（二）中医病因病机及辨证施治

急性肾小球肾炎为西医病名，中医无完全对应的疾病名称，但根据其临床表现，多属"水肿""尿血"等范畴。多由于感受外邪引起，首先辨外邪的性质，其次辨属寒属热、属实属虚，再次辨病变部位，在肺、脾、肾三脏，与心、肝两脏及三焦、膀胱有关。治疗原则不外乎扶正与祛邪两大方面，祛邪以疏风解表、宣肺利水、清热解毒、活血化瘀、凉血止血等为法，扶正则以益气养阴、健脾益肾收功。

1. 风水泛滥证　起病急，颜面及四肢或全身浮肿，尿少，恶风寒，脉浮紧或浮数；或发热，咳嗽，舌苔薄白或薄黄，脉浮数。

治法：疏风清热，宣肺利水。

方药：偏于风寒者，用越婢加术汤加减；偏于风热者，用麻黄连翘赤小豆汤加减。

1）风寒：麻黄9g，石膏3～30g（先煎），白术9g，甘草4.5g，生姜5g，大枣10g。

加减：风寒偏盛，石膏可减量，加紫苏叶10g，桂枝6g，防风6g；尿血，加血余炭12g，蒲黄9g（包煎）；纳呆，舌苔白腻，加厚朴10g，法半夏10g，陈皮9g。

2）风热：麻黄9g，杏仁9g，桑白皮15g，连翘15g，赤小豆30g。

加减：风热偏盛，加金银花15g，板蓝根15g，鲜白茅根30g；咳嗽甚，加前胡9g，桔梗9g；咽痛甚，加山豆根9g，射干9g。

中成药：银黄口服液，口服，1次5～10ml，1日3次。

2. 湿毒浸淫证　身发疮痍，皮肤溃烂，面浮肢肿，尿少色赤，舌红苔黄，脉数或滑数。

治法：宣肺解毒，利湿消肿。

方药：麻黄连翘赤小豆汤合五味消毒饮加减。麻黄9g，杏仁9g，桑白皮15g，连翘15g，赤小豆30g，金银花15g，野菊花30g，蒲公英30g，紫花地丁15g，紫背天葵15g。

加减：湿盛皮肤糜烂，加苦参9g，土茯苓15g；风盛皮肤瘙痒，加白鲜皮9g，地肤子9g；血热肌肤红肿，加牡丹皮9g，赤芍9g；大便不通，加大黄6g，芒硝9g（冲服）；尿血甚，加血余炭12g，侧柏叶9g，牡丹皮9g，赤芍9g，或琥珀粉2g冲服。

中成药：清开灵注射液，肌内注射，1日2～4ml；重症患者，清开灵注射液20～40ml加入200ml 10%葡萄糖注射液或100ml生理盐水注射液中，静脉滴注，1日1或2次。

3. 水湿浸渍证　遍体浮肿，身重困倦，胸闷纳呆，泛恶，舌质淡，舌体胖大，舌苔白腻，脉沉缓。

治法：健脾化湿，通阳利水。

方药：五皮饮合胃苓汤加减。桑白皮15g，陈皮9g，大腹皮15g，茯苓皮30g，生姜皮9g，白术15g，苍术15g，厚朴9g，猪苓15g，泽泻9g，肉桂3g。

加减：肿盛而喘，加麻黄9g，杏仁9g，葶苈子9g（包煎）。

中成药：①香砂六君子丸，口服，1次6～9g，1日2～3次；②参苓白术丸，口服，1次6g，1日2次。

4. 湿热内壅证　遍体浮肿，尿黄赤，口苦，口黏，腹胀，便秘，舌红苔黄腻，脉滑数。

治法：分利湿热，导水下行。

方药：疏凿饮子加减。泽泻12g，赤小豆15g，商陆6g，羌活9g，大腹皮12g，椒目3g，秦艽9g，槟榔9g，茯苓皮15g。

加减：尿血，小便灼热，加大/小蓟各 15g，白茅根 15g；发热咽痛，加牛蒡子 15g，蝉蜕 9g，山豆根 9g；见大便秘结，加己椒苈黄丸。

中成药：①肾炎四味片，口服，1 次 8 片，1 日 3 次；②肾炎康复片，口服，1 次 5 片，1 日 3 次。

5. **下焦湿热证**　尿呈洗肉水样，小便频数，心烦，口干，舌红少苔，脉细数。

治法：清热利湿，凉血止血。

方药：小蓟饮子加减。生地黄 15g，小蓟 30g，滑石 30g（包煎），通草 9g，炒蒲黄 15g（包煎），淡竹叶 9g，藕节 15g，当归 12g，炒栀子 9g，甘草 9g。

加减：尿血甚，可吞服三七粉 3g，琥珀粉 2g。

中成药：①三金片，口服，小片 1 次 5 片，大片 1 次 3 片，1 日 3 或 4 次；②八正合剂，口服，1 次 15～20ml，1 日 3 次。

6. **阴虚湿热证**　腰酸乏力，面热颧红，口干咽燥，舌红，舌苔薄黄或少苔，脉细数。

治法：滋阴益肾，清热利湿。

方药：知柏地黄丸或大补阴丸加减。生地黄 15g，山药 18g，茯苓 15g，牡丹皮 9g，泽泻 9g，山茱萸 9g，黄柏 9g，知母 9g。

加减：低热，加银柴胡 9g，青蒿 9g（后下），地骨皮 15g；咽干而痛，加玄参 9～15g，藏青果 9g。

中成药：①二至丸，口服，1 次 3～9g，1 日 2 或 3 次；②六味地黄胶囊，口服，1 次 1～3 粒，1 日 3 次。

7. **其他治法**

（1）单方验方

1）鱼腥草汤：鱼腥草 15g，倒叩草 30g，半枝莲 15g，益母草 15g，车前草 15g，白茅根 30g，灯心草 10g。具有清热利水，活血解毒作用。用于治疗急性肾炎浮肿、高血压、蛋白尿、血尿诸症。

2）鲜茅根 250g，水煎服，1 日 1 剂，适用于急性肾炎血尿显著者。

3）玉米须 60g，水煎服，适用于急性肾炎浮肿者。

（2）针刺

1）体针：主穴为水穴、水道、三焦俞、委中、阴陵泉。风水泛滥者，加肺俞、列缺、合谷；水湿浸渍者，加脾俞、足三里、三阴交；肾虚为主者，加灸肾俞、关元、足三里。

2）耳针：取穴肺、脾、肾、膀胱、三焦。毫针中等强度刺激，也可埋针或用王不留行贴压。

（三）现代研究进展

1. **病因及发病机制**　急性肾小球肾炎通常发生于前驱感染后 2～3 周，通常是在感染了 A 组乙型溶血性链球菌之后。此时体内产生抗链球菌抗体，与链球菌可溶性抗原结合形成循环免疫复合物，沉积在肾小球基底膜上，引起Ⅲ型超敏反应型肾炎。其中激活补体引发局部毛细血管通透性增加，引起"水肿"型病变；中性粒细胞的炎症作用引起血管的水解，在血小板、肥大细胞、嗜碱性粒细胞的共同作用下，引起局部出血、坏死，引起"尿血"型病变。

2. **西医诊治原则及方案**　急性肾小球肾炎的西医药物治疗原则为早期的病原学治疗，彻底清除感染病灶，针对 A 组乙型溶血性链球菌首选抗生素为青霉素，过敏者可使用红霉素；后续主要是休息和对症治疗，主要使用的药物包括氢氯噻嗪、呋塞米，以及针对高血压脑病的硝普钠、针对急性肾功能不全的甘露醇等，但总体无特异性方案，需要针对具体病例的临床表现制订和调整诊疗方案。

3. **中医药治疗急性肾小球肾炎的免疫学研究进展**   对于急性肾小球肾炎，特别是恢复期的治疗，仍需要寻找安全有效的药物。中医药在治疗急性肾小球肾炎方面，在对机体的免疫系统进行整体调节方面具有独特的优势，已广泛应用于临床。近年来，多种新的方剂及中西医结合治疗方案经报道对急性肾小球肾炎具有较好的效果，并对其免疫学机制进行了探索。耿玉清等使用消肾清炎汤联合还原型谷胱甘肽治疗小儿急性肾小球肾炎，能够有效降低急性肾小球肾炎患儿血清 VEGF、GM-CSF 和 TNF-α 水平，改善肾功能，提高临床疗效。吴爱萍等使用大黄丹参汤联合泼尼松治疗小儿急性肾小球肾炎，能够有效改善患儿 ICAM-1、内皮素水平和应激反应水平，提高肾功能和临床疗效。林国彬等使用王伯岳麻连汤加味习用方对小儿急性肾小球肾炎进行治疗，治疗前后患儿 IL-6、IL-10 均显著下降，改善肾功能，减少对利尿剂的依赖。

二、系统性红斑狼疮

（一）概述

系统性红斑狼疮（systemic lupus erythematosus，SLE）是一种可累及全身多脏器的自身免疫性结缔组织疾病，病因尚未十分明了。目前认为是在遗传因素的基础上，由环境因素（如紫外光、病毒、药物、化学品）及神经内分泌等的作用而引发本病。其临床表现多样，而发热、蝶形红斑、关节痛及水肿，血中或骨髓中查到红斑狼疮细胞是主要特征。有的可发展为狼疮肾炎，或因中枢神经损害、感染、心脏病变等而致病情危重甚或死亡。本病好发于生育年龄女性，女：男为（7～9）：1。近代中医学家根据本病的临床表现称之为"红蝴蝶疮""热毒发斑""阴毒发斑"等。

（二）中医病因病机及辨证施治

SLE 主要由先天禀赋不足，肝肾亏损而成。因肝肾精血不足，易致阴虚火旺，虚火上炎，兼因腠理不密，外邪入侵，两热相搏，热毒入里，瘀阻脉络，内伤及脏腑，外阻于肌肤而发病。劳倦内伤，七情郁结，妊娠分娩，冲任受损，日光曝晒，内服药物等都可成为发病的诱因。阴阳失调，阴虚内热是基本病机，热毒炽盛之证可以相继反复出现，甚或热毒内陷，热盛动风。病情虚实互见，变化多端。

1. **热毒炽盛证**   面部蝶形红斑鲜艳，皮肤紫斑，伴有高热，烦躁口渴，神昏谵语，抽搐，关节肌肉疼痛，大便干结，小便短赤，舌红绛，苔黄腻，脉洪数或细数。多见于系统性红斑狼疮急性活动期。

治法：清热凉血，化斑解毒。

方药：犀角地黄汤合黄连解毒汤加减。水牛角（先煎）30g，生地黄 30g，牡丹皮 15g，黄连 10g，黄芩 15g，黄柏 15g，栀子 15g，青蒿（后下）20g，赤芍 15g，泽泻 15g，知母 15g，白茅根 20g，玄参 15g 等。

加减：高热神昏，加安宫牛黄丸或紫雪散等；咽喉肿痛，加山豆根 6g，蒲公英 12g，甘草 6g 以清热解毒利咽。

中成药：①紫雪散，口服，1 次 1.5～3g，1 日 2 次，孕妇禁用；②新雪颗粒，口服，1

次1瓶，1日2次；③清开灵注射液，20~40ml，加入200ml 10%葡萄糖注射液或100ml 0.9%生理盐水中，静脉滴注，1日1或2次。

2. **阴虚内热证**　斑疹暗红，伴有不规则发热或持续低热，五心烦热，自汗盗汗，面浮红，关节痛，足跟痛，月经量少或闭经，舌红，苔薄，脉细数。多见于轻中度活动期或稳定期。

治法：滋阴降火。

方药：六味地黄丸合大补阴丸、清骨散、二至丸加减。生地黄30g，鱼腥草、益母草、青蒿（后下）、紫草、知母、黄柏各15g，女贞子、墨旱莲各20g，茯苓、泽泻、牡丹皮、山茱萸各9g。

加减：自汗明显，加黄芪15g，党参10g，麻黄根10g以益气敛汗；盗汗明显，加龟甲15g（先煎），地骨皮10g，糯稻根10g以滋阴清热止汗；咽干，反复发生咽喉肿痛，加玄参15g，麦冬9g，北沙参9g，桔梗6g以滋阴润肺，利咽消肿。

中成药：①六味地黄丸，口服，1次9g，1日2次；②知柏地黄丸，口服，1次9g，1日2次。

3. **脾肾阳虚证**　面色无华，眼睑、下肢浮肿，胸胁胀满，腰膝酸软，面热肢冷，口干不渴，小便清长，尿少或尿闭，舌淡胖，苔少，脉沉细。多见于素体阳虚或SLE晚期合并心肾损害时。

治法：温肾壮阳，健脾利水。

方药：肾气丸、右归丸或附子理中汤，重者用参附汤加减。熟地黄24g，山萸肉12g，山药12g，牡丹皮9g，白茯苓9g，泽泻9g，赤芍9g，生姜5g，附子3g（先煎），肉桂3g。

加减：水肿明显，加茯苓12g，车前子15g（先煎），冬瓜皮30g以补益脾肾，利水消肿；腰酸明显，加杜仲15g，续断12g以补肾健腰。

中成药：①金匮肾气丸，口服，1次6g，1日2次；②龟鹿补肾丸，口服，1次6g，1日2次。

4. **脾虚肝旺证**　皮肤紫斑，胸胁胀满，腹胀纳呆，头昏头痛，耳鸣失眠，月经不调或闭经，舌紫暗或有瘀斑，脉细弦。

治法：健脾清肝。

方药：四君子汤合丹栀逍遥散。党参15g，白术15g，茯苓15g，牡丹皮9g，栀子9g，木香10g，陈皮10g。

加减：腹胀明显，加香附9g，枳壳6g以理气消胀。

中成药：①八珍丸，口服，1次6g，1日2次；②丹栀逍遥丸，口服，1次6g，1日2次。

5. **气滞血瘀证**　红斑暗滞，角栓形成及皮肤萎缩，伴倦怠乏力，舌暗红，苔白或光面舌，脉沉细。多见于血管炎、紫癜、心脏损害或肝脾大患者。

治法：疏肝理气，活血化瘀。

方药：逍遥散合血府逐瘀汤加减。柴胡、白芍、当归、白术、茯苓各15g，炙甘草6g，桃仁12g，红花9g，枳壳10g，赤芍6g，川芎10g，牛膝10g，益母草30g，丹参20g，香附15g。

加减：伴心悸失眠，加炒酸枣仁30g，柏子仁12g以养心安神；倦怠乏力，气短懒言，加黄芪15g，党参15g以健脾益气；肝脾大，加炙鳖甲15g（先煎），穿山甲5g，三棱9g，莪术9g以活血散结。

中成药：逍遥丸，口服，1次6g，1日2或3次。

6. **其他治法**　中成药：昆明山海棠片、雷公藤片、雷公藤总苷片具有清热解毒，利湿止痛的功效，常用于湿热毒盛实证，而对于虚寒证等宜慎用。①昆明山海棠片：饭后口服，1 次2 片，1 日 3 次；②雷公藤片：饭后口服，1 次 1 或 2 片，1 日 2 或 3 次；③雷公藤总苷片：每片 10mg，每日每公斤体重 1～1.5mg，分 2 或 3 次饭后服。

（三）现代研究进展

1. 病因及发病机制　SLE 的发病起因尚不明确，但其免疫病理损伤机制为典型的Ⅲ型超敏反应。目前认为起因是具有特殊遗传素质（如具有 *HLA-DR3* 等位基因）的个体，在自身神经内分泌及外界环境因素的刺激下，产生了针对自身 DNA 和组蛋白的抗体，称为抗核抗体。抗核抗体的产生过程中存在明显的表位扩展现象：患者体内可以先发生对组蛋白 H1 的免疫应答，继而出现对 DNA 的免疫应答。抗核抗体产生后与自身相应抗原形成大量的免疫复合物沉积在皮肤、肾小球、关节、脑等部位的小血管壁，激活补体造成组织细胞损伤，引起全身性Ⅲ型超敏反应损伤。

2. 西医诊治原则及方案　SLE 的西医药物治疗方案现在仍以糖皮质激素类免疫抑制剂为核心，特别是在中度和重度 SLE 的治疗过程中，糖皮质激素仍处于无可替代的地位。长期或大量使用激素可显著提高患者发生不可逆性器官损伤的风险，研究发现 SLE 器官损伤如骨质疏松性骨折、冠心病、白内障等与泼尼松累积剂量相关，缺血性骨坏死、中风等与泼尼松高剂量相关，认知功能障碍与甲泼尼龙大剂量冲击相关。因此，在控制疾病活动的前提下，尽可能减少激素用量是目前国际学界普遍达成的共识。

3. 中医药治疗系统性红斑狼疮的免疫学研究进展　为了利用中医药对机体的免疫系统进行整体调节方面具有独特的优势，寻找安全可靠的糖皮质激素替代用药或者制定"乏激素"治疗模式，多种针对 SLE 的中医方剂用于临床试验，其免疫调节机制也在研究中。朱英等使用益气补肾汤配合常规治疗对气阴两虚型狼疮性肾炎患者，能够降低血清 IFN-γ、IL-4 水平，调节患者免疫功能平衡，提高临床疗效。唐加龙等利用网络药理学研究复方生地合剂治疗系统性红斑狼疮的关键靶标和潜在分子机制，认为复方生地合剂可能通过细胞因子-细胞因子受体相互作用、丝裂原活化蛋白激酶信号通路等途径和基因表达、炎症反应、RNA 聚合酶Ⅱ启动子转录的正调控等生物过程发挥作用。张文福等使用清热利湿复方联合激素治疗风湿痹阻型系统性红斑狼疮，在具有较好疗效的同时，血清补体 C3、C4 水平显著升高，有效降低泼尼松的使用。但这些研究均是在激素治疗的基础上进行的，探索中药治疗机制进而研制糖皮质激素的替代药物仍需较长的一段征程。

第四节　中医药与Ⅳ型超敏反应

Ⅳ型超敏反应是受抗原刺激产生的效应 T 细胞介导的以单个核细胞浸润为主要特征的炎症性免疫应答。Ⅳ型超敏反应发生较慢，亦称为迟发型超敏反应（delayed type hypersensitivity，DTH），通常在再次接触抗原后 24～48 小时出现。效应 T 细胞主要包括 Th1、Th17 和 CTL 亚群。巨噬细胞在应答中除了作为 APC 外，也是重要的效应细胞。

引起Ⅳ型超敏反应的抗原主要有胞内寄生菌、病毒、寄生虫和化学物质，故Ⅳ型超敏反应疾病的发生通常与外邪入侵有关。Ⅳ型超敏反应疾病中的结核性、肉芽肿性病变与机体吞噬细胞的杀伤能力不足以清除病原体有关，故在先天禀赋不强，后天正气亏耗，气血虚弱、脏腑不和基础上，邪乘虚而入，也是Ⅳ型超敏反应的起因。

典型的Ⅳ型超敏反应疾病主要有结核病、接触性皮炎、多发性硬化及 1 型糖尿病等，下文以肺结核为例，介绍Ⅳ型超敏反应疾病的致病机制和防治。

一、概述

肺结核是危害人类健康的重要传染病之一，我国是肺结核高发国家，发病率近年来呈现逐年上升趋势，根据 WHO 发布的 2018 年全球结核病报告，中国的结核病患者人数居全球第 3 位，是全球 32 个结核病高负担国家之一。人肺结核的致病菌 90%为结核分枝杆菌，结核病患者尤其是痰菌阳性者是主要传染源，通过咳嗽、喷嚏、大声谈话等方式把含有结核菌的微粒排到空气中进行飞沫传播，肺结核包括原发性肺结核、血行播散性肺结核、继发性肺结核及结核性胸膜炎四种类型。

二、中医病因病机及辨证施治

在中国古籍中，肺结核被称为"传尸""痨瘵""肺痨"等。本病对古人的祸害历史久远，成书于先秦至汉的《黄帝内经》中就有关于肺结核症状的描述："大骨枯槁，大肉陷下，胸中气满，喘息不便，内痛引肩项，身热。"肺痨的致病因素不外乎内外两端。外因系指传染痨虫，陈言《三因极一病证方论·痨瘵诸证》中指出："诸证虽曰不同，其根多有虫"。内因则为正气虚弱，先天禀赋不足或后天嗜欲无度，酒色不节，忧思劳倦，损伤脏腑，或大病久病之于调治，如麻疹、外感久咳及产后等，耗伤气血精液，或居无定所，阴暗潮湿，营养不良，体虚不复，均可致正气亏虚，抗病力弱，使痨虫乘虚而入，侵蚀肺体而发病。本病的辨证，需按病机属性，结合脏腑病机进行，故宜区别痰热、阴虚、阴虚火旺、气阴（阳）亏虚的不同，掌握肺与脾肾的关系。此外，还需辨病情轻重、辨证候顺逆。本病的治疗原则是补虚培元和治痨杀虫。根据患者体质强弱和分别主次，但尤需重视补虚培元，增强正气，以提高杀痨抗虫的能力。调补脏腑重点在肺，并应重视脏腑整体关系，同时兼顾补脾益肾。治疗大法应根据"主乎阴虚"的病机特点，以滋阴为主，火旺者兼以降火，如合并气虚、阳虚见证者，又当同时兼以益气或温阳。杀虫主要针对病因治疗，选用具有抗痨杀虫作用的中草药。

1. **肺阴亏损证** 干咳，或咳少量黏痰，咳声短促，或痰中有时带血，如丝如点，色鲜红，午后自觉手足心热，皮肤干灼，咽干口燥，或有盗汗，胸闷乏力，大便秘结，舌边尖红，苔薄少津，脉细或兼数。

治法：滋阴润肺，清热杀虫。

方药：月华丸加减。本方是治肺痨的基本方，具有补虚抗痨，滋阴镇咳，化痰止血之功。方中北沙参、麦冬、天冬、生地黄、熟地黄滋阴润肺；百部、獭肝、川贝润肺止嗽，兼能杀虫；桑叶、白菊花清肺止咳；阿胶、三七和营止血；茯苓、山药健脾补气，以资生化之源。

若咳嗽频繁而痰少质黏者，加百合、杏仁、炙枇杷叶以润肺化痰止咳。痰中带血丝较多者，加白及、仙鹤草、白茅根、蛤粉炒阿胶等和络止血。若潮热骨蒸甚者，酌加银柴胡、地骨皮、功劳叶、青蒿等以清虚热。

2. **阴虚火旺证** 呛咳气急，痰少质黏，或吐稠黄痰，量多，时时咯血，血色鲜红，午后潮热，骨蒸，五心烦热，颧红，盗汗量多，口渴，心烦，失眠，性情急躁易怒，或胸胁掣痛，男子可见遗精，女子月经不调，形体日渐消瘦，舌红而干，苔薄黄或剥，脉细数。

治法：滋阴降火。

　　方药：百合固金汤。方中用百合、麦冬、玄参、生地黄、熟地黄滋阴润肺生津；当归、芍药柔润养血；桔梗、贝母、甘草清热止咳。另可加鳖甲、知母滋阴清热；百部、白及补肺止血，抗痨杀虫；龟板、阿胶、五味子、冬虫夏草滋养肺肾之阴，培其本元。骨蒸劳热日久不退，可合用清骨散或秦艽鳖甲散。

　　若火旺较甚，热势明显升高，酌加胡黄连、黄芩、黄柏等苦寒泻火坚阴。痰热蕴肺，咳嗽痰黄稠油，酌加桑白皮、知母、金荞麦根、鱼腥草等清化痰热。咯血较著者去当归之辛窜，加黑山栀、紫珠草、大黄炭、地榆炭等凉血止血；血出紫暗成块，伴胸胁掣痛者，可酌加三七、茜草炭、花蕊石、蒲黄、郁金等化瘀和络止血。盗汗甚者可选加乌梅、煅牡蛎、麻黄根、浮小麦等敛营止汗。声音嘶哑或失音可加诃子、木蝴蝶、凤凰衣、胡桃肉等润肺肾而通声音。

　　3. 气阴耗伤证　咳嗽无力，气短声低，咳痰清稀色白，偶或痰中夹血，或咯血，血色淡红，午后潮热，伴有畏风，怕冷，自汗与盗汗并见，面色㿠白，颧红，纳少神疲，便溏，舌质嫩红，或舌淡有齿印，苔薄，脉细弱而数。

　　治法：益气养阴。

　　方药：保真汤。方中党参、黄芪、白术、茯苓、甘草补肺益脾，培土生金；天冬、麦冬、生地黄、熟地黄、当归、白芍以育阴养营，填补精血；地骨皮、黄柏、知母、柴胡、莲心以滋阴清热；厚朴、陈皮理气运脾。并可加白及、百部以补肺杀虫。咳嗽痰稀，可加紫菀、款冬花、紫苏子温润止嗽。夹有湿痰症状者，可加半夏、陈皮以燥湿化痰。咯血量多者可酌加花蕊石、蒲黄、仙鹤草、三七配合补气药以止血摄血。如纳少腹胀，大便溏薄等脾虚症状明显者，酌加扁豆、薏苡仁、莲子肉、山药等甘淡健脾。慎用地黄、阿胶、麦冬等滋腻之品，以免妨碍脾之健运，必要时可佐陈皮、麦芽等以助脾运。

　　4. 阴阳两虚证　咳逆喘息少气，咳痰色白，或夹血丝，血色暗淡，潮热，自汗，盗汗，声嘶或失音，面浮肢肿，心慌，唇紫，肢冷，形寒，或见五更泄泻，口舌生糜，大肉尽脱，男子滑精、阳痿，女子经少、经闭，舌质淡或光嫩少津，脉微细而数，或虚大无力。

　　治法：滋阴补阳。

　　方药：补天大造丸。全方肺脾肾兼顾，阴阳双补。方中党参、黄芪、白术、山药、茯苓以补肺脾之气；白芍、地黄、当归、枸杞、龟板培补阴精以滋养阴血；鹿角胶、紫河车助真阳而填精髓；枣仁、远志敛阴止汗，宁心止悸。

　　若肾虚气逆喘息者，配胡桃仁、冬虫夏草、蛤蚧、五味子等摄纳肾气以定喘。阳虚血瘀水停者，可用真武汤合五苓散加泽兰、红花、北五加皮温阳化瘀行水。五更泄泻者配用煨肉豆蔻、补骨脂以补火暖土，此时忌投地黄、阿胶、当归等滋腻润肠之品。

　　5. 其他治法

　　（1）白及散（南京中医学院附院方）　白及、百部、牡蛎、炮山甲等分研粉，如病情严重，百部加倍，每服 3～5g，一日 3 次。

　　（2）芩部丹（上海中医学院附属龙华医院方）　黄芩 18g，百部、丹参各 9g，汤剂，每日 1 剂。

　　（3）葎草合剂（《实用中医内科学》）　葎草 1500g，百部、白及各 500g，夏枯草 250g，白糖 2000g，反复加水蒸馏浓缩至 5000ml，每日 500ml，分 3 次服。

三、现代研究进展

　　1. 病因及发病机制　肺结核病是典型的感染性迟发型超敏反应性疾病。胞内感染有结合分枝杆菌的巨噬细胞在 Th1 细胞释放的 IFN-γ 作用下被活化后清除结核杆菌。如结核杆菌抵抗活化巨噬细胞的杀菌效应则可发展为慢性感染，形成肉芽肿。肉芽肿的中央是由巨噬细胞融合所形成的巨细胞，外围包绕大量 T 细胞和成纤维细胞，在缺氧和巨噬细胞及 T 细胞的细胞毒作用下，导致干酪样坏死。

2. 西医诊治原则及方案　肺结核病的西医防治原则为广泛的疫苗接种预防，早期发现活动性肺结核病人，隔离并给予有效药物治疗。疫苗接种方面，卡介苗是目前临床上唯一批准使用的结核病预防用减毒活疫苗，全球现有 160 多个国家和地区接种卡介苗，在肺结核病的防控工作中起到了重要的作用。药物治疗方面，抗结核一线化疗药物有异烟肼、利福平、链霉素、吡嗪酰胺、乙胺丁醇和氨硫脲，二线药物包括对氨基水杨酸钠、阿米卡星、卷曲霉素、环丝氨酸等。但化疗存在用药时间长及耐药问题，随着耐药菌株的不断增加，给肺结核的西医治疗带来了严重影响。

3. 中医药治疗肺结核的免疫学研究进展　对于肺结核病的治疗，西医的化学药物治疗是现在主要采用的手段，但化疗主要针对的是肺结核病的外因，且有大量的耐药菌株开始出现。中医药治疗肺结核从内因和外因两个方面出发，在强调抗痨杀虫的同时，亦对机体的免疫系统进行调节，通过固本培元，增强巨噬细胞的吞噬杀伤作用，从而降低病原体对机体的损伤。张春华等使用复方芩部丹方治疗气阴亏虚型肺结核，该方剂的使用能过刺激 T 细胞特别是 $CD4^+T$ 细胞的产生，增强巨噬细胞的吞噬杀伤作用，从而提高疗效。尹良胜等使用琼玉膏联合异烟肼对肺结核患者进行治疗，能够有效调节 Th0 细胞向 Th1 方向转化，通过增强吞噬细胞清除病原体的能力，从内因方面提高了肺结核的治疗效果。此外，高娴等使用的滋阴润肺抗痨方中药雾化治疗、赵密鹤等使用的百合固金汤、张凯等使用的金水宝胶囊在联合化疗药物的使用过程中，均可对 T 细胞亚群的构成进行调节，从而增强巨噬细胞吞噬作用，增强化疗药物的治疗效果。

第五节　前沿进展

超敏反应的发生是涉及多种因素影响的复杂的过程，与先天遗传因素相关，也与后天的感染因素相关；与患者自身的免疫调节相关，也与过敏原的接触相关，其治疗与预防迄今仍是免疫学乃至医学中极具挑战的课题。中医药在超敏反应的防治中，特别是在免疫调节方面，具有其独特的作用。此外，中药的成分较为复杂，近年来也有多起中药引起的超敏反应被报道，故避免超敏反应的发生也是中医药研究者需要关注的方面。下文从中医药预防、治疗超敏反应机制研究及中药致超敏反应两个方面，举例进行介绍。

一、中医药预防、治疗超敏反应机制研究

免疫调节，是中医药预防、治疗超敏反应重要的机制。近年来的研究中，以针对Ⅰ型、Ⅳ型超敏反应的研究较多。

（一）Ⅰ型超敏反应

Ⅰ型超敏反应的发生与 IgE 有密切的关系，而 IgE 的产生往往与患者的免疫应答类型向 Th2 型偏移有关。在西医的治疗方案中，有使用 IL-5 抗体抑制 Th2 型细胞因子 IL-5 活性的方

法来进行免疫调节的；亦有通过变应原 DNA 疫苗的方式增强 Th1 型免疫应答的；或是直接使用 IgE 单抗，阻断肥大细胞和嗜碱性粒细胞的脱颗粒现象。中药的使用同样可以起到相似的免疫调节作用，例如，陈兴等使用疏风饮作用于Ⅰ型超敏反应的模型大鼠，观察到 Th2 型细胞因子 IL-4 下调而 Th1 型细胞因子 IFN-γ 上调，致使 IgE 的生成减少，从而缓解Ⅰ型超敏反应组胺释放后造成的血管通透性增加的症状。除了中药之外，电针、放血、推拿等传统的中医干预方法也能起到免疫调节作用进而缓解Ⅰ型超敏反应的发生与发展。

（二）Ⅳ型超敏反应

Ⅳ型超敏反应的发生机制往往更加复杂。结核型Ⅳ型超敏反应往往与 Th1 型免疫应答偏低造成的吞噬细胞不能有效杀伤病原体有关，故此类疾病的治疗中往往需要刺激 Th0 细胞向 Th1 细胞转化，刺激 Th1 细胞因子的产生，增强吞噬细胞的吞噬杀伤作用。此类相关进展已在肺结核相关治疗方面展示。炎症型的Ⅳ型超敏反应往往与免疫应答向 Th1 型偏移有关，广陈皮总多糖、雷公藤片、牛膝等都用于Ⅳ型超敏反应的动物模型，此类药物的使用对 IFN-γ、IL-2 等 Th1 型细胞因子生成均有一定程度的抑制作用，从而缓解Ⅳ型超敏反应的症状。

二、中药致超敏反应

中药属于天然药物，具有药性温和、副作用少等优点。同时，中药的成分复杂，单味药特别可能形成抗原或半抗原物质造成超敏反应，而配伍用药的过程中，甚至可能形成新的物质，形成更为复杂的致敏物质。大部分中药引发的超敏反应以Ⅰ型超敏反应为主，引起的症状主要是荨麻疹和过敏性休克，如双黄连、清开灵、复方丹参等注射液均有造成过敏性休克的临床病例报道，此外口服西洋参、红花等，甚至吸入、搬运中药制品也有出现荨麻疹、哮喘的病例。除了典型的Ⅰ型超敏反应之外，也有不依赖于 IgE 的类过敏反应，此类反应不需要抗原致敏，由抗原直接诱发，在近年的超敏反应中比例逐年增加。此外，也有注射川芎嗪造成Ⅲ型超敏反应、使用正清风痛灵后造成Ⅳ型超敏反应的病例被报道。总之，广大中医药工作者需要在使用中药的过程中对其引发超敏反应的可能性给予足够的重视，将危险降到最低。

参 考 文 献

陈德宇. 2012. 中西医结合皮肤性病学. 北京：中国中医药出版社.

陈付华, 郭欣, 张伟. 2016. 宣肺解毒颗粒治疗发作期变应性鼻炎（肺经郁热型）的临床疗效. 中国实验方剂学杂志, 22（10）：166-169.

陈志强, 杨关林. 2016. 中西医结合内科学. 北京：中国中医药出版社.

戴磊, 张琳玲, 黎伟林, 等. 2019. 肺结核中医证候研究进展. 中西医结合研究, 11（6）：313-315.

邓楠, 杜欣, 李长香, 等. 2020. 小青龙汤对变应性鼻炎小鼠树突状细胞的影响. 中南药学, 18（3）：458-461.

董艳, 陈如泉. 2013. 陈如泉教授运用龙胆泻肝汤加减治疗甲状腺机能亢进症经验介绍. 新中医, 45（1）：190-192.

范敏, 邓玮玮, 吴骥, 等. 2019. 夏枯草口服液联合 ^{131}I 治疗 Graves 病的疗效观察. 中草药, 50（11）：2665-2669.

范瑞强, 赖梅生, 张文娟, 等. 2011. 系统性红斑狼疮诊疗指南. 中国中医药现代远程教育, 9（11）：146-148.

高娴, 李洪智, 杨洁. 2020. 滋阴润肺抗痨方中药雾化治疗对耐多药肺结核病理状态改善效应及对患者细胞免疫功能的影响. 陕西中医, 41（2）：187-190.

耿玉青, 王雪峰, 曹静. 2018. 消肾清炎汤联合还原型谷胱甘肽治疗小儿急性肾小球肾炎的疗效及对血清血管内皮生长因子、巨噬细胞集落刺激因子、肿瘤坏死因子 α 的影响. 河北中医, 40（2）：230-233, 240.

龚艳琳, 高明松, 周密, 等. 2019. 当归六黄汤对阴虚火旺型甲状腺功能亢进患者胎球蛋白 A 及胰岛素抵抗的影响. 湖北中医药大学学报, 21（2）：67-69.

顾晓娜. 2014. 清肺脱敏汤治疗变应性鼻炎肺经郁热证的临床疗效观察. 南京：南京中医药大学.

顾瑜蓉，李华斌. 2019. 变应性鼻炎的发病机制与精准治疗. 中国耳鼻咽喉颅底外科杂志，25（6）：578-584.

桂雄斌，伏广虎，李馥芊，等. 2019. 健脾通窍方治疗脾气虚弱型变应性鼻炎的临床疗效观察. 广州中医药大学学报，36（1）：59-63.

郭逸. 2017. 清肝泻火方对 Graves 病模型小鼠 Th17 细胞转录因子表达的影响. 山东中医杂志，36（9）：795-797，803.

贾翎，吴珺，邱泽计，等. 2016. 玉屏风散对过敏性鼻炎小鼠 Th17/Treg 平衡的影响.中华中医药杂志，31（8）：3260-3262.

金香姬. 2019. 麻桂各半汤加减治疗瘾疹风寒束表证的临床观察. 长春：长春中医药大学.

黎敏姬，张绍芬，梁积杰. 2018. 海藻玉壶汤合柴胡疏肝散联合甲巯咪唑片治疗育龄期妇女甲状腺功能亢进 82 例临床分析. 黑龙江中医药，47（3）：50，51.

梁绍钦. 2011. 加味补中益气汤治疗脾气虚型常年性变应性鼻炎的临床疗效观察. 中国卫生产业，8（Z5）：100，101.

林国彬，黄又新，林秋甘. 2019. 王伯岳麻连汤加味习用方对小儿急性肾小球肾炎的疗效及部分机制. 世界中医药，14(6)：1461-1465.

刘尚全，聂明攀，方际翠. 2017. 消风散对急性荨麻疹患者中医证候积分及变态反应指标的影响. 中国中医急症，26（6）：1066-1068.

潘梦晨. 2018. 温补肾阳汤治疗肾阳不足型变应性鼻炎的临床疗效观察. 南京：南京中医药大学.

皮先明. 2013. 皮肤病性病中西医结合治疗. 北京：人民军医出版社.

瞿幸. 2009. 中医皮肤性病学. 北京：中国中医药出版社.

阮岩. 2012. 中医耳鼻咽喉科学. 北京：人民卫生出版社.

单兆伟，刘沈林，黄峻. 2003. 内科多发病中西医综合治疗. 北京：人民卫生出版社.

孙敦坡，马小闪，姜明孝，等. 2020. 大艾段温针灸治疗肺气虚寒型变应性鼻炎 100 例. 南京中医药大学学报，36（1）：19-23.

孙旭. 2009. 防风通圣散加减治疗荨麻疹 42 例. 中医杂志，50（S1）：188，189.

唐加龙，陈健，曹永兵，等. 2019. 基于网络药理学探索复方生地合剂治疗系统性红斑狼疮的作用机制. 中国医院药学杂志，39(24)：2500-2506.

王海燕，王丽莉，李上云. 2018. 消风止痒汤辅助雷公藤多苷片治疗风热型急性荨麻疹疗效及其对中医证候积分及血清 IgE、WBC、5-HT 水平的影响. 中国中医急症，27（8）：1383-1386.

王佳悦，王玉明. 2019. 加味麻黄附子细辛汤治疗变应性鼻炎案例分析. 世界最新医学信息文摘，19（93）：239.

王丽，李雅莉. 2019. 麻黄细辛附子汤加味治疗对变应性鼻炎患儿免疫功能及血清炎症因子的影响. 四川中医，37（6）：172-174.

王淼. 2020. 养阴清热消瘿方对阴虚火旺证甲状腺功能亢进患者甲状腺激素和生活质量的影响. 当代医学，26（7）：135，136.

王肃杰. 2013. 麻黄多皮饮加减治疗荨麻疹（风寒束表证）的临床疗效观察. 哈尔滨：黑龙江中医药大学.

王小琴，邵朝弟，巴元明. 2011. 急性肾小球肾炎诊疗指南.中国中医药现代远程教育，9（9）：128，129.

温志宏，赵吉平，周清辰，等. 2017. 隔药饼灸治疗脾气虚弱型中重度持续性变应性鼻炎临床疗效观察. 中国针灸，37（6）：603-607.

吴爱萍，潘睿，黄少武，等. 2019. 大黄䗪参汤联合泼尼松治疗小儿急性肾小球肾炎的临床研究. 中医药导报，25（3）：129-132.

吴佳妮. 2016. 针药结合治疗肺经伏热型变应性鼻炎临床疗效观察. 南京：南京中医药大学.

谢英丽，王小路，曾英. 2018. 益气温阳汤联合布地奈德鼻喷剂治疗重度持续性变应性鼻炎对 Th17/Treg 免疫平衡与 IgE、EOS 表达水平的影响. 现代中西医结合杂志，27（30）：3386-3389.

徐敏，黄钟洲，郭芝璇，等. 2018. 系统性红斑狼疮治疗指南解读及活动性判断. 皮肤科学通报，35（3）：238，287-295.

杨平，陈如泉. 2008. 清肝泻火方对 GD 大鼠细胞间黏附分子-1 表达的实验研究. 湖北中医杂志，30（4）：13，14.

杨洋，吴乃桐. 2010. 穴位注射配合自拟补肾脱敏汤治疗过敏性鼻炎 71 例. 云南中医中药杂志，31（5）：56，57.

尹良胜，魏强，陈凌燕，等. 2019. 琼玉膏对肺结核患者辅助性 T 细胞1、T 细胞2 的影响. 浙江中西医结合杂志，29（12）：1013-1015.

余小萍，方祝元. 2018. 中医内科学. 3 版. 上海：上海科学技术出版社.

袁斌，王璐，赵长江. 2016. 中医儿科临床诊疗指南·小儿急性肾小球肾炎（修订）.中医儿科杂志，12（6）：1-5.

袁嘉丽，刘永琦. 2016. 免疫学基础与病原生物学. 北京：中国中医药出版社.

袁泉. 2017. 化痰散结法干预 Graves 病小鼠甲状腺肿大与功能亢进的免疫调控研究.北京：北京中医药大学.

张春华，李红莲. 2019. 气阴亏虚型肺结核使用复方芩部丹方治疗的效果及其对免疫功能的影响. 中国处方药，17（8）：111-113.

张凯，张勇，韦洁，等. 2020. 金水宝联合含环丝氨酸化疗方案对耐多药肺结核患者免疫功能的调节. 中国临床研究，33(4)：528-530，535.

张群芬，闫锡联. 2016. 清肺劫敏汤治疗肺经伏热型变应性鼻炎的临床观察. 中国中西医结合耳鼻咽喉科杂志，24（6）：459-461.

张文福，于小女，王浩之，等. 2019. 清热利湿复方联合激素治疗风湿瘀阻型系统性红斑狼疮临床研究. 新中医，51（12）：131-134.

赵密鹤，王业建. 2020. 百合固金汤联合标准化疗方案对复治肺结核患者 T 淋巴细胞亚群的影响. 航空航天医学杂志，31（2）：173-175.

赵艳，何荆培，赵喜桂，等. 2020. 皮下免疫和舌下免疫治疗变应性鼻炎的有效性及安全性. 中国实用医药，15（3）：153-155.

中华医学会风湿病学会，国家皮肤与免疫疾病临床医学研究中心，中国系统性红斑狼疮研究协作组. 2020. 中国系统性红斑狼疮诊疗指南. 中华内科杂志，（3）：172-185.

朱英. 2019. 益气补肾汤配合常规治疗对气阴两虚型狼疮性肾炎患者血清 IL-4、IFN-γ 水平的影响. 四川中医，37（3）：125-128.

Gu Z W，Wang Y X，Cao Z W. 2017. Neutralization of interleukin-17 suppresses allergic rhinitis symptoms by downregulating Th2 and Th17 responses and upregulating the Treg response. Oncotarget，8（14）：22361-22369.

Mosges R，Lee D L，Abong J，et al. 2016. Role of bilastine in the managementof allergicrhintis and urticaria：an Asia-pacific consensus statement. Asia Pac Allergy，6（1）：55，56.

Nussbaum J C，van Dyken S J，von Moltke J，et al. 2013. Type 2 innate lymphoid cells control eosinophil homeostasis. Nature，502（7470）：245-248.

Wang X D，Zheng M，Lou H F，et al. 2016. An increased prevalence of self-reported allergic rhinitis in major Chinese cities from 2005 to 2011. Allergy，71（8）：1170-1180.

（贵州中医药大学　王平；湖南中医药大学　熊涛）

第十三章 中医药与过敏性疾病

第一节 过敏性疾病的定义

过敏性疾病是一组机体免疫系统对环境中典型无害物质产生的超敏反应性疾病。其包括过敏性鼻炎、特应性皮炎、过敏性哮喘、食物过敏和严重过敏反应等。世界卫生组织将过敏性疾病列为 21 世纪最严重的公共卫生问题之一。随着全球工业化程度的不断提高，过敏性疾病的发病率也逐年升高，已经成为影响人类健康的主要疾病之一。过敏性疾病从新生儿到老年人的各个年龄阶段都可能发生，往往具有明显的遗传倾向。

过敏原是指一些诱导机体产生过敏的抗原物质，多为蛋白质或多肽，部分小分子物质作为半抗原与某些蛋白质结合后成为过敏原。抗原物质作用于机体后可致使机体的反应性发生改变。当机体再次暴露于相同抗原时，所产生的反应与首次不同，或出现对机体有利的免疫反应，或出现对机体组织有损伤的变态反应，由机体的免疫机制介导。变态反应亦称为超敏反应或过敏反应。变态反应是一种疾病，即对进入机体的无害物质甚至对机体本身的组织进行攻击和破坏，造成机体的损害。临床上根据 Coombs 和 Gell 于 1963 年提出的分型原则，将变态反应分为 I 型（速发型）、II 型（细胞毒型）、III型（免疫复合物型）和 IV 型（迟发型）。

I 型超敏反应为速发型，又称速敏型、反应素型或 IgE 依赖型。该型超敏反应的特点是反应迅速，消退也快，多数在接触变应原后数分钟至 1 小时内出现全身性反应，反应过程中无补体参与。机体初次接触抗原（变应原、过敏原）后引起 IgE 抗体产生。IgE 吸附于组织的肥大细胞或血液中嗜碱性粒细胞表面高亲和力的FcεR I 受体上，当机体再次接触相同抗原时，抗原与 IgE 结合，引起肥大细胞脱颗粒，释放一些具有生物活性的炎症介质如组胺、白三烯、嗜酸性粒细胞趋化因子、5-HT、慢反应物质等。这些介质作用于靶细胞，引起平滑肌收缩、毛细血管扩张、通透性增加和腺体分泌增多。这些活性物质作用的靶细胞不同，进一步诱发呼吸道过敏反应、消化道过敏反应、皮肤过敏反应或全身性过敏反应。属于此型的常见皮肤疾病有荨麻疹、血管性水肿等。

II 型超敏反应又称细胞毒型或细胞溶解型超敏反应，介导此型反应的抗体多属 IgG、IgM，少数情况亦有 IgA 参与。此型超敏反应是抗体与靶细胞表面相应抗原结合后，在补体、吞噬细胞和 NK 细胞参与作用下引起的以细胞溶解或组织损伤为主的病理性超敏反应。属于 II 型超敏反应的常见疾病有药物引起的溶血性贫血、血小板减少性紫癜、天疱疮与类天疱疮。

III型超敏反应又称免疫复合物型或血管炎型超敏反应。抗原与抗体形成抗原抗体复合物（亦称免疫复合物），沉积到局部或全身小血管基底膜，通过激活补体引起以中性粒细胞浸润为主的充血水肿、局部坏死的一系列炎症反应和组织损伤。III型超敏反应引起的疾病包括药物引起的血清病样综合征、血清病、某些荨麻疹、血管炎及系统性红斑狼疮的肾小球肾炎等。

IV 型超敏反应又称迟发性超敏反应，是由 T 淋巴细胞介导的免疫损伤，与血清抗体无关。当抗原或半抗原进入机体后，刺激 T 细胞分化、增殖形成特异性的致敏淋巴细胞。再次接触该抗原后，引起致敏淋巴细胞活化，活化的细胞释放多种炎性细胞因子，这些细胞因子吸引巨噬细胞并使之激活，释放溶酶体酶而引起组织损伤。Ⅳ型超敏反应发生较迟，致敏机体再次接触抗原后需数小时、1~2 天或更长时间才出现。Ⅳ型超敏反应引起的皮肤疾病包括接触性皮炎、湿疹及结核菌素型皮肤反应（结核菌素试验、麻风菌素试验、念珠菌素试验等）。

　　临床最常见的及我们常说的"过敏"通常为Ⅰ型超敏反应。过敏性疾病中，以速发型过敏反应比较常见，其主要类型有皮肤过敏反应、呼吸道过敏反应、消化道过敏反应及过敏性休克等。

　　现代中医认为人体之所以会发生过敏现象，是因肺、脾、肾等脏腑功能紊乱及体液（血液、黏液、黄胆汁、黑胆汁四大体液）失衡，导致寒、湿、毒积蓄体内，使机体免疫防卫能力下降造成过敏体质，外界刺激性物质（过敏原）随意入侵接触呼吸道黏膜、胃肠道黏膜、皮肤结缔组织而发生一系列过敏反应。有研究提出，过敏体质与过敏性疾病的发生有着不可忽视的关系。而过敏体质的形成与先天禀赋不足、后天喂养失调和气候环境恶劣关系密切，应属阴虚型体质，发病机制为阴液虚损，水不涵木致肝风内动，风邪内伏；感受外风（如外邪或各种吸入、食入、皮肤接触的过敏原），则触发伏邪，致内风外风相合而发病。过敏性疾病总以阴虚为本，风动为标。

第二节　过敏性疾病的分类

一、常见的皮肤过敏反应

　　1. 荨麻疹　俗称"风疹块"，是皮肤、黏膜小血管扩张及渗透性增加而出现的一种局限性水肿反应，通常在 2~24 小时内消退，但反复发生新的皮疹，可迁延数日至数月。荨麻疹病因复杂，多数患者找不到确切病因，尤其是慢性荨麻疹。其中食物及食物添加剂、吸入物、感染、药物、物理、昆虫叮咬、精神内分泌、内科疾病、遗传等因素均可引起发病。荨麻疹的发病机制有免疫性和非免疫性两种，主要为免疫性机制。肥大细胞活化脱颗粒，释放组胺、合成细胞因子及炎症介质等引起血管扩张及血管通透性增加，导致真皮水肿是荨麻疹发病的中心环节。免疫性机制有四型：①IgE 介导的荨麻疹（Ⅰ型荨麻疹）；②IgG 介导的荨麻疹（Ⅱ型荨麻疹）；③免疫复合物介导的荨麻疹（Ⅲ型荨麻疹）；④T 细胞介导的荨麻疹（Ⅳ型荨麻疹）。疾病于短期内痊愈者称急性荨麻疹。若反复发作达每周至少 2 次并持续 6 周以上者称慢性荨麻疹。另外还有接触性荨麻疹、皮肤划痕症/人工荨麻疹、胆碱能性荨麻疹等。

　　荨麻疹的临床表现如下。①皮疹特点：风团，局限性水肿性扁平隆起，红色或白色，大小不一，形状不定，速发速退，消退后不留痕迹。②自觉症状：瘙痒、灼热。③可伴全身症状：胃肠道症状、呼吸道症状、过敏性休克症状。另外，因药物过敏引起的皮肤过敏反应一般症状表现较重，常见皮肤红斑灼热、水疱，甚至剥脱，可遍布周身。

　　荨麻疹属中医"瘾疹""风疹"范畴，中医认为由于卫表虚弱，腠理开泄，致风邪乘虚而入，客于营血，血为风动，营卫不和，发于体表，故致皮肤瘙痒并见片状风团块。

　　2. 湿疹　是由多种内外因素引起的一种具有明显渗出倾向的炎症性皮肤病。其发病原因复杂，有内在因素与外在因素的相互作用，常是多方面的。目前多认为是在机体内部因素如免疫功能异常、皮肤屏障功能障碍基础上，多种内外因素综合作用的结果。从发病机制上看，湿疹主要是由复杂的内外激发因子引起的一种迟发型变态反应。

　　湿疹的临床特点为对称性、渗出性、瘙痒性、多形性和复发性。其临床分期可分为以下三种。①急性期：多数密集的粟粒大小丘疹、丘疱疹或小水疱，基底潮红，搔抓后糜烂、渗出，中心重，周边轻，边界不清，搔抓、烫洗加重，继发感染时可形成脓疱脓痂，相应淋巴结可肿大。急性湿疹常对称分布，多见于面、耳、手、足、前臂、小腿等部位。②亚急性期：急性发作后，红肿及渗出减轻进入亚急性阶段，以小丘疹、鳞屑、结痂为主，有的可因再次暴露于致敏原或新刺激而呈急性发作或可时轻时重，经久不愈发展为慢性湿疹。③慢性期：常由急性或亚急性期迁延而成，或发病初期即不严重，暗红斑上有丘疹、抓痕及鳞屑，局部皮肤增厚，表面粗糙，呈苔藓样变，病情时轻时重，延续数月或更久。

从中医的角度来说，导致湿疹的原因可分为血热、风邪等外因，以及湿重、脾虚等内因，通常都是外因出现，进而诱发内因引起湿疹。外因多指"过敏原"如虾、蟹、牛奶、化妆品、清洁剂、紫外光、动物毛发等。此外，常吃烧烤辣炸等燥热食物，容易造成血热，诱发湿疹。内因如脾湿，指胃肠功能不正常，导致食物无法充分消化吸收，使水湿停留在体内，当水湿跑到皮肤，就会形成湿疹。此外，情绪紧张、睡眠不足等内因，也会使身体免疫力变差，诱发湿疹。

3. 特应性皮炎　本病又名特应性湿疹，过去称异位性皮炎。其特征为本人或其家族中可见明显的"特应性"特点：①有容易罹患哮喘、过敏性鼻炎、湿疹的家族性倾向；②对异种蛋白过敏；③血清中 IgE 高；④血液嗜酸性粒细胞增多。特应性皮炎的病因及发病机制复杂，至今仍未完全明确。研究显示其发病是环境因素作用于遗传易感性个体，造成免疫调节失常所致，环境因素包括季节、精神因素、温度变化、职业等。发病机制包含免疫性和非免疫性机制。特应性皮炎的免疫性机制十分复杂，有许多免疫细胞及其产生的细胞因子、趋化因子及前炎症分子等参与。

特应性皮炎在临床上以慢性、反复发作、剧烈瘙痒为主要特征，常伴发哮喘、过敏性鼻炎等。常初发于婴儿期，表现为渗出性急性炎症，面部及肢体伸侧易受累。随着年龄增长，部分患者病情迁延到成年，苔藓化及鳞屑性慢性炎症逐渐增多，皮损常局限于身体屈侧。目前临床常用的 Williams 诊断标准：主要标准 + ≥3 条次要标准。主要标准：皮肤瘙痒。次要标准：①屈侧皮炎湿疹史，包括肘窝、腘窝、颈部、踝前（≤10 岁儿童包括颊部湿疹）；②哮喘或过敏性鼻炎史（或在≤4 岁儿童的一级亲属中有特应性疾病史）；③近年来全身皮肤干燥史；④有屈侧湿疹（≤4 岁以下儿童面颊部、前额和四肢伸侧湿疹）；⑤2 岁前发病（适用于＞4 岁患者）。

中医称特应性皮炎为"四弯风"，根本病机是脾虚湿盛，生风、化热、化燥。其发病主要有内外两个方面的因素，其中内因即体质因素，患者多表现为禀赋不耐、脾胃失调、肌疏表虚；外因是诱发因素，如感受风湿热邪、食用鱼腥发物等。

4. 食物不耐受　是指某些人在吃了某种食物之后，引起身体某一组织或器官甚至全身的症状，它是免疫系统对某一特定食物产生的一种不正常的免疫反应。食物过敏反应因人而异，可以发生在任何食物上，某些严重食物过敏的人，甚至可能因为吃 1/2 颗花生或牛奶洒在皮肤上就会出现过敏反应。牛奶、面粉类、玉米类、鸡蛋、糖、西红柿、马铃薯、巧克力、水果、牛肉、猪肉等食物可能会引起过敏，食物过敏的表现可以是多种多样的，其中皮疹最为常见，多发生于面部，如口周的红斑、粉刺，躯干部也较多见，瘙痒脱屑，并可有色素沉着。也会有胃肠道症状如恶心、呕吐、腹痛、腹泻；神经系统症状如头痛、头晕等。严重者甚至可能引起过敏性休克。

二、常见的呼吸道过敏反应

1. **过敏性鼻炎**　表现为个体接触致敏原后喷嚏连连、清涕不止、鼻痒难忍、鼻塞不已。打喷嚏常以早起、夜晚入睡或随季节变换加重。过敏性鼻炎属中医"鼻鼽"范畴，此类患者平素恶风畏寒，四末不温，呈现一派阳虚内寒之象。

2. **过敏性哮喘**　患者常具有对某些物质过敏的特应性体质，如吸入冷空气、花粉、尘螨等，进食鱼虾、牛奶等，接触某些药物，如青霉素等，表现为突发呼吸急促、喉中哮鸣有声、喘息、不能平卧等症状，如不及时治疗，可以致命。此病多在幼年发病，具有反复发作、迁延难愈的特点。过敏性哮喘多属中医"哮病"范畴，哮喘发病关键在于两个方面：宿根和外邪。肺虚痰浊内生，伏于气道属于宿根；气道黏膜属肺系之卫表范畴，肺虚卫表不固，则易受外邪侵袭，引动伏痰而发为哮病。

3. **过敏性咳嗽**　是一类与接触过敏原相关的咳嗽，其常见的原因为咳嗽变异性哮喘，是哮喘的一种特殊表现，主要为咳嗽持续或反复发作超过 1 个月，常伴夜间或清晨发作性咳嗽，痰少，运动后加重。中医上，过敏性咳嗽是介于外感咳嗽与内伤咳嗽之间的一种虚实夹杂型咳嗽，肺脾肾三脏功能不足，痰饮留伏是本病发作的主要内在因素，气候变化、饮食起居失常、接触异物、过食生冷咸酸常为诱发因素。

4. **过敏性咽炎**　是一种咽部黏膜的炎性病变，常常与鼻炎、咳嗽等同时发生，多因过敏原通过呼吸系统从鼻腔、口腔到达咽部，咽部黏膜受到刺激，出现咽喉肿痛、干咳、咽部瘙痒、发热等症状。中医认为其炎症改变非实热火邪或虚火所致，乃阳气郁于上焦咽喉，不得发散，长此以往，形成郁火，属局部郁火。郁火相当于宿根，亦是病理基础。

三、常见的消化道过敏反应

常见的消化道过敏反应为过敏性肠炎，主要表现为呕吐、腹泻、腹痛或便血等症状，过敏原多为食物，吸入或由于注射等途径而来的过敏原也可作用于消化道，使这些部位的黏膜发生水肿、渗出、平滑肌痉挛或出血。食物中常见的变应原为牛乳、鸡蛋、鱼类、干果（如核桃）、种子（如芝麻、向日葵子）等。中医认为其主要原因在于脾胃不和，脾虚而胃实。若饮食稍有不慎，或受风寒刺激，因戊土（脾）虚弱，己土（胃，包括肠）强实，脾胃一时难以调适，易致升降失常，清浊不分而见腹泻、腹痛、呕吐等胃肠道症状。

第三节　过敏性疾病的诊断及治疗

一、过敏性疾病的诊断

过敏性疾病的诊断主要依靠临床表现及病史，包括发病的时间、地点、季节、周期性、诱发原因、生活及居住环境、饮食习惯、工作环境、家族遗传史、药物过敏史、既往身体状况、月经及生育情况、正在进行的治疗及用药情况等。对于过敏原不确定的患者，针对过敏原做相应的检查，确定患者对哪些物质过敏，这就是所谓的过敏性疾病的特异性变应原诊断。特异性变应原诊断是变态反应学的核心所在。

二、过敏性疾病的治疗

1. 治疗原则　①进行良好的患者教育；②正确诊断及避免接触过敏原；③给予适当的对症药物；④个体化治疗。

2. 治疗方法

（1）患者教育　通过对患者的教育和过敏性疾病知识的普及，让患者了解过敏性疾病，及时进行预防和治疗。

（2）避免接触过敏原　通过先进的检测技术准确找到过敏原，明确过敏原后，在日常生活中主动避免接触。过敏原是过敏反应发生的必要条件，离开了过敏原就可以避免过敏反应的发生，这是一种有效的办法，但不是对所有的过敏患者都有用。有的人是对一种过敏原过敏，有的人的过敏原可能有几种；有的过敏原是可以避开的，但有的过敏原是很难避开的；而且很多过敏原还是未知的。所以，远离过敏原是一种很好的办法，但不是对所有患者都有用。

三、现代医学的抗过敏治疗药物

1. 皮肤过敏反应的治疗

（1）荨麻疹　治疗原则为去除病因、抗过敏和对症治疗。

急性荨麻疹：①抗组胺药，首选镇静作用较轻的第二代 H_1 受体拮抗剂治疗，如氯雷他定、西替利嗪、依巴斯汀等。②维生素 C 和钙剂，降低血管通透性与抗组胺药协同作用。③肾上腺皮质激素，抗炎抗过敏。④病情严重、伴喉头水肿及呼吸困难者，立即抢救，0.1%肾上腺素 0.5～1ml 皮下注射或肌内注射；糖皮质激素肌内注射或静脉注射；迅速吸氧。伴心脑血管疾病患者，肾上腺素慎用。⑤伴腹痛者予解痉药，阿托品、654-2 等。⑥伴支气管痉挛者，缓慢静脉滴注氨茶碱。

慢性荨麻疹：①积极寻找病因。②一般以抗组胺药物为主（2 或 3 种联用或交替），不宜使用糖皮质激素。③给药时间应该根据风团发生的时间进行调整：如早晨较多时应睡前予较大剂量，如晚上睡前多则晚饭后稍大剂量。④除抗组胺药外，可酌情给予利血平、氨茶碱等口服。⑤服药时间一般数月，风团控制后宜继续用药并逐渐减量。

物理性荨麻疹和特殊类型荨麻疹：在抗组胺药物的基础之上，根据不同类型的荨麻疹可联合使用不同药物，如皮肤划痕症可用酮替芬、胆碱能性荨麻疹可选用 654-2 等。

外用药物治疗：止痒液、炉甘石洗剂、苯海拉明霜等。

（2）湿疹　内服药主要目的为抗炎、止痒，常用抗组胺药（第一代 H_1 受体拮抗剂如苯海拉明、异丙嗪、氯苯那敏等；第二代 H_1 受体拮抗剂如氯雷他定、西替利嗪、依巴斯汀等）、镇静安定剂如艾司唑仑等，一般不用糖皮质激素。急性期使用钙剂、维生素 C、硫代硫酸钠静脉注射，或普鲁卡因静脉封闭；多种疗效不明显的急性泛发性湿疹患者，可考虑短期使用皮质类固醇，症状控制后立即酌情减量到撤除，防止激素副作用；继发感染者加用抗生素。外用药应根据需要及皮疹特点选择适当剂型，如清洁、止痒、抗菌、抗炎、收敛及角质促成剂等。急性期无渗出或渗出不多时可用氧化锌油，渗出多时可用 3%硼酸溶液冷湿敷，渗出减少后用糖皮质激素霜剂和油剂交替使用。亚急性期一般选用糖皮质激素乳剂、糊剂，加用抗生素为防止和控制继发性感染。慢性期可选用软膏、硬膏、涂膜剂，对局限肥厚性损害可用糖皮质激素局部皮损内注射，每周 1 次，一般 4～6 次为一疗程。

（3）特应性皮炎　外用糖皮质激素是一线药物：①根据年龄、病情严重程度、部位和皮损类型选择不同强度和剂型；②尽可能选择中、弱效外用糖皮质激素，尤其是薄嫩部位应避免使用强效糖皮质激素；③面颈部易吸收，故应短期使用，并逐步减量或与外用钙调神经磷酸酶抑制剂交替使用；④皮损范围特别广泛时，应以系统用药控制为主；⑤注意不良反应：皮肤萎缩、多毛、色素减退、继发或加重感染等。另外，钙调神经磷酸酶抑制剂如他克莫司软膏、吡美莫司软膏，也有较强的抗炎作用，对 T 细胞有选择性抑制作用，多用于面颈部和褶皱部位。钙调神经磷酸酶抑制剂（包括他克莫司软膏和吡美莫司软膏）可与激素联合应用或序贯使用，该类药物是维持治疗的较好选择。不良反应主要为局部刺激感和烧灼感，可随着用药次数增多而逐步消失。对于细菌、真菌感染或继发感染而诱发或加重的病情，系统或外用抗生素有助于病情控制，但应避免长期使用。其他外用药可根据病情特点选择使用，如抗微生物制剂、氯化钠溶液或 1%～3%硼酸溶液湿敷、多塞平乳膏等。系统治疗主要包括抗组胺药和抗炎症介质药物如介质阻断剂（血栓素 A_2、白三烯受体拮抗剂）和细胞因子抑制剂等。按病情需要使用抗微生物治疗：抗细菌治疗，在无明显继发感染征象时口服抗生素无效，在有明确细菌感染时，短期使用系统性抗生素治疗有效；合并疱疹病毒感染时，可加用相应抗病毒药物。糖皮质激素原则上尽量不用或少用，对病情严重、其他药物难以控制的患者可短期应用，病情好转后及时减量直至停药。免疫抑制剂适用于病情严重且常规疗法不易控制的患者，以环孢素应用最多。

2. 呼吸道过敏反应的治疗

（1）过敏性鼻炎　轻度间歇性鼻炎及持续性鼻炎首选抗组胺药，包括口服（氯雷他定、西替利嗪等）和喷鼻剂（左卡巴司丁、氮䓬司汀等）。中-重度首选鼻内糖皮质激素（布地奈德、糠酸莫米松等），也可酌情加用抗组胺药。另外还有减充血剂（包括鼻内局部应用 1%麻黄碱、羟甲唑啉等和口服苯丙醇胺等）、抗胆碱药（异丙托溴铵喷鼻剂等）、肥大细胞稳定剂（包括鼻内局部应用色甘酸钠等和口服尼多克罗等）、白三烯受体拮抗剂（孟鲁司特等）等。

（2）过敏性哮喘和过敏性咳嗽　首选吸入性药物，分为控制性药物和缓解性药物。控制性药物需要长期使用，包括吸入型糖皮质激素（倍氯米松、布地奈德等）、白三烯调节剂（孟鲁司特等）、长效 β_2 受体激动剂（沙美特罗、福莫特罗等）、缓释茶碱、色甘酸钠等；缓解性药物指按需使用的药物，用于缓解哮喘症状，包括短效吸入 β_2 受体激动剂（沙丁胺醇、特布他林等）、全身使用糖皮质激素、短效吸入抗胆碱药物（异丙托溴铵、噻托溴铵等）、短效茶碱等。

（3）过敏性咽炎　常用口服抗组胺药（氯雷他定、西替利嗪等）和白三烯受体拮抗剂（孟鲁司特等）。患者还可以在口腔里含用西瓜霜含片或胖大海含片，也能够有效地降低患者咽喉部黏膜敏感的程度。

3. 消化道过敏反应的治疗

（1）过敏性肠炎　常用的药物有胃肠解痉药和止泻药，胃肠解痉药有抗胆碱药物、硝苯地平、匹维溴铵，能够缓解腹部疼痛，止泻药有洛哌丁胺、复方地芬诺酯等。还可以根据具体的症状使用泻药、抗抑郁药、镇静药、肠道菌群调节药和胃肠动力双向调节剂。

（2）脱敏治疗　是特异性脱敏疗法的简称，也称减敏疗法，属于特异性免疫疗法，是针对引起过敏性疾病（包括过敏性哮喘、过敏性皮炎等）的过敏物质的一种治疗方法。目的是减轻症状、缩短发作时间及减少用药量，是专门针对由 IgE 介导的有特异性变应原诱发变态反应疾病的免疫疗法。该疗法最大缺点是疗程过长（2～3 年以上），使用不当时会发生过敏性休克的严重不良反应。

脱敏疗法首先要确定过敏原，然后将过敏原制成不同浓度的制剂，反复给予患者，剂量由小到大，浓度由低到高，使用足够的疗程，逐渐诱导患者耐受该过敏原，再次接触过敏原时，过敏症状明显减轻或者不再发生。这种治疗方法是一种对因治疗，是可以阻断过敏性疾病自然进程的方法。例如，舌下脱敏治疗是利用过敏原的提取物滴入舌下，使呼吸道黏膜产生耐受性，从而减轻或控制过敏症状，达到脱敏治疗的目的。

此法不是每一位过敏性疾病的患者都适合，它适应的人群为：①患者症状由单一或少数过敏原引起；②患者症状与接触过敏原关系密切，而且无法避免接触过敏原；③过敏性鼻炎的患者在致敏原高峰季节出现下呼吸道症状；④症状持续时间延长或提前出现的季节性花粉症的患者；⑤药物治疗引起副作用的患者；⑥应用合适的药物治疗（如吸入糖皮质激素或口服抗组胺药）不能很好控制症状的患者；⑦不愿接受长期药物治疗的患者。

四、过敏性疾病中医药传统治疗的治则、治法及可能的机制

中医认为："正气存内，邪不可干。"除了柳絮、粉尘、螨虫等过敏原及外感邪气等影响，过敏与自身正气不足有很大关系，所以，中医治疗过敏性疾病时，遵循"急则治其标，缓则治其本"及"扶正为主，扶正、祛邪兼顾"的原则。过敏性疾病虽表现在不同部位，症状各异，然病理本质基本一致，均属黏膜疾病，其主要治法如下：收敛法，代表方剂为过敏煎；和解法，代表方剂为温和之桂枝汤，清和之小柴胡汤；清透法、清解法，代表方剂为防风通圣丸等；宣散法，代表方剂为升阳散火汤；清补法，代表方剂则为泻心汤类方；补虚法，代表方剂如玉屏风散、八珍汤等。类型不同的过敏性疾病也可联合应用多种治法方药，如治疗过敏性鼻炎应治以分寒热、温清并行法；治疗过敏性皮炎应治在营卫，清透并用；治疗过敏性肠炎则应以脾胃为本，重在调和；治疗过敏性哮喘应温表化痰，标本同治；治疗过敏性咽炎应以郁火为根，治在宣散。同时，对于过敏性疾病患者，特别是免疫力低下者，应注重调理肺脾肾，从而达到增强体质，缓解症状的作用。中医外治疗法以扶正为主，兼以清透伏邪，用以调理体质。扶正法常取背俞穴、任脉、原穴、督脉穴、曲池、足三里等实验证明可提高免疫力的效穴，且多配用灸法。而清透伏邪选用的腧穴多以清热作用为主，或通过刺络放血、拔罐等疗法透邪外出。灸法可以温经散寒，益气补阳，一方面扶正，另一方面透伏邪，达到阴平阳秘、调体的目的。另外，根据"冬病夏治"的理论，贴敷三伏贴对于过敏性鼻炎、哮喘等过敏性疾病的治疗及发作期的缓解都有着较好的辅助作用。

1. **过敏性皮炎（荨麻疹）**　对于荨麻疹发作期的治疗，应注重调和营卫，卫强则风邪无由而入，营血安和则风邪自去。临床常用桂枝汤。《医方考》评注曰："桂枝味辛甘，辛则能解肌，甘则能实表，经曰：辛甘发散为阳，故用之以治风；然恐其走泄阴气，故用芍药之酸以收之；佐以甘草、生姜、大枣，此发表而兼和里之意。"药理学研究表明，本方能明显抑制牛血清白蛋白（BSA）诱导的迟发型超敏反应，还可抑制小鼠脾细胞产生 IL-2。部分过敏性皮炎常常伴随低热，是外邪侵袭，尚未入里，正邪交争于半表半里所致，宜以小柴胡汤调和表里阴阳。方中柴胡与黄芩，一解在表之邪，一清在里之热，和解表里。研究亦表明，小柴胡汤及其拆方对机体免疫功能有调节作用，方中柴胡、黄芩通过抑制过氧化等途径发挥抗变态反应、抗炎等作用。编者前期研究结果亦表明，黄芩提取物黄芩苷能有效调节体内 Th17 和 Treg 细胞的动态平衡，有效维持免疫稳态，是作为系统性红斑狼疮等自身免疫病治疗的潜力药物。另外，因药物过敏引起的药物疹，一般症状表现较重，常见皮疹焮红灼热，剥脱肿痛，遍布周身，亟须清热解毒、通腑凉血，以防风通圣丸加减。方中防风、荆芥、麻黄、薄荷，使热邪由表透出；同时大黄、芒硝、栀子、滑石，使热邪由下而出，达到双解表里的目

的。其他如大黄黄连泻心汤、三黄汤等，亦是治疗实热火毒之常用方。

2. **过敏性鼻炎** ①发作期外受风寒兼阳气内虚，可以麻黄附子细辛汤温阳解表。方中附子解里寒，麻黄解表寒，佐以辛温香窜之细辛，既助附子以解里寒，更助麻黄以解表寒。药理学研究表明，麻黄附子细辛汤能够使血中 T 细胞亚群 CD3 升高、CD8 降低、CD4/CD8 值恢复正常，从而使低下的 T 细胞免疫功能恢复正常状态。②发作期若清涕、喷嚏不止，症状较重，还应配合收敛法，固表敛汗，防止外邪进一步侵袭从而缓解症状发作，常用乌梅、五味子等酸味药。③缓解期则宜以肾气丸、八珍汤、龟鹿二仙胶等补益气血阴阳，尤其注重温补肾阳。肾阳为一身阳气之根本，生命活动之原动力，故肾中阳气充备，少火足以生气，则气血阴阳调和，机体各项生命活动正常，若遇时气变化，亦能及时调适。对于平素极易感受风寒的易感综合征者，可常服玉屏风散固护卫表，御风祛邪，以增强体质、减少感冒发作频次。亦有部分过敏性鼻炎表现为鼻流脓黄涕，为火热郁于上焦肺系所致，可以凉膈散清泄上焦火热。其方"以大黄、芒硝之荡涤下行者，去其结而逐其热，然恐结邪虽去，尚有浮游之火，散漫上中，故以黄芩、薄荷、竹叶清彻上中之火，连翘解散经络中之余火，栀子自上而下，引火邪屈曲下行，如是则有形无形、上下表里诸邪，悉从解散"（《成方便读》）。同时，由于鼻为肺之外窍，宜通不宜塞，故临证常用鹅不食草、辛夷花、苍耳子、白芷等走窜通窍之品，令鼻窍通利，疾患易愈，无论寒热，皆可应用。

3. **过敏性哮喘和过敏性咳嗽** 《金匮要略》云："病痰饮者，当以温药和之。"提示痰饮之邪，得温则化，遇寒则重，故支气管哮喘多发于冬季寒冷之时，形成寒邪束表、寒饮内伏的表里皆寒之势。治疗应解表散寒，温肺化痰，即"以温药和之"；同时针对痰壅气道，肺失宣降，施以降逆平喘解痉。宜予射干麻黄汤，方中以麻黄、生姜发散风寒于外，以细辛温肺化饮于内，半夏燥湿化痰，射干、紫菀、款冬花降逆平喘化痰，更以五味子收敛肺气，防止肺气耗散，表里同治，有散有收。若表寒明显，可予小青龙汤，其组方与射干麻黄汤类似，而增桂枝、芍药更偏重解表。研究表明，小青龙汤、射干麻黄汤及其合方可上调 IFN-γ，下调 IL-4，恢复 Th1/Th2 平衡，对哮喘模型的免疫失衡有调节作用。组方具有祛痰、抗过敏、抗感染等功效，可减少气管分泌物，解除平滑肌痉挛，是治疗过敏性哮喘的有效方剂。另有一部分过敏性哮喘患者表现为咳嗽长期不愈，受刺激性气味或风寒刺激则咳嗽加重，此属咳嗽变异性哮喘，即过敏性咳嗽。一般此类患者易被误诊为慢性咳嗽而从咳辨治，但往往疗效不佳，故须从喘论治。同时，由于长期咳嗽，易致肺气耗散，因此治以收敛法配合固表化痰。一则卫表坚固，则外邪无隙可乘，截断病之源头；二则肺气不散，则咳喘易愈，脏气不伤，阻截病之下传。临床常配合应用过敏煎，方中含银柴胡、防风、乌梅、五味子等；有研究表明，过敏煎可显著降低哮喘动物模型血清中 IgE 水平，抑制哮喘过敏性炎症反应。有学者进一步对过敏煎进行了深入数据挖掘，结果提示使用频次前五的药物依次为黄芪、蝉蜕、当归、荆芥、柴胡；使用频次前五的药物组合依次为乌梅-防风、乌梅-五味子、防风-五味子、乌梅-防风-五味子、柴胡-防风，其中乌梅-防风出现频次最高，提示治疗过敏性疾病以抗过敏药物为主，兼以配伍祛风止痒、扶正祛邪等药物，为临床治疗提供了理论基础。

4. **过敏性咽炎** 治疗应发散郁火，以升阳散火汤宣散郁遏之阳气。《医方集解》曰："柴胡以发少阳之火为君；升葛以发阳明之火，羌防以发太阳之火，独活以发少阴之火为臣；此皆味薄气轻、上行之药，所以升举其阳，使三焦畅遂，而火邪皆散矣。人参甘草，益脾土而泻热，芍药泻脾火而敛阴，且酸敛甘缓，散中有收，不致有损阴气为佐使也。"而方中柴胡、防风、甘草亦具有增强免疫或抑制免疫反应的作用。临床亦常配合桔梗汤，以宣肺利咽，增强功效。

5. 过敏性肠炎　治疗以调补脾胃为主。泻心汤类方中含半夏、黄连、黄芩、干姜、人参等，其中以半夏配干姜，辛温开气；黄连、黄芩，苦寒沉降，使垢浊滞气下泄；人参、甘草、大枣甘温调补，补益中气，调和脾胃，诸药相合，虚实并治，寒热并调，使脾胃得和，升降复常，清浊归还本位，则腹泻、呕吐、腹胀可除。若腹泻不止，宜予生姜泻心汤；若脾虚甚，下利清水，宜予甘草泻心汤，临床应根据患者实际情况加减应用。胃肠黏膜相当于肌表黏膜向内脏的延伸，如《医说》"疹子先自胃肠中出，然后发于表"及《证治准绳》"风（瘾）疹入腹，身体重，舌强干燥"，即论述了胃肠与肌表的病理关系，因此过敏性肠炎常可伴随荨麻疹等皮肤过敏症状。临床应用除以泻心汤为主外，常合用桂枝汤调和表里阴阳。研究表明，该方通过影响下丘脑及胃肠局部组织中 cAMP 含量和 PKA、PKC 活性来双向调节胃肠运动功能，抑制亢进的胃肠排空。

第四节　中医药对过敏性疾病治疗的研究进展及知识拓展

近年来，中医对过敏性疾病的认识及治疗有自己的研究。在对过敏性疾病的认识上，温振英教授提出过敏体质与过敏性疾病发生的关系，且通过长期的临床观察，提出过敏体质应属阴虚型体质。由此提出过敏性疾病总以阴虚为本，风动为标。通过对风与肝的关系及肝、风与季节性过敏性疾病的关系的分析，学者覃骊兰等提出，引起季节性过敏性疾病发生的病因、病机及临床上的治疗都与中医五脏六腑中的肝的功能及其"外风引动内风"的相应表现密切相关。故而提出"季节性过敏性疾病可从肝从风论治"的观点，在临床上将"治风理血养肝"作为治疗此类疾病的基本治疗原则。针对过敏性疾病与肠道菌群失调的研究已成为近几年来的研究热点。虽二者之间的具体机制尚未明确，但它们之间的确存在着千丝万缕的关系。而从中医角度出发，则与"肺脏受邪，传于大肠""脾脏受邪，营养受限，微环境骚动"及"肝脏受邪，风气内动，微环境骚动"三个原因关系密切，而根本原因则为"邪气凑之，正气必虚"。即过敏性疾病的发生是由机体内环境紊乱，打破阴平阳秘的平衡所致，而其最终原因总是人体正气的虚损。从体质辨证角度论对过敏性疾病的认识上，王琦教授认为过敏体质与过敏性疾病的关系密切相关。过敏体质的机制可能为阴平阳秘失衡及阴阳失和，受到外界刺激时，表现出的应激反应阈值较低，反应程度较剧烈，易受到外界因子激发。且《黄帝内经》有云："正气存内，邪不可干""邪之所凑，其气必虚"。过敏体质的人群多是本虚标实，阴阳失衡，而易受外界影响。过敏性疾病处于缓解期或发作频率较低时即为过敏体质状态；若发作剧烈，则为过敏疾病状态。此外，过敏体质也同伏邪密切相关，伏邪乃平素藏于体内，遇因即发的病邪。风、寒、暑、湿、燥、火六淫及痰瘀等均可伏于体内，皆为引发过敏性疾病的内在条件。

中医治疗分为内治法和外治法。内治法包括从体质和不同病位的辨证及从"虚"论治过敏性疾病，总结出不少治疗过敏性疾病的经方验方。玉屏风散：防风 30g，黄芪 60g，白术 60g。临床上应用广泛，乃益气固表的代表方。近几年有研究表明，玉屏风散可以通过调节人体自身的特异性免疫及非特异性免疫，进而促进脾淋巴细胞的增殖、提高红细胞的能力、提升自然杀伤细胞活性、抵抗细菌感染、抗应激性、对抗变态反应及增强肾上腺皮质功能等，对患者自身机体进行多靶点调节，对部分过敏性疾病，尤其是儿童部分过敏性疾病有较好的治疗与防治作用。玉屏风散于临床上广泛应用于治疗多种虚弱性疾病，且效果显著，受到了历代医家的重视，且对于调节人体细胞免疫及体液免疫功能效果显著，能有效增强机体的抗病能力，减少感染机会，是临床上防治过敏性疾病效果显著的经验方。针对西医过敏性疾病，现代中医学者创制的中药方剂——过敏煎，目前应用广泛，且疗效显著，临床上可用于治疗多种表现各异的过敏性疾病。此类疾病的诊治多以过敏煎为基础方，然后再依据辨病辨证，加减为方。然过敏煎的基础方现有 2 种说法：一种说法是由防风、银柴胡、乌梅、五味子各10g 组成；另一种说法则是上方组成中，银柴胡易为柴胡，再加甘草。后虽也有各种说法的过敏煎出现，但基础方中皆包含有防风、银柴胡或柴胡、五味子、乌梅、甘草，目前用法多以柴胡代替银柴胡。对于中医的外治法，有学者提出"辨体-辨病-辨证"的诊疗模式同样可应用于针灸治疗过敏性疾病，且疗效较为显著。提出针灸治疗过敏性疾病应在此前提下，以扶正为主，兼以清透伏邪，用以调理体质。扶正法常取背俞穴、任脉、原穴、督脉穴、曲池、足三里等实验证明可提高免疫力的效穴，且多配用灸法。而清透伏邪选用的腧穴多以清热作用为主，或通过刺络放血、拔罐等疗法透邪外出。过敏性疾病缓解期的针灸预防与治疗须重辨体，治本为主，再次辨病、辨证；而发作期时则以辨病、辨证论治为主，辨体为辅。三辨模式应结合临床，灵活运用。灸法可以温经散寒，益气补阳，一方面扶正，另一方面透伏邪，达到阴平阳秘、调体的目的。近几年有研究证明，灸法可以双向调节机体的免疫功能，能有效缓解血管周围渗出，从而减低毛细血管的通透性，减轻甚至消除炎症反应。有研究表明"清透伏邪是调理过敏体质的治法之一"，故有学者将临床和相关研究相结合，提出治疗过敏性疾病可采用贴敷、拔罐、放血、艾灸等方法来振奋督脉、膀胱经的阳气透邪外出之外，还可配合曲池、合谷、大椎等清热的穴位。例如，穴位贴敷辛温之药，是应用其"火郁发之"之效，以促邪外出。刺络放血疗法是《黄帝内经》中应用广泛的一种临床治疗方法。久病邪气入络，放血可将伏邪随血引外出，还有"血行风自灭"之意，治疗过敏性疾病尤为合适。仝小林教授认为根据"冬病夏治"的理论，贴敷三伏贴对于过敏性鼻炎、哮喘等过敏性疾病的治疗及发作期的缓解都有着较好的辅助作用。例如，将细辛、白芥子、生姜、半夏等药物贴敷于膈俞、肺俞、肾俞等穴位，以温补肺脾肾，起到调理体质、缓解过敏反应作用的疗效。临床研究表明，捏脊法在调理儿童体质、防治过敏性疾病上有较好的作用。据此，有学者进一步研究证明，以捏脊法为主的小儿推拿可以进一步增加有益菌定植，从而可以更好地调节儿童过敏体质状态。

同时，过敏性疾病的发作又分为发作期和缓解期，以"急则治标，缓则治本"为基本原则，充分体现中医治疗疾病的"整体观念"。在临床中也适用于过敏性疾病中西医结合的治疗特点，急性期现代医学激素、抗组胺药物积极治疗，缓解期中药依据体质特点进行调节，以求治本。

近年来，中医药治疗过敏性疾病在临床上应用越来越广泛，方法多样且效果显著，长期应用不良反应较少，且依从性较好，便于临床推广。但其中仍有一些不足，如相关临床研究及病例数量较少、缺乏大规模的系统性研究、临床试验方案和评价标准不统一、相关研究之间数据缺乏可比性等。为进一步拓展中医药对过敏性疾病的治疗，应针对以上方面的不足进行改进、完善，也为今后中医药治疗过敏性疾病的临床应用研究提供选择方向。

第五节　中医药对过敏性疾病治疗的研究方向

中医药对过敏性疾病治疗的前景广阔，值得深入研究和扩展，可考虑从以下方面进行。

1）筛选中药有效成分单体及化合物对过敏性疾病的治疗研究，可进一步靶向过敏性疾病发生发展中的重要细胞（如肥大细胞、Th17 细胞、Treg 细胞等）及重要炎症介质（如白三烯，细胞因子 IL-4、IL-13、IL-17 等）的调节作用。

2）深入研究过敏性疾病发生发展过程中的重要信号通路，通过筛选中药单体及化合物进行干预，阻断及缓解信号通路以及后续的免疫反应，更高层次地阻断免疫应答。

3）深度挖掘经方，寻找配伍规律及临床特点，结合体质学说，基于经典结合个体化精准治疗，以期达到最佳的临床疗效。

第六节　前沿进展

肠道是人体生理功能的重要调节器官，肠道菌群通过微生物的免疫反应参与了很多疾病的发生发展。近年来，肠道菌群微生态成为研究的热点，过敏性疾病和肠道菌群微生态的研究也有很多的相关性研究，既往研究显示过敏性紫癜患儿肠道菌群与健康儿童的肠道菌群存在差异；近年来国外的研究显示粪便微生物移植是一种安全有效的治疗过敏性结肠炎患儿的方法，并能恢复肠道菌群稳态；已有研究提示发作性哮喘与肠道菌群的构成存在关联，且进一步的研究提示过敏患儿与正常儿童粪便中双歧杆菌的类型及功能存在差异；虽然目前二者之间的具体机制尚未完全明确，但相关性明确存在。现有的研究提示益生菌可调理肠道菌群，有利于恢复肠道菌群的动态平衡，达到预防或治疗疾病的目的。

近年来中医药对肠道微生态的调节作用受到的关注较多，目前关于中药体内与肠道菌群相互作用的研究主要集中于两个方面：一是中药在肠道影响肠道菌群种类和数量，进而发挥治疗作用；二是肠道菌群代谢中药组分产生新的次生代谢物进入体内发挥治疗作用，提示中药可以通过促进有益菌增殖或抑制病原菌，增加短链脂肪酸等代谢产物生成的方式，恢复疾病条件下的肠道微生态平衡，发挥对疾病的治疗作用。而在过敏性疾病中中医药对肠道微生态调节的研究相对较少，有研究表明金银花水溶剂提取物能缓解卵清蛋白介导的速发型超敏反应的作用，可能通过增加双歧杆菌和乳酸菌来促进 sIgA 的产生，增加肠道免疫屏障功能，而肠道双歧杆菌和乳酸菌可以通过修饰抗原的摄取、提呈、降解食物蛋白，产生对 T 细胞反应起抑制作用的肽，降低食物的变应原性，降低或平衡 Th2 型免疫反应，改善过敏炎症。但临床中常用于过敏性疾病治疗的药物对肠道微生态的调节作用目前研究成果有限，有待进一步的深入和完善。

参 考 文 献

陈向涛，李俊. 2003. 玉屏风散的药理学研究进展. 安徽医药，7（4）：241-243.

程攀峰，张善华，邱晓华，等. 2020. 过敏性鼻炎治疗药物的现状与展望. 中国当代医药，27（18）：21-24.

代淑芳. 2009. 慢性荨麻疹中医证候规律研究. 郑州：河南中医学院.

付晓，覃骊兰，钟海森，等. 2019. 中医药治疗过敏性疾病的用药规律研究. 辽宁中医杂志，46（8）：1579-1582.

顾恒，陈祥生，陈崑. 2000. 特应性皮炎诊断标准的评价. 中华皮肤科杂志，33（4）：222.

郭玉成，赵玉堂，李秀芬. 2008. 过敏煎抗过敏作用的药效学研究. 承德医学院学报，25（4）：387-389.

蒋祖玲，汤倩倩，黄安，等. 2018. 慢性湿疹的药物外治治疗研究进展. 医学综述，24（20）：4103-4107.

金方明，方泰惠，周玲玲. 2004. 小柴胡汤的免疫药理学研究进展. 陕西中医，25（1）：92，93.

李玲孺，张惠敏，王济，等. 2012. 王琦辨体—辨病—辨证治疗过敏性疾病经验. 中医杂志，53（20）：1720-1723.

李彦军，龚盟，马淑然，等. 2010. 过敏煎对 SD 大鼠血中 IgE 变化影响的实验研究. 辽宁中医杂志，（1）：177，178.

林颖，陈达灿. 2005. 变态反应性疾病发病相关因素的研究进展. 中国中西医结合皮肤性病学杂志，4（1）：60.

吕秀凤，谢蜀生. 1989. 桂枝汤免疫抑制作用的实验研究. 中国中西医结合杂志，9（5）：283-285.

覃骊兰，马淑然.2014.季节性过敏性疾病从肝从风论治.中医杂志，55（3）：202-204.

田洪义，周兆山，闫云霞，等.2010.小青龙汤、射干麻黄汤及其合方并用对大鼠哮喘模型血清 IL-4/INF-γ 影响的实验研究.现代生物医学进展，10（2）：248-251.

王东明，何翔，张慧敏.2019.IgE 型食物过敏诊断方法的研究进展.中国中西医结合皮肤性病学杂志，18（5）：503-506.

王孟，郑铭，王向东，等.2019.中国过敏性鼻炎流行病学研究进展.中国耳鼻咽喉头颈外科，26（8）：415-420.

王树鹏.2002.麻黄细辛附子汤对变应性鼻炎 T 淋巴细胞亚群的影响.辽宁中医杂志，29（9）：562，563.

王亚娟，付三仙，张贝贝.2018.肠道微生物与过敏性疾病关系的研究进展.中国免疫学杂志，34（5）：786-789.

王奕霖.2018.湿疹的中医病因病机.长春中医药大学学报，34（1）：79-81，108.

熊英，Noraas A U，杨晓媛.2017.捏脊法对儿童过敏体质及其肠道菌群的影响研究.时珍国医国药，28（10）：2440-2442.

杨菲，王济，王琦.2015.过敏性疾病与肠道菌群失调的相关性及对过敏体质研究的启示.北京中医药大学学报，38（8）：509-514.

杨映映，张海宇，沈仕伟，等.2018.仝小林"脏腑风湿论"述要.北京中医药，37（6）：519-524.

于文凯，文姝.2013.肠道菌群与过敏性哮喘.中国微生态学杂志，（10）：1217-1221.

张惠芬.2008.皮肤试验观察及脱敏疗法.中国实用护理杂志，24（z1）：13.

赵小燕，张学军，杨森.2005.特应性皮炎发病机制的研究进展.国外医学（皮肤性病学分册），31（4）：215-217.

郑胜，孙丽蕴.2018.湿疹在中医经典古籍中的病因病机及辨证论治阐释.中国中西医结合皮肤性病学杂志，17（6）：551-554.

中华医学会呼吸病学分会哮喘学组.2003.支气管哮喘防治指南（支气管哮喘的定义、诊断、治疗及教育和管理方案）.中华结核和呼吸杂志，26（3）：132-138.

中华中医药学会皮肤科专业委员会.2013.特应性皮炎中医诊疗方案专家共识.中国中西医结合皮肤性病学杂志，12（1）：60，61.

钟华，郝飞.2007.荨麻疹的病理生理与临床.中华皮肤科杂志，40（10）：652-654.

Gell P G H. 1963. Clinical Aspects of Immunology. Boston：Blackwell Scientific Publ.

Tetsuya H，Gyohei E，Stephan G，et al. 2013. Update of immune events in the murine contact hypersensitivity model：toward the understanding of allergic contact dermatitis. The Journal of investigative dermatology，133（2）：303-315.

Yang J，Yang X，Li M. 2012. Baicalin, a natural compound, promotes regulatory T cell differentiation. Bmc Complementary & Alternative Medicine，12：64.

（复旦大学　杨骥　杨雪　徐欣植；成都中医药大学　夏隆江）

第十四章　中医瘟疫学与免疫学

瘟疫是由疫疠病邪引起的疾病，起病急骤，来势凶猛，如不及时采取防治措施，会在人群中迅速传播蔓延，引起大流行，一旦发病，病情严重，病死率高，对人群健康威胁极大。现代医学的传染病是指由某种特定病原微生物感染人体后产生的有传染性、在一定条件下可造成流行的疾病。对照来看，病原体即为疫疠病邪，瘟疫与各种病原体引起的传染病相当。中医学在几千年的疾病防治过程中，对瘟疫这类烈性传染病的防治形成了独具特色和优势的中医疫病理论体系和诊疗方法，在现代突发性公共卫生事件防治中仍发挥着重要的作用，为世界医学界所瞩目。中医在实践中发现，流行期间患过某种瘟疫而康复的人，对这种疾病具有抵抗力，即"免除瘟疫"，是"免疫"的早期含义。

第一节　瘟疫学概述

瘟疫的最早文字记载可追溯到殷商时期的甲骨文，周代典籍中出现"疫"这一词，提到气候的反常可以导致疫病的发生。中医学的第一部理论著作《黄帝内经》中的《素问·气交变大论》及《素问·刺法论》中开始出现疫病的病名。在病因学上，《素问·六元正纪大论》指出："初之气，地气迁，气乃大温，草乃早荣，民乃厉，温病乃作。"认为瘟疫的产生与自然界气候的反常变化直接相关。病机方面，《素问·刺法论》着重强调"重虚""三虚"的作用。所谓"重虚"，指天运不及、人体正气内伤；所谓"三虚"，指天运不及、人体正气内伤、复受虚邪侵袭，提示正虚是感邪的前提。在临床表现方面，《素问·刺法论》指出："五疫之至，皆相染易，无问大小，病状相似。"《素问·六元正纪大论》云："厉大至，民善暴死。"说明疫邪具有传染性、症状相似性、起病急、发展快、治疗难等特点。难能可贵的是，早在两千多年前，中医就把预防隔离作为传染病的重要控制手段明确提出来。《素问·刺法论》云："岐伯曰：不相染者，正气存内，邪不可干，避其毒气，天牝从来……"从这段文字看出，"避其毒气"强调未病者的预防和自我保护，强调"正气存内"与现代医学提出的增强体质、提高机体免疫力的观点不谋而合。

一、瘟疫的含义与分类

（一）瘟疫的含义

瘟，《辞源》解释为："疫病，人或牲畜家禽所生的急性传染病。"在唐代以前"瘟"与"温"字不分，《瘟疫论补遗·正名》中说："伤寒论曰发热而渴，不恶寒者为温病，后人省'氵'加'疒'为瘟，即温也，如病证之证，后人省文作证，嗣后省'讠'加'疒'为症……要之，古无瘟痢症三字，盖后人之自为变易耳，不可因易其文，以温瘟两病……"由此可见，"瘟"在一段历史时期中与"温"是混用的，温疫指的是瘟疫。随后疫病广泛流行，为了与温病区分，渐而"瘟"与"疫"同。疫，《说文解字》解释为："民皆疾也。"吴又可、刘松峰等瘟疫学家都进一步阐述，指出疫"如徭役之役，众人均等之谓也""以其为病，延门阖户皆同，如徭役然。去'彳'而加'疒'，不过取其与疾字相关耳"。疫病就像"徭役"一样，"众人均等"，这种病具有强烈的传染性，无论男女老少，症状相似，所以就把"役"字去掉"彳"，加"疒"，就成了"疫"字。可见，瘟与疫的含义相同。刘松峰曾说："'瘟疫'二字，乃串讲之辞，若曰瘟病之为疠疫，如是也。"总结其义，瘟疫是由疫疠病邪引起的具有强烈传染性和广泛流行性的一类急性疾病的总称。其中具有两个含义：一是瘟疫的病因为疫疠之邪；二是瘟疫为具有强烈传染性并能引起广泛流行的疾病。

（二）瘟疫的分类

《黄帝内经》最早提出了"五疫"的概念，也是瘟疫最早的分类方法。此后中医文献中所记载的病名较为繁多，如伤寒、霍乱、疫疹、鼠疫等。由于时代的局限，许多疫病未能有确切的病名，但按现在所知，我国古代的大疫包括了流感、鼠疫、麻疹、天花、霍乱、白喉、疟疾、猩红热、痢疾、血吸虫病、急性黄疸型肝炎、钩端螺旋体病等在内。纵观古代医学文献，最有价值的分类法还当以病因病机分类法为上。明清时期中医温病学研究盛行，《松峰说疫》将其分为寒疫、温疫、杂疫。随着医家们对瘟疫的认识逐渐加深，观察也更加细致，并注意到不同疫病之间的联系与区别，逐渐对瘟疫进行了分类和命名。根据病证性质可分为湿热疫、暑燥疫、寒湿疫和杂疫；根据传染、流行程度可分为盛行之年、衰少之年、不行之年；根据临床特点可有大头瘟、烂喉痧、蛤蟆瘟、疙瘩瘟、软脚瘟、绞肠痧等。

二、瘟疫的病因及特点

（一）瘟疫的病因

瘟疫的病因为疫疠病邪，文献中还可见"异气""杂气""疠气""疫气""戾气"之名。《温疫论》中注明："夫温疫之为病……乃天地间别有一种异气所感""疫气者，亦杂气中之一，但有甚于他气，为病颇重，因名之曰戾气"。"异"就是不同于风、寒、暑、湿、燥、火六淫之气。《诸病源候论》说到，瘟疫"其病与时气、温、热等病相类，皆由一岁之内，节气不和，寒暑乖候，或有暴风疾雨，雾露不散，则民多疾疫""春时应暖而反寒，夏时应热而反冷，秋时应凉而反热，冬时应寒而反温"。认识到自然气候的失常所形成的疫疠病邪为瘟疫之因。当然，人体感受疫邪是否发病还取决于感邪的轻重和人体正气即免疫力的盛衰，"本气充满，邪不易入""若其年气来之厉，不论强弱，正气稍衰者，触之即病"。此外诸如自然气候因素、社会制度因素等亦是瘟疫发病的重要因素。

（二）瘟疫的特点

1. 具有强烈的传染性，易引起流行　瘟疫具有强烈的传染性。从公元前 360～1644 年的两千多年中，累计有 238 年有疫病流行的记录，其中 96 次为大疫（包括"天下疫"或"疾疫大作"），认为是强烈和广泛的流行。《温疫论》中云："此气之来，无论老少强弱，触之者即病。"瘟疫肆虐之时，传播迅速，所涉及之地，无论男女老幼，体质禀赋强薄，接触疫病之气者"皆相染易"。宋代庞安时《伤寒总病论》说："天行之病，大则流毒天下，次则一方，次则一乡，次则偏著一家。"指出了疫病流行的程度有大流行、小流行和散发等情况，其中大流行指某一时间内迅速传播，流行范围可超越国界，甚至超越洲界。说明疫病之气的传染性较强、流行性较广。现代交通便利，交流频繁，瘟疫流行范围更广，如新冠肺炎在 2020 年初迅速遍及全球呈现大流行。

2. 传播途径特殊，具有种属感染特异性　疫气主要从口鼻入侵人体，此即吴又可所谓的"天受"；也有通过直接接触而感染人体的，吴又可称之为"传染"。"杂气为病，一气自成一病"，感受一种戾气，只能形成一种疫病，如鼠疫、霍乱、SARS、新冠肺炎等，均因致病的病原体不同，而表现出症状的特异性，故疫气具有转入某经络、某脏腑，专发为某病的特性。例如，暑热疫多在阳明，湿热疫先发于膜原，温热疫多发于中焦等。不同种类疫气对人和动物的感染具有一定的选择性。吴又可称这种选择性为"偏中"性，如其在《温疫论》云："然牛病而羊不病，鸡病而鸭不病，人病而禽兽不病，究其所伤不同，因其气各异也。"也就是说不同的疫邪对于感染物种具有特异性。

3. 症状相似，发病势急，病变复杂　《素问·刺法论》讲瘟疫："无问大小，病状相似。"疫气的种类繁多，但一种疫气只能引起一种疫病。而每一种瘟疫不论年龄、性别，症状多相似。因瘟疫之邪气毒力颇强、潜伏期较短，常夹火热、湿毒等秽浊之气侵犯人体，比一般邪气致病性更强，甚至不接触也会得病。起病急，疫邪入侵人体后传变迅速，病情复杂。如吴又可论述的湿热疫的舌象，晨起舌苔白厚如积粉而滑腻，病变尚在膜原；午前苔始变黄，疫邪初入胃腑；午后苔全变黄，邪已入胃；入暮则已伤下焦之阴舌变焦黑。一日而有多变。疫气不仅证候演变迅速，而且致病毒力强。瘟疫初起可见寒战、高热、头痛如劈、身痛如杖、蒸蒸汗出，或腹痛如肠绞，或呕逆胀满，或斑疹显露，或神迷肢厥、舌苔垢腻等严重而凶险的证候。在中国历次瘟疫的记载中，病死人数之多、病死率之高骇人听闻，如"死者十八九""死者百余万""死者相枕"等。据记载，桓帝永寿二年（156 年）全国人口有 5000 多万，到三国末年（280 年），魏、蜀、吴三国人口合计只有 560 多万，人口减少除了战乱饥荒外，瘟疫也是重要原因，说明古代瘟疫流行时发病、病死人数多，病死率高。

4. 感染后获得免疫力　感染瘟疫后，病愈的患者会获得针对特定疫邪的抗病能力。晋代葛洪《肘后备急方》有用狂犬脑敷治狂犬咬伤的记载；明代万全《痘疹世医心得》也记载患过麻疹和天花的人就不再得这些病。现代免疫学认为，人体感染病原体后，无论发病与不发病都能产生特异性的保护性免疫。这种免疫持续时间长短因不同的疫病而有差异。有的可以持续终生，如麻疹；也有的持续时间很短，如菌痢。据清初俞茂鲲《痘科金镜赋集解》所载，明代隆庆年间（1567～1572）的宁国府太平县已有预防天花的人痘法，是当时世界领先的技术发明。后来，由于政府重视，不断改进技术，大大提高了安全性和可操作性，17 世纪渐渐流传到世界各国，直到 1796 年英国医生琴纳发明了牛痘接种法，为世界医学史添上了浓墨重彩的一笔。人痘接种法是世界医学免疫法的先驱，它为"人工免疫法"开辟了先河。目前，疫苗仍是防控传染性疾病的主要手段。

三、瘟疫的辨证

辨证是立法用药的依据，清代吴鞠通在《温病条辨》中说："是书着眼，处全在认证无差，用药先后缓急得宜，不求识证之真，而妄议药之可否，不可与言医也。"疫病的辨证方法通过历代医家的不断充实与发挥，内容较为丰富，除了温病学卫气营血辨证和三焦辨证两大主要辨证纲领之外，还包括六经辨证、表里辨证、气血辨证等，使瘟疫的辨证理论体系不断趋于完善。

疫病由疫疠邪气引起，根据病邪性质分类，有湿热疫、暑燥疫、杂疫与寒湿疫。寒湿疫多采用《伤寒论》六经辨证方法；杂疫多采用脏腑辨证和气血津液辨证方法；湿热疫、暑燥疫等温热性质的疫病则主要用卫气营血辨证及三焦辨证进行辨治。但瘟疫又有其独特的特点，如起病多急骤，表证持续时间短，病位复杂，传变迅速多样，变幻莫测，症状特别，病情危重等。故刘松峰《松峰说疫》提出"治疫最宜变通"。临床所见瘟疫以温热性质多见，故以卫气营血辨证和三焦辨证为例，对瘟疫进行辨证。

（一）卫气营血辨证

卫气营血辨证的理论体系由清代温病大家叶天士创立，《温热论》记载："肺主气属卫，心主血属营""卫之后方言气，营之后方言血"。指出温病卫气营血四个阶段发展演变的规律，并强调心肺在温病辨治中的重要性，与《难经·三十二难》之"心者血，肺者气，血为荣，气为卫，相随上下，谓之荣卫。通行经络，营周于外，故令心肺在膈上也"含义一致。卫气营血辨证体系也适用于指导瘟疫的辨证施治，卫气营血证候发展规律是病情从浅至深、从轻到重的演变过程。

1. 卫分证　是温邪初袭，引起人体以卫外功能失调为主要表现的一类证候。卫气的功能是保卫人体肌表，抵御外邪侵犯，调节肌肤皮毛开阖等。如《灵枢·本藏》所说："卫气者，所以温分肉，充皮肤，肥腠理，司开阖者也。"卫分证的临床特征主要为卫气功能失常的表现。

临床表现：卫分证因感邪的性质不同，其主要证候表现亦各不同。

1) 热证明显：发热，微恶风寒，头痛，无汗或少汗，或有咳嗽，口微渴，舌苔薄白，舌边尖红，脉浮数等。以发热、微恶寒、口微渴为辨证要点。

2) 湿重热轻：身热不扬，恶寒，少汗，身困重，脘痞，口渴不欲饮，舌苔白腻，脉象濡缓。以身热不扬、恶寒、脘痞、苔白腻为辨证要点。

病机：邪袭卫表，肺卫失宣。或湿热遏卫，气机受阻。

卫分证治疗及时得当则邪从表解，疾病向愈；或邪由卫表入里，进入气分；邪热亢盛或正气虚无力御邪，病邪可由卫分逆传内陷手厥阴心包经而致神昏；或从卫分直接传入营分甚至血分，此时病情较为险重。

2. 气分证　是温邪在里，脏腑或组织气机活动失常的一类证候。气分证的病变较广泛，涉及的病变脏腑部位主要有肺、胃、脾、肠、膀胱、胆、膜原、胸膈等。气分证可由卫分证传变而来；或温邪直接犯于气分，如暑热疫邪可以径犯阳明，湿热疫邪则直犯于脾胃等；或气分伏热外发；或由营分邪热转出气分等。

临床表现：气分证的临床表现可因疫邪性质及病变部位不同而各异。

1) 邪热亢盛：壮热，不恶寒，汗多，渴喜凉饮，尿赤，舌质红，舌苔黄，脉洪数。以发热、不恶寒、口渴、苔黄为辨证要点。

2) 湿热并重：身热汗出不解，胸脘痞满，大便溏，小便赤，舌红，苔黄腻，脉濡数。以身热不扬、脘痞、苔黄腻为辨证要点。

病机：里热蒸迫，热盛津伤。或湿热交蒸，郁阻气机。

气分证通过及时、正确的治疗，大多病情能向好的方面发展，但如因治疗失当，或邪热亢盛难以即除，则气分之邪进而深入，温热类疫病传变较快，由气分深入营分或血分，证型更加复杂，病情更加危重。湿热类疫病因其湿性黏腻，传变较慢，可化燥化火深入营血分。

3. 营分证　是疫邪侵犯营分，引起以邪热灼伤营阴，扰乱心神，损伤血络为主要病理变化的一类证候。《素问·痹论》："荣者，水谷之精气也，和调于五藏，洒陈于六腑。"荣即营，营分受邪，则以阴液受损为特征，同时因营气通于心，邪气入营可导致明显的神志异常。营分证可由邪热传入营分所致，或温邪不经卫气分而直接深入营分，或内伏于营分的伏邪自内而发出。

临床表现：身热夜甚，口干反不甚渴饮，心烦不寐，或时有谵语，斑疹隐隐，舌质红绛，脉细数等。以身热夜甚、心烦、舌质红绛为辨证要点。

病机：疫热入营，伤阴扰神，损伤血络。

营分证病情演变，一是通过清营养阴及清心开窍等治疗之后，营分的邪热消除，病情趋愈，或营分之邪热转出气分而解。二是在营分的邪热进一步深入血分，出现血热迫血妄行的出血见症，如诸窍道出血、斑疹密布等均为病情加重的表现。亦可见营热亢盛引起肝风内动而出现痉厥，或热闭心包进一步导致内闭外脱等危急重症。

4. 血分证 是疫邪入于血分，引起以血热亢盛、动血耗血为主要病理变化的一类证候。血分病变易现血、昏、痉、厥、脱之危重表现。血分证可由营分邪热未解而传入血分所致；或邪由卫分或气分直接传入血分；或伏邪自里而发，直接出现血分证。

临床表现：身热灼手，吐血、衄血、便血、尿血，斑疹密布，躁扰不安，甚或神昏谵狂，舌质深绛。以出血、斑疹密布、舌质深绛为辨证要点。

病机：血热动血，瘀热内阻。

血分证经积极恰当的救治，可逐渐恢复；若热毒极盛，正不敌邪，终因血脉瘀阻，脏气衰竭或急性失血，气随血脱而亡；或因阴血大伤，出现肝肾阴伤证，吴鞠通三焦辨证理论对此有论述。

（二）三焦辨证

清代医家吴鞠通参考了历代医家运用三焦理论进行热性病辨证的论述，并结合其诊治热性病的经验总结出辨证理论，以三焦辨证反映温病发展演变过程，归纳证候类型，在其代表著作《温病条辨》中创立了三焦辨证。三焦辨证较卫气营血辨证更加详尽，从而使温病的辨治理论更加系统、完善，它不但作为一般温病的辨证论治纲领，亦同样适合作为疫病的辨证论治纲领。

1. 上焦证 包括肺及心包的病变，上焦证一般多见于发病初期。病邪初犯肺卫时，如感邪轻者，正气抗邪有力，邪气不向里传，可从表而解；如感邪重而邪热转甚者，病邪由表入里，可引起肺热壅盛；如肺气大伤，严重者导致化源欲绝而危及患者生命。若患者心阴心气素虚，肺卫之邪可直接内陷心包，甚至导致内闭外脱而死亡。

（1）温热性证候

1）邪犯肺卫。

临床表现：发热，微恶风寒，咳嗽，头痛，口微渴，舌边尖红赤，舌苔薄白欠润，脉浮数。以发热、微恶风寒、咳嗽为辨证要点。

病机：邪袭肺卫，肺气失宣。

2）邪热壅肺。

临床表现：身热，汗出，咳喘气促，口渴，苔黄，脉数。以发热、咳喘、苔黄为辨证要点。

病机：邪热壅肺，肺气闭郁。

3）肺气衰竭。

临床表现：身热已降，汗出淋漓，鼻翼翕动，喘促息微，四肢逆冷，脉散大而扎或细微欲绝。以汗出淋漓、喘促息微、四肢逆冷为辨证要点。

病机：肺气虚衰，化源欲绝。

4）热入心包。

临床表现：身灼热，神昏，肢厥，舌謇，舌绛。以神昏、肢厥、舌绛为辨证要点。

病机：邪陷心包，扰神阻窍。

（2）湿热性证候

1）湿阻肺卫。

临床表现：身热不扬，恶寒，头重如裹，胸闷脘痞，咳嗽，苔白腻，脉濡缓。以恶寒、身热不扬、脘痞、苔白腻为辨证要点。

病机特点：湿热阻肺，肺失清肃。

2）湿蒙心包。

临床表现：身热，神志昏蒙，似清似昧或时清时昧，间有谵语，舌苔垢腻，脉濡滑数。以神志似清似昧、舌苔垢腻味为辨证要点。

病机：湿热酿痰，蒙蔽心包。

3）湿热蒙闭上焦。

临床表现：身热口渴，胸膈满闷，心烦喜呕，或脘闷懊侬，眼欲闭，时谵语，苔黄腻，脉濡滑数。

病机：湿热蒙蔽，清阳不舒。

上焦证的转归：疫病上焦证如治疗得当，正气抗邪有力，则病邪渐除，而病情好转。如病邪未除，或转入中焦，或出现危重症。上焦危重症有二：一为化源欲绝，即邪热耗伤肺阴、肺气，致使肺气虚衰，津气欲绝，严重患者死亡；二为内闭外脱，患者素体心气虚，或治疗不当，邪从肺卫内陷逆传心包，心窍闭塞，又见大汗淋漓、喘促气微、四肢厥冷、脉细欲绝。《温病条辨》中云："温病死状百端，大纲不越五条。在上焦有二：一曰肺之化源绝者死；二曰心神内闭，内闭外脱者死。"

2. 中焦证　中焦所包括的脏腑主要是胃、脾、肠等。温病中焦证一般发生于疾病的中期和极期，病邪虽盛，正气亦未大伤，故邪正斗争剧烈，只要治疗得当，尚可驱邪外出而解。若邪热过盛或腑实严重，每可导致津液或正气大伤，或湿热秽浊阻塞机窍等危重病证。

（1）温热性证候

1）阳明热炽。

临床表现：壮热，口渴引饮，大汗，心烦，面赤，脉洪大而数。以壮热、汗多、渴饮、苔黄燥为辨证要点。

病机：胃经热盛，灼伤津液。

2）肠腑热结。

临床表现：日晡潮热，大便秘结，腹部硬满疼痛，或热结旁流，或有谵语，舌苔黄燥或起芒刺，脉沉实有力。以潮热、便秘、苔黄燥为辨证要点。

病机：肠道热结，津伤便秘。

（2）湿热性证候

1）湿热中阻。

临床表现：身热不扬，胸脘痞满，泛恶欲呕，舌苔白腻；或身热汗出，热稍退继而复热，脘腹满胀，恶心呕吐，舌质红，苔黄腻。以身热、脘痞、呕恶、苔腻为辨证要点。

病机：湿热困阻脾胃，气机阻遏。

2）湿热积滞，搏结肠腑。

临床表现：身热汗出不畅，大便溏垢如败酱，便下不爽，烦躁，胸脘痞满，腹痛，苔黄腻或黄浊，脉滑数。以身热、腹痛、大便溏垢、苔黄腻为辨证要点。

病机：湿热积滞，胶结肠腑。

中焦证的转归：中焦证邪热虽盛，但若正气未至大伤，抗邪有力，则病情向愈。若中焦胃经邪热过于亢盛，腑实热结津伤严重而耗竭真阴，中焦湿热秽浊极盛，弥漫上下，阻塞机窍，均可导致病情危重。如《温病条辨》所说："在中焦亦有二：一曰阳明太实，土克水者死；二曰脾郁发黄，黄极则诸窍为闭，秽浊塞窍者死。"疫邪严重损伤，阴液耗损亦可传入下焦。

3. 下焦证　瘟疫邪气深入下焦，多阴液重伤，主要表现为邪少虚多证，以肝肾阴虚为主要病理特征，属病变后期阶段。

（1）肾精耗损

临床表现：低热，神疲委顿，口燥咽干，消瘦无力，耳聋，手足心热甚于手足背，舌绛不鲜干枯而萎，脉虚。以手足心热甚于手足背、口干咽燥、舌绛不鲜干枯而萎、脉虚为辨证要点。

病机：邪热久羁，耗损肾阴。

（2）虚风内动

临床表现：手指蠕动，甚或瘈疭，神倦肢厥，耳聋，五心烦热，心中憺憺大动，脉虚弱。以手指蠕动，或瘈疭，舌干萎绛，脉虚为辨证要点。

病机：肾精虚损，肝木失养，虚风内动。

下焦证的转归：病入下焦，一般属于疾病后期，多表现为邪少虚多。其转归有两种情况：一是若正气渐复，驱除余邪外出，则可逐渐痊愈；二为阴液被耗伤严重，肝肾之阴耗竭至尽，阴损及阳，阴阳虚衰可致患者陷入危亡。如《温病条辨》云："在下焦则无非热邪深入，消铄津液，涸尽而死也。"

两种辨证方法之间纵横交错，相辅而行，经纬相依，相得益彰，形成了较完整的疫病辨证论治体系。上焦肺卫辨证，相当于卫分证；上焦邪热壅肺证，则属于气分证范围；上焦邪陷心包的病变，可归属于营分证范围。邪陷心包证的病机变化与营分证不完全相同：前者主要是邪热内陷，包络机窍阻闭，逼乱心神；后者则是营热伤阴，心神受扰。气分病变不仅限于中焦阳明胃肠及足太阴脾，也包括上焦手太阴肺经气分的病变，其范围较广，只要温邪不在卫表，又未深入营血，皆可归属于气分证范围。中焦阳明胃热过盛而迫血妄行，引起斑疹者，属气血同病；中焦湿热化燥化火入血，亦属瘀热互结的血分病变。下焦证与血分证虽都属两种辨证纲领的末期阶段，但下焦病变的机制是邪热耗伤肝肾真阴，其证属虚；血分证病变以热盛迫血为主，其证属实，或属虚实相杂证候。由上可见，只有把两种辨证方法有机地结合起来，才能够比较准确、全面地认识疫病由表入里、由浅入深、由实转虚的整个发展过程，同时亦能区别两种不同辨证方法各自的长处与不足。

四、瘟疫的治疗

瘟疫发病急重，病状多端，病情复杂凶险，其治疗首重祛邪，明辨病性，确定病位，根据不同证候，随病机变化，灵活择用治法。

（一）治则

1. 首重祛邪　瘟疫病邪，性质暴烈，致病力强，起病急骤，传变迅速，是导致瘟疫出现的各种凶险病症及复杂变证的根本原因。吴又可云："大凡客邪贵乎早逐，乘人气血未乱，肌肉未消，病人不至危殆，投剂不要掣肘，愈后亦易平复，欲为万全之策者，不过知邪之所在，早拔去病根为要耳。"故治疗瘟疫首要任务是祛除疫邪，祛邪亦是治疗瘟疫的核心治则。祛邪越早、越快，则疫邪对机体的伤害越小。

2. 明辨病种　瘟疫不外寒热两端，大体分为湿热疫、温热疫、暑热疫、寒疫和杂疫。不同疫病其病机和证候发展、变化各不相同。表病多为热壅肌表之证，里病则有上、中、下三焦病位之不同，其表现出的证候各异。病在上焦，则热盛胸膈；病在中焦，则阳明实热；病在下焦，则劫烁真阴。疫邪炽盛，变证峰起，为其特点。疫邪内陷厥阴则昏谵痉厥。故临证之时，当明辨病因，对所诊治的疫病的发展趋势及可能变证心中有数，早期治疗，既病防变，防患未然。

3. 确定病位　卫气营血、上中下三焦，皆可以是疫邪所居之地。临证之时，可运用卫气营血、三焦辨证，辨清疫邪病位，然后可据叶天士之"在卫汗之可也，到气才可清气，入营犹可透热转气……入血就恐耗血动血，直须凉血散血"及吴鞠通之"治上焦如羽（非轻不举），治中焦如衡（非平不安），治下焦如权（非重不沉）"，拟定针对相应病位的治则。另外，还要兼顾兼证。由于体质强弱、地理区域、气候特点、生活习惯等差异，不同病者在感受同种疫邪之后，除表现出该种疫邪所致瘟疫的主要证候外，还可能兼夹痰、瘀、食积、气滞等兼证，兼顾施以解毒、化湿、和解、祛痰、活血、消食、行气等治法。

4. 顾护正气　虽然瘟疫治疗以祛邪为第一要务，但人体正气的盛衰对瘟疫的发生、发展和转归有重要作用。吴又可云："昔有三人，冒雾早行，空腹者死，饮酒者病，饱胀者不病。"提示正气强盛则有利于抵抗疫邪，正气不足则容易感受疫邪。在治疗瘟疫过程中，要权衡疫邪轻重与正气盛衰情况，合理使用祛邪与扶正的方法，根据具体情况，或先祛邪后扶正，或先扶正后祛邪，或祛邪辅以扶正，或扶正辅以祛邪，务使邪去而正安。

瘟疫治疗应根据具体证候特点，灵活运用各种治法，不能墨守成规。例如，温病学中的瘟疫虽然总以热证为主，治疗上多用清热之剂，但亦有需要使用温热之方的情况，如瘟疫病邪，内陷心包，闭窍动风，阳气暴脱，出现厥脱之证时，当投以辛热回阳救逆之剂，不应墨守瘟疫不可以用温热之剂之成规，而应随病机转化而相应调整治则治法及方药。

（二）治法

瘟疫病情复杂、变化多端，因此在治疗时常常涉及多种治法。病变较为单纯时，可一法单用，病变复杂时则需多法并用。疫病常用的治法有解表、清气解毒、攻下、芳香透络、和解、祛湿、清营凉血、开窍、息风、滋阴等法，此外，有时还运用一些外治法。

1. 解表法　是以辛散透泄的方药，通过疏通皮毛腠理，借助发汗以开达腠理，透泄外邪的治法。适用于疫病初起，邪气在表的病证。由于引起疫病卫表证的病邪种类有风热、暑湿兼寒、湿热、燥热等不同，所以解表法又可分作几种。

（1）疏风泄热　用辛散凉泄之剂以疏散卫表的风热疫邪的方法。即辛凉解表法又称为辛凉解肌法，主治表热证。症见发热，微恶风寒，无汗或少汗，口微渴，或伴有咳嗽，咽痛，苔薄白，舌边尖红，脉浮数等。代表方剂为桑菊饮、银翘散等。

（2）透表清暑　用透散表寒、化湿涤暑之品，以解外遏之表寒、清化内郁之暑湿的治疗方法（辛温之品外散表寒，并以清暑化湿之品以解在里暑湿）。具有透表寒、清暑热、化湿邪的作用。症见头痛恶寒，发热无汗，身形拘急或酸楚，胸闷，口渴，心烦，苔腻等。常用方剂为新加香薷饮。

（3）宣表化湿　是用芳香宣化之品以宣化肌表湿邪的治疗方法。主治湿邪困遏肌表之证，多见于湿温初起，湿热病邪侵于卫表气分者，症见恶寒头重，身体困重，四肢酸重，微热少汗，胸闷脘痞，苔白腻，脉濡缓等。常用方剂为藿朴夏苓汤。

（4）疏表润燥　是用辛凉清润之品以疏解肺卫燥热的治疗方法。主治燥热犯表之证，多见于秋燥初起，燥热病邪伤于肺卫之证者。症见发热，咳嗽少痰，咽干喉痛，鼻干唇燥，头痛，苔薄白欠润，舌边尖红等。常用方剂为桑杏汤。

解表法用于疫病卫分阶段，药物以辛凉之品为主，重在疏解透表，一般忌用辛温发汗法，故吴鞠通强调："温病忌汗，汗之不唯不解，反生他患。"这是因为辛温之品易助热化火伤阴，因而不能用以治疗疫病。但若属腠理郁闭无汗，或卫表有寒、湿之邪者，亦非绝对不可用辛温之品。何廉臣说："温热发汗，虽宜辛凉开达，而初起欲其发越，必须注重辛散、佐以轻清，庶免凉遏之弊。"

2.清气法　是以寒凉之方药以清除气分无形邪热的一类治法。通过清热泻火、宣畅气机以祛除热邪，起到清热、除烦、生津、止渴的治疗作用。清气法适用于疫病气分里热虽已亢盛，但尚未与燥屎、食滞、痰湿、瘀血等有形实邪相互搏结的病证，多由表邪入里，里热外发，湿热化燥所致。根据气分无形邪热所在部位、病势浅深、病邪性质的不同，清气法可分为以下几种。

（1）轻清宣气　指用轻清之品透泄热邪，宣畅气机的治疗方法。主治疫病邪在气分，热郁胸膈，热势不甚而气失宣畅者，此证可见于疫病热邪初传气分，或里热渐退而余热扰于胸膈，病邪较轻而病势偏上。症见身热微渴，心中懊恼不舒，起卧不安，苔薄黄，脉数等。常用方剂为栀子豉汤。

（2）辛寒清气　指用辛寒之品大清气分邪热的治疗方法。本法清热之力较强，但仍以透达邪热为主，具有退热生津、除烦止渴的作用。主治邪热炽盛于阳明气分，热势浮盛者。症见壮热，汗出，心烦，口渴欲得冷饮，苔黄燥，脉洪数等。常用方剂为白虎汤。

（3）清热泻火　用苦寒清热解毒之品直清里热，泻火解毒的治疗方法。主治邪热内蕴，郁而化火者，症见身热，口苦而渴，心烦不安，小便黄赤，舌红苔黄，脉数等。常用方剂为黄芩汤或黄连解毒汤。

清气法是针对邪热已入气分，热势弥漫于内外，未与燥屎、瘀血、痰饮等有形之邪相结而设的。所以在表邪未解时不宜用本法，如过早用本法，有凉遏表邪而难解之弊，正如《伤寒论》中所说："其表不解者，不可与白虎汤。"如里热已与有形之邪相结，形成了腑实、瘀热、痰热等，用本法无异扬汤止沸，不能起到预期的作用。此外，本法具寒凝之性，故兼有湿邪者，不可单用本法，必须兼治其湿，以免湿邪久恋难解。若素体阳虚，在使用本法时切勿过剂，应中病即止，以防寒凉药戕伤阳气。

3.和解法　是通过和解、疏泄、分消，解除在半表半里之病邪的一类治法。和解表里，通过透解邪热，分消痰湿，透达秽浊达到宣通气机、外解里和的目的。适用于疫病邪不在卫表，又非完全入里，而是处于少阳、三焦、膜（募）原等半表半里者。在疫病治疗中较为常用的和解表里法大致有以下几种。

（1）清泄少阳　是以清热泄化痰湿之品，清泄半表半里邪热，和降胃中痰湿的治法。主治热郁少阳，兼痰湿内阻，胃失和降者。本证多见于某些湿热性质疫病，症见寒热往来，口苦胁痛，烦渴溲赤，脘痞呕恶，舌质红，苔黄腻，脉弦数等。常用方剂为蒿芩清胆汤。

（2）分消走泄　是以宣气化湿之品，宣展气机，泄化三焦邪热及痰湿的治法。主治邪热与痰湿阻遏于三焦而气化失司者，本证见于各种湿热性疫病，症见寒热起伏，胸痞腹胀，溲短，苔腻等。常用方剂为温胆汤，或以叶天士所说的杏、朴、苓之类为本法的基本药物。

（3）开达膜原 是用疏利透达之品开达盘踞于膜原的湿热秽浊之邪的治法。主治邪伏膜原证。本证多见于湿温或湿热疫病的早期，症见寒甚热微，脘痞腹胀，身痛肢重，苔腻白如积粉，舌质红绛甚或紫绛。常用方剂为雷氏宣透膜原法达原饮。

以上治法，虽同治疗半表半里证，但由于病邪性质、具体病位不尽相同，所以治各有别，应针对不同病证选择相应的治法。清泄少阳法虽有透邪泄热作用，但只适用于邪热夹痰湿在少阳者，若里热炽盛而无痰湿者，用之则不能胜任。分消走泄与开达膜原二法清热之力较弱，其作用侧重于疏化湿浊，故不能用于湿已化热，热象较著及热盛津伤者。

4. 祛湿法 是用芳香化湿、苦温燥湿及淡渗利湿之品以祛除湿邪的一种治法。通过宣通气机、运脾和胃、通利水道等作用达到祛除湿邪的目的。主治湿热蕴阻气分的病变，温热属阳邪，湿浊属阴邪，湿热互结每使病势缠绵难解。吴鞠通指出湿热为患"非若寒邪之一汗而解，温热之一凉即退"。故凡兼有湿邪为患者，治疗时必须兼顾其湿，或是先祛其湿，以使湿热两分，正如叶天士说："热从湿中而起，湿不去则热不除也。"

由于湿热之邪侵犯部位不同，湿热属性的轻重有异，故祛湿法大致分为以下几种。

（1）宣气化湿 是用芳香轻化之剂以宣通气机、透化湿邪的治法。主治邪遏卫气、湿重热轻的病证。多用于湿温初起湿蕴生热，郁遏气机，但热尚未盛之证，症见身热不扬，午后为甚，汗出不解，或微恶寒，胸闷脘痞，小便短少，苔白腻，脉濡缓。常用方剂为三仁汤。

（2）燥湿泄热 以辛开苦降之剂燥湿、泄热，以除中焦湿热之邪的治法。本法属温清并用，又称为"辛开苦降""辛开苦泄""苦辛开降"。主治中焦湿热遏伏之证，多见于湿热疫病湿渐化热、湿热俱盛者，症见发热、口渴不多饮、脘痞腹胀、泛恶呕吐、口苦、小便短赤、舌苔黄腻、脉濡数等。常用方剂为王氏连朴饮。

（3）分利湿邪 以淡渗之品使湿邪下行从小便而去的治法。主治湿热阻于下焦之证。症见热蒸头胀、小便短少、甚或不通、苔白不渴等。常用方剂为茯苓皮汤。常用药物如茯苓皮、薏苡仁、通草、滑石等。本法虽然主要针对湿在下焦之证，但在上焦、中焦的湿邪也可配合渗利之法。

祛湿法除了上述三法可以互相配合使用外，还常与清热、利胆、消导、理气等法配合运用。湿邪侵犯人体可影响不同的脏腑，因此在运用祛湿法时必须注意湿邪之在表、在里，湿邪在上焦、中焦、下焦，所涉及的是哪些脏腑，而选用相应的治法。湿热之证有湿重于热与热重于湿的不同，故治疗当权衡湿与热的偏重，以便用药有所侧重。如果湿邪已从燥化，即不可再用祛湿法。阴液亏虚者应慎用本法。

5. 通下法 是通过泻下、通导大便，以攻逐里实邪热的一种方法。用于里实与热邪相结的病证。通下法具有通导大便，攻逐体内里实结热的作用，能够泻下邪热、荡涤积滞、通瘀破积，使体内有形实邪随大便而外泄。主要治疗有形实邪内结的病证，如热邪与燥屎结于肠腑、湿热夹滞胶结肠腑、瘀血热邪互结下焦等。由于内结实邪有燥屎、积滞、瘀血等区别，通下法也分为以下几种。

（1）通腑泄热 以苦寒攻下之剂，泻下肠腑热结的治法，又称为苦寒攻下法。主治邪热传于阳明，内结肠腑之阳明腑实证，症见潮热、谵语、腹胀满，甚则硬痛拒按、大便秘结、舌苔老黄或焦黑起刺、脉沉实等。常用方剂为大承气汤、小承气汤、调胃承气汤。

（2）导滞通便 以通导肠胃湿热积滞之品来导泄肠胃积滞郁热的治法。主治湿热积滞胶结胃肠之证，症见脘腹痞满、恶心呕逆、便溏不爽、色黄如酱、舌苔黄浊等。因本法作用较通腑泄热法为缓，多用于湿热类疫病的湿热夹滞证，与实热内结者有所不同。常用方剂为枳实导滞汤。

（3）通瘀破结　以活血通瘀攻下之剂以破散下焦瘀热蓄积的治法，本法实为活血化瘀与通下法的配合。主治疫病瘀热互结下焦之证，症见少腹硬满急痛，小便自利，大便秘结，或神志如狂，舌紫绛，脉沉实等。常用方剂为桃仁承气汤。

（4）增液通下　以通下剂配合滋养阴液之品以泻下肠腑热结的治法。主治肠腑热结而阴液亏虚证，即所谓"热结液亏"者，症见身热不退，大便秘结，口干唇裂，舌苔干燥等。常用方剂为增液承气汤。

运用通下法的注意点：里未成实或无郁热积滞者，不可妄用。下后如邪气复聚又成里实者，可以再度通下，但不可太过，以免伤正。平素体虚或病中阴液、正气耗伤较甚而又里结者，应攻补兼施。疫病后期由于津枯肠燥而大便秘结者，忌用苦寒泻下，应从滋阴通便入手。

6. 清营凉血法　是以寒凉药物清解营血分邪热的方法。具体又可分为清营与凉血两类，是治疗疫病营血分证的主要方法。疫病中常用的清营凉血法有以下几种。

（1）清营泻热　是以清凉透泄药物来清透营分热邪的治法。主治疫病营分证，即热邪入营但未入血动血，症见身热夜甚，心中烦扰，时有谵语、斑疹隐隐，舌质红绛等。常用方剂为清营汤。

（2）凉血散血　是以凉血活血之品，清解血分热邪的治法。主治疫病邪热深入血分而动血迫血之证，症见灼热躁扰，甚则狂乱谵妄、斑疹密布，吐血便血，舌质深绛或紫绛等。常用方剂为犀角地黄汤。

（3）气营（血）两清　以清气法与清营或凉血法配合来两清气营或气血之邪热的治法。主治邪已入营或入血，但气分邪热仍盛之证。即气营两燔证或气血两燔证，症见既有壮热、口渴、烦躁、苔黄燥等气分热邪炽盛表现，又出现神昏谵语、舌质红绛等营热症状或出现外发斑疹、出血、舌质紫绛等血热症状。常用方剂为加减玉女煎、化斑汤、清瘟败毒饮等。

运用清营凉血法的注意点：热在气分而未入营血分者，不可早用本法。夹湿者，应慎用本法，以免滋腻助湿，必须用时，应配合祛湿药。

7. 开窍法　是以清心涤痰、辛香透络通灵之剂，开通心窍而促进神志苏醒的治法。具有清心化痰，芳香通络，开窍通闭，苏醒神志等作用。治疗邪犯心包而出现的神昏之证，其中热邪内闭心包者为热闭，治疗当用清心开窍法；湿热痰浊蒙蔽心包者为痰蒙，治疗当用豁痰开窍法。

（1）清心开窍　是以清心、透络、开窍之品清泄心包邪热，促使神志苏醒的治法。主治热邪内闭心包，灼液为痰，阻闭心窍之证。症见神昏谵语或昏愦不语，身热，舌謇肢厥，质红绛或纯绛鲜泽，脉细数等。常用方剂为安宫牛黄丸、紫雪丹、至宝丹。

（2）豁痰开窍　是以清化湿热痰浊、芳香透络之品，宣开窍闭，苏醒神志的治法。主治湿热酿痰蒙蔽清窍之证，症见神志昏蒙，时清时昧，问答声中间有清楚之词，时有谵语，舌苔黄腻或白腻，脉濡滑而数。常用方剂为菖蒲郁金汤。

清心开窍与豁痰开窍，各有其适应证，必须按窍闭性质区别使用。热入营分仅见时有谵语，或气分郁热上扰心神而偶有谵语者均不宜早用开窍法，用之反会引邪深入。元气外脱，心神外越而发生昏愦者，当禁用本法。开窍法仅为应急之治，神苏即止，不可久用。

8. 息风法　是以清热或滋阴，息风止痉之剂，平息肝风，控制痉厥的治法。动风与肝经有密切的关系，在疫病极期，因邪风亢炽，熏灼肝经，引动肝风者，其证属实，多称之为"实风内动""热盛动风"等，治疗当用凉肝息风法；在疫病后期，因肝肾真阴受损，筋脉失于滋养，引动肝风者，其证属虚，常称为"阴虚风动""血虚动风""水不涵木"等，治疗当用滋阴息风法。

（1）凉肝息风 以清热凉肝之品，平息肝风，控制痉厥的治法。主治热盛动风实证。即由邪热亢盛引动肝风之证，症见灼热肢厥，手足抽搐，甚至角弓反张，口噤神迷，舌红苔黄，脉弦数等。常用方剂为羚角钩藤汤。

（2）滋阴息风 是用育阴潜镇之品以平息虚风的治法。主治疫病后期真阴亏损、肝木失养、虚风内动之证。症见手足蠕动，甚或瘛疭，肢厥神倦，舌干绛而萎，脉虚细。常用方剂为大定风珠等。

临床发生动风的原因是多方面的，如阳明经热、阳明腑实、营血热盛、阴血不足、真阴涸竭等。因而不可只从平肝息风论治，而要针对引起肝风的原因进行辨证论治。尤其要辨明实风、虚风，实风治在凉肝，若误投滋填重浊之品则必助邪热而生变；虚风治在滋潜，若误投清凉之品则更克伐正气而生变。使用某些平肝息风药，尤其是虫类药，应注意不使其劫伤阴液。此外，阴虚风动，亦常有余邪未尽者，则不可一味滋填，应适当配合祛除余邪方药。

9. 滋阴法 用生津养阴之品以滋补阴液的方法。吴鞠通提出"温热阳邪也，阳盛伤人之阴也"，说明了耗伤阴液是温邪的一个重要特性。在疫病过程中，阴液的存亡对疾病的发展预后均产生重大的影响，吴鞠通说："若留得一分津液，便有一分生机。"董废翁也说："胃中津液不竭，其人未必即死。"滋阴法具有滋补阴液、润燥制火的作用。根据阴伤的性质和程度的不同，常用的滋阴法有以下几种。

（1）滋养肺胃 以甘凉濡润之品，滋养肺胃津液的治法，又称为"甘寒生津法"。主治肺胃阴伤证，即疫病过程中热邪渐解，肺胃之阴受伤者。症见身热不甚，口咽干燥，干咳少痰或干呕而不思食，舌苔干燥或舌光红少苔等。常用方剂为沙参麦冬汤、益胃汤、五汁饮等。

（2）增液润肠 以甘咸寒生津养液药润肠通便的治法，即通常所说润下法，亦称为"增水行舟法"。主治津枯肠燥证，即疫病热邪渐解，阴液受伤而致肠液干涸证。症见大便秘结，咽干口燥，舌红而干等。常用方剂为增液汤。

（3）填补真阴 以甘咸寒滋润之品填补肝肾真阴，壮水潜阳的治法，又称"咸寒滋肾法"。主治肝肾阴伤证，即疫病后期热邪久羁，劫烁其阴的邪少虚多证。症见低热面赤，手足心热甚于手足背，口干咽燥，神倦欲眠或心中震震，舌绛少苔，脉虚细或结代等。常用方剂为加减复脉汤等。

运用滋阴法的注意点：疫病阴液虽伤而邪热亢盛者，不可纯用本法。阴伤而有湿邪未化者，应慎用本法，在治疗中应注意化湿而不伤阴，滋阴而不滞湿。素体阳虚及肠胃虚弱便溏者亦应慎用。

10. 固脱法 是通过大补元气、护阴敛液以固摄津气与阳气，治疗正气外脱之证的治法。固脱法具有大补元气、收敛津气、回阳救逆等作用。主要适用于正气外脱的病变，正气外脱又可分为两类，一为津伤气脱，一为阳气外亡。故固脱法分为以下两种。

（1）益气敛阴 是以益气生津、敛汗固脱之品补益气阴，敛阴止汗以固脱救逆的治法。主治津伤气脱证。症见身热骤降，汗多气短，肢倦神疲，脉细无力或散大无力，舌质嫩红少苔等，即"亡阴证"，常用方剂如生脉散。

（2）回阳固脱 以甘温辛热之品，峻补阳气以救治厥脱的治法。主治疫病阳气外脱证。症见四肢逆冷，汗出淋漓，神疲倦卧，面色苍白，舌淡而润，脉细微欲绝等，即"亡阳证"。常用方剂为参附龙牡汤。

运用固脱法的注意点：固脱为急救之法，用药当快速及时，根据病情掌握给药次数、间隔时间、用药剂量，病情缓解应及时停用，然后根据病情辨证论治。

瘟疫的治法多种多样，此处仅仅是列举具有代表性的治法。虽然瘟疫的治法纷繁多样，但临床上要注意辨证施法，不可机械搬用。

五、瘟疫的预防

瘟疫的发病与疫邪、感邪途径及入侵个体有关，这与现代医学中传染病的传染源、传播途径和易感人群三个流行环节一致。其中任何一个环节得以控制，都可切断瘟疫的传染和流行，即可达到防控瘟疫的目的。一般来说，对所有传染病均应采取针对传染源、传播途径和易感人群三个环节的综合措施，以取得取长补短、相辅相成的作用。但在采取综合措施时，应根据各种疾病的特点及不同时间、地区的具体条件，分清主次，突出主导措施，才能取得最大的效果。一旦发生疫情，应立即按规定上报，并采取各种防疫措施，以减少或杜绝其传染和形成流行。

（一）控制传染源

瘟疫起病急，传染性强，病死率高，如何做到有效防止瘟疫传播尤为重要。首先是控制传染源。瘟疫患者是主要的传染源，故早期发现并治愈患者，是预防传染的重要基础。同时，迅速向有关防疫部门报告，使防疫部门能随时掌握疫情，采取相应隔离措施。

1. **早期诊治**　瘟疫患者既是感染者也是传染者，其确诊和治疗是否及时，直接关系病势的发展及预后，诚如《医学源流论·防微论》云："病之始生浅，则易治；久而深入，则难治。"尽早诊治对提高治愈率、缩短病程、减少病死率和后遗症有重要意义，同时也有助于及早控制疾病的传播，防止发生流行。《医学心悟》云："见微知著，弥患于未萌，是为上工。"对疫病强调祛邪务早、务快、务尽。正如《温疫论》所说："大凡客邪贵乎早治，乘人气血未乱，肌肉未消，津液未耗，病患不至危殆，投剂不至掣肘，愈后亦易平复。欲为万全之策者，不过知邪之所在，早拔去病根为要耳。"及早地祛除病邪不仅可以使患者早日解除病痛，而且人体正气的损害较少，有利于康复。首先应做到早发现、早诊断、早治疗；其次应当注意饮食起居的调护，防止兼夹证，以免加重病情；最后，在治疗上，应积极运用有效的治疗方法以防传变。例如，《温疫论》治疗上强调"注意逐邪，勿拘结粪"，善用下法；《疫疹一得》治疗上强调"热疫乃无形之毒""重用石膏直入肺胃，先捣其窝巢之害，而十二经之患，自易平矣"。体现了既病早治、既病防变的思想。

2. **及早隔离**　疫情一现，应立即采取隔离措施，将确诊瘟疫传染者或疑似患者区别不同情况进行观察、检疫，必要时应安置在一定场所进行隔离。《黄帝内经》最早提出"避其毒气"的方法来防控瘟疫。晋代有"朝臣家有时疾，染易三人以上者，身虽无疾，百日不得入宫"这一严格的隔离措施。葛洪的《肘后备急方》中记载了将麻风病患者送入山洞进行隔离的方法："余又闻上党有赵瞿者，病癞历年，众治之不愈，垂死。或云不如及活流弃之，后子孙转相注易，其家乃赍粮，将之送置山穴中。"在汉代，军队里发生疫病时，设"庵庐"，即可视为我国早期的临时传染病医院。清初设有"查痘章京"一职，专司检查京城的天花患者，一旦发现，即令其迁出四五十里以外。近年来我国针对 SARS 所建的小汤山医院，针对 COVID-19 所建的火神山、雷神山医院用以集中收治感染患者，均有效地控制了传染源，成功地阻断了疫情的发展。

与此同时，尽量减少患者与健康人群接触，如需接触时，也要有一定的隔离措施，如戴口罩、穿隔离衣等。患者的痰液、呕吐物、粪便等均不可随便向外排弃，应集中做消毒处理。患者的衣物及生活用具也应经消毒处理。古代医家亦提出与疫病患者接触时应注意的一些问题，如熊立品《瘟疫传症全书》说："当合境延门，时气大发，瘟疫盛行，递相传染之际……毋近病人床榻，染具秽污；毋凭死者尸棺，触其臭恶；毋食病家时菜，毋拾死人衣物……"医生及不得不与患者接触者，也应采取适当的措施，《古今医统大全》提出："其相对坐立之间，必须识其向背。"《疫痧草》认为："宜远座不宜近对，即诊病看喉，亦不宜与病者正对，宜存气少言，夜勿宿病家。"这些对于切断传染源、防止疫病的传播具有重要的意义。

（二）切断传播途径

传播途径是指病原体从传染源到易感人群的途径，常见的传播途径有水、空气、飞沫、土壤、体液等。疫病的感受途径不同，因此可采用不同的措施来阻断其传播途径。如对呼吸道传播的疫病，可在流行期间进行室内空气消毒，并保持公共场所的空气流通，尽量避免或减少去人群拥挤的地方，外出时佩戴口罩。对通过消化道传播的疫病，应特别注意饮食和环境卫生，不饮生水，保护水源，管好粪便，勤剪指甲，消毒饮食用具，谨防病从口入。对于通过蚊子、跳蚤、虱子、老鼠等动物传播的疫病，则要采取各种措施予以杀灭。瘟疫患者若救治不及时，其尸体和污物也被视为传染源，必须进行处理。我国古代对此颇为重视，如《后汉书·孝安帝纪第五》记载："会稽大疫，遣光禄大夫将太医循行疾病，赐棺木。"《本草纲目》和《松峰说疫》都有用蒸煮方法对患者衣服进行消毒的记载，《松峰说疫》载："将初病人贴身衣服，甑上蒸过，合家不染。"我国在汉代已开始使用蚊帐，南宋已有防蝇食罩，《本草纲目》记载用中药杀灭老鼠和苍蝇、蚊子等。而烧熏、熏蒸、佩挂和涂抹药物等均是中医常用切断传播途径的有效方法。

1. 空气消毒法　烧熏，《肘后备急方》记载诸多烧熏法的辟瘟疫方，如"太乙流金方……中庭烧，温病人亦烧熏之"。《本草纲目》记载："今病疫及岁旦，人家往往烧苍术以辟邪气。"佩挂药物法给空气消毒。《肘后备急方》强调佩挂药物法可有辟瘟疫的良效："有辟瘟疫的单行方术……悬门户上，又人人带之。"涂抹药物法是将药物涂抹在身体表面组织或某一部位，以达到消毒防疫目的的方法，涂抹部位一般为额上、五心、鼻、人中及耳门等处。雄黄涂鼻法是古代最常用的预防方法之一，《伤寒总病论·天行温病论》："入温家令不相染，研雄黄并嚏法。水研光明雄黄，以笔浓蘸涂鼻窍中，则疫气不能入，与病患同床亦不相染。五更初洗面后及临时点之。凡温疫之家，自生臭秽之气，人闻其气实时以纸筋探鼻中，嚏之为佳。"《肘后备急方》也记载了一些涂抹药物法的要方："辟温气，雄黄散方……以涂五心额上、鼻、人中及耳门；辟温病，粉身散……以粉身。"

2. 清洁水源　历代防疫都特别重视饮用水的卫生，《备急千金要方》记载"岁旦屠苏酒"用于井水消毒，可预防瘟疫，曰："岁旦屠苏酒：饮药酒得三朝，还滓置井中……当家内外有井，皆悉着药，辟温气也。"《水南翰记》："范文正公所居宅，必先浚井，纳青术数斤于其中，以辟瘟气。"清代《随息居重订霍乱论》认为在人烟稠密地区，疫病易于流行，预防方法重在："平日即宜留意，或疏浚河道，毋使污积，或广凿井泉，毋使饮浊，直可登民寿域。"此外，《备急千金要方》记载的辟瘟疫的验方："正旦吞麻子赤小豆各二七粒，又以二七粒投井中。"以杀虫消毒。

3. 注重个人卫生　中医注重药浴习惯，用于预防疫病，亦可阻断瘟疫传播。药浴法是将药物作为沐浴汤，通过药浴来辟疫。《备急千金要方》记载："凡时行疫疠，常以月望日，细锉东引桃枝，煮汤浴之。"当瘟疫横行时，煮药汤沐浴，可防疫。

饮食不卫生也是瘟疫传播的原因之一，葛洪指出："凡所以得霍乱者，多起饮食，或饮食生冷杂物。"并明确告诫禁止食用自死牲畜，否则将导致疾病。曰："六畜自死，皆是遭疫，有毒，食之洞下，亦致坚积……凡肝脏自不可轻啖，自死者，弥勿食之。"孙思邈提出"不知食宜者，不足以生存也"，并告诫"勿食生肉，伤胃，一切肉惟须煮烂"，以避免病从口入。

（三）保护易感人群

《素问·刺法论》提出："五疫之至，皆相染易，无问大小，病状相似，不施救疗，如何可得不相移易者？岐伯曰：不相染者，正气存内，邪不可干，避其毒气，天牝从来，复得其往，气出于脑，即不邪干。"认为只要"正气存内"，就能"避其毒气"。人体正气充足，体质壮实，疫邪就不易侵犯人体，即使发病其病情也较轻微，易于治愈康复。

1. **培固正气**　"邪之所凑，其气必虚"，增强人体正气，就可以提高机体抗御疫邪入侵的能力，从而使疫邪不能侵犯人体，或即使感受了疫邪也不会发病，或即使发病其病情也较轻微，易于治愈、康复。培固正气，强壮体质的方法甚多，以下列举几方面。

（1）锻炼身体，增强体质　古代医家创造了许多强身健体的方法，如五禽戏、太极拳、八段锦、气功、推拿按摩和武术等，都可以增强人的体质，从而达到不染瘟疫的目的。还可以根据个人的条件，如年龄、职业爱好等选择瑜伽、游泳、跑步等锻炼项目，提高自身的防病抗病能力。

（2）顺应四时，调适寒温　《素问·本病论》曰："厥阴不退位，即大风早举，时雨不降，湿令不化，民病温疫，疵废。风生，民病皆肢节痛、头目痛，伏热内烦，咽喉干引饮。"指出瘟疫具有传染性、流行性、临床表现相似、发病与气候有关等特点。人类生存在大自然中，与自然界的四时气候变化息息相关。在日常生活中，应根据季节的变化和气温的升降，及时调整衣被和室内温度。冬日不可受寒也不宜保暖过度，夏日不可过分劳作，也不宜贪凉安逸、恣食生冷。这对小儿尤为重要，因小儿脏腑娇嫩，形气未充，易受气候变化的影响而生病。

（3）保护阴精，固守正气　人体内的阴精具有抵御外来温邪侵袭的作用。保护阴精的方法除避免早婚早育、房劳过度外，还要注意日常生活中必须劳逸结合，保持心情舒畅、情绪稳定等。《素问·金匮真言论》说："夫精者，身之本也，故藏于精者，春不病温。"强调了保护体内阴精对预防瘟病的重要意义。《素问·阴阳应象大论》指出："冬不藏精，春必病温。"

2. **药物预防**　服用中药也是历代医家防治瘟疫的重要举措。早在《山海经》中就载有预防疫病的药物、食品，如"箴鱼食之无疫疾"。《素问·刺法论》较早提出服用"小金丹方"预防疫病，曰："小金丹方：辰砂二两，水磨雄黄一两，叶子雌黄一两，紫金半两……服十粒，无疫干也。"《肘后备急方》记载对于伤寒的治疗："又方，大黄三两，甘草二两，麻黄二两，杏仁三十枚，芒硝五合，黄芩一两，巴豆二十粒，熬，捣，蜜丸和，如大豆，服三丸，当利。毒利不止，米饮止之。家人视病者亦可先服取利，则不相染易也。"即家属探望患者，事先服用该丸泻下，就能避免被传染。此外，还记载了其他辟瘟疫的药方，如辟瘟疫药干散、老君神明白散、赤散方、度瘴散、辟天行疫疠、常用辟温病散方、赵泉黄膏方和单行方术等。孙思邈主张以"金牙散"防治南方瘴疠等疫病，指出常吞服麻子、赤小豆、酒渍等可断温病，使之不传染。元代滑寿则主张在麻疹流行期间用消毒保婴丹、代天宣化丸等来预防发病。

3. **预防接种**　改善营养、锻炼身体可以提高机体免疫力，但针对特定的病原体关键还是要通过预防接种提高人群的特异性免疫力。免疫接种是将免疫原或免疫效应物质注入人体内，使机体获得抵抗传染病的能力。疫苗目前仍是现代医学预防传染病的主要手段。1980年5月，

WHO 宣布人类成功消灭天花。脊髓灰质炎、流行性腮腺炎、麻疹、破伤风、百日咳、白喉、甲型肝炎及牛瘟等疾病，都因其对应疫苗的出现而得到有效控制。而今我国实行计划免疫，根据传染病的疫情监测和人群免疫水平分析，按照科学的免疫程序，有计划地进行预防接种以提高人群免疫水平，达到控制及最终消灭传染病的目的。随着现代医学对免疫的深入研究，提高人群免疫力除了接种疫苗、菌苗、类毒素等，使机体产生对抗病毒、细菌、毒素等的特异性主动免疫外，还可以注射抗毒素、丙种球蛋白或高滴度免疫球蛋白，使机体获得特异性被动免疫。流行区内加强健康教育、卫生宣传，提高个人防护意识往往有事半功倍的效果。

第二节　瘟疫与免疫

　　瘟疫实为病原体所引起的感染性疾病，具有传染性和流行性。细菌、病毒、真菌、寄生虫等病原体侵入人体生长繁殖并与机体相互作用所引起的一系列病理变化过程，称为感染，是病原体进入机体与宿主免疫系统相互作用中的一种结局。除此以外，还有不感染、隐性感染等，这与机体免疫应答密切相关。宿主机体抵抗病原微生物及其有害产物的免疫应答，以维持生理稳定的功能，称为抗感染免疫。但在抗感染免疫应答过程中也可以出现促进病理改变的现象。现从抗感染免疫、病原体免疫逃逸和感染免疫损伤三个方面，阐述瘟疫即感染与免疫的关系。

一、抗感染免疫

　　抗感染能力的强弱除与遗传因素、年龄、机体营养状态等有关外，还取决于机体的免疫功能。抗感染免疫包括抗细菌免疫、抗病毒免疫、抗真菌免疫、抗寄生虫免疫等。

（一）抗细菌免疫

　　抗细菌感染的免疫是指机体抵御细菌感染的能力。病原菌侵入机体后，由于其生物学特性及致病物质的不同，机体对它们的免疫反应也各有差别。抗细菌免疫是由机体的非特异性免疫和特异性免疫共同协调来完成的。先天具有的非特异性免疫（又称固有免疫）包括机体的屏障结构、吞噬细胞的吞噬功能和正常组织及体液中的抗感染物质；后天获得的特异性免疫（又称适应性免疫）包括以抗体作用为中心的体液免疫和致敏淋巴细胞及其产生的淋巴因子为中心的细胞免疫。

　　1. 固有免疫　是机体抵御感染的第一道防线，许多固有免疫成分，如巨噬细胞及细胞因子等也在适应性免疫应答中发挥重要作用。固有免疫除了一系列屏障结构，其针对病原体的杀伤主要依赖杀菌/抑菌物质与吞噬细胞。

　　（1）屏障结构

　　1）皮肤黏膜屏障：宿主皮肤黏膜屏障的防御功能包括以下几方面：①机械阻挡和排除作用。机体抵御病原微生物侵入的外部屏障结构包括皮肤黏膜及其附属的腺体、纤毛等。健康完整的皮肤和黏膜是阻止病原菌侵入的强有力屏障。②分泌液中化学物质的局部抗菌作用。皮肤、黏膜除了发挥机械阻挡作用之外，还可分泌多种杀菌、抑菌物质。例如，汗腺分泌的乳酸、皮脂腺分泌的脂肪酸有一定抗菌作用；呼吸道和消化道黏膜有丰富的黏膜相关淋巴样组织和腺体，能分泌溶菌酶；胃液、唾液、泪液等体液内含有的胃酸、抗菌肽、sIgA 等抗菌物质，能有效地抵抗细菌定植；阴道分泌物中的酸性物质亦具有抗菌作用。③正常菌群的拮抗作用。皮肤上的痤疮丙酸杆菌能产生抗菌性脂类，抑制金黄色葡萄球菌和化脓性链球菌在皮肤上生长；肠道某些厌氧菌能产生脂肪酸阻止沙门菌在局部生存。

2）局部屏障：局部屏障结构主要包括血-脑屏障、血-胎屏障。前者由软脑膜、脉络丛的毛细血管壁和壁外的星形胶质细胞形成的胶质膜组成，组织结构致密，能阻挡血液中病原体和其他大分子物质进入脑组织。后者则由受孕母体子宫内膜的基蜕膜和胎儿的绒毛膜滋养层细胞共同组成，可有效防止母体内病原体和有害物质进入胎儿体内。

（2）吞噬细胞　人体内专职吞噬细胞分为两类：一类是小吞噬细胞，主要是中性粒细胞，还有嗜酸性粒细胞；另一类是大吞噬细胞即单核吞噬细胞系统，包括末梢血液中的单核细胞、神经系统内的小胶质细胞和淋巴结、脾、肝、肺，以及浆膜腔内的巨噬细胞等。当细菌通过皮肤、黏膜屏障侵入机体，首先遇到的是从毛细血管中游离出来的中性粒细胞，大部分病原菌被其吞噬消灭，而未被吞噬的细菌则经淋巴管到达淋巴结，被巨噬细胞吞噬。

当病原体通过皮肤或黏膜侵入组织后，中性粒细胞先从毛细血管游出并聚集到病原菌侵入部位发挥吞噬作用。其吞噬过程的主要步骤包括：①趋化与黏附，吞噬细胞在发挥其功能时，首先黏附于血管内皮细胞，并穿过细胞间隙到达血管外，趋化因子的作用使其做定向运动，到达病原体所在部位。②调理与吞入，体液中的某些蛋白质覆盖于细菌表面有利于细胞的吞噬，此称为调理作用。具有调理作用的物质包括抗体 IgG1、IgG2 和补体 C3，经调理的病原菌易被吞噬细胞吞噬进入吞噬体，随后与溶酶体融合形成吞噬溶酶体，溶酶体内的多种酶类起杀灭和消化细菌的作用。③杀菌和消化，吞噬细胞的杀菌因素分氧化性杀菌和非氧化性杀菌两类。病原菌被吞噬后被杀死、消化而排出者为完全吞噬；由于机体的免疫力和病原体种类及毒力不同，有些细菌虽被吞噬却不被杀死，甚至在细胞内生长繁殖并随吞噬细胞游走，扩散到全身，称为不完全吞噬。因此，彻底清除不完全吞噬的胞内寄生菌需要特异性细胞免疫的参与。

（3）免疫分子　①补体系统：是参与非特异性抗感染免疫的重要免疫效应分子，活化的补体成分通过活性趋化因子、调理作用和免疫粘连作用，加强和扩大吞噬细胞的吞噬功能。在特异性抗体的参与下还能有溶菌、杀菌作用。②溶菌酶：主要来源于吞噬细胞的溶菌酶广泛分布于血清、唾液、泪液、乳汁和黏膜分泌液中，可作用于革兰氏阳性菌的细胞壁，使其失去韧性，细菌发生渗透性裂解。革兰氏阴性菌对溶菌酶敏感性较低，但在特异性抗体的参与下，溶菌酶也可起到杀灭革兰氏阴性菌的作用。③抗菌肽等物质：抗菌肽是一类可被诱导产生的、能杀伤多种细菌和某些真菌、病毒、原虫的小分子碱性多肽，广泛分布于多种组织中。防御素是一组耐受蛋白酶、富含精氨酸的小分子多肽，主要由中性粒细胞和小肠潘氏细胞产生，对细菌、真菌和某些包膜病毒具有直接杀伤作用。一般在体内这些物质的直接作用不大，常是配合其他杀菌因素发挥作用。

2. 适应性免疫　机体经病原菌刺激后，可产生特异性体液免疫和细胞免疫，抗体主要作用于胞外菌，对胞内菌感染主要依靠细胞免疫发挥作用。

（1）体液免疫　胞外菌感染的致病机制主要是引起感染部位的组织破坏和产生毒素，因此抗胞外菌感染的免疫应答在于清除细菌及中和其毒素。主要表现在以下几方面：①抑制细菌的黏附。病原菌对黏膜上皮细胞的黏附是感染的先决条件。这种黏附作用可被正常菌群阻挡，也可由某些局部因素如糖蛋白或酸碱度等抑制，尤其是分布在黏膜表面的 sIgA 对阻止病原菌的吸附具有更明显的作用。②调理吞噬作用。中性粒细胞是杀灭和清除胞外菌的主要力量，抗体和补体具有免疫调理作用，能显著增强吞噬细胞的吞噬效应，对化脓性细菌的清除尤为重要。③溶菌作用。细菌与特异性抗体（IgG 或 IgM）结合后，能激活补体的经典途径，最终导致细菌的裂解死亡。④中和毒素作用。由细菌外毒素或类毒素刺激机体产生的抗体，主要为 IgG 类，可与相应毒素结合，中和其毒性，能阻止外毒素与易感细胞上的特异性受体结合，使外毒素不表现毒性作用。抗毒素与外毒素结合形成的免疫复合物随血液循环最终被吞噬细胞吞噬。

此外，抗原抗体复合物可通过经典途径激活补体，最终由补体的攻膜复合体引起细菌或受感染靶细胞的溶解。抗体也可促进 NK 细胞的细胞毒作用，通过抗体依赖的细胞介导的细胞毒作用（ADCC）裂解靶细胞。

（2）细胞免疫 病原菌侵入机体后主要停留在宿主细胞内者，称为胞内菌感染，如结核杆菌、麻风杆菌、布氏杆菌、沙门菌、李斯特菌、军团菌等，这些细菌可抵抗吞噬细胞的杀菌作用。宿主对胞内菌主要靠细胞免疫发挥防御功能。抗胞内菌感染的细胞免疫主要是通过 Th1 细胞分泌多种细胞因子和细胞毒性 T 细胞（CTL 细胞）直接杀伤靶细胞来完成的。例如，Th1 细胞可通过分泌 IFN-γ 等细胞因子激活并增强吞噬细胞的吞噬与杀伤活性，$CD8^+T$ 细胞可识别巨噬细胞表面细菌成分的抗原肽，协助清除感染细胞。此外，分布在黏膜、皮下组织和小肠绒毛上皮间数量众多的上皮细胞间淋巴细胞中，95%为 T 细胞，在抗胞内菌感染中也发挥一定的作用。在特定条件下，感染机体发生的特异性免疫应答亦可造成免疫性病理损伤。

（二）抗病毒免疫

病毒是一种极具感染性和传染性的专性胞内寄生微生物。由于病毒的生物学性状特殊，且与宿主细胞关系十分密切，因而抗病毒免疫除具有抗细菌免疫的共性外，也具有其特殊性。抗病毒感染的方式多种多样，然而有些抗病毒感染难以产生满意的免疫效果。

1. 固有免疫 是针对病毒感染的第一道防线，在早期中断病毒复制、阻断病毒播散、清除胞内外病毒方面具有重要作用。其中，干扰素、巨噬细胞和 NK 细胞起主要作用。

（1）先天不感受性 因为不同种类的动物对于同一病毒呈现不同的抵抗力或敏感性，即使同一种动物的不同品种或品系，甚至不同的个体，往往也对某一特定病毒呈现不同的敏感性或抵抗力。细胞膜上缺乏特异的病毒受体也可能是某些动物不感染某种病毒的一个重要原因。

（2）屏障作用 皮肤和黏膜是抗病毒感染的第一道防线，除机械屏障作用以外，皮肤和黏膜的分泌物，如含乳酸的汗液与含脂肪酸的皮脂腺分泌物，也有杀灭病毒或防止病毒接触敏感细胞的作用。呼吸道黏膜细胞表面具有流感病毒等呼吸道病毒的受体，这些受体一旦消失或破坏，即对病毒形成不易感性。血脑屏障和胎盘屏障分别是血-脑循环和母体与胎儿血液之间的一种生理解剖特殊结构，具有防止大分子或病原微生物通过的作用。

（3）巨噬细胞 巨噬细胞具有很强的吞噬杀伤能力，是参与机体免疫防御的重要免疫细胞，对阻止病毒感染和促进感染的恢复具有重要作用。若巨噬细胞功能受损，病毒易侵入血流引起病毒血症。多种细胞信号转导通路参与巨噬细胞的激活和吞噬过程，而且巨噬细胞的激活和吞噬受到各种因素复杂有序的调节。

（4）树突状细胞和干扰素 ①树突状细胞（dendritic cell，DC）是人体免疫系统中的主要抗原提呈细胞，在抗感染的固有免疫反应和适应性免疫反应及对自身组织维持免疫耐受等方面发挥着重要作用。浆细胞样树突状细胞（plasmacytoid dendritic cell，pDC）是一类重要的树突状细胞，在病毒感染应答中产生大量的Ⅰ型干扰素。pDC 通过特异性表达 TLR7 和 TLR9 识别病毒核酸，成为专职的Ⅰ型干扰素产生细胞。pDC 产生的Ⅰ型干扰素可以直接抑制病复制，同时使 pDC 成为连接固有免疫和适应性免疫的桥梁。由 Toll 样受体识别自身核酸导致的 pDC 的异常活化，以及由此持续产生 Ⅰ 型干扰素的现象普遍发生在一些自身免疫病中。在病毒感染性和自身免疫病的治疗过程中，pDC 可以作为调控免疫系统的重要靶点发挥作用。②干扰素（interferon，IFN）是一类在同种细胞上具有广谱抗病毒活性的蛋白质，其活性的发挥又受细胞基因组的调节和控制，涉及 RNA 和蛋白质的合成。关于 IFN 本质、功能及其作用方式的研究一直是分子细胞生物学和病毒学研究令人兴奋的课题之一。实践证明，目前人们所认识的 IFN 比人们最初想象的要复杂得多。Ⅰ 型干扰素具有显著的抗病毒功能，是早期中断病毒复制、阻止病毒扩散的重要因素。IFN 还有抑制肿瘤细胞生长和免疫调节功能。病毒突破人体第一道防线后，IFN 和 NK 细胞在第二道防线中占重要地位。病毒进入机体后，能刺激人体的巨噬细胞、淋巴细胞及体细胞产生 IFN。IFN 具有广谱抗病毒作用，它能诱生抗病毒白蛋白来阻断新病毒的产生，故有阻止病毒增殖和扩散作用。

近十几年来，随着对天然免疫系统的深入研究，人们对抗病毒相关的天然免疫信号通路有了一个大致的了解。目前为止，抗病毒天然免疫信号通路主要分为 4 大类型：Toll 样蛋白受体介导的 TLR 信号通路；RIG-Ⅰ（retinoic acid-inducible gene Ⅰ）样解旋酶受体介导的 RLR（RIG-Ⅰ-like receptor）信号通路；NLR（NOD-like receptor）信号通路；ERIS（endoplasmic reticulum interferon stimulator）等蛋白介导的对细胞内异源 DNA 识别的信号通路。

2. **适应性免疫**　抗病毒的适应性免疫因有包膜病毒和无包膜病毒而异。有些病毒能迅速引起细胞破坏，释放病毒颗粒，称为细胞破坏型感染；有些病毒感染不引起细胞破坏，称为细胞非破坏型感染。根据病毒感染类型的不同，在适应性体液免疫和细胞免疫的侧重性也不相同。

（1）体液免疫　①中和病毒作用：病毒的表面抗原刺激机体产生特异性抗体（IgG、IgM、IgA），其中有些抗体能与病毒表面抗原结合而消除其感染能力，称为中和抗体；活病毒与中和抗体结合，导致病毒丧失感染力，称为中和反应。IgG 是主要的中和抗体，出现较晚，能通过胎盘由母体传给胎儿，对新生儿防御病毒感染具有重要意义。IgM 出现于病毒感染的早期，不能通过胎盘，如在新生儿血中测得特异性 IgM 抗体往往提示有宫内感染。IgG 和 IgM 都能抑制病毒的局部扩散和清除病毒血症，抑制原发病灶中病毒播散至其他易感组织和器官（靶器官）。黏膜表面分泌型 IgA（sIgA）的出现比血流中 IgM 稍晚，产生于受病毒感染的局部黏膜表面，是中和局部病毒的重要抗体，是呼吸道和肠道抵抗病毒的重要因素。中和抗体与病毒结合，可阻止病毒吸附于易感细胞或穿入细胞内，对于抑制病毒血症、限制病毒扩散及抵抗再感染起重要作用。②ADCC 作用和补体依赖的细胞毒（complement dependent cytotoxicity，CDC）作用：ADCC 作用是指表达 IgG Fc 受体的 NK 细胞、巨噬细胞和中性粒细胞等，通过与已结合在病毒感染细胞和肿瘤细胞等靶细胞表面的 IgG 抗体的 Fc 段结合，而杀伤这些靶细胞的作用。ADCC 作用是病毒感染初期的重要防御机制，NK 细胞是发挥 ADCC 作用的主要细胞。IgG 抗体与靶细胞表面的抗原决定簇特异性地结合后，NK 细胞借助其表面相应的受体与结合在靶细胞上的 IgG Fc 段结合而活化，活化的 NK 细胞释放穿孔素、颗粒酶等细胞毒物质杀伤靶细胞，引起靶细胞凋亡。在这个过程中，抗体与靶细胞上的抗原结合是特异性的，而 NK 细胞等对靶细胞的杀伤作用是非特异性的。CDC 作用即通过特异性抗体与细胞膜表面相应抗原结合，形成抗原抗体复合物而激活补体经典途径，最终形成攻膜复合物而对靶细胞发挥裂解效应。

（2）细胞免疫　①CTL 的抗病毒作用：活化的巨噬细胞及 NK 细胞有杀伤靶细胞的作用，但 CTL 才是破坏病毒感染靶细胞的主要细胞。当病毒抗原与宿主细胞 MHC Ⅰ 类分子一起提呈给 CD8$^+$CTL 时，CTL 增殖为活化的杀伤细胞，它们杀伤靶细胞受 MHC I 类分子限制。CTL 主要通过激活穿孔素/颗粒酶途径及死亡受体途径杀伤靶细胞，导致靶细胞溶解。此外，活化的 CD4$^+$Th1 细胞可释放 IFN-γ、TNF 等多种细胞因子，通过激活巨噬细胞和 NK 细胞诱发炎症反应，促进 CTL 增殖及分化等，从而在抗病毒感染中发挥重要作用。②细胞因子的抗病毒作用：抗病毒细胞因子是机体分泌的一类参与固有免疫和适应性免疫应答，具有抵抗病毒感染的蛋白质或小分子多肽。抗病毒细胞因子抗病毒作用的方式有两种：第一种是作用于细胞后诱导感染细胞和其邻近未感染细胞产生抗病毒蛋白而发挥抗病毒作用，这类细胞因子主要包括 IFN-α 和 IFN-β；第二种是间接增强 NK 细胞、巨噬细胞及 CTL 的抗病毒活性，如 IL-2、IL-12、IL-15、IL-18 等。此外，TNF-α 可直接杀伤病毒感染的细胞。IFN-α、IFN-β 和 IFN-γ 亦可激活 NK 细胞，刺激病毒感染细胞表达 MHC I 类分子，提高其抗原提呈能力从而更容易被 CTL 杀伤。

（三）抗真菌免疫

近年来，真菌感染的发病率和病死率呈明显上升趋势，原因与滥用广谱抗生素引起菌群失调和病原体感染或应用药物等导致的免疫低下有关，已引起医学界的高度重视。在真菌感染，尤其是深部真菌感染中，非特异性免疫在抗感染中具有一定的作用，同时机体也可产生特异性细胞免疫和体液免疫来抵抗真菌感染，但一般来说，免疫力不强。

1. 固有免疫 人类对真菌感染有天然免疫力，包括皮脂腺分泌短链脂肪酸和乳酸的抗真菌作用、中性粒细胞和单核巨噬细胞的吞噬作用及正常菌群的拮抗作用。因而，固有免疫不完善的人群往往易感染真菌，如婴儿因口腔正常菌群发育不完善而对念珠菌病易感，学龄前儿童皮脂腺发育不完善而易患头癣。中性粒细胞和巨噬细胞可吞噬侵入机体的真菌，但是被吞噬的真菌孢子往往并不能被完全杀灭，可在细胞内增殖，引起细胞浸润形成肉芽肿，且有可能被吞噬细胞带到深部组织中增殖而引起病变。此外，IFN-γ、TNF 等细胞因子对抗真菌感染也具有一定的作用。

2. 适应性免疫 细胞免疫对于抗真菌感染最为关键，如新生隐球菌常定植在免疫低下患者的肺和脑，需 T 细胞应答的激活予以消灭。其中 Th1 反应占优势的细胞免疫应答在抗深部真菌感染中起重要作用。Th1 细胞可分泌细胞因子激活巨噬细胞，增强巨噬细胞对真菌的杀伤力。Th1 细胞也可诱发迟发型超敏反应。在一些免疫缺陷或使用免疫抑制剂人群中，T 细胞受到抑制，因而易并发播散性真菌感染。真菌感染后可刺激机体产生相应的抗体，抗体可通过调理作用或通过抑制真菌黏附到宿主细胞而发挥作用，故体液免疫对部分真菌感染具有一定的保护作用。抗真菌特异性抗体对于抗真菌作用不大，但可用于真菌感染的血清学诊断。

（四）抗寄生虫免疫

多数寄生虫主要在胞外生存。抗寄生虫感染免疫与宿主的易感性和抵抗力及寄生虫的致病机制有密切关系。不同原虫和蠕虫的结构、生化特性、生活史和致病机制差异很大，因而它们的特异性免疫应答不尽一致。

1. 固有免疫 由于寄生虫与人类宿主在进化过程中长期适应，原虫和蠕虫进入血流或组织后常能对抗宿主的免疫防御而在其中生长繁殖。一般而言，原虫生存在宿主细胞内，抗原虫保护性免疫机制与抗胞内细菌和病毒免疫类似。蠕虫寄生在细胞组织中，抗体应答对于抗蠕虫免疫更为重要。在人类宿主中，寄生虫通过失去与补体结合的表面分子或获得宿主调节蛋白如衰变加速因子（DAF）抵抗补体的破坏。

2. 适应性免疫　寄生虫抗原致敏宿主免疫系统，诱发免疫应答，包括体液免疫和细胞免疫，对体内寄生虫可产生免疫效应，对同种寄生虫的再感染可产生抵抗力。

（1）体液免疫　在寄生虫感染初期，血液 IgM 水平上升，随后表现为 IgG 升高；当蠕虫感染时，IgE 水平多升高，sIgA 多见于肠道寄生虫感染。

抗体可单独作用于寄生虫，使其丧失侵入细胞的能力，如伯氏疟原虫子孢子单克隆抗体的 Fab 部分与子孢子表面抗原的决定簇结合，使子孢子失去附着和侵入肝细胞的能力。有些抗体结合寄生虫抗原后，在补体参与下通过经典途径激活补体系统，导致虫体溶解，如非洲锥虫患者血清中的 IgM 在补体参与下溶解血内的锥虫。抗体还可结合效应细胞（巨噬细胞、嗜酸性粒细胞、中性粒细胞），使其作用于已与抗体结合的寄生虫，如血中疟原虫裂殖子或感染疟原虫的红细胞与抗体结合以后，可被单核细胞或巨噬细胞吞噬。

（2）细胞免疫　在抗寄生虫感染中，常见的细胞免疫有淋巴素（lymphokine）参与的免疫效应及 ADCC 作用。

淋巴细胞受抗原刺激以后可分泌产生单核细胞趋化因子、淋巴素游走抑制因子、巨噬细胞激活因子等淋巴因子。这些淋巴因子可吸引单核细胞到抗原与淋巴细胞相互作用的部位，使巨噬细胞停留在局部，并激活巨噬细胞。激活的巨噬细胞主要通过氧代谢产物活性氧的作用杀死在其胞内寄生的利什曼原虫、枯氏锥虫或弓形虫。ADCC 对寄生虫的作用需要由特异性抗体介导。IgG 或 IgE 结合于虫体，效应细胞（巨噬细胞、嗜酸性粒细胞或中性粒细胞）通过 Fc 受体附着于抗体，发挥对虫体的杀伤效应。在组织、血管或淋巴系统寄生的蠕虫，ADCC 可能是宿主杀伤蠕虫（如血吸虫童虫、微丝蚴）的重要效应机制。

宿主对寄生虫所产生的免疫应答对宿主具有不同程度的保护作用，但也可能出现超敏反应，导致宿主组织损伤和免疫病理变化。不同的寄生虫病可表现为不同类型的超敏反应，而有的寄生虫病，如血吸虫病、疟疾，可出现不止一种类型的超敏反应。在寄生虫病的致病机制中，超敏反应具有重要意义。

二、病原体免疫逃逸

虽然机体已进化出堪称严密的病原体防御机制，但在许多情况下并不能彻底清除病原体，从而发生持续感染、慢性感染或重复感染。这不但与机体的免疫状态有关，病原体的免疫逃逸机制也参与其中。感染性病原体可通过藏匿、免疫抑制效应和改变免疫原性逃避免疫系统的识别与清除，某些病原体甚至可以攻击免疫系统。

（一）病原体抗原不能诱导有效应答

病原体抗原不能诱导有效应答主要见于某些病原体保护性表位的抗原性弱，抗原被屏蔽或改变，因而不能被免疫系统准确地识别并诱导免疫应答。

1. 病原体藏匿与抗原屏蔽　某些病毒可在免疫赦免区复制，例如，单纯疱疹病毒 1（HSV-1）可潜伏在感觉神经元，伤寒杆菌可存在于胆囊内，结核杆菌可被包裹于慢性非活动性结核灶内，数百种细菌可藏匿于牙斑中，弓形虫可经非吞噬方式躲藏于巨噬细胞内，曼氏血吸虫可借宿主红细胞血型抗原和 MHC 抗原作为伪装以逃避宿主识别，疟原虫则挟持肝细胞逃避免疫细胞等。

2. 抗原表达水平和免疫原性改变　具有高侵袭力的梅毒螺旋体，其表面成分的免疫原性低，使免疫系统难以被有效刺激。较常见的是多种因素导致的抗原结构改变，其中程度较低的表位突变称为抗原漂移（antigenic drift）；病毒的 RNA 重新组合可导致新亚型出现，称为抗原转换或变异（antigenic shift）。典型代表是流感病毒与 HIV 的高变异，患者已建立的免疫保护力不能应对变异的病毒，也给疫苗研制造成严重困难。寄生虫生命周期的复杂性与产物的多样性可形成大量抗原表位，典型代表为疟原虫。寄生虫与宿主相互作用可修饰或改变抗原结构，如阿米巴原虫的抗原脱落。

3. **抗原的非蛋白性质**　已知许多细菌和病毒诱导机体产生保护性免疫应答的抗原成分并非蛋白质而是多糖或糖脂，例如，广谱中和抗体 2GI2 识别的是 HIV-1 gp120 表面静默区的糖基结构。一般而言，多糖、糖脂或脂多糖多为胸腺非依赖抗原，不能诱导形成免疫记忆细胞与再次免疫应答，故无法单独作为疫苗候选应用。

（二）病原体及其产物的免疫抑制效应

1. **病原体及其代谢产物直接损伤免疫细胞**　HIV、麻疹病毒及人 T 细胞病毒可感染并损伤 T 细胞，Epstein-Barr 病毒（EBV）可感染并损伤 B 细胞，麻疹病毒与巨细胞病毒可持久抑制固有免疫，结核杆菌可诱导巨噬细胞凋亡，利什曼原虫可感染巨噬细胞，并改变其细胞膜对 Ca^{2+} 的通透性等。上述损伤作用可削弱免疫系统识别、清除病原体的功能，并增加机体对病原体的易感性。

2. **病原体产生免疫抑制性物质**　奈瑟淋球菌分泌的蛋白 porin 可抑制中性粒细胞的吞噬作用，并干扰补体激活；疱疹病毒等可通过表达 Fc 受体及补体调控蛋白同源物，从而抑制抗体的中和活性及 ADCC 效应；乙型肝炎病毒、轮状病毒、流感病毒等可产生抑制 IFN-α/β 的物质，EB 病毒等可产生抑制性细胞因子（如 IL-10 等）；某些病毒可产生 MHC I 类分子的类似物，从而干扰抗原提呈并抑制 CD8$^+$T 细胞功能。卡波西肉瘤病毒（Kaposi sarcoma-associated herpes virus，KSHV/HHV8）可编码产生近 30 种蛋白，分别抑制补体激活及 IFN、P53、HLA、BCR 的表达。

3. **干扰免疫细胞活性**　疱疹病毒及巨细胞病毒可通过激活 NK 细胞的抑制性受体，下调或抑制激活性受体进而抑制 NK 细胞杀伤病毒的活性。有研究揭示了 RNA 病毒 VSV（vesicular slomatitis virus）作用于 RLR 家族成员的 RIG-1，经 NF-κB 途径特异性上调巨噬细胞 Siglec G（sialic acid-binding immunoglobulin-like leclin-G）的表达，促进 RIG-1 的降解进而导致病毒逃逸的现象，而编码 Siglec G 的基因缺陷则可显著提高 IFN-β 水平，延长病毒感染小鼠的生存时间。

三、感染免疫损伤

病原体进入机体与宿主免疫系统相互作用，除前面所述的抗感染免疫、免疫逃逸、感染持续存在或隐性感染外，还有可能出现免疫病理现象，如过度炎症反应及超敏反应所致的免疫损伤。

（一）过度炎症反应

病原体感染机体可通过多种途径与方式引起炎症反应，而适度炎症反应对清除病原体是必要的。实际上，在感染过程中经常会发生对机体不利的过激免疫反应，例如，乙型肝炎病毒诱发免疫应答后所产生的急性肝损伤，SARS 病毒诱发免疫反应所造成的急性肺损伤等。更严重的是某些情况下发生的过度炎症反应甚至可导致凶险的病理反应与后果，临床可表现为脓毒血症（sepsis）、全身性炎症反应综合征（systemic inflammatory response syndrome，SIRS）及器官特异性过度炎症反应等。

急性感染过程中脂多糖、磷壁酸、肽聚糖、细菌超抗原及原虫某些成分等可诱导大量促炎细胞因子，如 TNF、IL-1、IL-6、IL-8、IFN-γ 的产生与分泌，严重时被称为细胞因子风暴（cytokine storm）。针对此产生的抗细胞因子的治疗策略已经付诸临床实践。然而，人们发现抗细胞因子治疗在某些情况下并不能有效改善患者生存情况，有时甚至会加重病情。临床观察性研究与动物实验研究结果提示在脓毒血症早期以 Th1 型细胞因子和趋化因子介导的过度炎症反应为主，死亡原因为细胞因子风暴所致的急性器官衰竭；而晚期则是以免疫细胞凋亡及 Th2 型细胞因子导致的低炎症反应为主，死亡原因主要为原发感染与形成再次感染。此外，慢性病毒感染如 HIV、淋巴细胞脉络丛脑膜炎病毒（LCMV）、HBV、HCV 及 CMV 感染均可发生 CD8$^+$T 细胞耗竭。

（二）超敏反应

尘螨、真菌、蠕虫及尾蚴均可诱发局部或系统性过敏症即 I 型变态反应，一些细菌或病毒感染可加重哮喘。然而，自 20 世纪末人们开始注意到过分清洁与过敏性疾病易感性的关系，并提出了卫生学假说（hygiene hypothesis）。其主要观点为幼年时期感染机会减少可导致过度 Th2 型应答，表现为易患超敏反应性疾病，而 Th1 型应答的感染则可降低过敏反应的发生概率。不过，在非洲的流行病学调查发现，某些属于 Th2 型反应的蠕虫感染，如钩虫及血吸虫感染，对哮喘的发生也具保护作用。

有些病原体与人体细胞或细胞外成分相同或类似的抗原表位，在感染人体后激发针对微生物抗原的免疫应答，也同时攻击含有相同或类似表位的人体细胞或细胞外成分，即分子模拟。例如，EB 病毒等编码的蛋白与髓鞘磷脂碱性蛋白（MBP）有较高同源性，病毒可引发多发性硬化；A 型溶血性链球菌细胞壁 M 蛋白抗原与人肾小球基底膜、心肌间质和心瓣膜有相似表位，该菌感染后可引发急性肾小球肾炎和风湿性心脏病；柯萨奇病毒感染激发免疫应答可攻击胰岛细胞，引发糖尿病。

病原体的自身结构蛋白是良好的抗原，可刺激机体产生相应抗体，抗体与抗原结合可阻止病原体扩散，促进病原体被清除。然而，感染后许多病原体抗原可出现于宿主细胞表面，与抗体结合后激活补体，导致宿主细胞破坏，或抗原抗体形成免疫复合物沉积于血管壁，引起血管损伤，如III型变态反应中的链球菌感染后出现的肾小球肾炎。

CTL 对靶细胞膜病毒抗原识别后引起的杀伤，能终止细胞内病毒复制，对感染的恢复起关键作用。但同时细胞免疫也可损伤宿主细胞，引起IV型超敏反应。例如，乙型肝炎病毒感染的肝细胞膜表面存在 HBsAg、HBeAg、HBcAg，CTL 介导的细胞毒效应在清除病毒的同时也造成了肝细胞的损伤；胞内感染有结核分枝杆菌的巨噬细胞，在 CTL 的细胞毒作用下，发生干酪样坏死。

（三）自身免疫病

病毒感染免疫系统后还可导致免疫应答功能紊乱。主要表现为失去对自身与非自身异己抗原的识别功能，产生对自身细胞或组织的体液免疫或细胞免疫，可发展为自身免疫病，亦包括部分感染相关的超敏反应。例如，肺炎支原体感染可改变人红细胞的抗原性，使其刺激机体产生抗红细胞抗体，引起溶血性贫血。感染及抗生素造成的肠道菌群变化，可致肠道黏膜屏障的完整性受损和通透性增强，使病原菌易于穿过黏膜上皮屏障，造成固有免疫细胞和效应 T 细胞（Th1、Th17）的异常活化，产生大量炎症因子，打破相关免疫耐受，最终导致炎性肠病的发生。

第三节 前 沿 进 展

免疫一词早期是免除瘟疫（传染病）的意思。可见，感染与免疫关系特殊，机体为防御病原体的感染进化出免疫功能，而病原体为生存下去，不断进行变异，又进一步促进机体免疫功能的加强与完善。感染与免疫研究历史悠久、涉及内容广博、研究进展迅速。

一、寻找能诱导或干扰保护性免疫的病原体成分

病原相关分子模式（PAMP）是模式识别受体（PRR）识别结合的配体分子。特异性抗原与 PAMP 始终是感染免疫研究的基点，欲诱导针对病原体的保护性免疫应答就必须清楚地了解特异性与非特异性免疫激活或免疫抑制作用的病原体成分，这对于深入研究感染免疫机制、研发疫苗及选择免疫诊断与防治靶点都是不可或缺的。因此筛选、鉴定能够诱导保护性免疫的病原体成分，并研究其理化性质、免疫原性、抗原特异性、交叉反应性及抗原变异规律等具有十分重要的科学意义。此外，对非蛋白抗原表位的鉴定及非蛋白抗原如糖结构、糖脂等的研究将取得长足进展。与感染有关的模式识别受体与模式识别的部分进展如下。

1. 模式识别的 5 个考察点　PAMP 性质是可溶性还是颗粒性？被识别微生物是死是活？是否具致病性？是以侵袭形式还是种植形式进入机体？是否诱发炎性组织损伤？

2. 模式识别受体及其识别的主要PAMP　主要包括 Toll 样受体、NOD 样受体、RIG 样受体、C 型凝集素受体及半乳凝素等，以及它们所识别的各种 PAMP、损伤相关分子模式及应激相关分子模式。

3. PAMP 的结构特征　PAMP 是存在于某种或多种病原微生物中、多数不存在于人和哺乳动物正常组织与细胞的具相同或相似结构的分子。其化学性质包括脂多糖、磷壁酸、胞壁酰二肽、病毒 RNA 与 DNA、细菌非甲基化 DNA（CpG）及微生物表面的若干种寡糖。这些物质基本不能作用于 BCR 与 TCR，即不能触发适应性免疫，其主要生物学活性表现为诱发不同程度与性质的炎症反应，并促进抗原提呈过程。

4. 交叉识别及其意义　交叉识别、交叉干扰、以协同或拮抗的方式交叉调节乃至交叉诱导耐受成为模式识别的重要特点之一。这是由于同一模式分子可存在于不同的病原微生物并可由不同 PRR 识别所致，例如，TLR3、TLR7、TLR8、RLR、NLRP1、NLRP7 及 RIR-1 等均可识别病毒 RNA，或识别相同病毒的不同结构；NLRP1、NLRP3、NOD1 及 NOD2 均可识别胞壁酰二肽；TLR、NLR 与 CLR 可识别结核杆菌的不同成分；不同 PRR 对病原体的协同识别也可因病原体修饰 PRR 产生拮抗效果。

5. 模式识别受体是免疫治疗新靶点　在对模式识别受体介导的生物学活性进行解析的过程中，其作为免疫治疗新靶点的探索与尝试也迅速跟进。其中若干 TLR 激动剂或抑制剂已被药厂列入研发项目，尤其是 TLR5 激动剂与 TLR4 拮抗剂已分别进入 I 期及III期临床试验。NLR、NOD1 激动剂能够预防动物模型的感染，有望用于临床治疗对抗生素无反应的病例；NOD1 和 NOD2 可调控佐剂导致 T 细胞极化的作用特点可用于疫苗研发。

二、固有免疫抗感染机制探索

固有免疫研究热点仍会集中在 NK 细胞、巨噬细胞等固有免疫细胞及以 IFN 为代表的细胞因子及模式识别受体等方面，并会向其他细胞和分子扩展。针对模式识别的研究在近十年可谓异军突起，对 PRR 识别各类感染因子的 PAMP，诱导炎性反应清除病原微生物并参与启动促进适应性免疫已有共识。PRR 所识别的绝大多数 PAMP 为非蛋白分子，如病原体糖结构、脂多糖、脂质及核酸，也许这正是对适应性免疫主要识别并排除蛋白抗原的一个补充，尤其是对病毒核酸的识别与反应可能为解析机体抗病毒免疫及免疫逃逸机制、寻求防治病毒感染提供新的思路与策略。此外，PRR 包括若干 TLR、NLR 及 CLR 分子已被视为新药靶点。因此，可以认为该领域的研究也许更接近实际应用，预计会有更多的非特异性免疫增强剂与抑制炎症药物或药物先导化合物问世。现介绍一些与固有免疫抗感染有关的细胞器。

1. 炎性复合体（inflammasome）　亦称炎性小体，是细胞内固有免疫感受器，为一组多蛋白寡聚复合物，主要包括若干种 NLRs，如 NLRP3、NLRC4、AIM2 及接头蛋白 ASC（adaptor apoptosis-associated speck-like protein containing a CARD）等。半胱天冬氨酸酶激活与募集结构域（caspase activation and recruitment domain，CARD）可识别 PAMP 与内源性 DAMP，激活半胱天冬氨酸酶 1（caspase-1），促使 IL-1β 与 IL-18 的成熟与分泌，可导致非程序性细胞死亡（pyroptosis），其过表达或反应性过强可表现为急/慢性炎性疾病。

2. 自噬体（autophagosome）　是双层膜包绕形成的细胞器结构，由内质网、高尔基复合体、核膜、溶酶体、过氧化物酶体及质膜组成，其生物学活性为自噬（autophagy）。与异噬不同，自噬是消化细胞自身受损伤的细胞结构、衰老的内膜性细胞器、细胞器碎片、细胞外降解产物及某些病原体的过程。自噬与发育、衰老、抗感染、肿瘤形成、神经退行性病变及某些自身免疫病有关，可参与细菌、病毒、真菌及寄生虫的清除，并可通过降解病原体来识别及提呈抗原参与固有免疫，亦可为微生物所利用引发免疫逃逸。

3. 线粒体（mitochondria）　一直被视为细胞的动力站，是氧化磷酸化生成 ATP 的场所。近年发现线粒体通过涉及 RLR 信号的接头分子线粒体抗病毒信号蛋白（mitochondrial antiviral signalling protein，MAYS），在针对细菌、病毒及细胞损伤的固有免疫中发挥抗感染与维持自身稳定的作用，所以线粒体也是固有免疫的感受器。这一发现的重要意义还在于明确了线粒体是固有免疫与能量代谢的交汇点。

三、抗病毒免疫研究

鉴于病毒感染的危害与有效抗病毒药物的缺乏，对病毒逃逸机制与机体抗病毒机制的认识将在相当长的时间里仍是感染免疫研究的重点，也是研发疫苗、抗病毒药物及抗病毒治疗的基础。近年固有免疫的抗病毒作用备受重视，如 PRR 的病毒感受器作用，基于 RNA 包括 siRNA 与 miRNA 的抗病毒免疫机制，IFN 作用机制，扩大抗体治疗范围的可能性等。值得强调的是抗病毒免疫与病毒逃逸机制常因不同的病毒而具备各自的特殊性。

1. 病毒免疫与病理损伤　病毒感染导致组织损伤的性质、程度、转归与不同病毒的感染途径、部位、感染病毒载量、病毒逃逸策略、宿主遗传敏感性和年龄等因素有关，亦与感染后免疫应答状态密切相关。免疫应答中 Th 的极化方向、亚群及多种细胞因子的相互作用、宿主促炎反应与抗炎反应平衡等规律则亟待揭示。

2. Ⅰ型干扰素 被认为是局部病毒感染引起系统性反应的警钟。研究发现 DNA 甲基化酶 Dnmt3a 能够促进天然免疫细胞高效释放Ⅰ型 IFN，从而找到了抗病毒免疫细胞"开关"。除Ⅰ型 IFN 的直接抗病毒作用，对病毒特定结构的感受器、诱导条件、负调节因子及在感染的不同时相产生Ⅰ型 IFN 的规律等均有系统性的研究。新近发现 IFN-α 可通过刺激细胞分泌含多种抗病毒成分的外体（exosome）调节炎性小体的激活。此外，IFN-α 亦可对 CD8$^+$T 细胞抗病毒活性发挥重要影响。值得注意的是，高水平的Ⅰ型 IFN 并非对所有的病毒感染均有抑制作用，已发现阻断Ⅰ型 IFN 可以控制淋巴细胞脉络丛脑炎病毒的慢性持续性感染，临床资料也证明抑制过度免疫活化可减轻 HIV 感染导致的病理变化。

3. 基于 RNA 的抗病毒与病毒逃逸 近十年来，以病毒 miRNA、siRNA 及 piRNA （Piwi-interacting RNA）为重要发现并由此衍生的技术迅速在生命科学研究中应用，且已走在基于 RNA 的抗病毒免疫理论研究的前面。目前受关注度较高的是对病毒 PAMP 与胞内型模式识别受体相互作用的研究，如 TLR3/7/8、NLRP3、RLR 及部分 CLR。PRR 分子的病毒核酸感受器与病毒成分作用可引发不同的生物学效应，既可以是抗病毒效应，也可介导病毒逃逸。siRNA 介导抗病毒免疫的高度序列特异性被认为与抗原表位特异性为基础的适应性免疫相平行。

4. 关注 CD4$^+$不同亚群的作用 以往人们重点研究的是 CD8$^+$T 细胞的抗病毒作用，对 CD4$^+$T 细胞的抗病毒作用的评价主要是所分泌细胞因子的辅助活性，如辅助 B 细胞产生抗体，维持并增强 CD8$^+$T 细胞的活性，通过 Treg 调节应答强度等。近期研究揭示了记忆性 CD4$^+$T 细胞在再次感染中的重要作用，此外 CD4$^+$T 细胞也可通过分泌细胞因子及由 CD95-CD95L （Fas-FasL）介导的细胞毒发挥抗病毒效应，且已证明这种 CD4$^+$细胞毒细胞是非 Th1 依赖性的。

5. 病毒特异性抗体活性与产生规律 研究的重点是不同病毒诱发抗体产生的动态、亚类、中和抗体与非中和抗体的特性，病毒抗原及诱导保护性与非保护性抗体识别表位的分析，针对引起细胞病变与非细胞病变病毒的抗体特点，在病毒感染不同时期抗体的作用与影响因素。在登革病毒与 HIV 感染者体内存在增强型抗体（增强病毒复制）的现象也不可忽视。

四、感染免疫调控机制的进一步揭示

同一病原体感染不同个体所引发的病变进程、严重程度乃至结局都可能会不尽相同，并且同一个体在感染的不同阶段亦会有不同的表现。在影响感染或感染性疾病发展进程与临床表现的诸多因素中免疫调节无疑是重要机制。发挥免疫调节的主要成分包括调节细胞如 Treg、Breg 及 DCreg，调节性细胞因子如 IL-10、TGF-β 及具双向作用的 IFN，共抑制分子如 PD-1 及 CTLA4 等。上述成分在感染免疫中的负调节作用可导致机体抗感染免疫的能力下降，同时也减轻感染引发的炎症反应，避免或减轻过度炎症反应所致的病理损伤。

机体的免疫调节是一个以负调节为主的综合调节机制。以乙型肝炎为例，Treg 过早进入肝可导致持续性病毒复制并加重感染，而过晚介入则可导致自身免疫性肝损伤；Treg 也可影响分枝杆菌感染的病程，结核感染早期 Treg 即可出现于肺部，进展期出现在外周，Treg 在活动性结核中抑制针对结核杆菌的免疫反应，以此阻止结核杆菌的清除。此外，在长期非进展型的 HIV 感染者，其功能性 HIV 特异性 CD8$^+$记忆细胞明显地低表达共抑制分子 PD-1；与此相反，典型进展期患者 CD4$^+$T 细胞高表达 PD-1 与 HIV 病毒载量及 HIV 特异性 CD8$^+$记忆细胞减少相关。

五、新技术在感染免疫中的应用研究

基于基因芯片技术的免疫生物信息分析可同时获得多种编码蛋白的基因、转录调控因子、信号分子动态变化的信息；新发现的蛋白分子特性可以迅速地通过 siRNA 技术与基因敲除动物在细胞与整体水平上得到验证，在尚无更适于研究感染的动物模型之前，设计并建立研究所需的模型小鼠仍是必需的；结合了磁共振成像（MRI）和质谱成像技术的新一代 3D 成像技术更有利于显现小鼠对感染所产生的炎症免疫反应及感染组织定位。

六、转化医学在感染免疫中的应用研究

感染免疫的研究成果转化用于临床实践的步伐将明显加快，体现在对新出现的感染性疾病的免疫学诊断及临床监测体系的迅速建立，现有疫苗的改进、治疗性疫苗和佐剂样免疫增强剂的研发，抗病毒及抗真菌抗体药物的临床试验与应用等。其中不乏针对感染和感染性疾病的生物制剂（疫苗、抗体及其他）。此外，感染也与许多非感染性疾病相关，如自身免疫病、肿瘤及代谢性疾病的发病机制。已证明 PAMP 与 DAMP 介导的信号通路、信号分子、激活产物乃至结局亦存在很多共同点与交汇点。

七、中医药防治瘟疫的作用机制

从 2003 年积极参与 SARS 防治到 2019 年末全过程、全方位深度参与 COVID-19 防治，中医药都发挥了不可替代的作用。实践证明，瘟疫早期应用中医药进行干预，可阻断疫情进一步发展；极期使用中医药可明显减轻病情，降低病死率和促进康复；中西医结合防治还可减少西药的毒副反应等。如何运用现代科研手段展示中医药防治瘟疫的药用机制，值得深入研究。中医药的作用通常是系统治疗多个靶点，以抗病毒作用及调节免疫的作用较为突出。故以现代医学中感染免疫的前沿研究为切入点，发挥中医药优势，中西医结合治疗疫病，是必然趋势。例如，甘露消毒丹的 10 味中药包含 147 个活性成分和 126 个靶基因，可能通过多组分（木犀草素、汉黄芩素、槲皮素、异鼠李素等 10 种主要活性成分）、多靶基因（*MAPK8*，*TP53*，*CASP3*，*EGFR*，*IL-6*，*FOS*，*RELA*，*IL-10*，*CASP8* 和 *PPARG* 等）和多通路（AGE-RAGE通路、乙肝病毒通路、细胞凋亡、TNF 通路、IL-17 通路等）协同作用发挥抗炎、抗病毒作用，从而治疗 COVID-19。此类研究方兴未艾，不断深化，将为更多的中医治疫名方名药提供科学依据，以促进其开发研制和推广应用。如能将中医的整体观、辨证施治、治未病等核心思想进一步诠释和光大，将有望对 21 世纪医学模式的转变和创新带来深远的影响。

新的瘟疫会不断出现，人类将与传染病并存，从免疫学角度研究与防治瘟疫，必将为人类的健康做出更大贡献，对中医药的传承创新具有重要意义。

参 考 文 献

曹雪涛. 2015. 医学免疫学. 北京：人民卫生出版社.
曹雪涛. 2017. 免疫学前沿进展. 4 版. 北京：人民卫生出版社.
范永升，温成平. 2018. 中医免疫病学. 北京：中国中医药出版社.
冯全生. 2019. 瘟疫学. 北京：中国中医药出版社.

苏颖. 2014. 明清医家论温疫. 北京：中国中医药出版社.

谭福雄，黄峰，李瑶，等. 2020. 基于网络药理学和分子对接探讨甘露消毒丹治疗新型冠状病毒肺炎（COVID-19）的机制. 中药药
理与临床，36（5）：44-53.

田维毅，袁端红，王文佳. 2016. 现代中医疫病理论与实践. 贵阳：贵州科技出版社.

王文佳，俞琦，蔡琨，等. 2020. 基于"三因制宜"理论探讨新型冠病毒肺炎中医防治方案. 贵州中医药大学学报，42（3）：29-32.

袁长津，何清湖. 2008. 现代中医疫病学. 北京：化学工业出版社.

（贵州中医药大学　王文佳）

第十五章 中医风湿病学与免疫学

第一节 概　　述

一、风湿病的病名

中医"风湿病"一名首见于《金匮要略》一书，在现代，中医风湿病一般被称为"痹证"或者"痹病"，此病有广义和狭义之分。

"狭义痹证"指的是病位只在关节、肌肉及筋骨，主要表现为这些部位的疼痛、麻木、酸楚、沉重，或关节肿大、活动不利、僵硬变形。"广义痹证"指在外累及关节肌肉筋骨，在内涉及脏腑病变的一类病证。《黄帝内经》中描述的"五脏痹"即为广义之痹，是一个全身性疾病，其与现代医学中的结缔组织病后期出现多脏器损伤相对应。

一些名老医家也根据长期临床经验总结了相应的病名。焦树德教授在 2000 年建议把类风湿关节炎归类到"尪痹"，强直性脊柱炎归类到"大偻"。路志正教授于 1989 年在《路志正医林集腋》书中首次提出"燥痹"，此病以肌肤枯涩、脏腑损害，或伴有关节肌肉疼痛为主要临床表现，与现代医学的干燥综合征相对应。这些中医病名的确立，不仅丰富了中医学理论，也促使中医风湿病的临床诊疗更加规范。

二、风湿病病因病机

现代医学认为风湿病是多种因素共同作用下的产物，包括遗传、环境、免疫失调等，这与陈无择《三因极一病证方论》中的"内因、外因和不内外因"有异曲同工之妙。张仲景的《金匮要略》中列举了"风湿、历节、血痹、虚劳腰痛、狐惑"等病，并提出分虚实而治，给后世留下了防己黄芪汤、甘草泻心汤、桂枝芍药知母汤等经典名方。《普济本事方》中认为风湿病是"内生风邪或痰"，而《丹溪心法》中也认为"肥人肢节痛，多是风湿与痰饮，流注经络而宜南星、半夏"。刘完素则强调了"热邪"在风湿病中的作用，吴鞠通观点与之相似，此外他还提出了"暑湿痹"。叶天士的《临证指南医案》中认为"络中气血，虚实寒热，稍有留邪，皆能致痛"，并提出"从络论治"，主张使用虫类及活血化瘀药物通络止痛。

总之，风湿病的病机主要是先天禀赋不足，或大病、久病后，外感风寒湿热之邪，脾失温运、肾阳亏虚，经络气血运行不畅，湿聚成痰，痰瘀内生；或脾失健运，气血生化乏源；或热邪蕴结，伤津耗液；或湿热内侵，痰浊瘀阻于经络肌肤，而出现关节肿胀疼痛、肌肤麻木、口干咽燥及口腔、二阴溃疡等症状。

三、中医药治疗风湿病的途径

目前研究发现中医药治疗风湿病途径主要分为以下两个方面。

（一）调节免疫

调节免疫包括对胸腺、脾等免疫器官的影响，调节 T、B 淋巴细胞等免疫细胞的分化和凋亡，以及对 IL、TNF 和补体 C3、C4 等细胞因子的调节作用。

（二）增加疗效、降低不良反应发生率

研究发现，中药联用免疫抑制剂或糖皮质激素，有增加疗效、降低不良反应发生率的作用，如减少肝肾功能损伤、降低骨质疏松风险等。

由于目前中医药治疗风湿病的方案缺乏多中心大样本的验证性研究及机制探讨，临床应用时，需要结合现代研究成果，合理选择治疗方案。同时也应当运用现代理论和先进技术进一步加强中医药治疗风湿病方案的现代化研究。

第二节　类风湿关节炎

一、概述

类风湿关节炎（rheumatoid arthritis，RA）是一种以对称性小关节疼痛为主要表现的慢性、炎症性自身免疫病。主要病理变化为关节滑膜的慢性炎症、血管翳形成。本病多见于女性，流行病学调查显示，RA 的全球发病率为 0.5%～1%，我国发病率为 0.42%，总患病人数约 500 万，男女患病比例约为 1∶4。

本病属于中医学"尪痹"范畴，尪痹是指因风寒湿热等邪气闭阻经络，气血运行不畅，引起以肢体关节疼痛、重着、活动不利、肿大变形、骨质受损为主要表现的病证。传统中医学文献中本无"尪痹"病名，此病名是焦树德教授于 1981 年首次提出的，"尪"意指足跛不能行，胫屈不能伸，身体羸弱的状态。

中医药已被广泛应用于 RA 的临床治疗，具有疗效良好、不良反应少等特点，其机制值得进一步研究。

二、中医病因病机

RA 的发生与体质、气候、生活环境等有密切关系。正虚卫外不固是发病的内在基础，感受外邪是发病的外在条件，风、寒、湿、热、痰、瘀等邪气或病理产物痹阻肢体经脉为病机根本。其病位在肝、肾、骨、关节、筋脉、肌肉。本病初起，外邪侵袭，多以邪实为主。久痹不已，邪留伤正，可出现气血不足、肝肾亏虚之候，也可因之造成气血津液运行无力，或痰阻或成瘀，甚至经由经络累及脏腑，出现相应的脏腑病变，表现为虚实夹杂的证候。

三、中医辨证论治

风、寒、湿、热、痰、瘀等邪气痹阻肢体经脉是本病的基本病机。治疗原则应以祛邪通络为基础，把握邪气的偏盛进行辨证论治，具体治法包括祛风、散寒、除湿、清热、化痰、行瘀。久病出现气血耗伤、肝肾亏虚时又当补益气血，滋养肝肾，强筋健骨。

1. **风寒湿痹证**　肢体关节疼痛，晨僵。或疼痛剧烈，遇寒加重，得热痛减；或多个关节

游走性疼痛；或肢体沉重；或恶风，或汗出，或口淡不渴，或脘闷纳呆，或见泄泻清稀。舌质淡或淡红，胖大，苔薄白或白腻，脉滑或浮或紧。

（1）治法 祛风除湿，散寒止痛。

（2）方药 桂枝芍药知母汤或蠲痹汤加减。痛剧者加制附片以通阳散寒；关节肿甚者加薏苡仁、防己以利湿消肿。

2. 湿热痹阻证 关节或局部肿热疼痛，重着，触之热感或自觉热感，晨僵。关节活动不利，或有积液，局部皮色发红；或伴发热，口苦或口中黏腻感；或心烦，或口渴或渴不欲饮；小便黄、数，大便黏。舌质红，苔黄腻或厚，脉弦滑或滑数。

（1）治法 清热除湿，通络止痛。

（2）方药 当归拈痛汤加减。伴发热者，加生石膏、青蒿；关节热痛明显者，加蒲公英、白花蛇舌草。

3. 痰瘀痹阻证 关节肿痛日久不消，固定不移，局部肤色晦暗，晨僵。或僵硬变形，活动不利；或有皮下结节、瘀斑、硬结，面色暗黧；或肌肤甲错，唇暗；或胸闷痰多，食少纳差；或口燥咽干，但欲漱水不欲咽。舌质紫暗或有瘀斑，苔薄白或腻，脉沉细或沉滑或沉涩。

（1）治法 化痰活血，蠲痹止痛。

（2）方药 双合汤加减。皮下结节可加连翘、白芥子、胆南星以散结，热痰者，可加黄芩、胆南星，寒痰者，可加干姜。

4. 气血两虚证 关节酸痛或隐痛，麻木不仁，晨僵，倦怠乏力，面色无华。或关节活动不利，难以屈伸；或心悸，气短，自汗，头晕；或爪甲色淡，食少纳差。舌质淡胖，苔薄白，脉沉细无力。

（1）治法 补益气血，祛邪通络。

（2）方药 黄芪桂枝五物汤加减。关节冷痛剧烈，加制附片以散寒止痛；如气短乏力明显，加党参、山药。

5. 肝肾不足证 病久关节肿胀疼痛或酸痛，晨僵，腰膝酸软，腰背疼痛。或关节变形，活动不利；或足跟痛，形瘦骨立；或头晕耳鸣，或潮热盗汗，或口干而不欲饮，或失眠，或尿频、夜尿多。舌红少苔，脉细数。

（1）治法 补益肝肾，蠲痹通络。

（2）方药 独活寄生汤加减。腰膝酸软、潮热盗汗者，加熟地黄、山萸肉、菟丝子；肌肤麻木、筋脉屈伸不利，加枸杞、沙参、麦冬。

四、现代研究进展

（一）病因及发病机制

现代研究认为，RA 的发病与遗传、环境、免疫紊乱等多因素有关。目前认为免疫紊乱是 RA 主要的发病机制，其过程如下：APC 将自身抗原提呈，传递给活化的 CD4$^+$T 细胞，启动特异性免疫应答，B 细胞、巨噬细胞、成纤维样滑膜细胞（FLS）、NK 细胞等，以及 IL-1β、IL-6、IL-17、TNF-α 等多种细胞因子同时参与，导致出现关节滑膜慢性炎症、血管翳形成、骨质破坏等病理变化。

（二）西医诊治原则及方案

RA 的西医药物治疗原则为早发现、早诊断、规范治疗，定期监测与随访。其治疗目标是缓解疾病或降低疾病活动度，最终目的为控制病情、减少致残率，改善患者的生活质量。

目前常用西药分为五大类，即非甾体抗炎药、传统改变病情抗风湿药（传统 DMARD）、生物 DMARD、糖皮质激素、植物药制剂。各类药物有不同的作用机制及不良反应，在应用时需谨慎监测。

（三）中医药治疗 RA 的研究进展

1. 证型研究及用药研究　2017 年中华中医药学会发布的病证结合诊疗指南将 RA 分为风湿痹阻、寒湿痹阻、湿热痹阻、痰瘀痹阻、瘀血阻络、气血两虚、肝肾不足、气阴两虚八个证型。陈攀等对涉及 12 434 名受试患者的 152 篇文献进行分析，发现进行辨证论治的文献中，风寒湿痹证型出现频率最高；按照药物使用的频次进行排名，前 3 名的药物是甘草（8.2%）、当归（7.8%）、桂枝（7.3%）。

2. 临床研究　已有临床证据显示，青藤碱、雷公藤多苷片、白芍总苷等中药提取物可在治疗 RA 时发挥作用。钱鑫等发现青藤碱制剂可以有效降低 RA 患者体内 IL-1、IL-6、IL-10、TNF-α 等细胞因子水平；邓媛等运用雷公藤多苷片联合甲氨蝶呤治疗 RA，8 周后评价疗效，发现试验组患者具有更低的红细胞沉降率（ESR）及免疫球蛋白水平；李志军等通过临床试验证明联用白芍总苷能显著降低口服来氟米特、甲氨蝶呤时肝功能异常不良反应发生率。

中药复方汤剂如桂枝芍药知母汤、独活寄生汤、黄芪桂枝五物汤等可显著改善患者关节疼痛症状，降低 RA 患者 ESR、血清中 CRP 等炎性指标。刘晓微在常规西药治疗方案基础上加用桂枝芍药知母汤治疗寒热错杂型 RA 患者 60 例，结果显示，与常规西药治疗方案相比，加用桂枝芍药知母汤可显著改善患者临床症状及实验室指标；倪忠根等发现独活寄生汤加减联合西药对 RA 疗效明显；徐国山等在甲氨蝶呤、来氟米特、双氯芬酸钠缓释片的基础上运用"清热活血法"治疗瘀热型 RA，12 周后发现两组 DAS28 评分、中医症状总评分、CRP、ESR、类风湿因子（RF）等均较本组治疗前明显下降，且加用中药的观察组在治疗后各项指标、评分改善方面均显著优于对照组同期；马举斌等发现黄芪桂枝五物汤合玉屏风散联合常规西药治疗可显著缓解 RA 症状，降低患者外周血液中 IL-1 等致炎因子水平。

3. 实验研究　中药对 RA 的治疗作用可能与影响免疫器官，调节 T 细胞、B 细胞、树突状细胞、成纤维样滑膜细胞等细胞的增殖、分化、凋亡，调控 IL-6、IL-8 等细胞因子及 JAK、STAT、TLR 等信号通路相关分子表达有关。

赵静等发现中、低剂量的青藤碱能改善佐剂诱导性关节炎（AIA）大鼠关节局部组织的病理变化，降低血清中相关炎症因子水平，抑制关节局部组织 TLR2、TLR3、TLR4 的表达，调控大鼠 *PBMC* 基因表达，推测青藤碱可能通过影响以 TLR/JAK-STAT 信号转导通路为核心的信号通路网络控制 AIA 大鼠的炎症进程；张洪长等推测青藤碱可能是通过影响 TLR 信号转导通路，下调 MyD88 和 TRAF-6 的表达，从而抑制成纤维样滑膜细胞增殖；BeiTong 等通过动物实验发现，青藤碱可能通过调节 Th17/Treg 细胞平衡来发挥治疗作用，且其作用有肠道依赖性。

孟丹等发现雷公藤多苷可能通过调节黏膜免疫、*TCRBV* 基因表达来发挥治疗胶原诱导性关节炎模型（CIA）大鼠的作用；王靖霞等通过体内外实验证明雷公藤多苷片可以抑制 CIA 大鼠关节滑膜组织中血管增生；王建竹等发现雷公藤甲素可能通过影响 Ras-MAPKs 信号转导通路的活化，从而影响 RA 患者成纤维样滑膜细胞增殖。

吴华勋等发现白芍总苷可能通过下调 CIA 大鼠滑膜组织中 β 抑制蛋白 2，影响 G 蛋白偶联信号转导通路，从而抑制 CIA 大鼠成纤维样滑膜细胞增殖；周玲玲通过细胞实验证实白芍总苷可影响 AIA 大鼠破骨细胞的分化和活性。

胡雨峰发现桂枝芍药知母汤能抑制 CIA 大鼠滑膜组织中 TLR2、TLR4、TLR9、MyD88、NF-κB 等的表达，推测桂枝芍药知母汤可能通过抑制 TLR 信号通路的转导来发挥治疗 RA 的作用；彭兰驭发现桂枝芍药知母汤可以抑制 CIA 大鼠膝关节、踝关节的破坏与畸形，调节 CIA 大鼠血清和滑膜匀浆中 RANKL、OPG 水平，证明桂枝芍药知母汤可能影响关节骨破坏与再生；杨爽以不同浓度的桂枝芍药知母汤刺激人类 RA 成纤维样滑膜细胞（MH7A），发现桂枝芍药知母汤可以减少 TNF-α 诱导的 MH7A 细胞中炎症因子的生成。

袁立霞等运用当归拈痛汤及其拆方干预灭活结核分枝杆菌（Mtb）诱导关节炎模型大鼠，28 天后用液相芯片系统检测各组大鼠血清及关节滑膜组织中细胞因子变化情况，发现当归拈痛汤可以通过调控大鼠炎症细胞因子来发挥治疗作用。易国仲等发现当归拈痛汤可以降低 Mtb 诱导关节炎模型大鼠膝关节滑膜中基质金属蛋白酶-9（MMP-9）水平。

刘佳维等发现黄芪桂枝五物汤能促进 CIA 大鼠滑膜细胞凋亡，降低软骨和滑膜中 JAK3、STAT3、SOCS1、SOCS3 等蛋白表达水平，猜测黄芪桂枝五物汤可能通过调控 JAK-STAT 信号通路发挥治疗作用。

王泽等发现二妙散可降低 CIA 大鼠关节评分，下调血清 IL-6、IL-10 等炎性因子水平，抑制踝关节中 NF-κB、P50 和 ERK1/2 的表达；何莲花等发现二妙散可能通过调控 JAK/STAT 信号通路影响成纤维样滑膜细胞增殖。

中药提取物、中成药、中药复方汤剂被广泛用于治疗 RA，其具有疗效确切、多靶点调控等优势，但作用机制仍需进一步探究。

第三节　干燥综合征

一、概述

干燥综合征（Sjögren syndrome，SS）是一种侵犯泪腺、唾液腺等全身外分泌腺体，以 B 细胞异常增殖、组织淋巴细胞浸润为特征的慢性弥漫性结缔组织病。临床上主要表现为干燥性角膜炎和口腔干燥症，同时，病变可累及肾、肝、肺等内脏器官及血管、关节、皮肤等组织，造成多系统、多器官受损。本病分为原发性和继发性两大类，后者指继发于另一诊断明确的结缔组织病或其他疾病者。我国原发性干燥综合征发病率为 0.29%～4.8%。女性多见，男女比例为 1：（9～10）。任何年龄均可发病；好发年龄为 30～60 岁。

现代中医学将本病归于"燥痹"的范畴。历代医籍中，虽未明确提出"燥痹"这一病名，但与之相关的论述，则散见于诸多文献中。新中国成立后，《路志正医林集腋》中正式提出了"燥痹"这一病名，并对其发病机制和治则治法做了详细的阐述。

二、中医病因病机及证型

燥痹之患，起因多端，机制复杂，涉及多脏器、多系统的病理变化过程。其病因为先天禀赋不足，阴津匮乏；或水形、火形之体后天感受天行燥邪或温热病毒，损伤津液；或过服辛热燥烈药品而耗伤阴津，或居住刚烈风沙缺水之地，或久在高温下作业；或接触新的化学药品，或有害元素损伤阴津等。津液是维持人体生命活动必不可少的重要物质，以荣养滋润机体各个组织、器官，内而脏腑脑窍，外至四肢百骸、筋骨、皮毛。若气虚，不能运载津液，则周身失于敷布润泽；或阴虚津液枯涸，脏腑组织失运、失荣，燥邪内生。燥则失濡、失润、失养，气血运行受阻，痹证乃成。经脉不通则瘀阻，甚则燥胜成毒，发展演变为燥痹、燥毒痹、燥瘀痹、燥痰痹等。

此外，燥伤日久，燥瘀互结，而见皮肤嫩揭，皮肤甲错，肢体紫斑或硬结性红斑。燥痰概结，肌肤可触及结节或肿块；或颈项结喉处、颈项两侧颌下有圆形、椭圆形肿物，肤色如常，或呈淡红、红褐色，质地柔软如绵，或坚硬如石，少部分肿块破溃，此皆因燥邪伤津，郁火灼伤血络，肉腐成脓，血脓胶结成瘀，或燥热炼津而成顽痰所致。

三、中医辨证论治

SS 的基本病机为阴血亏虚，津枯液涸，由燥邪伤阴或津伤化燥，致多系统、多脏器受损，由燥致痹。故而可见以心、肝、脾、肺、肾各脏及其互为表里的六腑和九窍特有的阴津匮乏之表现为其临床特征。痹者，闭也，不通之意。故本病有脏腑气机失调、经气失其畅达、气血运行涩滞的病理改变。临床可见津亏失濡、阴虚发热、燥瘀相搏或燥痰互结的特点。本病属本虚标实，虽有虚实夹杂的证候，但仍以虚为主。

在本病治疗中，滋阴益气之法当贯穿全程，其中又以滋阴为第一要则。根据阴虚偏重的脏腑不同，又有润肺生津、滋养心阴、濡养脾胃、滋柔肝肾之不同。若属燥毒炽盛者，当急以清热解毒，润燥护阴；若以阴虚血瘀为主者，治当活血化瘀通络；若肝气郁结者，当理气疏肝；若肝阴不足、肝火炽盛者，当清泻肝热。

1. 燥邪犯肺证　口咽干燥，双目干涩、干痒疼痛，甚至轻度红肿。干咳或痰少黏稠，难咯，或腮部反复肿胀，发热时作，或见关节红肿热痛。舌红苔薄黄，唇干、脉浮数或细数。

（1）治法　清肺润燥，养阴生津。

（2）方药　清燥救肺汤加减。兼有风热表证者，需疏风润肺，加桑杏汤；夜间干咳，两颧娇红者去人参、甘草、石膏，加蛤蚧粉、青黛、旋覆花；痰中带血者去人参、甘草，加沙参、紫草根、白茅根；咳而干渴者去人参、甘草、桑叶，加白芍、乌梅、玉竹、旋覆花；关节肿痛甚加忍冬藤、伸筋草；阴虚内热者加地骨皮、白薇、鳖甲。

2. 肝肾阴虚证　口干，目涩，泪少或无泪，常有眼内异物感，视物模糊。或目赤，或头晕耳鸣，或腰背酸痛，关节隐痛。舌红少苔，脉沉细或数。

（1）治法　滋补肝肾，润燥明目。

（2）方药　杞菊地黄丸合一贯煎、二至丸加减。大便燥结加瓜蒌仁、炒枳实；口干甚加石斛、玉竹；炽热而渴加知母、石膏；失眠加炒枣仁、合欢皮；骨蒸潮热加青蒿、地骨皮、乌梅。

3. 气阴两亏证　口眼干燥，气短乏力。纳差腹胀，便溏或干结，低热，易感冒，腮部或颌下反复肿大。舌淡胖、边有齿印、尖红，少苔或白腻，脉细数无力。

（1）治法　益气健脾，滋阴补肾。

（2）方药　四君子汤合六味地黄汤、生脉饮加减。低热不退加银柴胡、鳖甲、青蒿、胡黄连、地骨皮；腮腺肿大明显加海藻、海带、昆布、浙贝母、半夏；积块坚硬加白芥子、莪术、丹参、山慈姑；胸闷不舒加郁金、瓜蒌。

4. 气血瘀阻证　形瘦肤干肌削，眼眶黧黑，口干目涩。四肢关节疼痛或屈伸不利，或皮肤瘀斑不退。舌暗少津，或青紫有瘀点，脉细涩。

（1）治法　益气活血化瘀。

（2）方药　桃红四物汤加减。关节畸形，皮肤瘀斑甚者加水蛭。

四、现代研究进展

（一）病因及发病机制

SS确切病因和发病机制尚不明确。近几年的研究认为SS的发病可受到内（个体因素）、外（环境因素）因素的双重影响，这些因素包括遗传、感染、免疫、环境等多种因素。

近年来，感染因素与本病的关系研究受到广泛关注，与本病发病关系密切的感染因素主要包括病毒感染和细菌感染两种，与SS相关的病毒包括EB病毒、巨细胞病毒、人类免疫缺陷病毒、人类T细胞白血病病毒、丙型肝炎病毒、人类疱疹病毒8型、柯萨奇病毒、肠道病毒、副黏病毒等。而细菌感染方面，有研究提示幽门螺杆菌感染可能与SS发病相关，但仍需要进一步探索。

（二）西医诊治原则及方案

SS目前仍无根治疗法，以对症治疗和替代治疗为主。治疗目标有二：一是改善口干、眼干症状，可采用人工泪液等对症治疗；二是抑制免疫病理进程，保护外分泌腺体，预防脏器受累，延长患者寿命，可采用免疫抑制剂、糖皮质激素等治疗。

（三）中医药治疗SS的研究进展

1. 证型研究及用药研究　赖晓琴等通过对122篇中医药治疗SS的文献进行分析，发现单味中药使用频率较高的前3位为甘草（65.69%）、生地黄（60.58%）、麦冬（59.12%）。宋威江等通过对涵盖1316例患者的7个研究进行统计分析，发现SS最常见的证型为气阴两虚证和阴虚血瘀证。

2. 临床研究　近年来，SS在中医辨证论治方面得到了极大发展，但仍存在临床设计质量参差不齐，中医辨证分型尚未统一，研究纳入样本量偏少，纳入排除标准欠规范，临床观察时间较短，缺乏跟踪随访记录等问题，目前应规范本病中医辨证，并进行多中心、大样本、长期随访的临床研究，为优化中医药治疗SS提供依据。

戴恩来、金实、陈一峰等从肺论治，采用益气养阴，宣肺通络之法。常用中药如麦冬、沙参、百合、西洋参、黄芪、牡丹皮、天花粉等治疗燥痹，取得良好疗效。韩善夯等研究发现宣肺布津颗粒治疗燥痹的总有效率为84.21%，明显优于盐酸溴己新片，能明显降低燥痹患者口干、眼干等主要症状积分，且安全有效，有一定的免疫调节作用。

马蕊探讨一贯煎联合硫酸羟氯喹治疗SS肝肾阴虚证患者临床疗效及对血清Th17/Treg值变化的影响，结果表明一贯煎联合硫酸羟氯喹治疗SS肝肾阴虚证可改善口干、眼干症状，提高生活质量，具有较好抗炎、调节免疫作用以及较高的安全性，临床疗效显著。黄浔芳等通过观察一贯煎加减联合甲氨蝶呤和羟氯喹及单独使用西药甲氨蝶呤和羟氯喹的疗效，发现一贯煎联合西药治疗燥痹的总有效率、口干症状评分、眼干症状评分、CRP及ESR水平均优于单独西药治疗。

王庆国、仝峰等认为燥痹病机以气阴亏虚为本，治疗则以益气养阴为主，临证常用生地黄、黄芪、党参、太子参、北沙参、麦冬、石斛、白芍、玉竹等药益气养阴。孙蓬远等通过对比硫酸羟氯喹联合益气养阴通络复方中药模拟剂颗粒治疗及硫酸羟氯喹联合益气养阴通络复方中药颗粒治疗，发现后者治疗气阴两虚型 SS 患者总有效率优于前者，且不增加患者的不良反应。

葛瑞英等认为 SS 在阴虚基础上必定合并气滞血瘀，故滋阴润燥同时应行气活血化瘀，使用增液润燥汤联合硫酸羟氯喹治疗 SS 20 例，研究表明治疗后较治疗前雌二醇（E_2）、睾酮（T）和卵泡刺激素（FSH）升高（$P<0.05$），而黄体生成素（LH）降低（$P<0.05$），考虑增液润燥汤的疗效机制可能与下调滤泡辅助性 T 细胞（Tfh）的表达有关。

3. 实验研究　近年来中药治疗 SS 的作用机制已成为一新热点，研究发现中药可以通过上调水通道蛋白（AQP）的表达，抑制上皮细胞凋亡，抑制 B 细胞刺激因子（BAFF）表达，调节 Th1/Th2 平衡，调节 Th17/Treg 平衡，抑制 Tfh 相关分子表达等机制，多途径、多靶点发挥治疗作用，且安全性良好。

姜兆荣等研究表明，解毒化瘀生津方能够上调模型鼠颌下腺腺泡细胞膜 AQP5 的表达，扩大颌下腺水分子的滤过，从而调节唾液分泌，与硫酸羟氯喹作用相似。王丹等研究表明，解毒通络生津方及其拆方（解毒药、通络药及生津药）均可增加模型鼠颌下腺腺泡细胞膜 AQP5 的表达，其中生津组优于解毒组及通络组，全方组疗效最佳。刘燕等认为，解除毒蕈碱 3 型受体（M3R）对颌下腺 AQP5 表达的抑制，是津血源颗粒介导的唾液分泌功能增强的部分机制。陈剑梅认为，津血源颗粒及其标志性单体的疗效可能与其影响唾液腺津液代谢的 $M3-Ca^{2+}-AQP5$ 途径有关，津血源、芍药苷、麦冬皂苷 D 可以激动 M3R，G 蛋白介导腺苷酸环化酶激活产生环腺苷酸（cAMP），促使蛋白激酶 C 活化，促进颌下腺细胞 Ca^{2+} 通道开放，增加胞内 Ca^{2+} 浓度，从而增加 AQP5 表达，促进唾液分泌。

Fas/FasL 在唇腺腺泡及导管上皮细胞内的异常表达可能是 SS 患者唾液腺受损的原因之一，吴国琳等发现养阴益气活血方可以下调模型小鼠颌下腺组织 Fas、FasL mRNA 的表达，减少腺泡及导管上皮细胞凋亡，从而减轻颌下腺损伤。史云晖等研究表明，活血解毒类方可能是通过干预 IFN/BAFF/BAFF-R 信号通路降低模型鼠血清中 BAFF、BAFF-R、IFN-γ 及颌下腺 BAFF、BAFF-R 的水平，增加唾液分泌量，发挥治疗作用。

王庆认为，通过阻碍 Tfh 细胞分化和它们与 B 细胞之间的相互作用，调节 Tfh 细胞可以成为 SS 新的治疗靶点。Bcl-6 是 Tfh 的特异性转录因子，CXCR5 为其表面标志物，模型鼠颌下腺组织的 Bcl-6、CXCR5 表达明显升高，养阴益气活血方通过调节 Tfh 细胞，降低 Bcl-6、CXCR5 等分子的表达而发挥治疗作用，且中药浓度符合量效关系，与羟氯喹联合治疗效果最佳，但单纯使用羟氯喹对此分子通路无影响。

第四节　强直性脊柱炎

一、概述

强直性脊柱炎（ankylosing spondylitis，AS）是以中轴关节、肌腱附着点受累出现炎性腰背部或腰骶部疼痛为首发症状的一种慢性自身免疫病，也可累及消化系统、泌尿系统、皮肤黏膜及结膜、葡萄膜等。AS 的发病特征为脊柱、外周关节及关节周围组织的慢性炎症。全球 0.1%～0.5% 的人群受该疾病困扰，一项关于 AS 的系统评价发现我国 AS 的发病率在 0.29% 左右，其中男性 AS 患病率为 0.42%，是女性的 2.8 倍。

本病属于中医学"大偻"范畴。大偻是指由六淫之邪侵扰人体筋骨关节，闭阻经脉气血，出现肢体沉重僵硬、关节剧痛，甚至发生肢体拘挛蜷曲，或强直畸形等症状的病证。

AS病情严重，致残率较高，西医治疗仅以对症支持治疗为主，中医药在长期治疗实践中积累了大量的有效验方，对 AS 的治疗有较大优势，具有疗效肯定、不良反应少、延缓病情进展等优点，中医药在 AS 的防治中扮演着越来越重要的角色。

二、中医病因病机

AS 的发生与六淫之邪、肝肾亏虚及痰浊瘀血均有关。六淫之邪尤以风寒湿热之邪为主，如久居冷湿之地，或涉水冒雨，或劳作当风等，均可受风寒湿邪气侵袭，致督脉气血运行不畅，正如《诸病源候论》所述："风寒搏于脊膂之筋，冷则挛急，故令背偻。"感受热邪或内有蕴热，诱邪而发，热毒腐蚀关节；饮食不节，脾失运化，痰湿阻滞，经络气血不得通畅，瘀血由生；或肾阳亏虚，水湿不化，血失温运，为痰为瘀，痰瘀搏结，以致关节肿胀、屈伸不利；肾藏精，主骨生髓，充养骨髓，肝主筋，肝体为阴，肝肾同源，肾精不足以滋养肝阴，则使筋挛节痛。疾病初起以外感六淫之邪为主，侵袭肢体筋骨关节，病久日深，累及肝肾。初期以邪实为主，久病则正虚邪恋，或寒邪深重，或湿热留着，或寒热错杂，或痰瘀交阻，虚实夹杂，病情缠绵。

三、中医辨证论治

辨证在于分清寒热虚实和明确病位。病初以六淫、痰瘀等为主，治疗以祛邪为要，日久则虚实夹杂，出现气血耗损、肝肾亏虚，治应扶正祛邪。病位在腰背、四肢，腰背者，以肾虚为主要病机；病在四肢者，以邪实为主。

1. 风寒湿痹证　四肢关节疼痛重着，晨僵。或畏寒喜暖，或痛处固定如刀割，或酸胀沉重，阴雨天加重。舌淡红，苔白腻或薄白，脉弦紧。

（1）治法　祛风除湿，散寒通络。

（2）方药　蠲痹汤加减。关节肿胀可加车前草、防己、泽泻；上肢痛甚加细辛、片姜黄；下肢痛甚加钻地风、松节；服药后咽干、咽痛者，加麦冬、玄参。

2. 湿热蕴结证　关节红肿热痛，屈伸不利。汗出心烦，身热不扬，口苦黏腻，小便黄，大便黏腻或干结。舌红，苔黄腻，脉滑数。

（1）治法　清热解毒，祛风除湿。

（2）方药　四妙丸加减。发热者，加黄柏、金银花；关节浮肿有积液者加茯苓、泽泻；关节僵硬、疼痛剧烈者加全蝎、僵蚕、炮山甲。

3. 肝肾亏虚证　腰背疼痛，上连项背，下达髋膝，僵硬拘紧，难以俯仰。或有腰膝酸软，骨蒸潮热，自汗盗汗。舌淡，苔白少津，脉沉细或细数。

（1）治法　补益肝肾，活血通络。

（2）方药　独活寄生汤加减。骨蒸潮热，自汗盗汗者加青蒿、牡丹皮、知母、熟地黄改用生地黄；恶寒肢冷者加川椒、桂枝、熟附子。

4. 痰瘀互结证　关节肿胀变形，难以屈伸，动则痛剧。口干不欲饮，两手时有震颤、四肢常有抽动。舌紫暗，有瘀斑，苔白腻，脉沉细或涩。

（1）治法　补益气血，化痰破瘀。

（2）方药　身痛逐瘀汤加减。关节红肿疼痛者，加金银花、虎杖；关节冷痛、得热痛减者加桂枝、附子、红花。

四、现代研究进展

（一）病因及发病机制

AS 的发病与遗传、免疫反应、微生物感染和内分泌等因素均有密切关系。AS 有明显的家族聚集倾向，最新研究认为，遗传基因多态性是导致不同民族 AS 多样性的主要原因，除了易感基因 *HLA-B27*，其他的非 *HLA-B27* 基因也参与了 AS 发病，如 *HLA-B60*、*HLA-B7*、*HLA-B16*、*HLA-B35*、*HLAB38* 和 *HLA-B39* 均可使 AS 易感性增加，且与 HLA-B27 阴性的 AS 相关。在免疫反应方面，多项研究发现 AS 患者外周血中的巨噬细胞、NK 细胞、IL-4$^+$CD8$^+$T 细胞及细胞因子 IL-2、IL-6、IL-10、TNF-α、IFN-γ，以及基质细胞衍生因子 SDF-1 增加，除此之外，IL-23/IL-17 轴的阻断有利于改善 AS 症状，这可能是一个潜在的治疗靶点。微生物感染可以触发机体固有免疫反应，且与自身组织发生交叉反应而致病，有研究认为肺炎克雷伯菌是 AS 发病的激发剂，而幽门螺杆菌、耶尔森菌、福氏志贺痢疾杆菌与反应性关节炎相关；泌尿道、肠道感染后发生赖特综合征概率增加。性激素、维生素 D 也与 AS 发病相关，Kebapcilar 等研究发现 AS 患者下丘脑-垂体-肾上腺轴受损。这些因素的综合作用，最终导致 AS 患者关节发生广泛纤维化和骨性强直。

（二）西医诊治原则及方案

目前西医的治疗方案尚不能根治 AS，其治疗原则是早期、规律、联合用药，目标是控制病情进展、缓解疼痛、提高生活质量和降低致残率。

治疗方案分为药物保守治疗和外科手术治疗。药物治疗包括非甾体抗炎药、糖皮质激素、免疫抑制剂及生物制剂（TNF-α 拮抗剂为主，包括重组人 II 型肿瘤坏死因子受体-抗体融合蛋白、阿达木单抗、英夫利西单抗等）等。此外口服小分子 JAK 抑制剂托伐替尼和非戈替尼目前尚在临床试验中，未来可能应用于 AS 的治疗。外科手术包括椎弓根截骨术、闭合-开放楔形截骨术（COWO）、全髋关节置换术等，适用于 AS 疾病后期的脊柱畸形。

（三）中医药治疗强直性脊柱炎的研究进展

中医药因治疗 AS 经验丰富、疗效肯定、不良反应较少，目前受到越来越多的关注，多项实验验证均肯定了中医药在 AS 中的治疗作用。

1. 证型研究及用药研究　2002 年出版的《中药新药临床研究指导原则》将 AS 分为湿热闭阻、寒湿闭阻、瘀血闭阻、肾阳亏虚、肝肾不足 5 个证型；2017 年国家中医药管理局发布的中医诊疗方案将 AS 分为肾虚督寒证、肾虚湿热证两个证型。周强等对三个期刊数据库中的文献进行分析，结果发现按照药物使用频率，排名最高的前 3 位药物为牛膝（142 次）、杜仲（124 次）、独活（121 次）；刘志燕对中日友好医院中医风湿病科住院的 160 例 AS 患者进行统计分析，结果发现肾虚寒湿证是其中最常见的证型。

2. 临床研究　独活寄生汤是临床常用方剂，多用于治疗肝肾亏虚型的 AS 患者，现代药理研究证实，其可降低毛细血管通透性、提高单核巨噬细胞的吞噬能力，具有显著的抗炎、抗渗出作用；孙鹏等使用独活寄生汤加减治疗 AS 肾虚督寒证患者，相较对照组可明显降低疾病活动度、减少炎症因子，此外，患者的血清甲状旁腺激素（PTH）水平均下降、骨钙素水平升高，提示独活寄生汤可能抑制破骨细胞，减少骨丢失。

其他中药方剂或中成药同样对 AS 具有一定疗效。身痛逐瘀汤出自王清任的《医林改错》一书，具有活血化瘀、行气止痛的作用，张冰彬使用其治疗中轴型 AS，发现与沙利度胺的西医对照组相比，中药组患者超敏 CRP、VAS、BASFI 及 BASDAI 评分明显降低。四妙丸是临床治疗 AS 湿热阻滞型的常用方，其具有清热利湿、通络止痛之效，相关实验证实其可下调炎症因子、减轻骨破坏。王春波使用四妙丸联合非甾体抗炎药治疗湿热型 AS 患者，发现其通过降低 MMP-9、TIMP-1 水平以减少炎症因子释放；刘娟云等研究团队使用清热强脊汤治疗 AS 患者，发现其可明显降低患者 ESR、CRP 等炎症因子。

易竞阳的强督通络方与西药对照组（美洛昔康联合沙利度胺）的临床试验显示，中药组总体疗效率为 40%，而对照组为 36%；齐亚军等发现新风胶囊能有效抑制 B 细胞活化，改善 AS 症状。徐愿等使用补肾强督方治疗 AS 患者，发现其可抑制 Wnt 信号通路，调节 OPG/RANKL 平衡，升高 AS 患者血清中 OPG 水平以增加骨密度。

3. 实验研究　实验显示部分中药制剂可以降低 AS 模型动物血清中的炎症因子，但其研究深度仍不足，具体机制尚需进一步探索。

黄芩清热除痹胶囊的相关研究显示，它不仅可以降低 AIA 鼠血清 TNF-α、IL-1β 及 IL-6 的水平，降低 AS 患者 BASDAI 评分，还能激活 PPARγ 介导的 AMPK/FOXO3a 信号通路，抑制免疫炎症反应以减轻 AS 患者氧化应激损伤。

一些单味中药提取物也被证实可以改善 AS 病情。AS 患者多有血液高凝状态，雷公藤甲素可以调控 VEGFA、SDF-1、CXCR4 通路以调节血小板的活化。不仅如此，进一步的研究发现雷公藤甲素可调节组蛋白 H3K27 甲基化水平的表达，调控 Th17 的分化以减轻 AS 患者的炎症；与此有类似作用的还有苦参碱，它通过抑制 RORc 蛋白及 mRNA 的表达以抑制 Th17 的分化；苦参碱还被证实具有减少炎症渗出、组织水肿及抑制外周单核细胞增殖的作用。独活的药理研究发现其可以不同程度地抑制环氧合酶-1（COX-1）和环氧合酶-2（COX-2）；而杜仲中的环烯醚萜类物质具有抗炎、止痛作用，杜仲叶醇提物不仅能提高巨噬细胞的吞噬活性，还能增强垂体-肾上腺皮质系统的兴奋性以加强肾上腺皮质功能。

第五节　系统性红斑狼疮

一、概述

系统性红斑狼疮（systemic lupus erythematosus，SLE）是自身免疫介导的，以免疫性炎症为突出表现的弥漫性结缔组织病。SLE 临床表现复杂多样，多数呈隐匿起病，开始仅累及 1 或 2 个系统，表现为轻度的关节炎、皮疹、隐匿性肾炎、血小板减少性紫癜等，随着病情的进展可能演变为心、肾、神经系统等多系统损害，甚至表现为狼疮危象。SLE 的自然病程多表现为病情的加重与缓解交替。SLE 好发于生育年龄女性，男女比例为 1：（10～12）。

中医文献中无"系统性红斑狼疮"病名，根据其面部红斑、发热等症状可将其归属于"红蝴蝶疮""阴阳毒""脏腑痹"等范畴。本病病症较多，病机、病情复杂多变，常易累及多个脏腑组织器官。

二、中医病因病机

SLE 的基本病因病机为素体禀赋不足，肝肾亏虚，复感六淫之邪，或因七情内伤、劳累过度、阳光、药物、生产等，以致阴阳失衡，气血失和，经络受阻，瘀热互结，痹阻经络，外侵肌肤，内损脏腑。

本病多属本虚标实，脏腑亏虚为本，热毒、血瘀为标，其中脏腑亏损又以肝、脾、肾为主。本病可分为急性活动期和缓解期。急性活动期多属实证，以热毒为主。外感六淫湿热火毒，或外感风寒之邪，郁而化热，热毒入里，耗伤营阴，导致血行不畅，热毒瘀滞，瘀热互结，痹阻脏腑经络。SLE 患者素有脏腑亏损，又多长期服用激素，耗伤气阴，故 SLE 既是因"虚"致病，又是因病致"虚"。缓解期多属虚证，以肝、脾、肾虚损为主，患病日久，气阴耗伤，疾病晚期可致阴损及阳，五脏和气血阴阳俱虚。

三、中医辨证论治

SLE 病因病机复杂，临床以复合证型多见，应分清主次，权衡用药。急性活动期以养阴清热、凉血化瘀为主，缓解期以益气养阴、健脾益肾为要。

1. **热毒炽盛证**　起病急骤，高热持续不退，两颧红斑或手部红斑，斑色紫红，神昏。烦躁口渴，关节疼痛，大便干结，小便短赤。舌红绛苔黄，脉洪数或弦数。

（1）治法　清热凉血，解毒化斑。

（2）方药　犀角地黄汤或清瘟败毒饮加减。热盛者加蒲公英、白花蛇舌草。

2. **阴虚内热证**　低热起伏或烦热，斑疹暗红，脱发，口干咽痛，盗汗，五心烦热。腰膝酸软，关节肌肉酸楚隐痛，心悸。舌红苔少，脉细数。

（1）治法　滋阴降火。

（2）方药　六味地黄丸合大补阴丸或青蒿鳖甲汤。关节肌肉酸楚隐痛甚者，加延胡索、红花。

3. **瘀热痹阻证**　双手指瘀点累累，变白变紫，口疮，下肢红斑甚者溃烂，低热缠绵。烦躁易怒，关节肌肉疼痛，月经不调。舌暗红有瘀斑瘀点，脉细弦。

（1）治法　清热凉血，活血散瘀。

（2）方药　四妙勇安汤加味。瘀血甚者，加牡丹皮、丹参、赤芍；关节疼痛，痹阻严重者，加川芎、鸡血藤等活血通络之药。

4. **风湿热痹证**　双手指漫肿，四肢关节疼痛，或伴肿胀，或痛无定处，周身皮疹时现，肌肉酸痛。发热，恶风，关节重着僵硬。舌红苔黄，脉滑数或细数。

（1）治法　清热利湿，祛风通络。

（2）方药　桂枝芍药知母汤加减。全身关节游走疼痛，风气甚者加羌活、苍术、蝉蜕；关节活动不利、麻木者加三七、牛膝。

5. **脾肾阳虚证**　面部四肢浮肿，畏寒肢冷，神疲乏力，腰膝酸软。面色无华，腹胀满，纳少，便溏泄泻，尿少。舌淡胖苔白，沉细弱。

（1）治法　温肾壮阳，健脾利水。

（2）方药　济生肾气丸。畏寒肢冷严重者，加制附片以温阳散寒；水肿明显者，加猪苓、桂枝、白术。

6. 肝肾阴虚证　腰膝酸软，脱发，眩晕耳鸣，或有低热。乏力，口燥咽干，视物模糊，月经不调或闭经。舌质红，苔少或有剥脱，脉细。

（1）治法　补益肝肾。

（2）方药　六味地黄丸。腰膝酸软严重者，加杜仲、牛膝、独活；低热甚者，加青蒿、银柴胡；月经不调、闭经严重者，加女贞子、墨旱莲。

7. 气血两虚证　面色苍白，神疲乏力，自汗，心悸气短。眩晕耳鸣，月经量少色淡，或闭经。舌淡苔薄，脉细无力。

（1）治法　益气养血。

（2）方药　八珍汤。心悸不寐者，加龙眼肉、酸枣仁、首乌藤。

四、现代研究进展

（一）病因及发病机制

SLE 的发病机制及病因还不十分明确。目前研究认为发病既有遗传、性激素等内在因素，也与环境、药物等有关。在多种因素的作用下通过表观遗传修饰打破免疫系统的平衡，导致细胞凋亡频率增加和凋亡物质清除效率降低、免疫细胞异常分化活化等，产生大量的自身抗体，与自身抗原在组织器官中形成免疫复合物，最终导致多种组织器官的损伤。虽然，Th1、Th2 及 Treg 细胞都发现与 SLE 的发病有关，然而，最近的研究发现主要集中在 Th17、Tfh 及调节性 B（Breg）细胞上。Th17 细胞为新近发现的 T 辅助细胞，以分泌促炎因子 IL-17 为特征，可促进肾脏炎症和自身抗体的分泌。SLE 是一种以存在大量高亲和力抗核抗体为特征的疾病，并且抗 dsDNA 抗体水平与疾病活动性呈正相关。而自身抗体的产生和 B 细胞的活化依赖于 T 细胞，尤其是 Tfh 细胞。Tfh 细胞表达的 ICOS 及其分泌的细胞因子 IL-21 和 IL-10 可共刺激 B 细胞分化为记忆性 B 细胞和浆细胞。Breg 细胞亦为新近发现的一类 B 细胞，分泌 IL-10 从而负性调节免疫应答。在 SLE 患者中发现 Breg 细胞的数量及功能均升高，但其在 SLE 发病中的作用仍有待研究。

（二）西医诊治原则及方案

SLE 的治疗原则为早期、个体化治疗，最大限度地延缓疾病进展，降低器官损害，改善预后。SLE 治疗的短期目标为控制疾病活动、改善临床症状，达到临床缓解或能达到的最低疾病活动度；长期目标为预防和减少复发及减少药物不良反应，预防和控制疾病所致的器官损害，实现病情长期持续缓解，降低病死率，提高患者的生活质量。

目前常用于治疗 SLE 的药物有糖皮质激素、免疫抑制剂（如羟氯喹、环磷酰胺、来氟米特、甲氨蝶呤、他克莫司、环孢素、硫唑嘌呤等）、生物制剂（如贝利尤单抗、利妥昔单抗）。对重度或难治性 SLE 患者，可考虑使用血浆置换或免疫吸附辅助治疗；难治性或合并感染的 SLE 患者，可考虑在原治疗基础上加用静脉注射免疫球蛋白。

（三）中医药治疗系统性红斑狼疮的研究进展

1. 证型研究及用药研究　陈雷鸣等对涉及 1522 个组方的 725 篇文献进行分析，结果显示证型出现频次最高的为热毒炽盛证（333 次），其次为脾肾两虚证（288 次）。蔡悦等基于"中药传承辅助平台"对 SLE 的用药规律进行了数据挖掘，共纳入论著 16 部，论文 134 篇，涉及方剂 96 首，其中应用频次最高的方剂为犀角地黄汤（31 次）和玉女煎（29 次），滋阴清热的药物使用频次最高，前 3 味分别为牡丹皮（107 次）、生地黄（102 次）、知母（97 次）。

2. **临床研究** 龙作鹏等运用金匮肾气丸联合他克莫司胶囊和甲泼尼龙片治疗狼疮性肾炎，连续治疗 6 个月后观察患者尿素氮、血肌酐、24 小时尿蛋白、补体 C3 等指标，研究结果显示金匮肾气丸联合他克莫司和甲泼尼龙片治疗狼疮性肾炎可保护肾功能，具有良好的临床疗效，安全性较高。王义等运用活血化瘀中药联合糖皮质激素和环磷酰胺治疗 SLE 患者，连续治疗 3 个月后，中西药结合的治疗组补体 C3、C4 水平显著上升，CD4$^+$、CD4$^+$/CD8$^+$ 水平升高，且 dsDNA 抗体转阴率也有升高。王福祖等观察犀角地黄汤联合小剂量泼尼松对热毒炽盛型 SLE 的影响，结果显示泼尼松结合犀角地黄汤治疗组的总疗效为 90.61%，血清指标 IgG、ANA、WBC 和 PLT 指标方面均有改善。周涛也运用犀角地黄汤加减联合血浆置换，对急重症 SLE 进行治疗，研究结果显示二者联用治疗后不良反应发生率明显低于仅使用血浆置换的患者，且治疗后 IFN-γ + IL-10 + 亚群所占百分比下降幅度也优于其他治疗组。在对六味地黄丸的研究中，杜明瑞等通过 Meta 分析评价六味地黄丸对糖皮质激素联合免疫抑制剂治疗 SLE 的减毒增效作用，其结果显示六味地黄丸联合激素及免疫抑制剂治疗 SLE 的疗效与激素和免疫抑制剂组相当，不良反应少于后者。

3. **实验研究** 关彦红和张秀霞发现解毒祛瘀滋阴方组可改善 SLE 小鼠的免疫功能与肾损害。胡小倩等观察滋阴清热方对狼疮鼠脑细胞 IL-1β 和补体裂解物 C5a 的影响，实验结果提示滋阴清热方可降低 IL-1β 和 C5a 在狼疮鼠脑膜的表达，可改善狼疮鼠脑组织免疫性血管炎，保护血脑屏障的完整性，进而缓解狼疮脑病的进程。凡慧等同样运用该方干预狼疮模型鼠，检测狼疮鼠肾组织自噬基因 *atg16L1* 和 caspase-1、IL-1β 等细胞凋亡因子，结果显示滋阴清热药能通过调控狼疮肾组织自噬基因，减轻免疫炎症和器官损害。林宁等研究加减青蒿鳖甲汤对自发 SLE 动物模型 MRL/lpr 小鼠的影响，研究结果提示高剂量的加减青蒿鳖甲汤可能通过抑制 IL-17 在肾组织的表达而发挥抑制 MRL/lpr 小鼠肾损害、控制 SLE 病情进展的作用，但对 MRL/lpr 小鼠肾组织 Tim-3 的表达无显著影响。王跃等用犀角地黄汤干预免疫性血小板减少症（ITP）模型大鼠，实验结果发现犀角地黄汤可能通过上调 ITP 大鼠外周血中 Treg 细胞表达，下调 Th17 细胞表达，维持 Treg/Th17 平衡，进而调节相关细胞因子 IL-17、IL-35 的表达发挥抗血小板减少作用。

目前中医药治疗 SLE 大多是在应用糖皮质激素等西药的基础上根据患者的情况辨证论治或使用单方成药，少数病情轻者单纯用中药治疗，总有效率在 85%～92%。说明中医药在改善临床症状、降低 SLE 活动性指标、减少激素的副作用、加快激素撤减进程等方面确有疗效。

第六节　白　塞　病

一、概述

白塞病（Behcet syndrome，BD），是一种以细小血管炎为基本病理改变的慢性、全身性炎症性疾病和自身免疫病。主要临床表现为口腔溃疡、外阴溃疡及眼部症状，常伴随组织器官受累。至今 BD 的病因还不明确，目前大多数学者认为与遗传、免疫、环境等因素有关，本病常反复发作，严重者可威胁生命。该病多见于 20～40 岁的青壮年，男性的发病率高于女性。

本病属于中医"狐惑病"的范畴,《金匮要略·百合狐惑阴阳毒病证治》中阐述狐惑以咽喉及前后二阴症状为主要症状,病久出现眼部症状,伴随出现神情恍惚等症状。此与 BD 症状相似,故现代医家将 BD 归于狐惑病的范畴。该病的病因较为复杂,但可以概括为湿、热、毒、瘀、虚侵袭机体,导致经络闭阻,形成虚实夹杂之证,临床上多以口干、口苦,口腔及外阴部溃疡为主要表现。

中医对本病治疗积累了较多的经验,西医目前对本病治疗仅仅是激素治疗和免疫抑制剂治疗,副作用多且病情容易反复。中医治疗本病具有疗效良好、不良反应少等特点,其机制值得进一步研究。

二、中医病因病机

狐惑病的病因比较复杂,多由感受湿热毒邪,或因热病后期,余邪未尽,或脾虚湿浊内生,蕴久化为湿毒,或素体阴虚、房室劳、虚火销烁等,致使湿热毒邪内蕴,弥散三焦,阻于经络,浸渍肌肤,上攻于口眼、下蚀于二阴,导致津伤液亏,气滞血凝,痰浊瘀阻,形成虚实错杂的证候。初期多以邪实为主,中晚期则见虚中夹实,本虚标实之证。

三、中医辨证论治

早期热邪内扰,湿热毒邪熏蒸,多以邪实为主。治以清热除湿、泻火解毒。中期以虚实夹杂多见,表现为脾虚湿蕴、邪郁化热、阴虚内热、虚火夹湿及气滞血瘀、余邪留恋。治疗原则为扶正祛邪,攻补兼施,分别治以健脾化湿、清热养阴、清热除湿、理气活血通络。晚期脾肾阳虚,寒湿阻络,以正虚为主,治以健脾补肾,通阳散寒。

1. **脾胃积热证** 舌、口腔黏膜及牙龈处溃烂红肿,大小不等,疼痛较甚,并见外阴部溃疡。常伴有低热心烦,或见脘腹痞满,不思饮食,或饥而不欲食,渴欲冷饮,干呕欲吐,口臭,小便短赤,大便秘结。舌质红,舌苔黄燥,脉洪大而数。

(1)治法 清热除湿,泻火解毒。

(2)方药 清胃散加减。热毒炽盛者,加白花蛇舌草、蒲公英;大便秘结,脘腹胀痛者,加大黄、玄明粉;关节疼痛者,加桑枝、金银花藤。

2. **肝脾湿热证** 起病急,病程短,口腔黏膜及外阴溃疡,灼热疼痛,或下肢皮肤红斑结节,或伴有畏寒发热,心烦口干,胸闷纳呆,妇女带下黄稠,小溲短赤。舌苔黄腻,脉濡数或弦数。

(1)治法 清热解毒,化湿和中。

(2)方药 龙胆泻肝汤合甘草泻心汤加减。胸闷、纳呆、舌苔厚腻者,加藿香、佩兰;食少、便溏者,加白术、茯苓、赤小豆。

3. **脾虚湿蕴证** 口腔、外阴溃疡,或眼部肿痛、溃烂,溃烂处久不敛口,患处色淡而呈干塌凹陷状,伴有低热,倦怠乏力,头重如裹,脘腹满闷,不思饮食,神情恍惚迷乱,大便溏薄,舌体胖大。舌质淡红,苔白或白腻,脉沉濡或弦滑。

(1)治法 益气健脾,清热除湿。

(2)方药 补中益气汤加减。溃疡久不收敛者,加凤凰衣;脾虚湿热较甚者,用甘草泻心汤加减。

4. **阴虚内热证** 口、咽、外阴、眼溃烂灼痛,局部色暗红,目赤肿痛,畏光,午后低热,五心烦热，神情恍惚，失眠多梦，口干口苦，小便短赤，大便秘结。舌质红绛或光红无苔，脉弦细数。

（1）治法　滋补肝肾，清热解毒。

（2）方药　知柏地黄汤加减。阴虚发热者，加制鳖甲、青蒿；目赤肿痛甚者，加菊花、青葙子、密蒙花；心烦不眠者，加夜交藤、酸枣仁。

5. 气滞血瘀证　口、咽、眼外阴溃疡，反复发作，下肢瘀斑或结节红斑，关节疼痛、肿胀，烦躁不安，脘腹胀痛，女子月经不调、痛经。舌质暗或有瘀斑，苔薄白，脉弦细或细涩。

（1）治法　理气活血，化瘀通络。

（2）方药　桃红四物汤加减。关节疼痛甚者，加穿山甲、桑枝；下肢结节红斑者，加夏枯草、生牡蛎；口、阴部溃疡严重者，加黄芩、黄柏；乏力、怕风者，加黄芪、桂枝益气通阳。

6. 脾肾阳虚证　口腔、外阴溃疡，疼痛不著，色淡平塌凹陷，伴形寒肢冷，肢体困倦，神疲欲寐、关节疼痛僵直，腰膝酸软，纳少，大便溏薄，小便清长。舌质淡胖苔白或白腻，脉沉细。

（1）治法　健脾补肾，温阳化湿。

（2）方药　金匮肾气丸加减。下肢浮肿明显者，加猪苓、生姜；怕冷明显者，加仙茅、淫羊藿。

四、现代研究进展

（一）病因及发病机制

BD 的病因目前还未明确，但随着遗传学与免疫学的发展，大量学者不断研究发现了 BD 的可能病因，包括免疫遗传因素、感染、地理环境因素、病原微生物、吸烟、肠道菌群、心理精神因素等，BD 的发病具有独特的地理性，故若今后试验模型将部分可能致病的环境因素纳入疾病资料库，有望揭示 BD 的病因。

发病机制是在各种发病原因的作用下出现免疫系统功能紊乱，包括细胞免疫和体液免疫失常、中性粒细胞功能亢进、内皮细胞损伤与血栓形成、免疫系统针对自身器官组织产生反应，导致器官组织出现炎症，产生破坏。

（二）西医诊治原则及方案

BD 目前尚无公认的根治办法。多种药物在治疗 BD 上均有效果，但停药后大多数患者容易出现反复发作的现象。故当前对于 BD 的治疗目的在于控制现有症状，防治重要脏器损害，减缓疾病进展。

治疗可分为对症治疗和内脏血管炎及眼炎治疗。非甾体抗炎药、秋水仙碱、糖皮质激素、沙利度胺等可用于对症治疗；内脏系统的血管炎治疗药物主要为各类糖皮质激素和免疫抑制剂；顽固眼炎及内脏血管炎经常规治疗无效时可考虑使用肿瘤坏死因子拮抗剂或 IL-6 单抗等生物制剂治疗；有动脉瘤者应考虑介入治疗或手术切除。

（三）中医药治疗白塞病的研究进展

1. 证型研究及用药研究　2017 年国家中医药管理局办公室发布的中医诊疗方案中，将 BD 分为热毒炽盛、肝脾湿热、阴虚热毒、气虚瘀毒四个证型。刘维等对 58 篇文献进行分析后发现，湿热蕴毒证型出现频率最高，药物使用频次排名前 3 位的药物依次为甘草（5.3%）、生地黄（3.9%）、当归（3.8%）。朴勇洙等发现湿热组肠道菌群多样性较健康对照降低，证明在不同的证型中肠道菌群存在差异，可能是今后进一步探究 BD 辨证分型的新方向。

2. 临床研究　中医药治疗本病历史悠久，近年来越来越多的临床报道显示，中药复方汤剂治疗 BD 具有确切疗效。

方剂的使用中以甘草泻心汤为首，甘草泻心汤首见于《金匮要略》，是治疗狐惑病的专方。张志瑞等发现甘草泻心汤加减能有效改善 BD 患者口腔、外阴溃疡等临床症状，降低 ESR 和 CRP 等实验室指标；林永使用甘草泻心汤加味治疗 BD 患者 32 例，疗程 2 个月，发现与使用泼尼松、硫唑嘌呤的对照组相比，治疗组具有疗效优势，且复发率低于对照组；巩雅欣将 60 例 BD 患者随机分为治疗组和对照组，治疗组以甘草泻心汤联合沙利度胺片治疗，对照组单独予以沙利度胺片，结果发现两组疗效无明显差异，但治疗组具有更低的不良反应发生率与复发率。

龙胆泻肝汤是临床上常用于治疗肝胆湿热证 BD 的方剂。庄曾渊认为表现为急性渗出性虹膜睫状体的 BD 眼病多属肝经湿热，应以龙胆泻肝汤清热利湿，如眼痛、畏光明显，可加祛风散邪药物如羌活、藁本等；夏中和认为 BD 患者若见反复生殖器溃疡，多为湿热下注，应以龙胆泻肝汤加减清热祛湿杀虫；于文洲以龙胆泻肝汤加减治疗有葡萄膜炎的 BD 患者 32 例，取得良好疗效；饶晓玲等运用龙胆泻肝汤、泼尼松联合火把花根片治疗 BD 患者 15 例，发现临床疗效优于以西药方案治疗的对照组。

其他方剂与中药制剂在临床上同样有用于治疗 BD 的报告。王春芳发现导赤散加减联用沙利度胺治疗 BD，能显著下调患者 CRP、TNF-α、ESR 等实验室指标水平，且下降幅度大于单用沙利度胺的对照组患者；宋芹等发现连续服用雷公藤多苷片 3 个月后，BD 患者的 IL-1β、TNF-α 及 IFN-γ 水平较治疗前明显降低，且临床症状、体征有所改善。

3. 实验研究　目前中医药治疗 BD 的机制研究较少。朴勇洙等以不同浓度的三物黄芩汤干预虾原肌球蛋白致敏的 BD 小鼠模型，结果发现三物黄芩汤能够下调 BD 模型小鼠外周血中 IFN-γ、IL-17A 的水平，抑制脾组织中 TBX21 mRNA 的表达，推测三物黄芩汤对 BD 的治疗效果与此有关。

目前 BD 的中医药辨证论治及其他治疗论述较少，动物及细胞实验匮乏，临床研究存在样本含量较少、不具有代表性、实验设计欠规范、缺少临床试验对照等问题。今后仍需多地区、多中心合作，建立大样本数据分析，规范中医辨证分型、纳入和排除标准、临床观察和疗效评价标准，进行多方位的实验研究，为中医药治疗 BD 提供客观可靠的依据。

知识拓展

系统性血管炎

系统性血管炎（systemic vasculitis，SV）是一组以血管的炎症和损伤为特征的自身免疫病。SV 病因尚未完全明确，多认为与遗传、感染及环境因素相关，常有血管腔病变，伴有受累血管供血组织缺血，临床表现变化多端。血管炎是一类少见，诊治困难的风湿性疾病，可以局限在一个器官，如皮肤，也可能同时累及多个脏器和系统。目前的分类标准，根据的是受累血管大小，包括大、中、小血管炎。

SV 由于包含疾病众多、临床表现各异，在中医学中并无统一命名。某些血管炎症状具有特异性，例如，BD 与中医"狐惑病"相似，故属于该病范畴；结节性血管炎，属中医"瓜藤缠""湿毒流注"范畴。而从中医整体观念出发，某些疾病多具有相同的病因病机，临床症状相似，如大动脉炎、结节性多动脉炎，均属于中医学中"脉痹""血痹"范畴。

中医对血管炎的认识在理论和治疗上已有较大进展，因包含疾病众多、临床表现各异，诸多医家对本病的病因病机、治则治法均有不同认识，但目前逐渐趋于统一。

国医大师禤国维先生治疗皮肤血管炎（包括变应性血管炎、荨麻疹性血管炎、过敏性紫癜等），认为本病关键在湿、热、瘀、毒致病，瘀血阻络、血络损伤是本病基本病机，治法以活血、化瘀、通络为主，方用四妙勇安汤加减。房定亚教授认为免疫性血管炎属于中医学"络病"范畴，毒邪是关键病因，毒邪侵袭机体，夹外来时邪或与内在湿、痰、瘀等病理产物相兼为病。毒邪入里化热成为热毒，热毒伤络进而导致相关病变，故治法应清络散血，以四妙勇安汤为基础方加减。宋小龙等运用中西医序贯治疗的方法，对第二阶段患者运用四妙勇安汤治疗，结果显示总有效率为97.1%。李泽光也认为毒邪为免疫性血管炎致病的关键因素，热毒血瘀贯穿疾病全程。急性期为中医之毒热证，慢性期久病入络者以血瘀证为主。故他主张治法以清热化瘀为主，方用四妙通脉汤加减，能有效缓解不良反应，且治疗总有效率较高。

徐旭英教授认为结节性血管炎属本虚标实之证，湿热瘀阻于血分，素有营卫失和、气血不足，气血无以濡养四肢，尤以下肢为主。治法以固护阴血、活血化瘀为主。徐自鹏认为本病大多为血热、风热和湿热入络，致使脉络痹阻；胡爱萍教授治疗本病以血府逐瘀汤为基本方，根据患者情况加减，认为本病病因病机在于患者素体正虚，气血瘀滞；张永红认为本病患者素体阳气亏虚，卫外不固，辨证主要围绕热、风、痰之偏盛。

杨辰等认为 ANCA 相关性血管炎（AAV）属"温病"中"伏气温病"的范畴。是由于正气不足，感受外邪，移时而发于里，其主要病机是毒瘀伤脉。并将其分为以下四个证型加以治疗：①邪热内伏，蕴毒成结；②热入营血，血热妄行；③热毒壅滞，血脉瘀阻；④余热未清，气阴两虚。徐瑶琪等在辨治 AAV 伴肾损伤的患者时，结合患者大量蛋白尿等临床表现，将其辨证为尿浊证。肝肾亏虚、浊毒瘀血内蕴为其病机，方选四妙勇安汤和当归芍药散以清热解毒利湿、活血化瘀、健脾益肾。曹芬芬等在诊治久病体虚，以肺受累为主的 AAV 患者时，认为"虚""寒""痰""饮"乃本病患者的主要病机，运用温阳护卫汤加减以益气温阳、健脾补肺、化饮平喘，取得了良好的效果。

总的来说，大多数医家认为本病由风、热、湿、瘀诸邪致病，常用清热解毒、利湿化痰、祛风、凉血化瘀、扶正祛邪等治则指导用药。目前的血管炎中医研究中大多注重皮肤血管炎，对原发性或继发性血管炎较少涉及。

第七节　特发性炎症性肌病

一、概述

特发性炎症性肌病（idiopathic inflammatory myositis，IIM）是指主要累及横纹肌及皮肤的一类自身免疫病，肌无力和血清肌酶升高是其主要特征。多发性肌炎（polymyositis，PM）和皮肌炎（dermatomyositis，DM）是 IIM 中最常见的两种类型。国外报道发病率为（0.5～8.4）/10 万，我国目前尚无大规模流行病学统计。

本病属于中医学的"肌痹""痿证"等范畴，传统中医学认为本病是因邪气留滞于皮肤肌腠，肌肉失于濡养，而出现红斑、皮疹、肌肉疼痛、麻木不仁，甚至四肢痿软，关节难以活动等症状。

二、中医病因病机

精气不足是 IIM 发病的内在基础，感受风湿热邪是发病的外在条件，邪气阻滞经络、肌肉，五体失养是本病的基本病机，其病位在皮肤、肌肉、肺、脾、肾。本病初起，多因风湿热邪侵犯肌肤、腠理，以实证为主；中后期久病不已，又常常出现脏腑虚损的证候。

三、中医辨证论治

IIM 应辨明正邪虚实进行治疗，早期多以湿热或热毒留于肌腠为主，阻滞经络，气机失调，出现皮肤肌肉红肿、疼痛，治疗应以祛邪解毒为基本原则；疾病中后期因精气不能濡养肢体、肌肉，出现肢体软弱无力，不能运动，甚至肌肉萎缩的症状，治疗应以扶正为主，兼顾祛邪。

1. **热毒炽盛证**　发热或高热，肌肉疼痛，乏力，皮肤散在鲜红色或紫红色斑片，眼睑周围或胸背部出现皮疹。或心烦，或口苦咽干，或大便秘结，或小便黄赤。舌红绛，苔黄，脉洪大或滑数。

（1）治法　凉血解毒，活血通络。

（2）方药　犀角地黄汤加减。高热不退口渴者，加生石膏、知母、青蒿；大便秘结者，加大黄。

2. **湿热蕴结证**　肌肉关节酸楚，重着无力，肌肤不仁或肿痛。或身热不扬，皮肤瘙痒，或咽痛，或口黏腻，或尿赤便干，或胸脘痞闷。舌质红，苔黄腻，脉滑数。

（1）治法　清热除湿，和营通络。

（2）方药　四妙散合柴葛解肌汤加减。肌肉疼痛严重者，加姜黄、防己；胸脘满闷者，加厚朴、茯苓。

3. **阴虚热郁证**　肌肉关节隐痛，痿软乏力。或潮热盗汗，或肌肉瘦削，或局部皮肤暗红，或心烦梦多，或小便黄少。舌质红，苔黄，脉细数。

（1）治法　清热养阴，通络止痛。

（2）方药　知柏地黄汤加减。腰膝酸软，肌肉瘦削者，加狗脊、续断、肉苁蓉。

4. **肺脾气虚证**　肌肉酸痛，肌肉松弛，气短乏力。或有脘腹胀闷，面色萎黄或㿠白，或皮肤干燥，或食少。舌质淡，苔白，脉沉细或细弱。

（1）治法　补肺健脾，解肌通络。

（2）方药　补中益气汤加减。面色少华，心悸气短者，重用黄芪，加枸杞子；少气懒言，动则气喘者，重用黄芪，加五味子、麦冬。

四、现代研究进展

（一）病因及发病机制

目前 IIM 的病因及发病机制尚需研究，部分研究认为，IIM 的发病与遗传、环境、感染等因素有关。有学者发现，IIM 患者具有明显的家族聚集现象，且与 *HLA*、非 *HLA* 等位基因密切相关。紫外光、吸烟或接触粉尘等吸入物均为可能诱发 IIM 的重要危险因素。此外，慢性持续性抗原（如病毒、弓形虫等）刺激也可能导致 IIM 发病。

（二）西医诊治原则及方案

IIM 的治疗应遵循个体化原则。糖皮质激素、改善病情抗风湿药、免疫球蛋白等目前已被广泛用于治疗此类疾病。目前口服糖皮质激素是治疗本病的首选手段，部分患者经口服泼尼松 1～2mg/（kg·d）治疗 1～3 年后症状可完全缓解，但仍易复发。妊娠、哺乳期、备孕阶段患者应尽量避免使用甲氨蝶呤、环磷酰胺、环孢素等免疫抑制剂治疗，除非根据医生的评估，潜在治疗益处大于潜在风险。此外，严重或快速进展的多发性肌炎/皮肌炎患者可以静脉注射免疫球蛋白 G 治疗。

（三）中医药治疗特发性炎症性肌病的研究进展

1. 证型研究及用药研究　目前对于多发性肌炎/皮肌炎尚无公认的辨证分型方案。2010 年中华中医药学会发布的指南将多发性肌炎分为毒热炽盛证、湿热蕴结证、阴虚内热证、气血亏虚证、阴阳两虚证五种证型。2017 年国家中医药管理局发布的中医诊疗方案中将肌痹分为湿热阻络证、寒湿痹阻证、脾肾不足证三种。任北大等对 1986～2016 年发表的文献进行分析，发现处方中出现频次前三的药物依次是黄芪（181 次）、茯苓（141 次）、生地黄（137 次），而脾气虚是皮肌炎中医病证的主要证候要素。

2. 临床研究　IIM 属临床少见病、罕见病，目前国内尚无大规模临床试验，部分临床报道显示传统中医药联合西医疗法治疗多发性肌炎/皮肌炎有疗效好、不良反应少等优势。

刘书珍等在泼尼松、甲氨蝶呤的基础上加用清热泻脾汤合宣痹汤治疗多发性肌炎/皮肌炎患者，结果发现中西医结合治疗组与对照组相比，在肌压痛评估、血清肌酶等指标改善效果上具有一定优势；陶桢珍等从脾论治多发性肌炎，在对照组口服醋酸泼尼松片的基础上加用黄芪、太子参、紫花地丁等补益脾气、清热解毒类中药，连续治疗 3 个月后，评估两组患者肌力、血清肌酶等指标改善状况，发现加用中药的治疗组具有更好的疗效与安全性；赖名慧发现加味四妙散加减与糖皮质激素联用，降低血清肌酶的效果与单用糖皮质激素或免疫抑制剂相当，但改善肌力、肌肉疼痛症状方面联用中药要优于单用糖皮质激素或免疫抑制剂的诊疗方案；王玉以加味五味消毒饮联合醋酸泼尼松片治疗多发性肌炎取得良好疗效。

莫鑫等以醋酸泼尼松片、甲氨蝶呤片联用自拟清热祛湿解毒汤治疗 20 例幼年皮肌炎（JDM）患儿，取得良好疗效，并发现加用中药后有利于缩短糖皮质激素应用时间。周艳英选取 60 例急性期多发性肌炎患者，随机分为对照组（口服醋酸泼尼松片）与治疗组（口服醋酸泼尼松联用四妙散合四君子汤），每组 30 例，疗程 3 个月，观察两组患者临床疗效、复发率、不良反应发生率，结果显示激素联合四妙散合四君子汤对急性期多发性肌炎有良好的治疗作用，且安全性良好。

3. 实验研究　动物实验发现，部分中药可以降低疾病模型大鼠血清中肌酶含量，且对 JAK-STAT、TLR、NF-κB 等信号转导通路有一定影响。杨帆等发现，补脾益气类中药能够降低自身免疫性肌病模型大鼠血清中血清肌酸激酶（CK）、乳酸脱氢酶（LDH）、羟丁酸转移酶（HBDH）的水平；葛莎莎等以不同浓度的地乌联合加味逍遥丸灌胃干预皮肌炎模型大鼠，结果发现加味逍遥丸联合地乌能减轻大鼠肌肉组织中 T 细胞的浸润程度、下调显示肌肉组织中 Foxp3、IL-17RA、JAK2、STAT3 的表达量，推测地乌联合加味逍遥丸可能通过影响 JAK2-STAT3 通路治疗皮肌炎；顾威等发现女贞子、墨旱莲配伍可以降低多发性肌炎模型大鼠血清中肌酶含量及肌肉组织中 NF-κB 的水平，推测女贞子、墨旱莲对多发性肌炎的治疗作用与抑制 NF-κB 信号通路有关；严冬阳发现天花粉能降低自身免疫性肌炎模型大鼠血清中肌酶的含量，且对高迁移率族蛋白 B1（HGB1）、TLR4 的转导有一定调节作用；崔立建以增液汤灌胃自身免疫性肌炎模型大鼠，结果发现增液汤能通过调节 HMGB1/TLR/NF-κB 信号通路起到治疗作用。

第八节　系统性硬化

一、概述

系统性硬化（systemic scleredema，SSc）也称硬皮病，是一种以皮肤和（或）内脏器官广泛纤维化为特征的自身免疫病。通常可分为弥漫性系统性硬化和局限性皮肤系统性硬化。其发病的主要特点包括小血管病变（小血管内膜损伤及肢端、内脏频发雷诺现象）、免疫失调（高免疫球蛋白血症及血清中存在多种自身抗体）和广泛的皮肤及内脏器官纤维化。SSc 属于一种罕见病，全球发病率在（8~56）/100 万，发病男女比为 1:（4~29），发病年龄多为 45~60 岁，青少年极少发病。

本病在中医学中属于"痹证"的范畴。根据受累的部位，局限性系统性硬化属于皮痹，系统性硬化除皮痹外，还累及经脉脏腑，故包括脉痹、痹证内舍五脏之征象。现代研究中对系统性硬化多称为"皮痹病"。

SSc 常累及多个脏器，通常预后较差，病死率较高。临床研究证实中西医联合治疗 SSc 的临床疗效比单纯西药治疗更有优势，能够有效增强疗效，降低不良反应发生率。

二、中医病因病机

SSc 常由多种因素引起，与先天禀赋、后天失养、气候、社会环境、情志失调等密切相关。其早期发病部位主要在脾、肾与皮部，后期可累及心、肺、食管、胃等多个脏腑器官。本病总属本虚标实之候，其本在于脾肾阳虚，先后天失养，其标在于风、寒、湿、瘀搏结皮部，内舍脏腑，故发病多为虚实夹杂。脾肾阳虚，温煦功能不足，故可见四末不温；阳不化水，内生痰湿，水湿停聚，泛溢肌肤，故可见水肿；火不暖土、脾失其运，气血生化乏源，肌肤失养，故可见气血不足、肌肉萎缩等虚候。脾失健运，营卫失和，腠理不固，风、寒、湿、热等外邪乘虚而入，搏结皮部痹阻气血，气血不畅，日久化瘀，痹阻经络气血，故可见肌肤疼痛、溃疡、肌肉硬板等症状。发病日久，经由经络内舍脏腑，可出现相应脏腑的病变，并多出现虚实夹杂的证候。

三、中医辨证论治

SSc 属本虚标实，脾肾气血亏虚为本，风、寒、湿、瘀、热痹阻皮肤经络为标。治疗时应依据病情的分期区别标实的不同，分别选用散寒、除湿、化瘀、清热法；在治疗标实的同时应当兼顾本虚的状态，按照具体情况结合补益气血、健脾益肾。此外，由于本病在不同分期皆可出现雷诺现象，故应当注意活血通络药物的使用，改善末梢循环。

1. **硬肿期** 面、手肿胀发紧，晨起握拳受限，皮肤硬肿，按之无痕。或畏寒肢冷，或腰腿酸软，或纳呆便稀，耳鸣脱发，口不渴。舌胖嫩边有齿印，舌质淡，苔薄白，脉沉细濡。

（1）治法 温肾健脾，活血化瘀。

（2）方药 二仙汤合桃红四物汤加减。肤色略红或紫红，关节灼热，肌肤肿胀、屈伸不利，伴身热、渴不欲饮或喜冷饮，苔黄腻、脉滑数证属湿热痹阻者可换用四妙丸合宣痹汤加减。神疲乏力者加黄芪、党参；肢体沉重者，加薏苡仁、苍术；畏寒肢冷者加附子；肿胀明显者加土茯苓、萆薢；发热甚者，加用栀子、黄芩、生石膏；雷诺现象显著者加炙土鳖虫、川芎。

2. **硬化期** 指、趾青紫，雷诺现象频发，肤色黧黑，黑白斑驳，皮肤板硬、麻痒刺痛，关节僵化，活动不利。或心烦意乱，或月经不调，或进食哽噎，纳差腹胀。舌紫，舌下青瘀，苔薄，脉细涩。

（1）治法 益气活血，祛风通络。

（2）方药 四君子汤合血府逐瘀汤加减。关节痛甚者加威灵仙、青风藤；畏寒肢冷者，加附子、桂枝；纳差腹胀者加炒麦芽、香橼皮、枳壳；月经不调者加益母草；雷诺现象严重者加炙土鳖虫；皮肤麻痒刺痛者加荆芥、防风、地肤子、白鲜皮、延胡索。

3. **急性加重期** 手足溃疡、痛楚难当，皮肤硬肿发展加速。或有发热咳嗽，或气短心慌，或关节肿痛，乏力肌痛。舌红，苔黄，脉细数。

（1）治法 清热凉血，活血通络。

（2）方药 清热地黄汤加减。关节疼痛者加羌活、独活、怀牛膝；低热者加地骨皮、青蒿；高热者加生石膏；肌痛无力者加垂盆草、苦参、炒白术；伴血管炎者加徐长卿、金雀根、紫草、生槐花；咳嗽痰黄者加鱼腥草、桑白皮、川贝母。

4. **萎缩期** 皮硬贴骨，活动不利。或体瘦形槁、面色无华，或神疲乏力、心悸气短，或头昏肌痛，纳呆腹胀。苔薄，舌淡嫩，脉细弱。

（1）治法 益气补血，活血通络。

（2）方药 归脾汤合桃红四物汤加减。腰膝酸软、腹痛腹泻、形寒肢冷，肾阳虚较重者可加用右归饮；纳呆腹胀者加炒麦芽，陈皮；干咳、气急者加桑白皮、天麦冬；动则心悸、下肢浮肿者可加用茯苓皮、泽泻、车前子。

四、现代研究进展

（一）病因及发病机制

目前，SSc 的病因尚不清楚，但相关研究显示其发病可能与遗传、环境因素相关。有研究认为 SSc 主要是由于具有易感基因的患者暴露在氯化物、芳香类、酮类、烃类溶剂及矽尘等环境下而触发，长期的级联放大过程最终导致 SSc 的形成。

SSc 中最早出现的病变是微血管损伤和内皮细胞活化，这被认为是 SSc 发病的始动因素。微血管损伤可由缺氧、感染、免疫介导的细胞毒作用及血管周围细胞的直接损伤等因素造成。在疾病的发展过程中血管内皮因子（VEGF）起关键的作用，高水平的持续刺激，可以引起血管生成及炎症反应加重，诱发微血管炎症并影响纤维化的进程。

免疫失调是 SSc 重要的病理特征，参与其中的特异性免疫细胞与非特异性免疫细胞均参与了 SSc 的发病。尤其是 T 细胞和 B 细胞的异常激活及相关免疫分子的表达，对于疾病的发展具有重要作用。T 细胞中 Th1、Th2、Th17 等能够通过影响 IL-4、IL-13、IL-17 等多种炎性因子使其分泌失调，加重炎症状态，并通过与其他炎性递质及促纤维化因子共同作用，参与 SSc 纤维化的进程。

基质细胞的激活及相关分子的代谢异常导致多器官进行性纤维化，这一 SSc 的标志性病理改变也是患者致残及致死的直接原因。当前研究表明 TGF-β、结缔组织生长因子（CTGF）、内皮素-1（ET-1）等因子的异常表达均与这一进程密切相关。

（二）西医诊治原则及方案

一般治疗：针对雷诺现象，末梢保暖是十分重要的措施。同时应当减少对患者的情志刺激，避免饮食过于辛辣，戒烟并积极处理感染灶。

药物治疗：药物治疗早期的目的在于阻止更多的皮肤和器官受累，晚期的目的在于改善现存症状。控制病情进展常使用免疫抑制剂与糖皮质激素；对于现存症状的治疗则根据受累病位的不同分为对血管病变的治疗、对肺动脉高压的治疗、抗纤维化治疗、对胃肠道受累的治疗、对肾危象的治疗等多个方面。

（三）中医药治疗系统性硬化的研究进展

中医在控制疾病症状、改善皮肤硬化等方面具有一定优势。因此中医治疗 SSc 得到了越来越多的关注。

1. 证型研究及用药研究　2017 年国家中医药管理局发布的中医诊疗方案中，将 SSc 分为寒湿痹阻证、湿热痹阻证、痰毒瘀阻证、肺脾气虚证、脾肾阳虚证五个证型。杨雪圆等对涉及 350 例硬皮病患者的 41 篇文献进行归纳回顾，结果显示单味中药使用频数前三位为黄芪（77.5%）、桂枝（75%）、当归（75%）。李远等通过对 94 个医案进行分析发现，瘀血阻络证出现频次最高。

2. 临床研究　李小佼等使用中成药参麦开肺散对 60 余例 SSc 肺纤维化患者进行干预，证实该药物能够改善气短、咳嗽等临床症状，降低 IL-6、TNF-α、TGF-β₁ 等炎性因子，有效改善肺功能、干预气道重塑。杜家杰等根据影像学及气道重塑指标 MMP-9、TGF-β₁、HA、PCⅢ等证实参麦开肺散联合西药治疗 SSc 合并微纤维化的效果优于单纯西药治疗。

朴勇洙等发现当归四逆汤与西药联用能够有效降低患者血液中 ANA、抗 Scl-70 的滴度，改善患者症状，提高患者生存质量。此外王宁等证实当归四逆汤联合薄芝糖肽注射液能够降低患者外周血中的 CTGF、TGF-β₁ 的水平。郭大斌等使用当归四逆汤加味治疗 SSc 30 例，李芳等采用当归四逆汤加减结合针刀治疗 SSc 并指肢端骨损缺 1 例亦取得显著疗效。

陶茂灿等证实阳和汤加减方能够延缓 SSc 患者症状发展，同时降低患者血清内的 ANA、ACA、ESR、CTGF、MMP-1、TMP-1、TMP-2 等多项实验室指标。通络化瘀方能够通过改善患者 NVC 评分、调节患者 Th17/Treg 细胞失衡状态来改善患者症状。此外，多项报道证实疏肝益气活血养阴方药、温阳通络方药、温阳活血方药、理气通痹方药在 SSc 症状改善中也能有良好的疗效。

虽然在 SSc 的治疗中自拟方较多，用药驳杂，但是从遣方用药的角度来看，在治疗时多以活血、通络、化痰、散寒药物为主，同时多配伍温阳、益气药物以扶正。外治法主要包括针灸、拔罐、中药熏洗，外治法与西药联用的疗效均优于单纯西药组。

3. 实验研究　杨伟超证实麦门冬汤能够通过提高 SSc 模型小鼠肺和皮肤组织中的 MMP-1 和血清中的 6-K-PGF₁，降低肺和皮肤组织中的 TIMP-1、血清中的 VEGF、PDGF、ET-1、

ANG-Ⅱ、vWF、AECA、TXB$_2$，改善 SSc 小鼠皮肤硬化、肺间质纤维化及血管炎症状；谭利平等证实温阳化浊通络方与西药联用能够降低 SSc 模型小鼠 TGF-β$_1$、MCP-1、MMP-9、COL-Ⅰ、COL-Ⅱ水平，限制成纤维细胞生长，使小鼠患处皮肤变薄，改善小鼠 SSc 症状；杭煜宇等证实补肺清瘀颗粒能够通过抑制 Smad2，调控 CTGF 的表达和影响 CXCL2 及 Notch 通路，进而改善纤维化后的病理损伤，阻止皮肤和器官纤维化进展；潘厚儒证实活血除痹汤能够通过降低 SSc 模型小鼠皮损中的 ROS、TGF-β$_1$、PDGFA、COL-Ⅰ/Ⅲ水平达到抑制纤维化的目的；卞华等证实温阳化浊通络方能够降低 SSc 模型小鼠体内的 TGF-β$_1$、Smad2、Smad7 mRNA 及 COL-Ⅰ、COL-Ⅲ表达，预防肺纤维化；田永贞证实黄芪甲苷能够改善 SSc 模型小鼠的皮肤纤维化程度，抑制成纤维细胞细胞外基质的过度生成，下调 P-Smad3 的水平，上调 Flil 的水平；胡谋波的研究表明红花水煎液可通过降低 SSc 模型小鼠肺和组织中 TGF-β$_1$、IL-10 的表达水平来减轻免疫炎症，从而缓解组织纤维化的进程。

　　由于 SSc 属于临床罕见病，导致其病例收集困难，相关临床试验和动物实验较少，关于中医药治疗 SSc 的作用靶点、临床方案共识仍有待进一步的研究与探索。

参 考 文 献

陈灏珠，林果为. 2009. 实用内科学. 13 版. 北京：人民卫生出版社.

陈雷鸣，朱正阳，范永升，等. 2020. 中医药治疗系统性红斑狼疮证型及用药规律演变研究. 新中医，52（5）：20-25.

葛均波，徐永健，王辰，等. 2018. 内科学. 9 版. 北京：人民卫生出版社.

黄燕，雒晓东，张文娟，等. 2011. 多发性肌炎诊疗指南. 中国中医药现代远程教育，9（11）：152，153.

姜泉，王海隆，巩勋，等. 2018. 类风湿关节炎病证结合诊疗指南. 中医杂志，59（20）：1794-1800.

刘健，纵瑞凯. 2017. 风湿病中医证治. 北京：科学出版社.

刘维. 2019. 中医风湿病学临床研究. 北京：人民卫生出版社.

刘志燕. 2018. 中药临床药学服务内容探索及中药治疗强直性脊柱炎的临床用药与 Meta 分析. 北京：北京中医药大学.

宋鲁盈. 2018. 白塞病中医临床研究进展. 新中医，50（12）：42-45.

王承德，胡荫奇，沈丕安. 2009. 实用中医风湿病学. 2 版. 北京：人民卫生出版社.

王永炎，高颖，方祝元，等. 2015. 中医内科学. 北京：人民卫生出版社.

徐洋，高明利. 2020. 中西医治疗干燥综合征概述. 实用中医内科杂志，34（4）：17-20.

杨雪圆，闫小宁，蔡宛灵. 2019. 中药治疗硬皮病用药规律的文献分析. 风湿病与关节炎，8（4）：31-34.

曾小峰，陈耀龙，陈进伟，等. 2018. 2018 中国类风湿关节炎诊疗指南. 中华内科杂志，57（4）：242-251.

中华医学会风湿病学分会. 2010. 多发性肌炎和皮肌炎诊断及治疗指南. 中华风湿病学杂志，14（12）：828-831.

中华中医药学会. 2008. 中医内科常见病诊疗指南·中医病症部分. 北京：中国中医药出版社.

（成都中医药大学　高永翔　李媛　陈俞池　陈涛　魏蜀君　沈琦佳）

第十六章　针灸免疫学

　　针灸是我国先民在长期与疾病斗争中创造和发展起来的医疗方法，是中医学的重要组成部分。针灸可疏通经络，扶正祛邪，调和阴阳，具有特色鲜明的免疫调节作用。免疫学的发展为中医正邪相争的病因病机，扶正祛邪治病机制的阐释提供了良好的结合点。针灸免疫学，即是运用针灸学与现代免疫学理论，以及多学科理论、方法与技术，对针灸作用于机体后引起的免疫系统的变化进行观察、归纳、分析、总结，并使之上升为理论，可有效指导临床实践的新兴学科。近 20 年来已成为针灸学领域最具特色的创新研究领域。

　　针灸的调节作用几乎涉及免疫系统的各个环节。针灸既能改变机体的特异和非特异的免疫功能，又对免疫细胞和免疫分子有明显的影响。在抗感染、抗炎、防治变态反应性疾病、抗肿瘤等方面发挥了积极的作用。目前已从整体、器官、细胞和分子水平上，观察针灸影响免疫功能的各种效应，并在时效和量效关系方面得到了确切的研究结果。

第一节　针灸与免疫

　　早在两千余年前我国古人已经认识到传染病及其流行情况。例如，《素问•刺法论》所载："五疫之至，皆相染易，无问大小，其病状相似。"《素问•刺法论》也明确提出"刺疫法，仅有五法"的对应预防措施。《庄子•盗跖》有载："丘所谓无病而自灸也。"即是运用灸法预防疾病的方法。孙思邈在《备急千金要方》中提出："凡入吴蜀地游宦，体上常须三两处灸之，勿令疮暂瘥，则瘴气温疟毒气不能著人也，故吴蜀多行灸法。"因古中国历代王朝多定都北方，而吴蜀之地气候温润，物产丰富，是国家财粮的重要来源地，若长久生活在北方地区的官员被派遣到南方工作，在进入疾病易感区域之前用需用灸法对机体进行预处理，以防传染性疾病及环境因素不适应所带来的不测。其"是以圣人消未起之患，治未病之病，医于无事之前，不迫于即逝之后"中所言固护正气，预防为主是机体抵御外邪的重要手段。与《黄帝内经》倡导的"正气存内，邪不可干""邪之所凑，其气必虚""精神内守，病安从来"中医预防学思想是一脉相承的。此后《外科理例》恰如其分地总结了针刺法的基本作用："大抵用针迎而夺之，顺而取之，所谓不治已病治未病，不治已成治未成，正此意也。"《针灸聚英》更是将源于《诸病源候论》的"逆针灸"法赋予了新的内涵："无病而先针灸曰逆，逆，未至而迎之也。"从预防手段上从灸法延伸至针刺法。逆针灸是指在机体无病或疾病发生之前予以针灸预处理激发经络之气，增强机体的抗病与应变能力，从而达到防止疾病的发生、减轻随后疾病的损害和保健延年的目的，是一种更加注重机体自身潜能激发与利用的方法。

　　窦材在《扁鹊心书•须识扶阳》中提出"人于无病时，常灸关元、气海、命关、中脘，更服保元丹、保命延寿丹，虽未得长生，亦可保百余年寿矣"；在《扁鹊心书•大病宜灸》中又说"医之治病用灸，如煮菜需薪，今人不能治大病，良由不知针艾故也……若能早灸，自然阳气不绝，性命坚牢"。可见当时已经认识到了灸法在养生保健方面的积极作用。在医疗实践中古人反复强调针灸法的具体运用。例如，《医学入门》记载："凡一年四季各熏一次，元气坚固，百病不生。"《扁鹊心书•住世之法》认为："保命之法，灼艾第一，丹药第二，附子第三。人至三十，可三年一灸脐下三百壮；五十，可二年一灸脐下三百壮，六十，可一年一灸脐下三百壮，令人长生不老。余五十矣，常灸关元三百壮……渐至身体轻健，羡进饮食……每年常如此矣，遂得老年健康。"可见，古代医家通过长期临床实践，为针灸免疫奠定了坚实的理论和临床基础，为针灸调节免疫起到借鉴和指导作用，对针灸免疫学的发展影响至深。

第二节 针灸对免疫系统的调节作用

从免疫角度研究针灸的疗效始于 20 世纪 80 年代。针灸能够改变机体的非特异性或特异性免疫功能，调节作用广泛，并且针灸能选择性激活人体的免疫系统，即针灸不同的腧穴可调节不同的免疫细胞或免疫分子。在防治变态反应性疾病、抗感染、抗炎和抗肿瘤方面发挥了积极作用，并且这种调节与机体功能状态、腧穴特异性、针刺时间、针灸方式方法等密切相关，呈现出整体性和双向性的规律和特点。2002 年骆永珍主编的《针灸免疫学》专著出版，系统回顾 20 世纪 50 年代以来，针灸免疫学的基础与临床研究前沿与进展，尤其是明确了针灸免疫、针灸镇痛、针灸双向调节是针灸机制研究领域最为重要的三个方面。近 40 年的研究结果表明，从神经-内分泌-免疫网络进行的针灸与免疫作用机制研究，可从不同深度和维度认识针灸调节作用规律，并可有效地指导临床实践。

一、针灸对固有免疫的调节作用

针灸可调节细胞免疫，由免疫细胞发挥效应以清除异物的作用即称为细胞免疫，参与的细胞有 T 细胞、巨噬细胞、NK 细胞等。针灸不仅能提高免疫细胞的含量，还能增强其活性。

（一）针灸对 NK 细胞的调节作用

NK 细胞是天然免疫系统中必不可少的效应细胞，能够自发杀死转化和感染的细胞，是宿主免疫防御癌症和病原体的第一道防线。NK 细胞是针灸调控免疫抑制的重要参与细胞。当免疫功能低下时，针灸可增加 NK 细胞数量和增强 NK 细胞活性，促进 NK 细胞分泌免疫因子。针刺足三里、肝俞、脾俞、肾俞、大椎、关元穴等能够显著提高正常人外周血中 NK 细胞的百分比。在针刺足三里、阳陵泉、合谷等穴后可明显降低心理应激患者的外周血 NK 细胞的细胞毒活性。还有人发现针刺足三里、合谷穴能使痛症患者外周血中 β-内啡肽（β-END）含量增加，NK 细胞活性增加，进而提高痛阈；此外，针灸在缓解疼痛时还可降低 NK 细胞数量。温针灸足三里、阳陵泉等穴可以降低类风湿关节炎患者 NK 细胞的数量。

（二）针灸对单核巨噬细胞的调节作用

单核巨噬细胞作为人体重要的固有免疫细胞，其可根据周围环境产生不同的亚型，从而发挥不同的作用。其中最主要的是 M1 和 M2 型。M1 型是经典活化型巨噬细胞，主要发挥免疫功能，同时会造成机体的炎性损伤，分泌 IL-6、单核细胞趋化蛋白-1（MCP-1）、TNF-α 等促炎介质；M2 型则发挥抗炎作用，分泌 IL-10 等抗炎介质。针灸可选择性调控巨噬细胞的吞噬功能。生理状态下，针灸对巨噬细胞的吞噬功能影响不大；病理状态下，增强吞噬能力，但当吞噬过于活跃时，则降低其吞噬指数。针刺足三里能使老年大鼠腹膜内巨噬细胞数量增加、体积增大。

（三）针灸对肥大细胞的调节作用

肥大细胞可对各种不同刺激做出反应，通过释放肝素、5-HT、多巴胺等生物介质进入周围组织从而引发免疫和神经刺激反应。在经络效应特异性的研究中发现人体一些主要穴位中肥大细胞较非穴位区多，且肥大细胞多沿经络走行分布。针刺穴位可以刺激神经组织中的肥大细胞，释放活性物质，从而产生相应的生物学效应。例如，对足三里进行针刺刺激，可使其穴位组织内的肥大细胞数量增多，释放组胺、缓激肽等物质，从而影响穴区的血管和神经网络。

（四）针灸对红细胞免疫功能的调节作用

红细胞表面有多种与免疫功能有关的物质（如 CR1、CR3、CD58、CD59、DAF、IL-8 受体、SOD 酶、MCP、LFA-3 等），是以红细胞膜表面 I 型补体受体（CR1）为基础来实现的。阿片肽受体存在于红细胞膜上，该受体能与血液中的 β-END 结合，后者对人体免疫功能有调节作用，与抗体的合成、淋巴细胞的增殖及 NK 细胞的细胞毒作用有关。β-END 对红细胞免疫具有双重调节作用，当低浓度时对红细胞免疫起促进作用，而高浓度时则起抑制作用，且应用纳洛酮可阻断这种作用；肾上腺素和胰岛素过高会抑制红细胞 CR1 活性；胸腺素可提高红细胞的免疫功能，并能增强红细胞与淋巴细胞之间的网络联系，还可增强红细胞补体受体的活性。针刺曲池、关元穴可增加小鼠红细胞免疫黏附功能，针刺兔五脏夹脊穴可提高 C3 受体花环率，从而提高红细胞免疫功能。针灸对气虚模型大鼠、阳虚模型小鼠、变态反应性关节炎模型大鼠、脾虚证模型动物均可以提高其红细胞免疫功能。附子饼灸足三里、气海、命门能明显提高老年人红细胞免疫功能，温灸贴敷脐部能提高呼吸道感染小儿的红细胞免疫功能，并能有效地改善荷瘤小鼠的红细胞免疫功能，增强机体的抗肿瘤能力。

（五）针灸对小胶质细胞免疫功能的调节作用

小胶质细胞是大脑中的主要免疫效应细胞，其对外部环境刺激非常敏感，能够通过分泌促炎因子和抗炎因子，在维持神经系统正常功能中发挥作用。针灸调控小胶质细胞在治疗慢性疲劳、脑卒中、阿尔茨海默病中发挥了主要的作用。研究发现，电针能够通过抑制脊髓小胶质细胞的活化，降低 COX-2 在脊髓水平的表达，发挥抗炎镇痛的作用。例如，电针刺激阿尔茨海默病小鼠，能够提高其海马区小胶质细胞 PI3K/AKT 通路蛋白相对表达，降低其分泌 TNF-α、IL-6、IL-1β 的相对表达量，从而降低炎症反应。电针刺激阿尔茨海默病模型大鼠百会穴，在大鼠发生行为学改变的同时，其海马区小胶质细胞向 M2 型方向极化，极有可能与 TLR4/NF-κB 信号通路有关。

二、针灸对适应性免疫的调节作用

（一）针灸对 T 细胞的调节作用

T 细胞是机体重要的免疫活性细胞，其数量和功能的变化是衡量细胞免疫功能的重要指标。大量的研究证实，针灸调节 T 细胞的功能是针灸治疗多种疾病的重要作用机制之一。针灸不仅能提高 T 细胞及其亚群在外周血的比率，还能增强它的活性。T 细胞亚群是判定细胞免疫功能的一项重要指标，特定 T 细胞亚群通过分泌特征性细胞因子参与适应性免疫应答，并影响多种免疫相关疾病的发生发展。针灸可通过调节 T 细胞及其亚群发挥免疫功能。例如，观察针灸对脾虚模型大鼠外周静脉血中 T 细胞亚群数量的影响，结果显示脾虚泄泻模型大鼠外周血中 $CD3^+$、$CD4^+$ 和 $CD8^+$ 细胞减少，针灸天枢穴后，$CD3^+$ 和 $CD4^+$ 均有回升，$CD4^+/CD8^+$ 值升高。在一项电针对消化道肿瘤患者围手术期及围化疗期 T 细胞亚群和淋巴细胞转化功能的影响的研究中，对足三里、三阴交、合谷、内关穴进行刺激发现，电针对恶性肿瘤患者围手术期及围化疗期的细胞免疫功能有明显改善作用。此外，针灸对 T 细胞的调节研究还体现在对 Th1/Th2 平衡的双向调节上。例如，以背俞穴为主对红皮病型银屑病患者进行针灸治疗时发现针灸能通过调节内源性阿片肽，利用受体介导途径调控免疫细胞活性，改善外周血中 Th1/Th2 水平，显著提高疗效。Th1/Th2 细胞的动态平衡在肿瘤发生发展过程中至关重要，激活 Th1 细胞促进抗肿瘤免疫反应，而抑制 Th2 细胞则发挥抗肿瘤免疫的作用。近年来研究发现，运用火针四花穴（膈俞、胆俞）治疗非小细胞肺癌化疗患者后，发现患者血清 IFN-γ 水平升高，IL-4 表达下降，提示火针可能增强 Th1 细胞抗肿瘤免疫功能，减轻 Th2 细胞免疫抑制作用。对 T 细胞亚群及其相关炎性反应因子的调控作用目前被认为是针灸治疗过敏性疾病、非特异性炎性疾病关键的细胞免疫机制。

（二）针灸对体液免疫的调节作用

B 细胞将抗原提呈给 T 细胞，参与 T 细胞的免疫应答。而且能够通过识别不同的抗原表位，分泌免疫球蛋白，介导体液免疫应答。其物质基础是免疫球蛋白、补体等。免疫球蛋白是免疫应答中产生的重要效应分子，补体是具有酶活性的蛋白质，是抗体发挥溶细胞作用的重要补充条件。针灸可选择性双向调节免疫球蛋白和补体的活性及含量。例如，针刺风池、肺俞等穴可显著降低变应性鼻炎患者血清 IgE 水平；支气管哮喘患者的 IgG、IgM 偏高，IgA 偏低，经过穴位贴敷，或化脓灸，或针刺等方法，可以使高值下降，低值上升，正常者无变化；艾灸神阙穴对于 IgG、IgA 偏低的老年人有明显提升 IgG、IgA 的作用；针刺足三里穴可显著提高小鼠脾、胸腺系数及血清补体 C3、C4 的含量；针灸能提高接受化疗的恶性肿瘤患者外周血中白细胞总数及 IgG、IgA、IgM 水平，从而强化患者化疗治疗中的吞噬作用，有效提高患者机体免疫能力。隔药灸和电针能够下调结肠 IgF-I、IgF-IR、IgFBP-5 蛋白的异常表达，该作用可能是隔药灸和电针改善克罗恩病肠纤维化的重要机制。

"针灸血清"研究是指将刺灸处理后的人或动物体上采集到的血清，作为效应物质加到另一个反应系统中，同在体或离体器官、组织、细胞或分子等靶目标接触，通过它们的功能或形态学的改变，直接观察针灸处理后产生的效应。针灸血清内含有的抗体、补体、细胞因子等效应物质，可诱导细胞内 Ca^{2+} 活性，针灸血清还可调控淋巴细胞的增殖和转化。

三、针灸对免疫分子的调节作用

免疫分子主要包括免疫球蛋白、补体系统、细胞因子、主要组织相容性抗原及其他分子四个主要部分。针灸对免疫球蛋白及免疫细胞因子均有良性调节作用，其作用机制可能是针刺可通过调控免疫应答过程中免疫球蛋白的含量来维持细胞免疫的主要效应细胞间的平衡。

细胞因子（CK）是免疫原、丝裂原或其他刺激剂诱导多种细胞产生的低分子量可溶性蛋白质，参与免疫细胞间各种调节，是免疫细胞与其他类型细胞间联络的核心，可分为白细胞介素（IL）、干扰素、TNF-α 超家族、集落刺激因子、趋化因子、生长因子等。以人的结肠黏膜组织作为抗原建立小鼠溃疡性结肠炎的模型，研究针灸对中性粒细胞的作用，结果发现电针结合灸法能促进肠黏膜组织炎症的消退及中性粒细胞的凋亡，同时观察到 IL-1β、IL-6 及 TNF-α 在肠黏膜组织的聚集出现下降。电针手三里和曲池穴均能提高可溶性 IL-2 受体的血清浓度；电针手三里还能降低血清中 IL-4 及 IL-6 的浓度，减轻炎症反应，而电针曲池则未出现上述效应。电刺激迷走神经能反射性抑制巨噬细胞的激活和 TNF、IL-1β、IL-6、IL-18 以及其他前炎症细胞因子的分泌。溃疡性结肠炎模型大鼠血清 IL-2 水平比正常大鼠显著降低，病变肠组织中 CD44、CD54 较正常大鼠低；而通过穴位埋线刺激后，IL-2 水平显著升高，CD44、CD54 均有显著升高，高表达的 CD44 增强 T 细胞活化，促使淋巴细胞穿过血管壁回到淋巴组织中参与 T 细胞介导的免疫反应，且诱发 T 细胞释放大量 IL-2，增强其免疫功能和 NK 细胞的细胞毒功能，从而使溃疡性结肠炎大鼠局部肠黏膜组织及整体状况恢复正常。研究表明，电针配合迷走神经刺激可通过自主神经机制抑制前炎症细胞因子[血浆 TNF-α、IL-1、IL-6 及髓过氧化物酶（MMPO）]从而改善炎性肠病大鼠的炎症状态。隔药灸和电针通过下调结肠组织中 INF-γ、IL-12 水平，上调 IL-4、IL-10 水平，保持 Th1/Th2 细胞间平衡，进而改善结肠局部免疫功能。针灸干预对溃疡性结肠炎大鼠肠黏膜炎症反应和免疫应答可通过调节结肠促炎与抗炎细胞因子的平衡，控制溃疡性结肠炎已启动的炎症和免疫级联反应，从而促进溃疡愈合。

针灸足三里可明显提高机体 CD3、CD4、CD8、绵羊红细胞溶血定量试验（QHS）水平，还有观点认为，针灸发挥疗效的依据是交叉耐受，预先给机体一种刺激，机体不仅对这种应激原耐受，还对其他应激原也产生耐受，这种耐受性是非特异的，研究表明这种对应激原的获得性耐受力是热激蛋白（HSP）介导的。化脓灸足三里、三阴交穴，对乙肝患者的肝功能可产生广泛的影响，其中谷丙转氨酶（ALT）和谷草转氨酶（AST）变化明显，HBsAg、HBsAb、HbeAb、HbcAb、Hb-cAb-IgM、HBV DNA 等病毒指标得到改善，艾灸足三里等穴还可使肝炎患者过高的血清 IgG 显著降低，总补体 C3、C4、B 因子含量提高，同时免疫复合物含量下降，由此反映了针灸能提高机体免疫功能以缓解乙型肝炎的肝功能损伤。类风湿关节炎（RA）早期滑膜中 IL-1β、IL-6 的 mRNA 基因表达上调，表明其转录增强。现已明确 IL-1 可以扩大内皮细胞中黏附分子的表达，诱导中性粒细胞、单核细胞和淋巴细胞的趋化，刺激成纤维样细胞的增生，并可进一步诱导 PGE_2 及胶原酶的产生，增强破骨细胞的活性，促进骨的重吸收，以造成关节软骨和骨破坏；IL-6 则可刺激破骨细胞释放一些酸性水解酶，从而导致骨吸收和软骨钙化增加，其还可刺激 B 细胞合成自身抗体，促进类风湿因子及其他细胞因子的产生，加剧炎症过程，加重关节病变。而研究发现，采用蜂针刺激足三里等穴后可抑制 IL-1β、IL-6 mRNA 的转录和表达，控制 RA 滑膜的炎症，阻断关节软骨基质的降解和破坏，有效地缓解 RA 的病情。

第三节　针灸免疫调节主要途径及作用特征

一、经络系统与神经-内分泌-免疫网络的关系

经络系统是人体内沟通表里内外，联系上下左右，网络周身前后，将五脏六腑、四肢百骸、五官九窍、筋脉肌肤连成统一整体的组织结构，同时又是气化单位。其中以十二经脉为主体，包括奇经八脉、十二经别、十五络脉，为人体气血的通道。还包括十二经脉循行部位所划分的十二经筋和十二皮部。通过运行气血，调理阴阳，达到沟通机体上下内外的整体调

节作用。20 世纪 90 年代末我国学者提出经络系统与机体的神经系统、内分泌系统、免疫系统有着紧密的联系，与神经-内分泌-免疫网络在更高的层次上形成了经络-神经-内分泌免疫网络。在这个网络体系中，各子系统均有其独立的结构、通路和功能，同时各子系统又纵横交叉，形成新的更高层次的结构、通路和功能，且互相影响、相互作用，产生特定的信息和物质，通过一定的传输形式到达一定的部位，发生特定的作用。在这一体系中，腧穴是信息的反应点和接收点，经络系统主要输送和传布信息，神经系统是其传输信息的中心和枢纽，内分泌系统具有整合信息、交换物质的功能，而免疫系统则是针灸作用的效应组织、器官和信息反馈调节系统。

二、针灸与神经-内分泌-免疫网络的关系

针灸学是以中医理论为指导，运用针刺和艾灸防治疾病的临床学科。其内容包括经络、腧穴、刺灸法及临床治疗部分等。经络系统的生理功能和病理变化是实施针灸的重要载体和主要依据。目前证实，神经-内分泌-免疫网络亦是针灸作用途径的一个重要组成部分。其中神经系统使痛阈提高的同时，也引起了内分泌和免疫系统的一系列变化；而免疫与内分泌系统的变化，也反作用于神经系统，免疫系统再作用于内分泌系统，从而对机体的痛阈产生调节作用，因而构成了针刺镇痛的神经内分泌免疫调节环路。近 30 年来，一致认为针灸腧穴通过神经-内分泌-免疫网络发挥双向良性作用，经气是双向良性调节与控制的信号载体。例如，电针正常大鼠，痛阈升高的同时，垂体内 β-END 含量下降，血浆中 β-END 含量明显增高，而去垂体后，镇痛效应受到了很大程度的削弱。故认为佐剂性关节炎（AA）是神经-内分泌-免疫系统共同作用的结果，存在着一条 AA 的神经-内分泌-免疫调节环路。但由于神经、内分泌、免疫系统自身及相互的调节作用，针刺的镇痛作用只能局限在一定的水平上。针灸作为一种体表刺激作用于腧穴后，给予机体一定条件下形成的信息，经由经络系统的传递、精神生命体的加工和处理，影响着物质生命体的整体，通过人体存在阴阳自稳调节机制发挥作用。以全面地促进、改善和加强其固有的平衡阴阳功能，完成机体的免疫调节功能。在对免疫系统的双向调节中，可使免疫功能低下的机体免疫力提高，免疫功能亢进的机体免疫力平衡，起到双向调节作用，其中机体的功能状态是决定针刺免疫调节作用方向的基础。经络系统维持着机体功能的内在平衡稳定是针灸治病的基础，针灸的良性、双向调节作用贯穿针灸免疫调节的始终。人体具备由神经、内分泌、免疫调节系统组成的维持内环境理化性质相对稳定系统的复杂机制，就免疫系统调节机制而言，存在着免疫细胞、免疫分子、独特型-抗独特型网络组成的内调节机制，以及由神经-内分泌-免疫系统调控环路构成的机体整体调节机制，正是这种多层次、多因素之间的相互促进或抑制才使得机体的免疫应答不致过于偏亢或偏弱，从而保证机体对有害刺激不致无应答，也不致产生过强应答造成自身损害。现代免疫学对免疫调节过程中相关因素之间促进或抑制作用现象的认识，揭示了免疫整体调节观与中医学脏腑相生相克的整体观念的一致性。

三、针灸免疫调节主要途径

研究者从针刺镇痛机制角度分析了针灸调节作用的途径，即针刺对腧穴的感知性刺激首先影响腧穴感受装置与外周神经传入途径，刺灸信号与病理信号（包括痛信号）在中枢神经系统各级水平（脊髓、脑干、丘脑、边缘系统和大脑皮质）相会并发生相互作用，经过整合

作用过程传出信号后，影响中枢神经和下丘脑及垂体，释放出多种激素或神经递质，进而调控内分泌和免疫系统功能，后者再释放出多种免疫活性因子和内分泌激素，对效应细胞、组织和器官乃至内环境的理化性质进行调控，同时，内环境也可反馈性地对针灸引起的神经元、内分泌免疫功能的变化进行调控，这样所形成的环链，共同调节或维持着机体的生理稳态。

对于神经-内分泌-免疫网络的研究，认为应从整体水平、细胞基础和分子机制 3 个层次进行分析。并将这一网络途径分为下行、上行和中行通路，认为从神经内分泌系统到免疫系统，称为下行通路，由免疫系统到神经内分泌系统，称为上行通路，中行通路则是以胸腺为桥梁，构成神经内分泌的胸腺轴，通过各个途径的沟通和协同，共同完成整体水平的调节。其中，在神经内分泌到免疫系统的下行传导通路中，可从精神或情绪应激、条件反射和外周神经三方面分析神经系统对免疫功能的调控作用，即大脑皮质的神经精神活动，如情绪性应激和条件反射，能明显改变机体的免疫功能；下丘脑-垂体-下丘脑调节环路作为神经内分泌系统的高级整合中枢，可通过激素和神经递质调节免疫系统的功能，外周神经对免疫系统的直接作用，还可通过释放肾上腺素能和胆碱能神经递质如肾上腺素、去甲肾上腺素和乙酰胆碱等调节免疫功能和身心平衡。胸腺作为中枢免疫器官和内分泌器官的双重角色在神经-内分泌-免疫网络调节中具有特殊的重要地位。有研究证实药物、激素、神经递质、细胞因子、免疫分子及其他化学物质等，主要与靶细胞膜上的受体结合，进而引起一系列继发效应而发挥生物活性作用。的确，整体观构成了针灸免疫作用的理论基础，经络与机体的神经、血管、淋巴均有密切的联系，即经络腧穴与淋巴管的相互位置关系使经络与免疫系统的联系在形态学上有了基础，胸腺又与针刺效应密切相关，下丘脑作为核心结构，具有信息转换整合的重要作用，当针刺处于得气状态时，穴位的刺激被传入中枢神经系统，经过滤及整合发出信号，有利于产生对神经的内分泌免疫的整体和双向调节作用，而这一作用是通过下丘脑-垂体-肾上腺轴的调节而实现的。一方面，神经系统直接作用于机体的免疫器官及相应组织，通过 NE、5-HT 等神经递质作用于免疫细胞上的相应受体；另一方面，下丘脑通过促肾上腺皮质激素释放因子（CRF），使垂体释放 ACTH，并伴 β-END 分泌，ACTH 又可通过促肾上腺皮质激素对免疫系统发生效应；同时，通过免疫系统进一步释放免疫反应性 ACTH、内啡肽、TSH 或淋巴活性激素，如此反馈作用于神经内分泌系统等这样连锁反应式的作用，通过扩大兴奋或阻断抑制的作用，从而达到调整机体代谢的作用。其中的 ACTH 和 β-END 等多肽因子是神经内分泌系统和免疫系统相互联系的桥梁和相互交流信息的通道，免疫可将其感受到的刺激通过多肽分子与神经内分泌系统相互交流信息，其淋巴细胞可感受侵入人体的病毒、细菌等病原微生物非识别信号的刺激，从而引起相应的免疫应答，同时，通过免疫系统释放的免疫多肽因子将感受的信息传递给神经内分泌系统，再由后者产生一系列的生理或病理反应。

神经内分泌系统不能直接感知细菌毒素、病毒、肿瘤细胞等非识别信号的刺激，但可感受物理、化学、情绪等识别信号的刺激，并产生相应的生理或病理反应。同时，神经内分泌系统可将感受的信息通过多肽因子传递给免疫系统而引起正常或异常的免疫应答反应，因此，免疫系统与神经内分泌系统通过多肽因子相互交流信息，密切协作，共同维持着机体内环境的稳定。而对于针刺而言，针刺效应是一个自上而下的环路式调节过程，针刺刺激穴位激发经络，通过传入神经作用于中枢神经系统，使得脑干内的 5-HT 和 β-END 等神经递质含量增高，而对 CRF 有促进作用的 5-HT 和有抑制作用的 β-END 等神经递质含量的变化致使其对 CRF 的调控发生改变，导致 CRF 的释放，CRF 可同时作用于垂体和淋巴细胞，使之释放 5-HT 和 β-END，使外周血浆中含量增高；而对免疫功能有促进作用的 β-END 等神经肽和激素的含量增高，则免疫细胞产生的 IL-1、IL-2 等细胞因子和淋巴细胞发生转化。

IL-1、IL-2 可直接作用于中枢，IL-1 还可作用于下丘脑引起 CRF 进一步释放，并同 IL-2 一起直接作用于垂体引起 ACTH 和 β-END 释放，使其含量进一步增高。神经肽对免疫细胞可能具有细胞因子样的作用，免疫细胞自身可分泌和合成神经肽，如 P 物质、阿片肽。而且对免疫细胞的增殖、分化及细胞因子等功能均有作用。由此可见，针灸的免疫调节作用功能是多方面、多途径、多层次、多靶点的，而且针灸免疫在临床上防治疾病应用十分广泛。

第四节　针灸免疫研究中的问题与展望

一、存在的问题

针灸防治疾病和免疫调节基础研究已取得阶段性成果，但研究的深度与广度仍需继续挖掘和拓展，未来需要明确的问题主要包括以下几点。

1）目前大部分针灸调节免疫反应的研究主要集中于治疗效应和细胞功能状态的观察，而在具体实施中很多环节没有得到有机承接，割裂了宏观与微观的结合，缺乏对其产生影响因素分子机制的实质性了解。

2）将针灸置于神经-内分泌-免疫网络研究焦点，网络主要通过多个环路（轴）调控或干预机体的功能活动，且网络中的某些递质、激素、细胞因子等信息物质可在某一环节上影响整个网络的作用，实现其对机体功能的干预和影响机制的阐明也是一项长期的艰巨任务。

3）目前研究中，在免疫细胞间、免疫细胞与非免疫细胞间、细胞因子间交互作用的影响效应及作用机制尚不明晰，在此基础上叠加针灸效应后会使情况更加复杂化。将会面临在相同条件下引发的多个系统的共同反应，涉及多种化学信号分子，作用于多个调节环节。也可能是同一种细胞能同时接受来自不同系统的多种调节信号等诸多问题。

4）在针灸适应证中加大针灸治疗的参与度，探索和发现针灸双向调节特殊效应及协调传统针灸研究中机体功能状态、腧穴特性及配伍、刺灸法、量-效、时-效等关系。

5）针灸诱导免疫反应启动的基础机制尚不清楚。

二、研究展望

近年来在针灸调节免疫功能机制研究上无实质性的突破，大多仍围绕着有限的几个针灸常见适应证及对相关免疫分子和免疫细胞在人体内的水平变化来进行，重复率高且无创新性进展。

随着微生物学、分子生物学的发展不断取得重大理论和关键科学问题的突破。免疫学与生命科学及医学广泛交叉融合，新型技术手段的突破与应用大力推动了免疫学发展，如高通量测序技术、单细胞测序技术、体内动态失踪技术等，使得人们对于免疫学本质的认识和基础学科的地位更加认同。免疫细胞发育起源、免疫识别、应答和调节、免疫记忆形成等一系列免疫学的根本性、关键性科学问题，也会随着研究的深入和技术的进步被逐个破解。因此，针灸调节免疫功能的研究应顺应潮流紧跟免疫学研究发展的步伐，积极寻找交融性创新的突破口，加大多学科协作力度，引进新思路、新技术、新方法，切合自身特点量身打造研究内容和方向，进一步揭示针灸调节免疫功能产生的机制，探索出新的更有效的针灸治疗方法。并最终促进针灸学对于免疫相关疾病发病机制的认识及新型疾病防控策略的建立。

　　越来越多的研究提示针灸从多层次、多环节、多靶点、多途径参与了机体免疫功能的调节，从而发挥其使疾病痊愈及预防保健的作用。近年来免疫学领域取得的重大进展，为针灸调节免疫的效应及其机制的研究带来新的契机。针灸调节免疫功能的原理亦被列为2020年度中医药重大科学问题及工程技术难题中的前沿科学问题。在针灸调节免疫功能的效应方面，亟须引入真实世界研究等多种研究方法，开展高水平、大样本的临床研究为在针灸调节免疫效应方面提供更多高质量的临床证据，为进一步推动针灸介入类风湿关节炎、过敏性疾病、肿瘤、系统性炎症、感染性疾病等免疫失调相关疾病提供支撑。在针灸调节免疫功能的原理方面，其核心是针灸如何通过对皮肤-神经-内分泌-免疫网络的调控实现其免疫调节效应。穴位是针灸效应发挥的基础，现有研究提示针刺可能会导致局部结缔组织变形并分泌各种分子，从而激活肥大细胞、成纤维细胞、角质形成细胞和单核细胞、巨噬细胞等上的NF-κB、MAPK、ERK途径，触发免疫因子和神经活性物质的转录和翻译，从而进一步募集免疫细胞到穴位发挥免疫调节作用。神经刺激可控制器官功能并在疾病期间重新建立生理稳态。电针可能会激活特定的神经网络，以防止炎症和感染性疾病导致的器官损伤。最新的研究表明针刺可以通过"迷走神经-肾上腺NPY+髓质细胞"通路发挥对机体免疫-炎症的调节作用，并且具有穴位部位、刺激强度及机体状态的特异性。此外，基于目前相关研究进展，优化针灸临床的参数，发展新型针灸刺激方式，开发新型针灸设备，以帮助控制免疫和器官功能，发挥其保健与治疗作用亦是针灸免疫学转化研究的重点。

<h2 style="text-align:center">参 考 文 献</h2>

陈波，金观源，陈泽林，等.2020.针刺防治新型冠状病毒肺炎及其并发脓毒症的科学依据探讨.世界中医药，15（2）：140-149.

陈雄华，刘又香，王华，等.2000.针灸"足三里""关元"穴对阳虚大鼠免疫功能影响的比较研究.中国针灸，20（9）：555-557.

吴焕淦，刘慧荣，施茵.2004.隔药灸对溃疡性结肠炎大鼠结肠IL-1β、IGF-1表达影响的研究.江西中医学院学报，16（4）：56-59.

韩立炜，果德安，刘菊研，等.2020.2020年度中医药重大科学问题及工程技术难题.中医杂志，61（19）：1671-1678.

何学斌，吴耀，罗济民，等.2003.针灸对气虚大鼠红细胞免疫功能的影响的实验研究.针刺研究，28（3）：189-191.

黄锦，李姗姗，王斌，等.2020.针灸调节肿瘤免疫抑制的作用机制研究进展.针刺研究，45（9）：767-769.

李立红，李志锋.2018.针刺背俞穴联合香丹注射液穴位注射治疗血热型银屑病的疗效及对Th1、Th2相关因子的影响.现代中西医结合杂志，27（18）：1978.

李瑞午，张金铃，郭莹，等.2005.针灸血清对大脑皮层细胞内钙离子的影响初探—针灸体液机理的研究.中国针灸，25（5）：351-354.

林国华，林丽珠，张英，等.2019.火针四花穴对晚期非小细胞肺癌化疗患者Th1/Th2免疫平衡和功能状态的影响.针刺研究，44（2）：136-139.

刘宪彤，陶星，马铁明，等.2015.电针"环跳"穴不同组织对坐骨神经损伤大鼠脊髓JNK、c-jun磷酸化表达的影响.针刺研究，40（5）：373-377.

罗明富，李翠红，张金铃，等.2006.针刺血清降低大鼠培养心肌细胞内Ca^{2+}含量的研究.中国针灸，26（5）：367-370.

逢紫千，王富春，严兴科.2005.针灸天枢穴对脾虚泄泻大鼠免疫功能影响的实验研究.江苏中医药，26（4）：27.

裴建，陈汉平，赵粹英，等.1999."艾灸血清"对免疫活性细胞功能的影响.上海针灸杂志，18（1）：40-42.

孙德利，陈汉平.1999."针灸血清"的研究方法及意义.浙江中医学院学报，23（3）：59.

汪军，姜建伟，蔡三军，等.2004.电针对消化道肿瘤患者围手术及围化疗期T淋巴细胞亚群及淋巴细胞转化功能的影响.上海针灸杂志，23（11）：5-8.

谢志功，武平，熊燕，等.2018.针灸治疗类风湿关节炎的机制及应用效果.世界最新医学信息文摘，18（45）：82-86.

杨会芹，张联科.2004.针灸对红细胞免疫功能调节的研究.陕西中医学院学报，27（5）：76,77.

杨梦凡，蒋丽琴.2017.针灸干预对溃疡性结肠炎动物肠黏膜炎症反应、机体免疫应答平衡的影响.海南医学院学报，23（13）：1744-1747.

杨顺益，林军，邓金峰，等.2002.蜂针对佐剂性大鼠关节炎滑膜细胞因子基因表达的影响.针刺研究，27（1）：64-67.

余曙光，景向红，唐勇，等.2018.针灸-免疫：现状与未来.针刺研究，43（12）：747-753.

张海蒙，陈建杰，刘立公，等. 2000. 化脓灸治乙型肝炎的初步探讨. 上海针灸杂志，19（4）：14.

Du S Q，Wang X R，Zhu W，et al. 2018. Acupuncture inhibits TXNIP-associated oxidative stress and inflammation to attenuate cognitive impairment in vascular dementia rats. CNS neuroscience & therapeutics，24（1）：39-46.

Gong Y，Li N，Lv Z，et al. 2020. The neuro-immune microenvironment of acupoints—initiation of acupuncture effectiveness. Journal of Leukocyte Biology，108（1）：189-198.

Han B，Lu Y，Zhao H，et al. 2015. Electro acupuncture modulated the inflammatory reaction in MCAO rets via inhibiting the TLR4/NF-kappa B signaling pathway in microglia. Int J Clin Exp Pathol，8（9）：11199-11205.

Ho Y S，Zhao F Y，Yeung W F，et al. 2020. Application of acupuncture to attenuate immune responses and oxidative stress in postoperative cognitive dysfunction：what do we know so far? Oxidative Medicine and Cellular Longevity，（5）：1-21.

Jang J H，Yeom M J，Ahn S，et al. 2020. Acupuncture inhibits neuroinflammation and gut microbial dysbiosis in a mouse model of Parkinson's disease. Brain，Behavior and Immunity，89（3）：641-655.

Liu S，Wang Z F，Su Y S，et al. 2020. Somatotopic organization and intensity dependence in driving distinct NPY-expressing sympathetic pathways by electroacupuncture. Neuron，108（3）：436-450.

McDonald J L，Smith P K，Smith C A，et al. 2016. Effect of acupuncture on house dust mite specific IgE，substance P，and symptoms in persistent allergic rhinitis. Annals of Allergy，Asthma & Immunology，116（6）：497-505.

Mori H，Kuge H，Tanaka T H，et al. 2013. Effects of acupuncture treatment on natural killer cell activity，pulse rate，and pain reduction for older adults：an uncontrolled，observational studys. J Integr Med，11（2）：101-105.

Nagai H，Miyaki D，Matsui T，et al. 2008. Th1/Th2 balance：an important indicator of efficacy for intra-arterial chemotherapy. Cancer Chemother Pharmacol，62（6）：959-963.

Ulloa L，Quiroz-Gonzalez S，Torres-Rosas R. 2017. Nerve stimulation：immunomodulation and control of inflammation. Trends in molecular medicine，23（12）：1103-1120.

Xu Y，Hong S，Zhao X，et al. 2018. Acupuncture alleviates rheumatoid arthritis by immune-network modulation. The American journal of Chinese medicine，46（5）：997-1019.

（成都中医药大学　赵征宇　蔡定均）

第十七章　中医肿瘤免疫学

肿瘤是严重危害人类健康的重大疾病之一。肿瘤的发生与免疫系统紧密相关：一方面，免疫系统通过多种效应机制识别并清除肿瘤细胞；另一方面，肿瘤细胞也能通过多种途径抑制或逃避免疫系统对肿瘤细胞的识别和清除。肿瘤免疫学（tumor immunology）是利用免疫学的理论和方法，研究肿瘤的抗原性、机体免疫系统对肿瘤的免疫应答及肿瘤免疫逃逸机制、肿瘤的免疫诊断，寻找肿瘤预防和治疗方法的科学。

传统中医理论认为肿瘤是正虚和邪实共同存在、内因和外因相互作用而产生的病理产物，其中外邪是肿瘤形成的条件，正气亏虚则是肿瘤重要的发病基础。正如《黄帝内经》所述："正气存内，邪不可干""邪之所凑，其气必虚"。《医宗必读》也论述道："积之成者，正气不足，而后邪气踞之。"免疫系统对肿瘤的免疫监控和杀伤作用，可看作是"正气"抵抗"邪气"的微观体现。肿瘤患者体内这种正邪相争的过程，与现代医学中肿瘤免疫学所论述的机体与肿瘤互相作用的机制高度相符。这种正邪学说是中医阐释肿瘤发生的重要基础理论，在中医研究肿瘤疾病发生、发展及其防治规律中具有指导性意义。

第一节　肿　瘤　抗　原

肿瘤细胞在免疫学上的突出特点是出现某些在同类正常细胞中看不到的新的抗原成分，明确肿瘤抗原成分有助于临床诊断、肿瘤治疗及制备肿瘤防治性疫苗。所谓肿瘤抗原（tumor antigen）是指在肿瘤发生、发展过程中出现的新抗原（neoantigen）、异常表达或过度表达的抗原物质的总称。科学家们已在动物模型和人类肿瘤细胞表面发现了多种肿瘤抗原，其分类有多种方法，目前，被普遍接受的是根据肿瘤抗原的特异性和肿瘤抗原产生情况的不同进行分类。

一、根据肿瘤抗原的特异性分类

根据抗原的特异性，肿瘤抗原可分为肿瘤特异性抗原（tumor specific antigen，TSA）和肿瘤相关抗原（tumor associated antigen，TAA）。

1. **肿瘤特异性抗原**　指肿瘤细胞特有的或仅表达于某种肿瘤或某一类肿瘤细胞而不存在于正常细胞上的一类抗原，故又称独特肿瘤抗原（unique tumor antigen）。此类抗原是通过在纯系动物（遗传背景相同）间进行肿瘤移植后产生移植排斥反应证实的，故又称为肿瘤特异性移植抗原（tumor specific transplantation antigen，TSTA）或肿瘤排斥抗原（tumor rejection antigen，TRA）。化学或物理因素及病毒诱生的肿瘤抗原或自发肿瘤抗原等多属于 TSA 类。TSA 只能被 $CD8^+CTL$ 所识别，而不能被 B 细胞识别，因此是诱发 T 细胞免疫应答的主要肿瘤抗原。

2. **肿瘤相关抗原**　是指非肿瘤细胞所特有的、正常细胞和其他组织上也存在的抗原物质，其含量在细胞癌变时明显增高。此类抗原只表现出量的变化，而无严格肿瘤特异性。胚胎抗原（fetal antigen）、异常表达的组织特异性分化抗原等均属于 TAA。此类抗原一般可被 B 细胞识别并产生相应的抗体。

二、根据肿瘤抗原产生的情况分类

1. 理化因素诱发的肿瘤抗原　物理辐射（如 γ 射线、紫外光等）或化学致癌剂（如二乙基亚硝酸等）可随机诱发某些基因突变而导致肿瘤的发生，表达相应的肿瘤抗原。用同一种物理辐射或化学致癌剂诱发的肿瘤，在不同种系、同种系的不同个体，甚至是同一个体的不同部位，其肿瘤抗原的特异性和免疫原性各异。因此这类肿瘤抗原特异性高但免疫原性弱，个体特异性明显，为诊断和治疗带来极大的困难。

2. 病毒诱发的肿瘤抗原　某些病毒感染机体后，可将自身 DNA 或 RNA 整合到宿主细胞的基因组中，从而诱发细胞发生恶性改变并表达新的肿瘤抗原，称为病毒肿瘤相关抗原。例如，EB 病毒与 B 细胞淋巴瘤和鼻咽癌的发生有关；乙型肝炎病毒与原发性肝癌有关。与理化因素诱发的肿瘤抗原不同，由同种病毒诱发的不同类型肿瘤，不论其组织来源或类型，均表达相同的肿瘤抗原，免疫原性较强，可引发机体产生免疫应答。

3. 自发性肿瘤抗原　此类肿瘤无明确诱因，发生机制尚未清楚。在自发性肿瘤中，有些与理化因素诱发的肿瘤相似，具有各自独特的抗原；有些则类似于病毒诱发的肿瘤，具有共同的抗原性。

4. 胚胎抗原　是指在胚胎发育阶段由胚胎组织产生、在胚胎后期减少、出生后逐渐消失或仅存微量的正常成分。当细胞发生癌变时，该类抗原可重新合成而大量表达，如肝细胞癌变时产生的甲胎蛋白（alpha-fetoprotein，AFP）、结肠肿瘤细胞产生的癌胚抗原（carcinoembryonic antigen，CEA）等。胚胎抗原可作为血清标志物成为肿瘤诊断、病情发展以及预后判断的肿瘤临床免疫学指标。

5. 异常表达的组织特异性分化抗原　是某些组织细胞在分化成熟不同阶段表达的抗原，不同来源、不同分化阶段的细胞可表达不同的分化抗原。此类表达于肿瘤细胞表面的分化抗原通常可作为肿瘤治疗的靶点，如参与调节 B 细胞增殖与分化的 CD20 表面分化抗原，可在部分非霍奇金淋巴瘤、胸腺瘤患者中被检测到。

第二节　肿瘤免疫应答及逃逸机制

肿瘤的发生发展与机体的免疫功能密切相关。当宿主的免疫功能低下或受到抑制时，肿瘤的发病率增加；某些具有免疫原性的肿瘤在发生之初确实遭受到免疫系统的猛烈攻击，但是当肿瘤进行性增长时，患者的免疫功能也会受到肿瘤的抑制。两者相互影响，互为因果，共同决定着肿瘤的发生、发展。

一、机体抗肿瘤的免疫应答机制

肿瘤免疫是机体对肿瘤非特异性免疫和特异性免疫的总和。由于肿瘤抗原的存在，肿瘤细胞势必被机体免疫系统所识别，并由此激发特异性免疫反应，包括细胞免疫和体液免疫。一般认为细胞免疫为抗肿瘤免疫的主力，体液免疫在某些情况下起协同作用。

（一）适应性（特异性）抗肿瘤免疫应答

1. 细胞免疫应答　T 细胞介导的免疫应答在机体抗肿瘤免疫过程中起重要作用，其中

CD8$^+$CTL、CD4$^+$Th1 介导的免疫应答发挥的抗肿瘤效应最为关键。

（1）CD8$^+$CTL 的抗肿瘤作用 CD8$^+$CTL 是抗肿瘤免疫的主要效应细胞。CD8$^+$T 细胞的激活有两种途径。一种是直接激活途径：肿瘤细胞高表达共刺激分子时，可直接将抗原提呈给 CD8$^+$T 细胞，并刺激其合成 IL-2,进而增殖分化为对肿瘤细胞具有特异性杀伤作用的 CTL。另一种为间接激活途径：肿瘤细胞表面低表达或不表达共刺激分子时，CD8$^+$T 细胞的激活还需要 CD4$^+$Th 细胞分泌的细胞因子的辅助。CD8$^+$CTL 发挥抗肿瘤作用主要通过两种途径：一是释放穿孔素和颗粒酶，通过在肿瘤细胞表面打孔，进而溶解细胞或进入肿瘤细胞内部，诱导肿瘤细胞凋亡；二是通过 Fas-FasL 和 TNF-TNFR 途径杀伤肿瘤细胞。

（2）CD4$^+$Th1 的抗肿瘤作用 肿瘤抗原被 APC 识别并加工后，以肿瘤抗原肽-MHCⅡ类分子复合物的形式表达于 APC 表面，供 CD4$^+$Th1 细胞识别。活化的 CD4$^+$效应 Th1 细胞可通过分泌 IL-2、IFN-γ 等细胞因子，增强巨噬细胞、NK 细胞和 CD8$^+$CTL 细胞对肿瘤细胞的杀伤作用。

2. 体液免疫应答 肿瘤抗原可诱导 B 细胞活化产生特异性抗体，这些抗体可通过以下机制发挥抗肿瘤作用：①激活补体系统；②抗体依赖性细胞介导的细胞毒作用；③抗体的免疫调理作用；④抗体对肿瘤细胞黏附作用的干扰，如通过抗体封闭肿瘤细胞表面的转铁蛋白受体阻止肿瘤细胞的生长和转移。

（二）固有（非特异性）抗肿瘤免疫应答

非特异性免疫应答也是抗肿瘤应答的重要机制，参与非特异性免疫应答的细胞主要包括 NK 细胞、巨噬细胞、γδT 细胞和 NKT 细胞。

1. NK 细胞 是执行机体免疫监视的重要效应细胞，也是抗肿瘤的第一道防线。其无须抗原致敏，即可直接杀伤某些肿瘤细胞，也可通过 ADCC 效应定向杀伤 IgG 抗体特异性结合的肿瘤细胞。NK 细胞也可通过穿孔素-颗粒酶途径、Fas/FasL 途径或释放 TNF 等细胞因子杀伤肿瘤细胞。

2. 巨噬细胞 在机体抗肿瘤免疫应答过程中，巨噬细胞可作为专职 APC 提供肿瘤抗原诱导特异性抗肿瘤免疫应答。巨噬细胞可通过非特异性吞噬，或 ADCC 效应杀伤肿瘤，或分泌活性氧、活性氮、TNF 等细胞毒性物质间接杀伤肿瘤细胞。除此之外，在肿瘤微环境中，巨噬细胞可被肿瘤细胞分泌的某些细胞因子驯化，成为免疫抑制性肿瘤相关巨噬细胞，促进肿瘤的发生、发展。

3. γδT 细胞 是执行非特异性免疫功能的 T 细胞，也是具有非特异性杀瘤作用的 CTL，主要分布在黏膜和皮下组织。该细胞杀瘤机制与 CD8$^+$CTL 细胞基本相同，是通过释放细胞毒性效应分子（如穿孔素、颗粒酶、TNF 等）实现的。

二、肿瘤的免疫逃逸机制

机体免疫系统可通过多种免疫应答及时识别、清除体内的突变细胞，但许多肿瘤仍能在机体生长、转移，这说明肿瘤具有逃避宿主免疫监视和攻击的能力。

肿瘤免疫编辑学说（tumor immunoediting）最早由 Schreiber 和 Dunn 于 2002 年提出，是在免疫监视学说的基础上建立起来的。该学说将肿瘤与免疫系统之间的作用分为三个阶段：

免疫清除（elimination）、免疫平衡（equilibrium）、免疫逃逸（escape）。免疫清除，即传统的免疫监视，该阶段一部分肿瘤细胞被免疫系统识别并清除；免疫平衡，免疫系统"选择"具有免疫原性的肿瘤细胞进行清除，"忽略"丧失免疫原性的肿瘤细胞，使之存活下来，该阶段耗时时间长，甚至可贯穿患者的一生；免疫逃逸阶段，该时期的肿瘤细胞低表达自身抗原，使免疫细胞很难识别，同时产生大量免疫抑制因子，将免疫细胞"同化"为免疫抑制细胞，该阶段的肿瘤细胞生长、增殖迅速，从而产生临床意义上的肿瘤。

肿瘤的免疫逃逸机制相当复杂，涉及肿瘤细胞自身、宿主免疫系统功能及肿瘤微环境等多个方面。

（一）肿瘤细胞的自身因素

1. **肿瘤抗原的缺失和改变**　肿瘤抗原是活化 T 细胞的一个重要因素，然而，肿瘤细胞通过启动子甲基化抑制编码这些肿瘤抗原基因的表达隐藏肿瘤抗原，进而抑制 T 细胞活化，躲避机体免疫系统的监视并伺机生长，这一过程也称抗原调变（antigenic modulation）；一些肿瘤细胞表达的抗原免疫原性微弱，无法诱导机体产生有效的抗肿瘤免疫应答。除此之外，肿瘤细胞可像病毒一样发生"抗原漂移"，导致抗原表位突变而改变肿瘤的抗原性，继而逃避 T 细胞介导的攻击。

2. **肿瘤细胞 MHC I 类分子表达低下**　MHC I 类分子作为肿瘤抗原提呈分子，它的丢失或下调会导致肿瘤细胞不能或弱提呈抗原，无法诱导 CTL 细胞杀伤肿瘤；而在某些恶性肿瘤（如晚期多发性骨髓瘤）中，肿瘤细胞会通过上调 MHC I 类分子的表达，保护自己免受 NK 细胞介导的溶解，因此 MHC 分子的改变是肿瘤免疫逃逸的重要机制。

3. **肿瘤细胞表面共刺激信号异常**　T 细胞的活化需要双重信号刺激，尽管某些肿瘤细胞表达肿瘤抗原，能够提供 T 细胞活化的第一信号，但其表面经常缺乏 B7 等共刺激信号的表达，因而不能产生 T 细胞活化的第二信号，无法诱导有效的抗肿瘤免疫应答。

4. **肿瘤细胞的抗凋亡作用**　Fas/FasL 通路是细胞凋亡的重要途径之一。正常情况下 CTL 细胞表达 FasL，与靶细胞表达的 Fas 相结合，从而介导靶细胞的凋亡。但肿瘤细胞通过表达无功能的 Fas 或低表达或不表达 Fas 阻止了 CTL 细胞的杀伤作用。与此同时，肿瘤细胞高表达 FasL，可以与效应 T 细胞的 Fas 结合诱导效应 T 细胞凋亡，进而促进肿瘤细胞的免疫逃逸。

5. **肿瘤细胞分泌的抑制性细胞因子**　某些肿瘤细胞可分泌免疫抑制性细胞因子，如 IL-10、TGF-β、PGE$_2$ 及吲哚胺-2, 3-双加氧酶（IDO）等，抑制机体的抗肿瘤免疫应答。

6. **肿瘤干细胞（cancer stem cell，CSC）**　是存在于肿瘤组织中的特殊细胞群体，虽然占肿瘤细胞的比例很小（1%左右），却是肿瘤发生发展、耐药及复发的根源。CSC 具有自我更新、多向分化、无限增殖、放化疗抵抗、重建肿瘤的能力，并分泌多种免疫抑制性细胞因子，也是肿瘤免疫逃逸和肿瘤复发的根源。

（二）肿瘤微环境的作用

肿瘤微环境（tumor microenvironment，TME）是由肿瘤细胞、间质细胞和细胞外基质（extracellular matrix，ECM）、细胞因子及趋化因子等共同组成的一个复杂的混合体，是肿瘤发生、发展和转移过程中赖以生存的内环境。微环境中基质细胞的组成可以分为 3 个部分：血管生成细胞、免疫细胞和肿瘤相关的成纤维细胞。肿瘤微环境中的免疫细胞功能下调，促进了新生血管形成、肿瘤发展和转移。近年来越来越多的证据显示，慢性炎症和免疫抑制是肿瘤微环境的两个核心特征。

1. 肿瘤相关成纤维细胞对肿瘤免疫逃逸的影响　肿瘤相关成纤维细胞（tumor associated fibroblast，CAF）是肿瘤组织中活化的成纤维细胞。作为肿瘤微环境中重要的细胞组成部分，CAF 主要通过分泌抑制性分子调控免疫应答，如 IDO、精氨酸酶（arginase，ARG）、一氧化氮合酶 2、PGE$_2$、TGF、肝细胞生长因子（hepatocyte growth factor，HGF）、腺苷和 IL-10 等，抑制多种效应淋巴细胞的功能，从而抑制免疫系统对肿瘤的识别与杀伤。

2. 新生异常血管对肿瘤免疫逃逸的影响　肿瘤缺氧的微环境可促进免疫抑制性细胞如髓系抑制细胞、Treg 细胞及肿瘤相关巨噬细胞（tumor associated macrophage，TAM）的聚集，同时这些细胞分泌 VEGF、TGF-β、IL-10 等免疫抑制因子促进血管生成。这些新生血管和正常生理状态下的血管不同，分布不均且相邻内皮细胞、周细胞结构分布异常导致血管壁不完整，血管通透性增加。同时肿瘤相关血管内皮细胞表达的细胞黏附分子水平较低，导致免疫细胞进入肿瘤组织受阻。长此以往，组织发生缺氧、酸中毒和坏死，加重了肿瘤微环境的低氧、酸性状态，进一步抑制免疫细胞的生理功能。

3. 免疫细胞对肿瘤免疫逃逸的影响　肿瘤微环境中存在多种免疫抑制因子，如 IL-10、IL-6、TGF-β 等，可诱导 T 细胞、B 细胞、树突状细胞、巨噬细胞等向免疫抑制表型转化，并产生 Treg 细胞、肿瘤相关巨噬细胞、调节性树突状细胞等免疫抑制性细胞抑制机体的抗肿瘤免疫应答。

（1）Treg 细胞　是淋巴系来源免疫细胞中重要的免疫抑制细胞，其表型通常为 CD4$^+$CD25$^+$Foxp3$^+$，其中 Foxp3 是 Treg 细胞成熟并发挥免疫抑制作用的关键转录因子。Treg 细胞通过直接或间接的方式抑制 T 细胞的功能，从而参与免疫抑制微环境的形成。一方面，Treg 细胞通过表达抑制性受体 PD-1 和 CTLA-4 等，或分泌抑制性细胞因子，如 TGF-β、IL-10 和 IL-35 等直接作用于 T 细胞，抑制其杀伤肿瘤细胞的功能；另一方面，Treg 细胞可以通过树突状细胞间接抑制 T 细胞，如 Treg 细胞通过高表达 CTLA-4 下调树突状细胞表面共刺激受体 CD80 和 CD86 的表达，从而抑制 T 细胞的激活。

（2）肿瘤相关巨噬细胞　是外周血单核细胞浸润到实体肿瘤组织中演变成的巨噬细胞。在肿瘤发展过程中，TAM 可以由免疫促进 M1 型向免疫抑制 M2 型转化，并分泌 TGF-β、IL-10 等免疫抑制分子，为肿瘤生长提供适宜环境。

（3）调节性树突状细胞　肿瘤微环境中存在一群可以诱导免疫抑制的树突状细胞亚群，即调节性树突状细胞或肿瘤相关树突状细胞。调节性树突状细胞抗原提呈能力低，能够诱导 T 细胞向 Treg 亚群分化、下调 Th 细胞的比例，抑制 T 细胞活化并通过活性氧、IDO 等途径诱导效应 T 细胞的凋亡，并分泌大量免疫抑制因子（IL-10、NO）。另外，调节性树突状细胞还参与肿瘤血管生成、促进肿瘤细胞的增殖和侵袭。

（4）髓系免疫抑制细胞（myeloid-derived suppressor cell，MDSC）　是在恶性肿瘤中大量增殖的一群异质性细胞，包括未成熟的巨噬细胞、树突状细胞和粒细胞，其显著特点是抑制 T 细胞肿瘤相关免疫应答，诱导 T 细胞凋亡，是引起肿瘤免疫逃逸的重要细胞群体。

（三）免疫检查点的作用

近年来，针对免疫检查点分子（如 PD-1 和 CTLA-4）的免疫干预策略为相关疾病尤其是癌症的治疗带来了新希望。CTLA-4、PD-1、T 细胞免疫球蛋白黏蛋白 3（T-cell immunoglobulin mucin 3，Tim3）和淋巴细胞激活基因 3（lymphocyte activation gene 3，LAG3）等在效应 T 细胞上表达的免疫抑制分子可以防止 T 细胞过度活化，从而防止自身免疫病的发生，在调节免疫稳态中的发挥重要作用，这些免疫抑制分子被称作免疫检查点分子。进一步研究发现，在肿瘤细胞、慢性病毒感染和细菌感染的免疫细胞表面高表达的免疫检查点分子发挥重要的病理作用。

1. PD-1/PD-L1 细胞信号通路 程序性死亡受体-1（programmed death receptor-1，PD-1）是 T 细胞上主要存在的一种程序抑制性受体，与程序性死亡受体配体-1（programmed death receptor ligand-1，PD-L1）相互作用，可抑制 T 细胞增殖、活化。此外，PD-1 也表达于 B 细胞、单核细胞/巨噬细胞、NK 细胞和树突状细胞的表面，并参与这些细胞的免疫负调控过程。研究发现肿瘤细胞（如肺癌细胞、肾癌细胞、黑色素瘤细胞、直肠癌细胞等）表面高表达 PD-L1。PD-L1 与肿瘤浸润淋巴细胞表面的 PD-1 结合后降低肿瘤局部微环境中 T 细胞的免疫效应，导致 T 细胞增殖减少、细胞因子分泌能力降低以及抗原识别能力减弱，从而介导免疫逃逸的发生，促进肿瘤的恶化。

2. CTLA-4 通路 CTLA-4 是另一种重要的共抑制分子，与共刺激分子 CD28 具有高度的结构同源性。CTLA-4 是 CD28-B7 相互作用的竞争性拮抗剂，并且 CTLA-4 与 B7 分子的亲和力远高于 CD28，CTLA-4 与 APC 上的 B7 分子结合后有效地阻止 T 细胞与 APC 结合，从而抑制 T 细胞的活化。研究表明，CTLA-4 信号转导通路可降低 T 细胞分泌 IL-2 并下调 IL-2R 的基因表达，从而抑制 T 细胞的增殖。另外，CTLA-4 还可以通过阻止细胞从 G_0/G_1 期发展为 S 期来控制细胞周期的进程，抑制 T 细胞增殖和分泌相应的细胞因子。因此，使用抗 CTLA-4 抗体阻断 CTLA-4 可以预防免疫耐受的发生，促进 T 细胞的增殖及细胞因子分泌。

近期研究发现，其他免疫检查点，如 Tim3 和 TIGIT，也可以在固有免疫细胞中表达并影响免疫稳态。例如，Tim3 在大鼠的肥大细胞、巨噬细胞、DC、NK 细胞和 NKT 细胞，以及人类单核巨噬细胞中表达。

（四）宿主免疫功能的影响

肿瘤免疫逃逸的关键也与宿主免疫功能的高低密切相关。宿主免疫功能低下或缺失，如长期服用免疫抑制剂或 APC 功能低下，都有助于肿瘤细胞实现免疫逃逸。除此之外，在某些情况下，肿瘤特异性抗体与肿瘤细胞表面抗原结合后，反而阻碍特异性 T 细胞对肿瘤的识别，减弱 T 细胞介导的抗肿瘤免疫应答。这种具有促进肿瘤发展作用的抗体被称为增强抗体（enhancing antibody）。

第三节　肿瘤的免疫疗法

现代医学对肿瘤的治疗主要是手术治疗、放/化疗、靶向治疗及免疫治疗，其中免疫疗法被誉为人类最有希望攻克癌症的手段。肿瘤免疫疗法通过增强和激发机体的免疫功能，以达到控制和杀伤肿瘤的目的，针对不同的免疫靶点，包含多种治疗方法。2018 年肿瘤免疫疗法获得诺贝尔生理学或医学奖。

一、肿瘤免疫学的发展简史

肿瘤免疫的概念最早可追溯到一百多年前。1893 年，美国外科医生兼癌症研究员 William Coley 发现癌症患者术后若发生细菌感染，其病情反而有所缓解。由此他提出观点：激活免疫系统有助于治疗肿瘤。1909 年，德国免疫学家 Paul Ehrlich 表示免疫系统对预防肿瘤发病起着重要作用。20 世纪中期，Frank Macfarlane Burnet 等提出 "免疫监视" 学说，认为机体免疫系统能识别并清除突变细胞，使突变细胞在未形成肿瘤之前即被清除，从而防止肿瘤的发生，保持机体内环境的稳定。随后经过 Schreiber 和 Dunn 研究，免疫监视的概念进一步发展为 "免疫编辑" 学说，至此肿瘤免疫逃避的功能浮出水面。随着对免疫编辑的深度研究和认识，目前已发现并确定了大量的肿瘤治疗靶点，尤其是免疫检查点抑制剂已在临床实践中取得良好的治疗前景。2013 年，肿瘤免疫被《科学》期刊评为 "年度突破"。随后，抗 PD-1 mAb、PD-1/CTLA-4 mAb 联合疗法，以及抗 PD-L1 mAb 等免疫疗法先后问世，为肿瘤的免疫治疗带来曙光。

二、肿瘤免疫治疗分类

根据机体抗肿瘤免疫效应机制，肿瘤免疫疗法主要分为主动免疫疗法和被动免疫疗法两大类。

（一）主动免疫疗法

主动免疫疗法是通过各种有效手段激活体内的免疫系统，提升机体抗肿瘤能力的方法。主动免疫疗法应用的前提是肿瘤具有免疫原性且宿主具有良好的免疫功能，这样才能保证该疗法有效诱导抗肿瘤免疫应答。

1. 预防性抗病毒疫苗　向体内注射预防性抗病毒疫苗，如目前已取得良好成果的乙型肝炎病毒和抗人乳头状瘤病毒（human papillomavirus，HPV）亚型的疫苗，为预防癌症提供了可能性。

2. 治疗性疫苗　树突状细胞具有强大的抗原呈递能力，所以在体外将树突状细胞与灭活的肿瘤细胞融合，然后将携带该肿瘤信息的树突状细胞瘤苗回输患者体内，进而诱导有效的抗肿瘤免疫应答。治疗性疫苗也可基于肿瘤特异性寡肽或者 DNA，如将相关 DNA 序列插入细菌质粒后注射至患者体内，帮助机体触发免疫应答。除此之外，全细胞肿瘤疫苗在肿瘤治疗中的应用也在探索过程中。

3. 免疫刺激细胞因子　该方法通常作为佐剂来增强其他免疫疗法的效果，在欧美国家 IL-2 已获批用于治疗转移性黑色素瘤、肾细胞癌等。

4. 免疫调节性单克隆抗体　可改变免疫系统的组成，修复现有的免疫应答不足或者诱导新的免疫应答，如免疫检查点阻断剂，主要包括 PD-1 受体（如 nivolumab、pembrolizumab、atezolizumab）、PD-L1 配体（如 avelumab、durvalumab），以及 CTLA-4 通路发挥疗效的药物（如 ipilimumab）。

（二）被动免疫疗法

被动免疫疗法是通过直接给机体输入外源性免疫效应物质，如抗体、细胞因子、免疫效应细胞等发挥抗肿瘤作用。

1. 肿瘤靶向单克隆抗体　可通过多种方式特异靶向性杀伤肿瘤细胞，如抑制肿瘤细胞的信号通路（如西妥昔单抗）、介导 ADCC 效应、介导抗体依赖性吞噬作用或将共轭细胞毒素输送至肿瘤部位（曲妥珠单抗）等。

2. 过继性细胞输注（adoptive cell transfer，ACT）　是一种细胞型肿瘤免疫疗法，通过将患者体内血液或肿瘤浸润的淋巴细胞进行离体修饰以便识别特异性肿瘤抗原。在对淋巴进行清除和预处理后回输至患者体内发挥抗肿瘤作用。

3. **CAR-T 疗法** 即嵌合抗原受体表达 T 细胞（chimeric antigen receptor expressing T cell, CAR-T）疗法，通过对 T 细胞进行基因修饰使其表达跨膜蛋白（T 细胞受体），该蛋白可靶向作用于预定肿瘤表达的抗原，而后将该细胞输注至患者体内，杀伤特异性表达该抗原的肿瘤细胞。

4. **溶瘤病毒** 可特异性感染肿瘤细胞，表达致死性基因产物或使其代谢过度，引起肿瘤细胞死亡。

肿瘤免疫疗法并不是对每一种癌症均能起到良好的效果，不同癌症对肿瘤免疫疗法的敏感度主要取决于该肿瘤激发免疫应答的能力（免疫原性）。不同类型的肿瘤，细胞突变率存在很大差异，皮肤癌、肺癌、胃癌等突变率高，而血液科和儿科癌症的突变率较低。癌症是基因突变的结果，其突变率越高，肿瘤抗原的免疫原性越强，可能对肿瘤的免疫疗法越敏感。

第四节　中医药与肿瘤免疫

癌症是人类健康的公敌，目前化疗、放疗、免疫治疗等手段虽然具有疗效显著、作用确切等优点，但长期应用易产生耐药性、临床不良反应大等缺点。当前国内外抗癌药物的研究已逐渐转向天然动植物，中医药治疗肿瘤渐渐成为一个新的肿瘤治疗途径。正邪学说是中医阐释疾病发生的重要基础理论，在中医研究肿瘤疾病发生、发展及防治规律上具有指导性意义。中医正邪学说与现代医学免疫监视和免疫逃逸理论有相通之处。中医药具有扶正祛邪的功能，很多学者将中医药联合肿瘤免疫治疗作为突破点，结合患者发病的病因病机，针对患者的症状及体质用药，在肿瘤治疗中不仅能控制肿瘤的生长，还能通过调控肿瘤微环境提高免疫功能，发挥抗肿瘤作用。

一、肿瘤免疫治疗的中医基础理论

（一）正邪学说与肿瘤免疫

免疫系统的功能主要包括免疫防御、免疫监视及免疫自稳。免疫系统通过对"自己"或"非己"的识别和应答清除抗原异物即"非己"物质，以维持生理功能的平衡和稳定。中医学认为正气是人体机能活动和对外界环境的适应能力、抗病能力及康复能力，是机体识别和清除抗原性异物，维持自身生理平衡及稳定的功能，它的强弱对疾病的发生发展起着重要的作用。所以"正气"类似于现代医学的"免疫"。中医学有关正气的论述早就有免疫学的概念。《黄帝内经》提出"真气从之，精神内守，病安从来""正气存内，邪不可干"等论点，其中"真气"就是抵抗病邪的"正气"。中医学认为，疾病的发生往往离不开正气和邪气两个方面。"邪气"是指一切致病因素及其病理产物。邪气分为内邪和外邪，其中病原微生物和外来抗原物质属于外邪，自身抗原应属于内邪。正气能祛除外邪、内邪，以维护人体健康。

病邪侵入，正气奋起抗邪，正盛则邪却，邪胜正负则发病。中医肿瘤学的观点认为，肿瘤的发生与发展也遵循了上述规律。正邪学说认为"正气不足，邪气踞之"是疾病发生的内在因素。其中"正气不足"即指抵抗病邪的能力不足，相应于现代肿瘤学的观点，即为免疫监视和免疫清除能力不足。正常情况下，免疫系统通过免疫监视清除突变细胞；免疫功能失调时，便为肿瘤的发生提供了有利条件。如果机体不具备免疫监视功能，人类肿瘤发病率会大大提高。有研究表明，随着年龄的增长，T 细胞的数量逐渐下降，免疫功能逐渐衰退，癌症的发病率上升，提示免疫衰老会导致患癌风险增加。"邪气踞之"指痰、瘀、湿、热互结之"瘤"，与现代肿瘤学"肿瘤微环境"的概念相呼应。正邪相搏贯穿于肿瘤发生发展的全过程。

（二）中医学对肿瘤微环境的认识

肿瘤微环境是肿瘤细胞赖以生存的一个复杂生态环境，其中低 pH、低氧、组织高压和慢性炎性反应等特点是导致肿瘤细胞异常增生、浸润和转移，以及异常新生血管形成的重要因素。肿瘤微环境也是机体免疫系统与肿瘤细胞博弈的场所，其免疫抑制效应在很大程度上决定了肿瘤细胞能否成功实现免疫逃逸，因此干预肿瘤微环境已成为当今肿瘤研究的一大热点。

肿瘤的形成是一个复杂的过程，在肿瘤生长、转移过程中，肿瘤微环境起着决定性作用。中医学认为，肿瘤的发生是在脏腑功能失调的基础上，内外多种因素作用导致气血阴阳失衡，痰、瘀、湿、热等病理因素蓄积，体内平衡状态被打破的过程。这与现代医学对肿瘤微环境的认识是一致的，如免疫抑制微环境与癌病机中的正气亏虚，肿瘤微环境中大量的黏附因子与癌病机中痰湿黏滞重浊、随气流窜的特点等。

免疫抑制微环境与正气亏虚密切相关。中医认为正气是由肾的先天之精、脾运化吸收的水谷之气和肺吸入的自然界清气构成的。例如，张仲景《金匮要略·脏腑经络先后病脉证并治》已明确强调："四季脾旺不受邪"。脾虚是免疫功能减弱之本的学术观点也得到了较广泛的认同。张元素《活法机要》曰："壮人无积，虚人则有之，脾胃虚弱，气血两衰，四时有感，皆能成积。"故目前公认癌症的病机为本虚标实，本虚以脾肾亏虚为主。《景岳全书》曰："脾肾不足及虚弱失调之人，多有积聚之病。"在中医临床上扶正补益方法均以调整脾、肾为主，通过调节机体免疫功能，达到强壮身体、祛除病邪之目的，因此它不仅应用于内外妇儿各科，而且广泛应用于肿瘤的治疗方面。

癌症的发生是肿瘤细胞与其微环境协同作用的结果。与肿瘤发生、发展不同阶段出现不同证型相一致，肿瘤微环境也处于一种动态变化之中。肿瘤初期正气尚盛，此时肿瘤细胞具有较强的抗原性，易被免疫系统识别并进一步清除；这一过程相应于肿瘤免疫编辑学说第一阶段之免疫清除，具有经典的免疫监视理论的特点。中期正气渐虚，邪气渐盛，肿瘤细胞的抗原性减弱，不易被免疫系统识别和清除，处于正邪交争之平衡状态；此期相应于肿瘤免疫编辑学说第二阶段之免疫平衡。末期正气大伤、邪气较盛，正如"正气不足，邪气踞之"，此时肿瘤细胞产生一系列的恶性表型，分泌多种免疫抑制因子，使免疫细胞尤其是 T 细胞失去了对其识别及清除的能力，从而逃脱了免疫杀伤；此期即肿瘤免疫编辑学说第三阶段之免疫逃逸。

肿瘤的免疫治疗是通过激活自身免疫系统的功能来杀伤肿瘤细胞并克服免疫逃逸的一种疗法。但是从临床实践来看，仅仅从提高患者免疫功能方面来治疗肿瘤显然已不能满足临床需要。中医对肿瘤辨证论治来治疗的特点在于多系统、多靶点、整体性和平衡性，这也与肿瘤微环境的基本特点相一致。因此，肿瘤微环境作为肿瘤细胞所处的微观整体与中医治疗肿瘤的整体观有着天然的联系。中医在对肿瘤患者应用扶正固本治疗的同时，根据患者"整体为虚，局部属实"的特点，配合应用化痰祛瘀、软坚散结、除湿降燥、清热解毒等治疗法则，发挥中医药调节机体免疫平衡的作用，纠正肿瘤微环境的免疫抑制作用，间接达到杀伤肿瘤细胞的作用。

从整体多维角度观察分析肿瘤微环境与中医药调控免疫的关系具有重要的临床意义。这与当前现代医学对肿瘤治疗方法的探索从单纯的杀伤肿瘤细胞转移至调控肿瘤微环境的策略不谋而合。

二、中医药在肿瘤免疫治疗中的作用

（一）中医药在肿瘤治疗中对免疫细胞的影响

1. T 细胞　外周 T 细胞主要分为两个亚型：$CD4^+T$ 细胞和 $CD8^+T$ 细胞。$CD4^+T$ 细胞和 $CD8^+T$ 细胞在抗肿瘤免疫中均起着至关重要的作用。其中 $CD4^+T$ 细胞可以分为以下亚型：Th1、Th2、Th17、Th9、Tfh 和 Treg 细胞等。其中 Th1 细胞主要分泌细胞因子 IFN-γ、TNF-α 和 IL-2 等，诱导 CTL 活化，在抗肿瘤免疫中起主要作用；Th2 细胞主要通过分泌细胞因子 IL-4、IL-6 和 IL-13 等协助 B 细胞产生特异性抗体参与体液免疫。Th1/Th2 平衡对维持体内稳态起着重要作用。在多种恶性肿瘤中，如急性淋巴细胞白血病和多发性骨瘤，Th1 细胞的数量明显减少，而 Th2 细胞的数量增加。研究发现，与健康受试者相比，肺癌患者的 Th1 细胞因子（如 IFN-γ 和 IL-2）的血清水平降低，而 Th2 细胞因子（如 IL-4、IL-6 和 IL-13）的血清水平升高。

一些中药成分可能通过增强 Th1 分化的发育发挥抗肿瘤作用。研究发现人参皂苷通过干预树突状细胞促进初始 T 细胞向 Th1 细胞的分化，并分泌大量的细胞因子 IFN-γ。因此，人参皂苷和树突状细胞的联合治疗可能会诱导更强的 Th1 免疫应答。进一步研究发现，人参皂苷 Rg_3 干预的 H22 荷瘤小鼠血清中 IFN-γ 和 IL-2 的水平明显高于对照组。灵芝多糖干预的恶性黑色素瘤 B16-F10 细胞与脾淋巴细胞共培养可诱导 CTL 分泌的颗粒酶 B 和穿孔素水平明显高于对照组，淋巴细胞对黑色素瘤细胞杀伤力也随之增强。灵芝多糖还可抑制黑色素瘤小鼠肿瘤的生长。

2. NK 细胞　是固有免疫细胞，其以快速识别和清除感染细胞的能力而闻名。NK 细胞是构成宿主防御病毒感染和恶性肿瘤的基础。越来越多的实验和临床研究表明，基于 NK 细胞的抗肿瘤免疫疗法是有前途的。NK 细胞可以通过分泌 IFN-γ 和 TNF-α 来诱导肿瘤干细胞或未分化的肿瘤细胞进一步分化，从而重塑肿瘤微环境以抑制肿瘤的生长。

多项研究表明，中药或其成分可以通过激活 NK 细胞来控制肿瘤的生长和转移。研究表明，紫杉醇通过激活 PI3K/AKt 和 Wnt/β-catenin 信号转导通路促进 PFP、IFN-γ 及 CD107a 的表达，进而增强 NK 细胞的增殖和杀伤能力。灵芝多糖可以增加 C3H/HeJ（TLR4 缺陷）小鼠中 NK 细胞的数量和杀伤活性，并通过促进 caspase-3 和 caspase-9 的表达诱导肿瘤细胞凋亡。丹参多糖能显著增强胃癌大鼠脾细胞的增殖，增强 NK 细胞和 CTL 细胞的功能。Li 等研究了一种称为抗癌一号（ACNO）的中草药配方，该配方可以剂量依赖性地增加 NK 细胞的数量和活性，他们发现 NK 细胞的活性增加主要是由于每个 NK 细胞的细胞毒性增加，以及循环 NK 细胞的数量在一定程度上增加，而其作用机制与 NK 刺激性细胞因子的分泌增加有关，如 IL-2、IL-12 和 IFN-γ。边士昌等研究固本抑瘤法（黄芪、党参、茯苓、熟地黄、何首乌、菟丝子、法半夏）联合卡培他滨方案（治疗组）与单纯卡培他滨方案化疗（对照组）对大肠癌术后患者免疫功能的影响，发现治疗组的近期有效率及中药对化疗的减毒增效作用在细胞免疫、体液免疫方面均显著提高，其中 NK 细胞活性明显高于对照组（$P<0.05$）。

3. 巨噬细胞　主要分为 M1 型和 M2 型。M1 型巨噬细胞可通过释放 NO、IL-12、IL-23、TNF-α、IL-6 及活性氧（ROS）等物质促进肿瘤细胞死亡；M2 型巨噬细胞的功能与 M1 型正好相反，其主要通过分泌 EGF、TGF-β、VEGF、PDGF、IL-10、IL-6 及精氨酸酶-1 等促进肿瘤血管的生成，进而促进肿瘤的发展。M2 型巨噬细胞在 TAM 中起主导作用，可促进肿瘤的生长、侵袭和转移，且巨噬细胞从 M2 型转变为 M1 型有助于诱导机体的特异性抗肿瘤免疫应答并抑制肿瘤转移。近年来研究还发现巨噬细胞可通过表达 PD-1 抑制其吞噬作用和抗肿瘤免疫功能。因此，激活 M1 型巨噬细胞或抑制 M2 型巨噬细胞已成为重要的抗肿瘤策略之一。

多项研究表明，中药可通过调节 M1/M2 型巨噬细胞来控制肿瘤的生长和转移。临床上应用红景天增强乳腺癌患者在手术和化疗后的免疫力，减少与化疗有关的副作用（如口腔溃疡）。Loo 等发现中药红景天可促进 GM-CSF、IL-2 和 IL-4 的分泌及淋巴细胞的增殖。徐飞等发现从黄芪中提取的活性成分黄芪甲苷Ⅳ可以显著抑制 IL-13 和 IL-4 诱导的 M2 型巨噬细胞极化。进一步研究发现黄芪甲苷Ⅳ可显著抑制肿瘤生长并抑制 Lewis 肺癌的转移，且黄芪甲苷Ⅳ治疗后肿瘤组织中 M2 型巨噬细胞的数量显著降低。大豆提取物的主要成分大豆皂苷元可显著抑制 M2 型巨噬细胞的极化，促进 M1 型巨噬细胞分泌 IL-12，并抑制巨噬细胞和肿瘤细胞中 STAT3 的活化。此外，口服大豆皂苷元 B 可以显著抑制 LM8 荷瘤小鼠皮下肿瘤的发展和肺转移。大豆皂苷 B 还通过促进巨噬细胞分化 M1 型表型来诱导机体抗肿瘤免疫应答。"DI"产品是一种多草药配方，由八种不同中草药（黄芪、党参、灵芝、刺五加、女贞子、五味子、白术及甘草）的提取物组成，研究发现"DI"可增强巨噬细胞的吞噬作用，促进巨噬细胞 RAW264.7 释放 NO，提高对肿瘤细胞的杀伤力。

4. 树突状细胞（DC） 是专职抗原提呈细胞，在固有免疫应答和适应性免疫应答中均起重要作用。DC 的功能状态在很大程度上决定了抗肿瘤免疫的强度，因此增强肿瘤患者 DC 的功能以促进 T 细胞活化是抗肿瘤免疫的有效手段。

研究发现黄芪多糖和党参多糖可上调 DC 表面分子 CD40、CD80 和 CD86 的表达，其干预的 DC 疫苗可促进小鼠体内 CD4$^+$ 和 CD8$^+$T 细胞的增殖，进而抑制小鼠肿瘤细胞的转移。紫草素是一种从某些中草药中提取的抗炎、抗肿瘤的化学物质，载有紫草素–肿瘤细胞裂解物的 DC 疫苗强烈诱导脾细胞对肿瘤细胞的毒性，延缓肿瘤的生长并提高荷瘤小鼠的存活率。黄芪多糖可诱导脾 DC 分化为高表达 CD11c 低表达 CD45Rb 的 DC，并促进 Th2 细胞转化为 Th1 细胞，从而增强 T 细胞的免疫功能。临床研究表明，肺瘤平膏可提高晚期肺癌患者的 1 年生存率，改善生活质量，延长生存期，同时显著升高肿瘤患者外周血 DC1 比例和 DC1/DC2 值，改善机体免疫功能。进一步研究发现肺瘤平膏、益气中药均可促进 DC 与 T 细胞共培养中免疫突触的形成，延长其结合时间，从而促进 T 细胞增殖。

5. Treg 细胞 是 CD4$^+$T 细胞的亚型，可调控自身免疫反应以维持免疫稳态。活化的 Treg 细胞抑制 T 细胞的免疫功能。Foxp3 是 Treg 细胞的特异性标志物，与 Treg 细胞的发育、外周的表达及免疫功能密切相关。故 Foxp3 被认为是 Treg 细胞的"主要调节剂"。研究发现大肠癌患者肿瘤组织中 Foxp3 的表达与恶性肿瘤的进展呈正相关。在肿瘤发展过程中，肿瘤微环境中的肿瘤细胞和巨噬细胞会分泌趋化因子，Treg 细胞在这些趋化因子的作用下从外周血中募集到肿瘤中发挥免疫抑制功能，帮助肿瘤细胞逃避宿主免疫系统的攻击。由此可见，肿瘤的发生、发展和预后与 Treg 细胞密切相关，针对 Treg 细胞的治疗措施显然有助于机体免疫系统发挥抗肿瘤作用。

某些中药成分可通过减少 Treg 细胞的数量、抑制 Treg 细胞活性、抑制免疫抑制细胞因子的分泌来提高机体的抗肿瘤能力。体外研究表明，黄芪多糖可以以剂量/时间依赖性方式抑制 Treg 细胞的增殖，这可能与肿瘤微环境中细胞因子平衡的重建和 Foxp3 表达的减少有关。基质细胞衍生因子 1（stromal cell-derived factor-1，SDF-1）在募集 Treg 细胞进入肝癌肿瘤微环境中起着重要作用。研究发现黄芪多糖可以通过 CXCR4/CXCL12 途径阻断 SDF-1 或相应受体表达，从而抑制 Treg 细胞的迁移；此外，黄芪多糖还可以通过激活 TLR4 信号通路抑制 TGF-β

的表达，减少 Treg 细胞的数量从而发挥免疫调节作用。甘草多糖可下调 H22 荷瘤小鼠肿瘤微环境 Treg 细胞的比例，降低 Treg 细胞中 Foxp3 的表达，上调血清 Th1/Th2 的比例，进而抑制肿瘤的生长。灵芝多糖能显著抑制荷瘤小鼠肿瘤的生长，上调 Teff/Treg 细胞的比例，增加 IL-2 的分泌，并降低 Treg 细胞对 Teff 增殖的抑制作用。

（二）中医药对肿瘤细胞免疫检查点的影响

最近，使用抗体阻断免疫检查点进行抗肿瘤治疗的临床试验取得了一定的成功。但是，目前关于中药影响免疫检查点的研究并不多。研究发现七玉三龙汤可通过降低肿瘤中 PD-1/PD-L1 的 mRNA 和蛋白水平来抑制荷瘤小鼠的肿瘤生长。葛根芩连汤可通过重塑肠道菌群来增强大肠癌中 PD-1 的阻断作用，这表明中药与 PD-1 阻断剂联合治疗可能成为一种新的治疗方案。

综上所述，中医药治疗肿瘤与现代医学的肿瘤免疫治疗密切相关。国内外临床研究表明：单独使用中药治疗或中西医结合治疗肿瘤具有确切的疗效，并能有效降低放化疗带来的毒副作用。中药在抗肿瘤方面显示出了很大的潜力，具有广阔的临床应用前景。

数千年的临床经验为中药的药理研究提供了线索，但中医药抗肿瘤的研究仍有如下问题：①临床实践中使用的某些抗肿瘤传统草药的化学成分尚未完全确定；②目前单味中药及有效成分干预肿瘤微环境的研究屡见报道，而中药复方对肿瘤微环境干预的临床研究则相对匮乏；③中医药对肿瘤免疫治疗的研究大多停留在基础研究阶段，临床研究较少；④中药成分复杂，尤其是中药配方，可能会产生加成毒性，如何降低中药的不良反应又能发挥其抗肿瘤的作用有待进一步研究。

参 考 文 献

程海波，沈卫星，吴勉华，等.2014. 基于肿瘤微环境的癌毒病机理论研究. 南京中医药大学学报，30（2）：105-107.

程吉华，赵德强.2018. 肿瘤免疫逃逸机制研究进展. 卫生研究，47（2）：330-334.

杜娜雯，白日兰，崔久嵬.2019. 肿瘤免疫逃逸机制及治疗策略. 中国肿瘤生物治疗杂志，26（4）：454-462.

韩钦芮，符秀琼，禹志领，等.2014. 肿瘤微环境的脾虚本质探讨. 中医杂志，55（4）：292-294.

黄思佳，邱旭东，李文彦，等.2020. 肿瘤微环境中的细胞调控网络及促瘤机制. 生命科学，32（4）：315-324.

金润铭.2009. 肿瘤干细胞及其生物学特点//湖北省科学技术学会. 基因开启未来：新时代的遗传学与科技进步—湖北省遗传学会第八次代表大会暨学术讨论会论文摘要汇编. 武汉：湖北省科学技术学会.

李德新.2017.中医基础理论.2 版. 北京：人民卫生出版社.

李杰，郭秋均，林洪生.2014. 中医药对肿瘤免疫抑制微环境的调控作用及分子机制研究. 世界中医药，（7）：845-850，856.

刘清华，王璐璐.2019. 基于中医正邪学说关系浅析肿瘤免疫治疗的理论探讨. 中医肿瘤学杂志，（1）：8-11.

刘瑞，郑红刚，花宝金.2016. 中医对肿瘤微环境的理论认识//中国中西医结合学会青年工作委员会. 第八次全国中西医结合中青年学术论坛论文集. 郑州：中国中西医结合学会青年工作委员会.

斯蒂芬·克拉克，李廷侃.2019. 免疫肿瘤学. 上海：上海交通大学出版社.

王冰冰，高永翔.2015. 免疫学理论与中医学理论的相关性. 四川中医，33（2）：34-36 .

吴皞，王瑞平，陈雪，等.2018. 基于肿瘤微环境学说的中医抗癌策略探讨. 四川中医，36（6）：50-53.

周雍明.2008. 中药肺瘤平膏对树突状细胞免疫调控的研究. 北京：中国中医科学院.

Anahid J，Janko K，Yuman F，et al. 2018. NK cells shape pancreatic and oral tumor microenvironments：role in inhibition of tumor growth and metastasis. Seminars in Cancer Biology，53：178-188.

Apetoh L，Locher C，Ghiringhelli F，et al. 2011. Harnessing dendritic cells in cancer. Seminars in Immunology，23（1）：42-49.

Attanasio J，Wherry E. 2016. Costimulatory and coinhibitory receptor pathways in infectious disease. Immunity，44（5）：1052.

Bai X F，Liu J，Li O，et al. 2003. Antigenic drift as a mechanism for tumor evasion of destruction by cytolytic T lymphocytes. J Clin Invest，111（10）：1487-1496.

Blair P J，Riley J L，Levine B L，et al. 1998. CTLA-4 ligation delivers a unique signal to resting human CD4 T cells that inhibits interleukin-2 secretion but allows Bcl-X（L）induction. Journal of Immunology，160（1）：12-15.

Burnet，M. 1957. Cancer-a biological approach. British Medical Journal，1（5023）：841-847.

Chang W T，Lai T H，Chyan Y J，et al. 2015. Specific medicinal plant polysaccharides effectively enhance the potency of a DCbased vaccine against mouse mammary tumor metastasis. PLoS One，10（3）：e0122374.

Chen S M，Tsai Y S，Lee S W，et al. 2014. *Astragalus membranaceus* modulates Th1/2 immune balance and activates PPAR γ in a murine asthma model. Biochemistry & Cell Biology，92（5）：397-405.

Chiba S，Baghdadi M，Akiba H，et al. 2012. Tumor-infiltrating DCs suppress nucleic acid-mediated innate immune responses through interactions between the receptor TIM-3 and the alarmin HMGB1. Nature Immunology，13（9）：832-842.

Cosmi L，Maggi L，Santarlasci V，et al. 2014. T helper cells plasticity in inflammation. Cytometry A，85（1）：36-42.

Dias S D R，Rudd C E. 2001 . CTLA-4 blockade of antigen-induced cell death. Blood，97（4）：1134-1137.

Du X，Chen X，Zhao B，et al. 2011. *Astragalus* polysaccharides enhance the humoral and cellular immune responses of hepatitis B surface antigen vaccination through inhibiting the expression of transforming growth factor β and the frequency of regulatory T cells. FEMS Immunology & Medical Microbiology，63（2）：228-235.

Dunn G P，Bruce A T，Ikeda H，et al. 2002. Cancer immunoediting：from immunosurveillance to tumor escape. Nature Immun，3（11）：991-998.

Dunn G P，Old L J，Schreiber R D. 2004. The three Es of cancer immunoediting. Annu Rev Immunol，22：329-360.

Dunn G P，Bruce A T，Ikeda H，et al. 2002. Cancer immunoediting：from immunosurveillance to tumor escape. Nat Immunol，3（11）：991-998.

Ehrlich P. 1909. Ueber den jetzigen stand der karzinomforschung. Ned Tijdschr Geneeskd，5：273-290.

Facciabenea，Peng X，Hagemann I S，et al. 2011. Tumour hypoxia promotes tolerance and angiogenesis via CCL28 and T（reg）cells. Nature，475（7355）：226-230.

Fang F，Xiao W，Tian Z. 2017. NK cell-based immunotherapy for cancer. Seminars in Immunology，31：37-54

Fei X，Wen-Qiang C，Ying W，et al. 2018. Astragaloside IV inhibits lung cancer progression and metastasis by modulating macrophage polarization through AMPK signaling. Journal of Experimental & Clinical Cancer Research，37（1）：207.

Fontenot J D，Gavin M A，Rudensky A Y. 2003 . Foxp3 programs the development and function of CD4⁺CD25⁺regulatory T cells. Nature Immunology，4（4）：330-336.

Frank A S，Sarah R K，Gordon J F，et al. 2016. Coinhibitory pathways in the B7-CD28 ligand-receptor family. Immunity，44（5）：995-1072.

Fremd C，Schuetz F，Sohn C，et al. 2013. B cell-regulated immune responses in tumor models and cancer patients. Oncoimmunology，2（7）：e25443.

Fritz J M，Lenardo M J. 2019 . Development of immune checkpoint therapy for cancer. Journal of Experimental Medicine，216（6）：1244-1254.

Fujiwara Y，Shiraishi D，Yoshitomi M，et al. 2015. Soyasapogenols contained in soybeans suppress tumour progression by regulating macrophage differentiation into the protumoural phenotype. Journal of Functional Foods，19A：594-605.

Gabrilovich D I，Ostrand-Rosenberg S，Bronte V. 2012. Coordinated regulation of myeloid cells by tumours. Nature Reviews Immunology，12（4）：253-268.

Galluzzi L，Senovilla L，Vacchelli E，et al. 2012. Trial watch：dendritic cell-based interventions for cancer therapy. Oncoimmunology，1（7）：1111-1134.

Gao M，Gao L，Yang G，et al. 2014. Myeloma cells resistance to NK cell lysis mainly involves an HLA class Ⅰ-dependent mechanism. Acta Biochim Biophys Sin，46（7）：597-604.

Gordon S R，Aute R L M，Dulken B W，et al. 2017. PD-1 expression by tumour-associated macrophages inhibits phagocytosis and tumour immunity. Nature，545（7655）：495-499.

Greenwald R J，Boussiotis V A，Lorsbach R B，et al. 2001. CTLA-4 regulates induction of anergy in vivo. Immunity，14（2）：145-155.

Guillerey C，Smyth M J. 2015 . NK cells and cancer immunoediting. Current Topics in Mi Crobiology and Immunology，395：115-145.

Guo Q，Jin Z，Yuan Y，et al. 2016. New mechanisms of tumor-associated macrophages on promoting tumor progression：recent research advances and potential targets for tumor immunotherapy. Immunol. Res，（1）：1-12.

Han S，Toker A，Liu Z Q，et al. 2019. Turning the tide against regulatory T cells. Front Oncol，9：279.

He X，Li X，Liu B，et al. 2011. Down-regulation of Treg cells and upregulation of TH1/TH2 cytokine ratio were induced by polysaccharide from *Radix glycyrrhizae* in H22 hepatocarcinoma bearing mice. Molecules，16（10）：8343-52.

Herbst R S，Baas P，Kim D W，et al. 2015. Pembrolizumab versus docetaxel for previously treated，PD-L1-positive，advanced non-small-cell lung cancer（KEYNOTE-010）：a randomised controlled trial. Lancet，387（10027）：1540-1550.

Herbst R S，Soria J C，Kowanetz M，et al. 2014. Predictive correlates of response to the anti-PD-L1 antibody MPDL3280A in cancer patients. Nature，515（7528）：563-567.

Hong-Fen L，Waisman T，Maimon Y，et al. 2001. The effects of a Chinese herb formula，anti-cancer number one（ACNO），on NK cell activity and tumor metastasis in rats. International Immunopharmacology，1（11）：1947-1956.

Huang H F，Zeng Z，Chen M Q. 2012. Roles of Kupffer cells in liver transplantation. Hepato-gastroenterology，59（116）：1251.

Huang Y，Kim B Y S，Chan C K，et al. 2018. Improving immune-vascular crosstalk for cancer immunotherapy. Nat Rev Immunol，18（3）：195-203.

Jeff K，Maher C，Anusha A，et al. 2017. Advancing cancer therapy with present and emerging immuno-oncology approaches. Frontiers in Oncology，7：64.

Kasagi S，Kawano S，Kumagai S. 2011. PD-1 and autoimmunity. Critical Reviews in Immunology，31（4）：265-295.

Kim M，Grimmig T，Grimm M，et al. 2013. Expression of Foxp3 in colorectal cancer but not in Treg cells correlates with disease progression in patients with colorectal cancer. PLoS One，8（1）：e53630.

Knorr D A，Bachanova V，Verneris M R，et al. 2014. Clinical utility of natural killer cells in cancer therapy and transplantation. Seminars in Immunology，26（2）：161-172.

Kreamer K M. 2014 . Immune checkpoint blockade：a new paradigm in treating advanced cancer. J Adv Pract Oncol，5（6）：418-431.

Krummel M F，Allison J P. 1995. CD28 and CTLA-4 have opposing effects on the response of T cells to stimulation. Journal of Experimental Medicine，182（2）：459-465.

Kumar V，Gabrilovich D I. 2014. Hypoxia-inducible factors in regulation of immune responses in tumour microenvironment. Immunology，143（4）：512-519.

Lawrence M S，Stojanov P，Polak P，et al. 2013. Mutational heterogeneity in cancer and the search for new cancer-associated genes. Nature，499（7457）：214-218.

Leach D R，Krummel M F，Allison J P. 1996. Enhancement of antitumor Immunity by CTLA-4 blockade. Science，271（5256）：1734-1736.

Li A，Shuai X，Jia Z，et al. 2015. Ganoderma lucidum polysaccharide extract inhibits hepatocellular carcinoma growth by downregulating regulatory T cells accumulation and function by inducing microRNA-125b. J Transl Med，13：100.

Li Q，Bao J M，Li X L，et al. 2012. Inhibiting effect of *Astragalus* polysaccharides on the functions of CD4$^+$CD25 high Treg cells in the tumor microenvironment of human hepatocellular carcinoma. 中华医学杂志（英文版），125（5）：786-793.

Lindau D，Gielen P，Kroesen M，et al. 2013. The immunosuppressive tumour network：myeloid-derived suppressor cells，regulatory T cells and natural killer T cells. Immunology，138（2）：105-115.

Lishomwa C N，Lopez-Vergès S，Barbour J D，et al. 2012. Tim-3 marks human natural killer cell maturation and suppresses cell-mediated cytotoxicity. Blood，119（16）：3734-3743.

Liu Y，Shu Q，Gao L，et al. 2010. Increased Tim-3 expression on peripheral lymphocytes from patients with rheumatoid arthritis negatively correlates with disease activity. Clinical Immunology，137（2）：288-295.

Loo W，Jin L，Chow L，et al. 2010. *Rhodiola algida* improves chemotherapy-induced oral mucositis in breast cancer patients. Expert Opinion on Investigational Drugs，19（1）：91-100.

Lv J，Jia Y，Li J，et al. 2019. Gegen Qinlian decoction enhances the effect of PD-1 blockade in colorectal cancer with microsatellite stability by remodelling the gut microbiota and the tumour microenvironment. Cell Death & Disease，10（6）：415.

Maarten V，Johan M J V D B，Elly M，et al. 2018. Dendritic cells and programmed death-1 blockade：a joint venture to combat cancer. Frontiers in Immunology，9：394.

Margaret K C，Michael A P，Jedd D W. 2016. Targeting T cell co-receptors for cancer therapy. Immunity，44（5）：1069-1078.

Messerschmidt J L，Prendergast G C，Messerschmidt G L. 2016 . How cancers escape immune destruction and mechanisms of action for the new significantly active immune therapies：helping nonimmunologists decipher recent advances. Oncologist，61（2）：21，22.

Miyara M，Sakaguchi S. 2011. Human FoxP3（+）CD4（+）regulatory T cells：their knowns and unknowns.. Immunology and Cell Biology，89（3）：346-351.

Monney L，Sabatos C A，Gaglia J L，et al. 2002. Th1-specific cell surface protein Tim-3 regulates macrophage activation and severity of an autoimmune disease. Nature，415（6871）：536-541.

Murakami H，Ogawara H，Hiroshi H. 2004. Th1/Th2 cells in patients with multiple myeloma. Hematology，9（1）：41-45.

Murgai M，Giles A，Kaplan R. 2015. Physiological，tumor，and metastatic niches：opportunities and challenges for targeting the tumor microenvironment. Crit Rev Oncog，20（3-4）：301-314.

Ohue Y，Nishikawa H. 2019. Regulatory T（Treg）cells in cancer：can Treg cells be a new therapeutic target? Cancer ence，110（7）：2080-2089.

Ostrand-Rosenberg S，Sinha P，Beury D W，et al. 2012. Cross-talk between myeloid-derived suppressor cells（MDSC），macrophages，and dendritic cells enhances tumor-induced immune suppression. Seminars in Cancer Biology，22（4）：275-281.

Palmer S，Albergante L，Blackburn C C，et al. 2018. Thymic involution and rising disease incidence with age. Proceedings of the National Academy of ences of the United States of America，115（8）：1883-1888.

Peihe L，Jia G，Shadan L，et al. 2018. Prevention of prostate tumor development by stimulation of antitumor immunity using a standardized herbaL extract（deep immune）in TRAMP mice. Evidence-based Complementary and Alternative Medicine，（5）：1-12.

Sabado R L，Balan S，Bhardwaj N. 2003. Dendritic cell-based immunotherapy. Current Topics in Microbiology & Immunology，25（5-6）：377-413.

Schreiber R D，Old L J，Smyth M J. 2011. Cancer immunoediting：integrating immunity's roles in cancer suppression and promotion. Science，331（6024）：1565-1570.

Seliger B，Massa C. 2013. The dark side of dendritic cells：development and exploitation of tolerogenic activity that favor tumor outgrowth and immune escape. Front Immunol，4：419.

Sheng Z Z Y. 2011. *Astragalus* polysaccharides regulate T cell-mediated immunity via CD11chighCD45RBlow DCs in vitro. Journal of Ethnopharmacology，136（3）：457-464.

Sherwood L. 2010. Cellular and humoral aspects of the hypersensitive states. Journal of Internal Medicine，170（1）：128.

Sun L X，Lin Z B，Duan X S，et al. 2012. Stronger cytotoxicity in CTLs with granzyme B and porforin was induced by *Ganoderma lucidum* polysaccharides acting on B16F10 cells. Biomedicine & Preventive Nutrition，2（2）：113-118.

Takei M，Tachikawa E，Hasegawa H，et al. 2004. Dendritic cells maturation promoted by M1 and M4，end products of steroidal ginseng saponins metabolized in digestive tracts，drive a potent Th1 polarization. Biochem Pharmacol，68（3）：441-452.

Takei M，Tachikawa E，Umeyama A. 2008. Dendritic cells promoted by ginseng saponins drive a potent Th1 polarization. Biomarker insights，3：269-286.

Tanaka A，Sakaguchi S. 2016. Regulatory T cells in cancer immunotherapy. Cell Research，27（1）：109-118.

Topalian S L，Hodi F S，Brahmer J R，et al. 2012. Safety，activity，and immune correlates of anti-PD-1 antibody in cancer. New England Journal of Medicine，366（26）：2443-2454.

Uyttenhove C. 1983. Escape of mouse mastocytoma P815 after nearly complete rejection is due to antigen-loss variants rather than immunosuppression. Journal of Experimental Medicine，157（3）：1040-1052.

Villa-Morales，María，Fernández-Piqueras，et al. 2012. Targeting the Fas/FasL signaling pathway in cancer therapy. Expert Opinion on Therapeutic Targets，16（1）：85-101.

Vries T J D，Fourkour A，Wobbes T，et al. 1997. Heterogeneous expression of immunotherapy candidate proteins gp100，MART-1，and tyrosinase in human melanoma cell lines and in human melanocytic lesions. Cancer Research，57（15）：3223-3229.

Wang J，Yuan R，Song W，et al. 2017. PD-1，PD-L1（B7-H1）and tumor-site immune modulation therapy：the historical perspective. Journal of Hematology & Oncology，10（1）：34.

Wang N，Yang J，Lu J，et al. 2014. A polysaccharide from *Salvia miltiorrhiza* Bunge improves immune function in gastric cancer rats. Carbohydrate Polymers，111：47-55.

Wang S，Bajorath J，Flies D B，et al. 2003. Molecular modeling and functional mapping of B7-H1 and B7-DC uncouple costimulatory function from PD-1 interaction. J Exp Med，197（9）：1083-1091.

Wu F H，Yuan Y，Li D，et al. 2010. Endothelial cell-expressed Tim-3 facilitates metastasis of melanoma cells by activating the NF-kappaB pathway. Oncol Rep，24（3）：693-699.

Wu R，Ru Q，Chen L，et al. 2014. Stereospecificity of ginsenoside Rg3 in the promotion of cellular immunity in hepatoma H22-bearing mice. Journal of Food ence，79（7-8-9）：1430-1435.

Wu X T，Liu J Q，Lu X T，et al. 2013. The enhanced effect of lupeol on the destruction of gastric cancer cells by NK cells. International Immunopharmacology，16（2）：332-340.

Xu L，Zhu Y，Chen L，et al. 2014. Prognostic value of diametrically polarized tumor-associated macrophages in renal cell carcinoma. Annals of Surgical Oncology, 21 (9): 3142-3150.

Yang M, Galina V S, Dmitriy W G, et al. 2012.Tumor associated regulatory dendritic cells. Semin Cancer Biol, 22 (4): 298-306.

Yasutoshi A, Akemi K, Hiroyuki N, et al. 1996. Expression of the PD-1 antigen on the surface of stimulated mouse T and B lymphocytes. International Immunology, 8 (5): 765-772.

Yu Q, Nie S, Wang J, et al. 2015. Toll-like receptor 4 mediates the antitumor host response induced by *Ganoderma atrum* polysaccharide. Journal of Agricultural & Food Chemistry, 63 (2): 517-525.

Yuan R, Li S, Geng H, et al. 2017. Reversing the polarization of tumor-associated macrophages inhibits tumor metastasis. International Immunopharmacology, 49: 30-37.

Zhang M, He Y, Sun X, et al. 2014. A high M1/M2 ratio of tumor-associated macrophages is associated with extended survival in ovarian cancer patients. Journal of Ovarian Research, 7 (1): 19.

Zhang X, Tong J, Li Z. 2016. Qiyusanlong decoction inhibits the level of PD-1/PD-L1 in mice bearing Lewis lung carcinoma. Chinese Journal of Cellular and Molecular Immunology, 32 (6): 770-774.

Zhang Y, Ma C J, Ni L, et al. 2011. Cross-talk between programmed death-1 and suppressor of cytokine signaling-1 in inhibition of IL-12 production by monocytes/macrophages in hepatitis C virus infection. Journal of Immunology, 186 (5): 3093-3103.

（天津中医药大学　边育红　付慧　贾贝田）

第十八章 中医药与免疫代谢相关性疾病

随着人们饮食结构及生活方式的改变，我国代谢性疾病患病人数不断上升。代谢性疾病已成为世界性的健康问题。代谢性疾病主要包括糖尿病、痛风、高脂血症、动脉粥样硬化、高血压、骨代谢异常等。

代谢和免疫系统是生命所必需的两个基本系统。许多营养物和病原体识别系统与代谢和免疫应答途径在进化上高度保守，彼此之间相互整合、调节，处于一种精细的动态平衡状态。其平衡失调导致代谢性疾病的发生。近年来发现炎症反应和内质网应激在代谢性疾病的发生发展中起着重要的作用。

许多情况下，多种代谢性疾病是相互影响的，如痛风作为"前哨"疾病，其患者糖尿病和心脑血管疾病的发生率将远高于正常人，这是因为免疫失衡与炎症代谢的紊乱涉及全身各个系统，特别是炎症因子及炎症介质的层级瀑布激活，这种紊乱在其他系统又可产生相应的疾病，因此，正确看待疾病的发生发展规律并掌握其免疫代谢机制在其中所产生的作用是相当必要的。

本章主要介绍 5 种疾病相关的炎症免疫代谢机制及中西医诊治，结合国内外的研究，详细阐述免疫代谢疾病发展转归过程与免疫的相关性、国内外诊治现状、临床经验、临床前沿。在中医方面，阐述 5 种代谢性疾病的病因病机、分型论治及前沿进展。

第一节 糖 尿 病

一、糖尿病的概念、危害

糖尿病是一种常见的以葡萄糖和脂肪代谢紊乱、血浆葡萄糖水平增高为特征的代谢内分泌疾病，晚期常发生血管和神经并发症。在全球范围内，估计有 4.62 亿人患有 2 型糖尿病，相当于世界人口的 6.28%。2013 年全球疾病负担研究已将糖尿病（所有形式）列为人类预期寿命降低的第九大原因。

二、糖尿病的发病机制及与免疫的相关性

（一）遗传因素

遗传因素在 1 型糖尿病（T1DM）及 2 型糖尿病（T2DM）中均较为肯定。迄今为止研究发现的 T1DM 相关基因分为主要人类白细胞抗原（*HLA*）基因和非 *HLA* 基因，包括 *HLA I* 类、*HLA II* 类、*HLA III* 类基因，以及胰岛素（*INS*）基因、细胞毒性 T 细胞相关抗原 4（*CTLA4*）基因、蛋白酪氨酸磷酸酶非受体型 22（*PTPN22*）基因、白细胞介素 2 受体 α（*IL2Rα*）基因等。T2DM 则是一种复杂的多基因疾病，在基因缺陷的基础上存在胰岛素抵抗和胰岛素分泌障碍两个环节。目前各类全基因组关联研究（GWAS）已经发现 60 多个相关基因，包括转录因子 7 类似物 2（*TCF7L2*）、内向整流钾通道亚家族 J 成员 11（*KCNJ11*）、溶质运载蛋白

家族 30 成员 8 (*SLC30A8*)、造血表达同源异形盒 (*HHEX*) 等，多与胰岛 β 细胞功能、胰岛素抵抗密切相关。

（二）炎症与免疫失调

1. 巨噬细胞　经典活化的 M1 型巨噬细胞主要分泌促炎性细胞因子，包括 IL-6、TNF-α；替代活化的 M2 型巨噬细胞主要产生抗炎细胞因子，如 IL-10。巨噬细胞向胰岛素敏感性组织（脂肪组织、肝、骨骼肌）和胰岛的浸润，以及这些组织中朝向 M1 表型的巨噬细胞极化增加，产生大量致炎物质如 IL-6 等，促进炎症状态的发展，导致代谢性炎症（慢性低度炎症），在 T2DM 的发生发展中起重要作用。

2. Toll 样受体（TLR）　接受刺激后，通过信号转导途径，促进合成分泌 IL-1、IL-6、IL-8、IL-12、TNF、IFN 等细胞因子，引起粒细胞、淋巴细胞浸润，激活机体固有或适应性免疫反应，甚至导致胰岛 β 细胞破坏而引起自身免疫性糖尿病。TLR 与 T1DM 发病密切相关。现有多项研究发现，TLR 参与肥胖、T2DM 患者炎性反应和胰岛素抵抗的发生。

3. 淋巴细胞

（1）B 细胞　一方面，B 细胞可以通过对抗原的加工提呈，调节 T 细胞对于自身抗原的免疫应答；另一方面，B 细胞激活也能够分泌抗体，包括胰岛细胞抗体（ICA）、胰岛素自身抗体（IAA）、蛋白酪氨酸磷酸酶抗体（IA-2A）、谷氨酸脱羧酶抗体（GADA）及锌转运体-8 抗体（ZnT8A）等自身抗体；此外，B 细胞还使其他炎症细胞聚集并促进 TNF-α 分泌，进而直接杀伤胰岛细胞，与糖尿病发生有密切关系。

（2）CD4$^+$T 细胞亚群和 CD8$^+$T 细胞亚群　CD4$^+$T 细胞可分为促炎性亚群（包括 Th1、Th17、Th22）和抗炎性亚群（包括 Th2 和 Treg 细胞）。CD8$^+$T 细胞分为细胞毒性 T 细胞（CTL）和抑制性 T 细胞（TS）。①CD4$^+$Th 细胞和 CD8$^+$Th 细胞作用于胰岛 β 细胞表面抗原，介导 β 细胞破坏缺如，导致胰岛素分泌缺乏。②保持促炎症的 Th1 与抗炎症的 Th2 之间的比例平衡是维持免疫稳态、避免自身免疫性及慢性炎症性疾病的基础，即可有效逆转肥胖相关的慢性炎症及胰岛素抵抗状态（IR）。③Treg 细胞有调控免疫细胞活性、维持免疫稳态、控制过度的炎症反应、减轻组织损伤的作用，能够改善胰岛素敏感性（IS）。

4. 炎性细胞因子

（1）IL-6　在脂肪组织中，IL-6 负责将巨噬细胞募集到肥胖的脂肪组织中，从而导致炎症、胰岛素抵抗和 T2DM 的发展，还通过增加传导因子 3 的表达从而抑制胰岛素信号转导。

（2）IL-1β　胰岛微环境中局部高浓度的 IL-1β 抑制胰岛素分泌并触发 β 细胞中的促凋亡信号。

（3）IL-17　一方面通过增加 IRS1 丝氨酸磷酸化和降低其酪氨酸磷酸化来抑制胰岛素信号通路，导致胰岛素抵抗；另一方面能直接诱导胰岛 β 细胞凋亡和功能衰竭，导致 T2DM 发生；还能诱导肝生成急性期蛋白，促使更多的炎症细胞在脂肪和胰岛内募集，放大 Th17/IL-17 炎症信号，促进 T2DM 的发生发展。

三、西医对糖尿病的认识和防治原则

（一）诊断标准

糖尿病诊断标准见表 18-1 和表 18-2。

表 18-1 糖代谢分类

糖代谢分类	静脉血浆葡萄糖/(mmol/L)	
	空腹血糖	糖负荷 2 小时血糖
正常血糖	<6.1	<7.8
空腹血糖受损（IFG）	≥6.1，<7.0	<7.8
糖耐量异常（IGT）	<7.0	≥7.8，<11.1
糖尿病	≥7.0	≥11.1

注：IFG 和 IGT 统称为糖调节受损，也称糖尿病前期

表 18-2 糖尿病诊断标准

诊断标准：静脉血浆葡萄糖/(mmol/L)
（1）典型糖尿病症状（烦渴多饮、多尿、多食、不明显原因的体重下降）加上随机血糖≥11.1 或加上
（2）空腹血糖≥7.0 或加上
（3）葡萄糖负荷后 2 小时血糖≥11.1 无典型糖尿病症状者，需改日复查确认

注：空腹状态指至少 8 小时没有进食热量；随机血糖指不考虑上次用餐时间，一天中任意时间的血糖，不能用来诊断空腹血糖异常或糖耐量异常

（二）治疗方案

1. 生活方式改变

（1）糖尿病健康教育　所有糖尿病患者均应参加糖尿病自我管理教育，并获得必要的支持，以促进糖尿病自我护理所需知识、决策和技能的掌握。

（2）医学营养治疗　对于成人糖尿病患者，其营养治疗目标如下：①促进患者形成健康的饮食模式，以改善整体健康状况（达到并保持目标体重，实现个体的血糖、血压和血脂目标，延缓或预防糖尿病并发症）；②因人制宜，满足个人的营养需求；③不应剥夺患者进食的乐趣，仅在有科学证据的前提下限制食物选择性；④为糖尿病患者提供实用的工具，以培养健康的饮食习惯，而非专注于个别的营养素或单一食物。糖尿病医学营养疗法见表 18-3。

表 18-3 糖尿病医学营养疗法

主题	推荐
营养疗法的有效性	对于所有 1 型/2 型糖尿病、糖尿病前期和妊娠糖尿病患者，均建议予以个体化营养疗法，以实现治疗目标（A）
	糖尿病营养疗法可以节约成本（B）并改善结局（如降低 HbA1c 水平、体重和胆固醇水平，A），故应纳入保险（E）
能量平衡	对于所有超重/肥胖的糖尿病或糖尿病前期患者，均应通过生活方式干预以达到并维持至少 5%的减重（A）
饮食模式和多量元素分布	根据总热量和代谢目标制订个性化饮食计划（E）
	对于 2 型糖尿病和糖尿病前期患者，可采用多种饮食模式（B）
碳水化合物	建议摄入高纤维、非精加工、营养丰富的碳水化合物，非淀粉类蔬菜，糖含量低的水果、全谷物和乳制品（B）
	选择满足个人需要和喜好的各种饮食模式，并减少糖尿病患者的总碳水化合物摄入量（B）
	对于胰岛素剂量可酌情调整的糖尿病患者，应教育其如何根据碳水化合物（A）、脂肪和蛋白质含量（B）来确定餐时胰岛素剂量
	对于使用固定胰岛素剂量的成人糖尿病患者，在考虑胰岛素作用时间的同时，一致的碳水化合物摄入模式（时间和总量）可以改善血糖水平并降低低血糖风险（B）
	尽量用水代替含糖饮料（包括果汁）以控制血糖和体重，降低罹患心血管疾病和脂肪肝的风险（B）；并减少含甜味剂食物的摄入，用更健康、营养更丰富的食物替代（A）

续表

主题	推荐
蛋白质	尝试治疗或预防低血糖时应避免高蛋白碳水化合物的摄入（B）
膳食脂肪	可考虑地中海饮食模式以改善糖代谢并降低心血管疾病发生风险（B）
	建议食用富含长链 n-3 脂肪酸的食物，如多脂鱼（富含 EPA 和 DHA）、坚果和种子（富含 ALA），以预防或治疗心血管疾病（B）；然而，不建议常规使用 n-3 作为膳食补充剂（A）
微量元素和草药补品	未有相关元素缺乏时，不建议将维生素、矿物质（如铬和维生素 D）、草药或香料（如肉桂、芦荟）用于血糖控制（C）
酒精	成人糖尿病患者饮酒量应控制在：女性≤1 杯/天，男性≤2 杯/天（C）
	糖尿病患者饮酒后，尤其是在使用胰岛素或胰岛素促泌剂后可能出现延迟性低血糖。应强调饮酒后进行血糖监测以降低低血糖风险的重要性（B）
钠盐	钠盐摄入量建议<2.3g/d（B）
非营养性甜味剂	对于经常饮用含糖甜味剂饮料的人群，低热量或无营养甜味饮料可作为短期替代，但总体来说，建议减少含糖/无营养甜味饮料的摄入，用水等替代，并注意饮水量（B）

注：A～E 表示不同的推荐级别

（3）运动治疗　2020 美国糖尿病学会制定的糖尿病医学诊疗标准针对不同人群进行了运动类型和频率的推荐，具体如下：①1 型或 2 型糖尿病或糖尿病前期的儿童和青少年每天应进行至少 60min 的中高强度有氧运动，进行剧烈的阻抗运动≥3 天/周；②大多数成人 1 型/2 型糖尿病患者，应维持≥150min/周的中高强度有氧运动，且每周至少锻炼 3 天，连续不运动时间不超过 2 天。较短时长（≥75min/周）的剧烈运动或间断训练对于年轻和体健的个体是足够的；③1 型或 2 型糖尿病患者应每周进行 2 或 3 次阻抗运动（间隔日进行）；④所有成年人，尤其是患有 2 型糖尿病的成年人，应减少静坐时间，并每 30min 走动一次以达到血糖获益；⑤对于老年糖尿病患者，建议每周进行 2 或 3 次柔韧性训练和平衡训练，可根据个人喜好选择瑜伽或太极拳等以增加柔韧性、肌肉力量和平衡感。

（4）血糖监测　血糖监测的基本指标包括空腹血糖、餐后血糖和 HbA1c。建议患者应用便携式血糖仪进行自我血糖监测（SMBG），指导调整治疗方案。

2. 药物治疗　对于 1 型糖尿病患者，胰岛素是其最主要的治疗药物，绝大多数的 1 型糖尿病患者应使用每天多次胰岛素注射治疗或胰岛素泵治疗，安全地达到目标血糖是治疗 1 型糖尿病的中心原则。对于 2 型糖尿病，治疗药物种类繁多，大体上分为 5 类。第一类药物为促胰岛素分泌药物，包括磺脲类药物、非磺脲类药物、肠促胰岛素。第二类药物为胰岛素增敏剂，包括双胍类药物、噻唑烷二酮类。第三类为抑制碳水化合物吸收药物，包括淀粉不溶素、α-葡萄糖苷酶抑制剂。对于运动、饮食、口服降糖药物综合治疗效果差者，可给予胰岛素治疗。最后一类药物为酶靶点调节剂，包括糖原合酶激酶-3（GSK-3）、蛋白酪氨酸磷酸酶（PTP），但这类药物仍处于研究阶段，尚未用于临床使用。

四、中医对糖尿病的认识和防治原则

1. 病名　根据糖尿病患者三多一少的临床表现，其属于中医"消渴"范畴。"消渴"病名始于《素问·奇病论》，《金匮要略》始将"消渴"作为病证名提出。历代古籍中以病症命名有"消中""肾消""渴利"，以病性命名有"消瘅""肺消"。宋以后出现三消分类，至明清固定为上中下三消。其中以口渴多饮为主者，称为上消；消谷善饥者，称为中消；小溲多而频，或浑浊为特点者，称为下消。三者亦可并见。

2. 病因病机　禀赋不足、饮食不节、情志失调、劳欲过度等原因均可导致消渴病。钟伟才认为其病因病机可以归纳为：①禀赋不足，脏腑虚弱，消渴发生的前提；②内外杂因，气机失畅，消渴酝酿的过程；③火热炽盛，消损机体，消渴形成的关键；④病理产物，脏衰壅涩，诸病并发的循环。基本病机在于阴津亏损，燥热偏盛，而以阴虚为本，燥热为表，两者互为因果。病变脏腑主要在肺、胃、肾。

3. 分型论治

（1）上消——肺热津伤证

【证候】烦渴多饮，口干舌燥，尿频量多，烦热多汗，舌边尖红，苔薄黄，脉洪数。

【治法】清热润肺，生津止渴。

【方剂】消渴方加减。

【常用药】天花粉、葛根、麦冬、生地黄、藕汁、黄连、黄芩、知母。

（2）中消——胃热炽盛证

【证候】多食易饥，口渴，尿多，形体消瘦，大便干燥，苔黄，脉滑实有力。

【治法】清胃泻火，养阴增液。

【方剂】玉女煎加减。

【常用药】生石膏、知母、黄连、栀子、玄参、生地黄、麦冬、川牛膝。

（3）中消——气阴亏虚证

【证候】口渴引饮，能食与便溏并见，或饮食减少，精神不振，四肢乏力，体瘦，舌质淡红，苔白而干，脉弱。

【治法】益气健脾，生津止渴。

【方剂】七味白术散加减。

【常用药】黄芪、党参、白术、茯苓、怀山药、甘草、木香、藿香、葛根、天冬、麦冬。

（4）下消——肾阴亏虚

【证候】尿频量多，浑浊如脂膏，或尿甜，腰膝酸软，乏力，头晕耳鸣，口干唇燥，皮肤干燥、瘙痒，舌红苔少，脉细数。

【治法】滋阴补肾，润燥止渴。

【方剂】六味地黄丸加减。

【常用药】熟地黄、山萸肉、枸杞子、五味子、怀山药、茯苓、泽泻、牡丹皮。

（5）下消——阴阳两虚

【证候】小便频数，浑浊如膏，甚至饮一溲一，面容憔悴，耳轮干枯，腰膝酸软，四肢欠温，畏寒肢冷，阳痿或月经不调，舌苔淡白而干，脉沉细无力。

【治法】温阳滋阴，补肾固摄。

【方剂】金匮肾气丸加减。

【常用药】熟地黄、山萸肉、枸杞子、五味子、怀山药、茯苓、附子、肉桂。

4. 糖尿病并发症足溃疡的分型论治

（1）湿热毒胜证

【证候】患足红肿，足趾坏疽溃烂，迅速向四周扩散，创面脓腐量多，稠厚，臭秽，壮热口渴，烦躁，便秘溲赤，疼痛剧烈。可见肌腱灰白肿胀，呈败絮样。舌红苔黄腻，脉滑数。

【治法】清热利湿，活血化瘀。

【代表方】四妙勇安汤加减。

（2）血脉瘀阻证

【证候】患足酸胀疼痛，夜难入寐，皮肤发凉干燥，趺阳脉极弱；创面肉芽色暗，渗出较少。步履艰难，皮肤暗红或紫暗，肌肉萎缩。舌暗红或有瘀斑，苔薄白，脉弦涩。

【治法】活血祛瘀，通络止痛。

【代表方】桃红四物汤加减。

（3）热毒伤阴证

【证候】皮肤干燥，毳毛脱落，肌肉萎痹，疮流血水，皮缘干枯焦黑，疼痛，趺阳脉减弱。神疲乏力，口渴喜冷饮，五心烦热。或有足部暗红肿胀。舌质暗红或红绛，苔薄花剥，脉弦细无力而数。

【治法】清热解毒，养阴活血。

【代表方】顾步汤加减。

（4）气血两虚证

【证候】患足疼痛肌肉萎缩，皮肤干燥或浮肿，坏死组织脱落后创面久不愈合，肉芽暗红或淡而不鲜，疮色棕灰，脓似粉浆污水，气味恶臭，脓腐难脱。面色无华，不思饮食，神疲乏力，心悸气短，自汗，溲清便溏。舌淡尖红有齿痕，苔腻，脉沉细无力。

【治法】益气补血，活血通络。

【代表方】人参养荣汤加减。

5. 中医药干预糖尿病免疫相关的研究进展

（1）单药　吴茱萸次碱可通过改善肝及骨骼肌中 IRS-1/PI3K/Akt 胰岛素信号转导通路，提高机体对胰岛素的敏感性，增加葡萄糖转运。黄芪可通过调节 Th1、Th2 平衡紊乱从而抑制 NF-κB 的激活，减少细胞因子 TGF-β 在肾组织中的表达，从而减轻炎症反应。

（2）复方　于小桐等研究发现黄芪葛根汤总黄酮与总皂苷配伍通过 AdipoR1/AMPK 信号转导通路能够有效地调节糖脂代谢，缓解炎症反应。健脾清化方降低胰岛素抵抗指数（HOMA-IR），减少小肠组织中免疫细胞 Th1、Th2 和 Th17 的细胞比例，增加小肠组织中 Treg 细胞比例，改善 T2DM 大鼠的胰岛素抵抗。交泰丸通过上调骨骼肌 PI3Kp85 亚单位的表达，增强 PI3K 通路胰岛素信号转导，减轻 T2DM 大鼠模型中糖尿病的发展。加味四妙散可正调节 AMPK 磷酸化，有效地抑制 3T3-L1 脂肪细胞炎症并改善胰岛素信号转导。

第二节　动脉粥样硬化

一、动脉粥样硬化的概念

动脉粥样硬化（atherosclerosis，AS）是心脑血管疾病的最常见、最重要的病理基础之一，以大、中型弹力动脉的血管硬化病变为主，主要累及主动脉、冠状动脉和脑动脉。全球每年约有 2000 万人死于动脉粥样硬化性疾病。AS 是一种多因素引起的疾病，发病的机制比较复杂，目前关于 AS 形成的假说众多，包括损伤反应学说、炎症反应学说、脂质代谢紊乱学说等。其中炎症反应学说在胆固醇和损伤反应学说之间架起了桥梁，发现了固有免疫系统和适应性免疫系统对 AS 形成的作用。

二、动脉粥样硬化的发病机制及与免疫的相关性

1. AS 的发病机制以血管内膜内脂质异常沉积和异常炎症反应为特征　AS 发展的第一步

是低密度脂蛋白（LDL）的积累，LDL 通过附着富含蛋白多糖的细胞外基质蛋白而被隔离在内皮下空间。活性氧及脂氧合酶、髓过氧化物酶等酶通过修饰 LDL 颗粒的磷脂和蛋白质成分，形成氧化型低密度脂蛋白（ox-LDL）。ox-LDL 可以激活血管内皮细胞，其他有害刺激（吸烟、高血压、血液流变学异常、病毒等）也可导致内皮细胞损伤。在有损伤性刺激时，内皮细胞通过上调转录信使 NF-κB 并释放一系列物质来增强白细胞对内皮细胞 e-选择素、血管和细胞间黏附分子（VCAM-1 和 ICAM-1）、内皮素和血管紧张素 II，以及促凝因子的黏附。单核细胞趋化蛋白-1（MCP-1）招募单核细胞黏附，被招募的单核细胞在单核细胞集落刺激因子（M-CSF）的作用下分化为巨噬细胞，通过其表面清道夫受体吞噬 ox-LDL 形成泡沫细胞，形成最早的粥样硬化病变脂质条纹。清道夫受体介导的摄取不受细胞内固醇水平的反馈抑制，只要在细胞外环境中存在 ox-LDL，吞噬作用和（或）受体介导的摄取就可以持续进行。在病灶形成过程中，存在于动脉介质层的平滑肌细胞（SMC）被激活，通过吸收修饰过的脂质形成平滑肌源性的泡沫细胞，并产生吞噬活性。这些泡沫细胞在脂质充盈的情况下会发生内皮细胞应激、凋亡和坏死。病变发展初期的细胞凋亡具有保护作用，通过流出细胞作用（即吞噬死亡和垂死细胞）将凋亡的巨噬细胞从病变中有效清除，这一作用主要通过巨噬细胞上的细胞表面受体 MerTK 发生。当 MerTK 活性受损时，死亡泡沫细胞的清除减少，凋亡碎片开始堆积。随后，由于脂质和炎性细胞的逐渐积累，脂肪条纹进展为晚期病变，即动脉粥样硬化斑块。此外，表达促炎细胞因子的巨噬细胞可以促进基质金属蛋白酶的高水平表达，从而导致斑块不稳定。

2. AS 的发病机制与免疫系统的关系　固有免疫和适应性免疫在 AS 的进展中均起关键作用。先天性反应开始于血管壁单核巨噬细胞的刺激，然后是许多适应性反应，这些反应被 T 细胞和 B 细胞调节。此外，一些效应细胞如肥大细胞和嗜酸性粒细胞也可能导致 AS，肥大细胞衍生 IFN-γ 和 IL-6 对病变发展起到促炎作用，嗜酸性粒细胞和激活的 IgE 也可促进 AS 进展。

在 AS 的非特异性免疫中，巨噬细胞作为 AS 斑块中炎性细胞的最大组成部分，其中 M1 型及 M2b 型发挥促炎症作用，促进 AS 发展；M2 型大量表达抗炎因子，减少炎症和自身免疫，有效清除 AS 中细胞碎片，抑制 AS 进展。在 AS 的特异性免疫中，T 细胞中 Th1 及 B 细胞中 B2 型促进 AS 进程；Th2 及调节性 T 细胞 iTreg、nTreg 均可以限制免疫反应，延缓 AS 进展；而 NKT 细胞既可以分泌促炎因子，也可以分泌抗炎因子，在 AS 的发展中起双向作用。

众多炎性细胞因子在 AS 的发展进程中起着重要的作用，IL-6、IFN-γ、IL-18 等直接或间接促进炎症反应，发挥促 AS 作用；IL-4、IL-5、IL-10、IL-13 和 TGF-β 等通过不同的机制，发挥抑制 AS 进程的作用。

三、现代医学对动脉粥样硬化的认识与防治原则

（一）临床表现

非特异性表现为脑力和体力衰退，触诊桡动脉等体表动脉时可发现变粗、变长、迂曲和变硬。当动脉粥样硬化斑块导致管腔狭窄时可出现靶器官缺血的特异性表现。如冠状动脉狭窄导致急性心肌缺血可表现为心绞痛，长期缺血可导致心肌冬眠及纤维化。

（二）诊断标准

AS 早期不易诊断，临床常以血脂异常，包括血 TC 增高、LDL-C 增高、HDL-C 降低、TG

增高、apoA 降低、apoB 和 LP（a）增高为首要表现。放射学、超声及动脉造影发现血管狭窄性或扩张性病变可进一步辅助诊断。若疾病进展，尤其是出现靶器官明显受累的临床变现时，可结合 X 线、多普勒超声、CT 血管造影、磁共振显像血管造影、动脉造影诊断（表 18-4）。

表 18-4　AS 常用检查方法

防御级别	AS 常用检查方法
一级防御	血液检查（血脂、脂蛋白、载脂蛋白、葡萄糖、炎症标志物等）
	血压
	颈动脉超声
二级防御	冠状动脉造影术
	冠状动脉钙化评分
	冠状动脉计算机断层造影术（CCTA）
	血管内超声（IVUS）
	磁共振成像（MRI）
	光学相干断层扫描（OCT）
	正电子发射断层扫描（PET）
	单光子发射计算机断层扫描（SPECT）

（三）治疗

大多数降脂疗法，包括饮食干预、药物治疗等，可能通过抗炎和免疫调节发挥作用。

1. 一般治疗

1）控制危险因素：积极控制与 AS 相关的危险因素，如血脂异常、高血压、糖尿病、肥胖症等。

2）生活方式干预：合理安排饮食结构，尽量使不饱和脂肪酸成为日常脂肪摄入的主要来源；适当进行体育锻炼；戒烟及控制饮酒量[<10g/d（1 个单位）]。

3）膳食补充剂和功能食品：在专业人员指导下适当服用植物甾醇（≥2g/d，与主餐一起），红曲米，膳食纤维（β-葡聚糖），大豆和富含脂肪醇、小檗碱的植物等，可以改善血脂异常。

2. 药物治疗

（1）降脂治疗

1）他汀类药物：强效的他汀类药物可显著降低 TG 水平。对于因副作用而不能耐受推荐强度的他汀类药物的患者，建议在最大耐受度的他汀类药物基础上增加非他汀类脂质修饰剂。

2）胆固醇吸收抑制剂：依折麦布 10mg/d 的单一治疗可使高胆固醇血症患者的 LDL-C 降低 15%～22%。依折麦布和他汀类、胆汁酸螯合剂等联合应用可以加强降脂效果。

3）PCSK-9 抑制剂：PCSK9 抑制剂可以通过抑制 PCSK9 活性，增加 LDL 受体数量，降低血 LDL 水平，发挥降脂作用。阿利西尤单抗（alirocumab）和依洛尤单抗（evolocumab）这两种完整的人单克隆抗体是仅有被批准的 PCSK9 抑制剂。他汀类药物治疗可提高循环 PCSK9 血清水平，因此，这些单克隆抗体与他汀类药物联合使用效果最佳。

4）胆汁酸螯合剂、微粒体 TG 转运蛋白（MTP）抑制剂、米泊美生（mipomersen）、纤维蛋白、n-3（或-3）脂肪酸、烟酸等可以在降脂治疗中起到辅助作用。

（2）抗炎治疗

1）靶向 IL-1β 的人源化单克隆抗体：卡那单抗（canakinumab）可以减少 AS 患者心血管不良事件发生率。有研究发现，卡那单抗治疗显著降低血清超敏 CRP 和 IL-6 浓度，但对血脂无影响，提示心血管风险的降低与抗炎作用直接相关。

2）TNF-α 抑制剂：英夫利昔单抗（infliximab）、依那西普（etanercept）和阿达利马单抗（adalimumab）下调 TNF-α，抑制促炎细胞因子的表达，减少不稳定斑块中常见的基质降解酶，以达到抗 AS 的作用。

3）其他：目前已经发现与小鼠或 MHCⅡ蛋白结合的 apoB100 肽表位，并且证明了接种表达 MHC 分子并能结合该肽的小鼠的 AS 病变形成可减少。

四、中医对动脉粥样硬化的认识与防治原则

1. 病名　AS 属于现代医学的病理学概念，中医学并无此病名，只是参照 AS 的常见临床症状表现，可将其归入中医血痹、胸痹、真心痛、头痛、眩晕、腹痛、中风、厥证等疾病中。

2. 病因病机　AS 因先天禀赋不足、年老体衰，肾精不足或饮食不节，脾胃内伤或情志不调，肝失疏泄或外邪侵犯导致机体脏腑功能紊乱，进而津液代谢输布失常、血液运行不畅，逐渐形成痰浊、血瘀之邪，导致痰瘀共同存在于机体；进而痰瘀互结，或因瘀致痰，或因痰致瘀，互结互生，邪实伤正，正气不足，邪实更甚，形成恶性循环；病程日久有形之邪难以消散，致病情复杂，缠绵难愈，或可化热，日久蕴毒，损伤脏腑，败坏形体。总的来说，本病属本虚标实，临床治疗中要注意补虚泻实之偏重。

3. 分型论治

1）痰瘀互结证

【证候】局部刺痛，或肢体麻木、萎废，胸闷多痰，舌紫暗或有斑点，苔腻，脉弦涩。

【治法】活血化痰，理气止痛。

【方剂】瓜蒌薤白半夏汤合桃红四物汤。

【常用药】瓜蒌、薤白、半夏、熟地黄、当归、白芍、川芎、桃仁、红花。痰浊郁而化热者，可予黄连温胆汤加减。

2）气滞血瘀证

【证候】局部胀闷，走窜疼痛，甚则刺痛、拒按；或有肿块坚硬，局部青紫肿胀；或有情志抑郁，急躁易怒；或有面色紫暗，皮肤青筋暴露；舌质紫暗或见瘀斑，脉涩。

【治法】疏肝理气，活血通络。

【方剂】血府逐瘀汤。

【常用药】川芎、桃仁、红花、赤芍、柴胡、桔梗、枳壳、牛膝、当归、生地黄。若卒然心痛发作，可含服复方丹参滴丸、速效救心丸等。

3）气阴两虚证

【证候】神疲乏力，口干少饮，舌质红或淡，脉细弱。

【治法】益气养阴，活血通脉。

【方剂】生脉散合人参养荣汤加减。

【常用药】人参、麦冬、五味子、当归、黄芪、白术、茯苓、肉桂、熟地黄、远志、陈皮、白芍、甘草。兼有气滞血瘀者，可加川芎、郁金。

4）气虚血瘀证

【证候】面色淡白或晦滞，身倦乏力，气少懒言，疼痛如刺，常见于胸胁疼痛，痛处固定不移，拒按，舌淡暗或有紫斑，脉沉涩。

【治法】益气活血，祛瘀止痛。

【方剂】保元汤合血府逐瘀汤。

【常用药】人参、黄芪、桃仁、红花、紫草、当归、生地黄、川芎、赤芍、柴胡、桔梗、陈皮、白术、白芍。合并阴虚者，可合用生脉散，或人参养荣汤。

4. 中医药干预 AS 免疫的研究进展

（1）针对 NF-κB 信号通路　大黄䗪虫丸能够下调 NF-κB 的蛋白表达，抑制 NF-κB 激活，减少 TNF-α 的释放，减轻炎症反应，延缓 AS 的病理形成过程。通脉汤（由红参、麦冬、五味子、首乌、枸杞、枳壳、川芎等药物组成）能够通过抑制 NF-κB mRNA 和蛋白表达调控内皮细胞炎症反应，从而保护血管内皮功能，进而发挥抗 AS 的作用。青藤碱可能通过抑制 NF-κB 结合活性，抑制炎症因子 IL-1β、IL-8 和 MCP-1 释放，发挥抗炎作用，减轻胆固醇代谢紊乱，从而改善 AS。

（2）针对 MAPK 信号通路　血府逐瘀汤能调节 MAPK 信号转导通路的下游效应因子的蛋白表达，这可能是其抗 AS 的机制。川芎嗪可通过双重抑制 p38MAPK 和 NF-κB 信号通路对抗 ox-LDL 诱导的血管内皮细胞炎症和黏附反应。

5. 中医外治法

（1）针灸　可刺激激发机体经气，加强气血运行从而使壅滞的经络得以疏通达到治疗疾病的目的。常以膻中、气海、膈俞为主穴，临床中可结合具体证型配穴。

（2）中药熏洗　在中医“内外通治”的理论基础上，采用益气活血化瘀的中药，如黄芪、白术、丹参、红花、桃仁等组方，利用药物的渗透作用达到治疗效果。对于四肢动脉粥样硬化患者效果尤为显著。

（3）经络穴位贴敷　将经络腧穴的功能与药物的药理作用结合起来，具有药物经皮吸收及经络穴位效应双重治疗特性。如保心敷贴膏（麝香、乳香、降香、三七、丹参、茴香、细辛、冰片等 14 味）敷贴膻中、内关、心俞、至阳穴。除此之外，结合患者实际情况还可以采用按摩推拿、穴位注射、埋线等方式改善症状，减轻痛苦。

第三节　高　血　压

一、高血压的定义

高血压是以动脉血压持续升高为特征的进行性“心血管综合征”，常并发心、血管、脑、肾等靶器官损伤的疾病，被认为是一种慢性低级别炎症反应。大量研究表明，免疫调节功能异常会引起全身各系统的持续性炎症反应，从而引起血管重构、血管内皮损伤、血管功能异常等，加剧高血压发展。

二、高血压的免疫机制

高血压的发病机制至今未明。目前认为本病是在一定的遗传易感性基础上多种环境因素综合作用的结果，包括交感神经兴奋、RAAS 系统激活、胰岛素抵抗、钠过多、氧化应激及血管弹性等。现代研究发现，免疫也参与了高血压的发病机制。

（一）高血压中的非特异性免疫

1. 巨噬细胞　巨噬细胞极化参加了高血压的疾病进展，其被激活后 M1 型推动炎症反应发生发展，M2 型调节炎症反应及细胞免疫应答反应，可缓解组织病理性损伤，A 型清道夫受体促进巨噬细胞向 M2 型极化，成为高血压血管重塑的治疗靶点。

2. 树突状细胞　树突状细胞与 T 细胞结合递呈抗原信息，促进 T 细胞分化导致炎症。

3. NK 细胞　Kossman 等发现高血压状态下，使用 NK 细胞特异性抗体耗竭 NK 细胞可以改善 AngⅡ诱导的血管功能异常和血管损伤，并且在 AngⅡ诱导的高血压中 NK 细胞的活化依赖 T-bet/Tbx21 通路。

4. Toll 样受体　与配体结合后主要通过依赖髓样分化因子 88（MyD88）和非依赖 MyD88两条信号转导通路传递信号活化。脂多糖与细胞表面的 TLR4 结合后形成稳定的受体配体复合物，募集下游接头蛋白分子 MyD88，活化的 MyD88 结合 IRAK 家族促进 NF-κB 进入细胞核，诱导前炎症细胞因子的表达，以上为 TLR4 介导的依赖 MyD88 信号转导通路的过程。而非依赖 MyD88 的信号通路有着与依赖 MyD88 信号通路作用相似的接头蛋白分子 TIPAP、TRIF 与 TRAM，三者互相作用进一步启动干扰素调节因子 3、NF-κB 产生炎性因子介导免疫反应。

（二）高血压中的特异性免疫

1. Th17 细胞及 IL-17　Th17 细胞是一个较新的 $CD4^+T$ 细胞亚群，因其产生 IL-17 而得名。IL-17A 作为 IL-17 家族成员之一，具有强大的促炎作用，不仅可直接引起内皮细胞损伤，还能聚集其他炎症因子如 TNF-α、IL-6 等参与血压增高过程，是 AngⅡ诱导的高血压的重要介导者。除引起血管炎症外，还能抑制一氧化氮介导的血管舒张功能，进而导致血压升高。Norlander 等研究显示，IL-17A 上调肾小管中的运输通道从而导致水钠潴留，加重高血压的形成与发展。

2. Treg 细胞　是一组具有免疫抑制功能的 T 细胞亚群，$CD4^+CD25^+Treg$ 为其家族中最主要的一群。诱导型 Treg 细胞可产生 IL-10、TGF-β，对抗 AngⅡ诱导的血管重构和内皮功能紊乱。而天然 Treg 细胞表达的 CD25、CD4、FOXP3、T 细胞抗原受体（TCR）则可调控 IL-10和 TGF-β 细胞因子的表达来抑制免疫反应。Treg 细胞还可下调共刺激因子 CD80 和 CD86的表达从而抑制树突状细胞的成熟和功能，以及通过颗粒酶-B 和穿孔素途径杀死其他免疫细胞（图 18-1）。

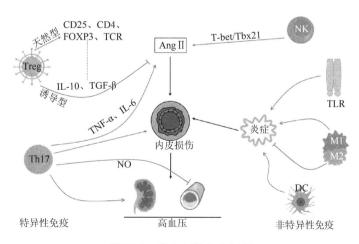

图 18-1　高血压的免疫机制

三、高血压的诊断及治疗

（一）诊断

目前我国高血压定义为在未使用降压药物的情况下，非同日 3 次测量，诊室血压收缩压≥140mmHg 和（或）舒张压≥90mmHg。患者既往高血压史，目前正在使用降压药物，血压虽低于 140/90mmHg，仍应诊断为高血压。

（二）治疗

1. 高血压的治疗目标　一般高血压患者血压应降至＜140/90mmHg，能耐受者和部分高危及以上的患者可进一步降至 130/80mmHg 以下。
2. 采取生活方式干预　如合理膳食、戒烟限酒、运动等。
3. 采取药物治疗　常用降压药物包括钙通道阻滞剂、血管紧张素转化酶抑制剂、血管紧张素受体拮抗剂、利尿剂和 β 受体阻滞剂五类，以及由上述药物的联合用药方案。

四、中医对高血压的认识及治疗

（一）病因病机

《素问·奇病论》中"肥者令人内热，甘者令人中满"揭示了高血压核心病机是机体中满内热，脾胃运化失职，积热内蕴，内生湿热、痰火，从而演变为血压升高。

（二）辨证论治

参考《高血压中医诊疗指南》，高血压可分为以下 7 个证型。

（1）肝火上炎证

【证候】头晕胀痛，面红目赤，烦躁易怒，耳鸣如潮，胁痛口苦，便秘溲黄等，舌红，苔黄，脉弦数。

【治法】清肝泻火。

【方剂】龙胆泻肝汤加减。

（2）痰湿内阻证

【证候】头重如裹，胸脘痞闷，纳呆恶心，呕吐痰涎，身重困倦，少食多寐等，苔腻，脉滑。

【治法】化痰祛湿，和胃降浊。

【方剂】半夏白术天麻汤加减。

（3）瘀血内阻证

【证候】头痛如刺，痛有定处，胸闷心悸，手足麻木，夜间尤甚等，舌质暗，脉弦涩。

【治法】活血化瘀。

【方剂】通窍活血汤加减。

（4）阴虚阳亢证

【证候】眩晕，耳鸣，腰酸膝软，五心烦热，头重脚轻，口燥咽干，两目干涩等，舌红，少苔，脉细数。

【治法】平肝潜阳，清火息风。

【方剂】天麻钩藤饮加减。

（5）肾精不足证

【证候】心烦不寐，耳鸣腰酸，心悸健忘，失眠梦遗，口干口渴等，舌红，脉细数。

【治法】滋养肝肾，益精填髓。

【方剂】左归丸加减。

（6）气血两虚证

【证候】眩晕时作，短气乏力，口干心烦，面白，自汗或盗汗，心悸失眠，纳呆，腹胀便溏等，舌淡，脉细。

【治法】补益气血，调养心脾。

【方剂】归脾汤加减。

（7）冲任失调证

【证候】妇女月经来潮或更年期前后出现头痛、头晕、心烦、失眠、胁痛、全身不适等，血压波动，舌淡，脉弦细。

【治法】调摄冲任。

【方剂】二仙汤加减。

（三）中医干预高血压免疫机制的研究进展

1. 单味中药

（1）人参　主要活性成分为人参皂苷类，其可降低 Th17 细胞数量，升高 Treg 细胞比例，通过调节 Th17/Treg 细胞平衡来控制血压。

（2）丹参　丹参酮具有清除超氧阴离子作用，能降低高血压患者外周血单核细胞的黏附和排泄活性，抑制再活化的外周血单核细胞的进一步活化，在一定程度上预防血管炎性损伤和血压升高。

（3）牡丹皮　丹皮酚可作为 TLR4、NF-κB 活化抑制剂，通过 TLR/NF-κB 信号途径调控细胞内 TLR4、NF-κB 的表达，减轻炎症反应及免疫紊乱。

（4）栀子　京尼平苷是栀子的主要活性成分，能够干预 TLR/MyD88/MAPK 信号转导途径，抵消 Ang II 诱导的 ROS 产生和促炎反应。

（5）甘草　甘草提取物甘草查尔酮 C，可通过抑制 NF-κB，上调磷脂酰肌醇 3-激酶/蛋白激酶 B/eNOS 信号通路，减少细胞炎症反应。

（6）肉桂　通过下调 TLR4 水平，减弱炎症反应，改善肥胖性高血压患者的肥胖及高血压症状。

（7）黄芪　黄芪甲苷能抑制干扰素诱导的 TLR4 mRNA 表达，且黄芪多糖可降低 $CD4^+CD25^+Treg$ 细胞转录因子 Foxp3 的表达及 IL-10。

（8）葛根　葛根素可上调 IL-10 表达及抑制炎症因子 IL-1、IL-6、MCP1、TGF-β 等从而发挥抗炎作用。

（9）赤芍　赤芍总苷通过抑制炎症因子 IL-1、IL-6、TNF-α 及 ICAM-1 的分泌及生物活性，改善高血压患者内皮功能，从而延缓疾病病程发展。

（10）当归　当归多糖可以直接上调 TLR4 mRNA 表达，间接激活造血微环境中的巨噬细胞、淋巴细胞，香豆素类可抑制 NO 合成，通过多种途径参与高血压免疫调节。

（11）姜黄　姜黄素能促进外周血液中 TGF-β、TNF-α、IL-1α、IL-5、IL-6、IL-8、IL-10、IL-13 等细胞因子的生成。

（12）夏枯草　可抑制 NF-κB 的活性从而发挥抗炎作用。

（13）杜仲　具有降压作用的有效成分多达 14 种，包括松脂素二糖苷、阿魏酸、咖啡酸、绿原酸、京尼平、京尼平苷酸等，可通过减轻氧化应激反应、干预 TLR/MyD88/MAPK 途径等方式降低血压。

2. 复方

（1）干预 TRL4/MyD88/NF-κB 途径　左可可等研究表明桑蒺合剂（主要由桑叶、白蒺藜、菊花、制半夏、炒决明子、姜汁炒竹茹、陈皮、茯苓、谷精草、枳壳、甘草组成）可减少 TLR4 及炎性因子 IL-6、TNF-α 的表达，从而抑制免疫与炎性反应，改善高血压。黄汉超等发现六君丹参颗粒（由六君子汤配伍丹参饮、水蛭构成）可下调 TLR4 的表达，从而抑制炎症反应，修复受损心肌。李卿姬等发现补阳还五汤显著抑制 MyD88 的高表达。解表的桂枝汤、参苏饮均可影响 MyD88 依赖途径，而黄连解毒汤和清开灵含药血清均可影响 MyD88 mRNA 和蛋白的高表达。王萌影等证实中药复方心舒康（由黄芪、钩藤、枸杞、丹参、土鳖虫、瓜蒌、三七、银杏叶、麝香组成）能够抑制心肌细胞 NF-κB 的激活和过度表达，发挥抗高血压靶器官损伤及心肌保护作用。复方钩藤降压片可通过抑制 TLR4/NF-κB 信号通路的活化，降低促炎因子 AngⅡ、MCP-1 的水平，提高抑炎因子 AngⅠ～AngⅦ的水平，抑制机体的炎症状态从而改善高血压。

（2）干预 T 细胞　益气活血通络方（由黄芪、白术、桑寄生、杜仲、当归、川芎、丹参、水蛭组成）可能调整 T 细胞亚群的免疫平衡状态从而改善老年高血压患者的临床症状。

（3）干预其他炎症因子　天麻钩藤饮可缓和高血压造成的过氧化损伤症状，并可降低 AngⅡ、IL-1 等血管活性与炎症介质，改善血管内皮损伤发挥降压作用。降压脉净液（由桑寄生、决明子、丹参、葛根等组成）能降低 IL-6、TNF-α 水平，减轻炎症反应而降压。复方中药益气苓（由茶花粉、茯苓组成）可上调 32 个免疫相关基因，包括 IL-6 受体、IL-6 信号转导因子、趋化因子、抗原提呈分子、抗体受体、热激蛋白等。

（4）其他　海峰等通过动物实验发现，镇肝熄风汤不仅降压作用明显，并且中高剂量组能促进 p38MAPK 蛋白表达和 MAPK mRNA 表达，从而促进心血管细胞分化，提高心血管细胞活性，减少细胞凋亡，改善血管重构。加味天麻温胆汤可改善患者免疫炎症反应、降低同型半胱氨酸水平，具有延缓高血压患者靶器官的损害的作用。

3. 针灸　针刺可降低高血压前期患者的血压水平，其可下调炎性因子 IL-1β、IL-6、IFN-γ、TNF-α 等的表达，猜测可能是通过抑制 TLR4/NF-κB 信号通路的激活从而减轻炎性反应，进而减少高血压前期的发生发展。

第四节　痛　风

一、痛风的概念

高尿酸血症是指血清尿酸浓度超过了饱和浓度，即 6.8mg/dl（37℃时 400μmol/L）。痛风是嘌呤代谢紊乱和（或）尿酸排泄障碍所致的一组异质性疾病。血尿酸升高的水平与痛风表现没有绝对的关系，只有少数高尿酸血症患者可出现痛风。痛风石作为慢性痛风的标志，是巨噬细胞、上皮细胞围绕尿酸盐针状结晶沉积形成的多核肉芽肿，可导致骨质的破坏、关节畸形、关节功能障碍。

二、痛风的发病机制及与免疫的相关性

急性痛风性关节炎为无菌性炎症，单钠尿酸盐（MSU）晶体持续存在于滑膜中，它能自发溶解。与急性痛风性关节炎相反，慢性痛风性关节炎涉及皮下沉积的持续性MSU晶体团块，其通过肉芽肿样异物反应引起局部或全身性炎症，MSU晶体在滑膜中的沉积触发了人类成纤维细胞（如滑膜细胞）中活性氧（ROS）和活性氮的释放，直接或间接导致细胞凋亡。

（一）炎症细胞作用

1. MSU晶体诱导巨噬细胞和(或)肥大细胞激活　从巨噬细胞和树突状细胞释放的IL-1β可以通过IL-1受体（IL-1R）激活其他细胞，从而诱导局部或全身的炎症反应。NLRP3炎性小体作为固有免疫的重要组分在机体免疫反应和疾病发生过程中具有重要作用。MSU晶体可以简单地通过与骨髓巨噬细胞的外质膜结合而引发NLRP3炎性小体活化，免疫细胞（如巨噬细胞）对MSU晶体的吞噬作用可导致细胞内钠的大量释放，从而增加渗透压并导致水大量涌入。这个过程稀释了细胞内钾的浓度，构成了细胞内危险信号并激活了NLRP3炎性小体。

2. MSU晶体可诱发免疫细胞相互作用　在急性痛风性关节炎发作时，炎症细胞（如中性粒细胞和单核细胞）大量浸润到患者的MSU晶体沉积部位。从这些免疫细胞释放的IL-1进一步触发各种促炎细胞因子和趋化因子的释放，从而增强中性粒细胞募集。目前发现MSU晶体还可以通过诱导中性粒细胞形成中性粒细胞陷阱（NET）来激活浸润的中性粒细胞。这些促炎细胞在关节腔中的作用机制见图18-2（右）。

（二）炎性介质及细胞因子作用

1. MSU晶体通过NLRP3炎性小体的激活触发巨噬细胞的炎症反应　炎性小体是由胞内模式识别受体（PRR）参与组装的多蛋白复合物，是天然免疫系统的重要组成部分。MSU晶体首先被巨噬细胞吸收，并促进衔接蛋白（ASC）及caspase-1等组合成NLRP3炎性小体，ASC单体可以进一步自动组装成高分子量的聚集物，这一过程放大PRR感应到的信号。caspase-1通过裂解前体蛋白pro-IL-1β和pro-IL-18来激活促炎细胞因子IL-1β和IL-18。其他caspase-1的底物，如胃泌素，作为炎性小体参与的下游靶标，通过裂解胃泌素D，释放的N端在质膜上聚合，形成细胞毒性孔最终导致细胞死亡。

2. IL-1β介导的炎症传递途径　在痛风中，IL-1β的产生是由触发炎性小体的MSU晶体介导的。IL-1β促进血管舒张导致单核细胞的募集和中性粒细胞对组织损伤部位的反应，持续的IL-1β分泌可导致分解软骨和骨的基质降解酶的产生。并通过直接作用于下丘脑温度调节中心引起发热反应。在没有炎性小体的情况下，中性粒细胞可通过中性粒细胞衍生的丝氨酸蛋白酶（如弹性蛋白酶）的活性来激活pro-IL-1β。这表明中性粒细胞募集和中性粒细胞活化是关键的炎症途径。相关机制见图18-3。

三、西医对痛风的认识和防治原则

（一）临床诊断

痛风急性期为急性发作24小时内，缓解期为急性发作后7～10天。

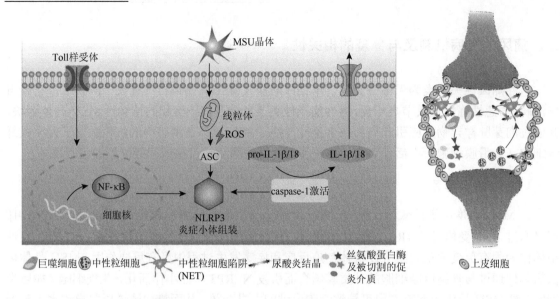

图 18-2 痛风病中炎症小体及细胞的促炎过程

左图为 NLRP3 炎症小体介导的 MSU 晶体促炎过程：NLRP3 炎症小体由 NF- κB 激活通路介导，如由 Toll 样受体（TLR）家庭成员激活的通路。MSU 晶体与质膜的相互作用促进了一种细胞反应，包括线粒体扰动导致线粒体活性氧（ROS）产生和释放到胞质溶胶，caspase-1 的自蛋白水解激活，衔接蛋白（ASC）及 caspase-1 等组合成 NLRP3 炎性小体。然后活性 caspase-1 促进 pro-IL-1β 的蛋白水解裂解并成熟为具有生物活性的 IL-1β。右图：较大晶体质量的持久性触发大量中性粒细胞陷阱（NET）形成或聚集。这些 NET 及凋亡的中性粒细胞被巨噬细胞以非炎症方式清除，NET 释放各种蛋白酶来切割炎介质，这是一种导致痛风石免疫无反应的机制。为了清除晶体和聚集的 NET，巨噬细胞定位在由 MSU 晶体块和 NET 形成的痛风石周围，导致异物肉芽肿形成，这一过程会导致骨病变、软组织损伤和组织重塑

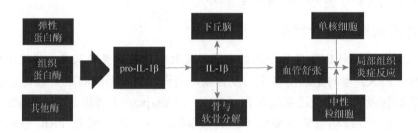

图 18-3 IL-1β 介导的炎症途径

目前痛风的诊断仍然以 2015 年美国风湿病协会和欧洲抗风湿病联盟制定的痛风分类标准为主，见表 18-5，得分≥8 分可诊断为痛风。急性期诊断应与风湿性关节炎、类风湿关节炎、化脓性关节炎、创伤性关节炎区分；慢性痛风应与类风湿关节炎、假性痛风区分。

表 18-5 痛风诊断分类标准

类别	条目	结果	得分
发病部位	1. 除了脚踝、足中段或第一跖趾部位的关节（MTP）或滑膜囊 2. 踝关节或中足关节为单关节或少关节表现的一部分，而没有 MTP 关节 3. 涉及 MTP 关节的单关节或少关节表现的一部分	脚踝、足中部，作为单关节或少关节的一部分，不包含 MTP 关节	1 分
		包含 MTP 关节（作为单关节或少关节的一部分）	2 分
症状	1. 发作期不能行走或受累关节不能使用 2. 受累关节不能接触或受压 3. 发作期有红斑覆盖受累关节	1 个特征	1 分
		2 个特征	2 分
		3 个特征	3 分

续表

类别	条目	结果	得分
发病时间及次数	无论是否抗炎治疗，典型症状包括以下至少两个方面： 1. 最大疼痛时间少于 24 小时 2. 14 天内缓解 3. 在症状发作期间能缓解至正常水平	一次典型发作	1 分
		反复发作	2 分
痛风石	外观：透明皮肤下的流动或白垩石状皮下结节，通常具有上覆血管；经典位置为关节、耳朵、鹰嘴囊、指身、肌腱（如跟腱）	存在	4 分
血清尿酸检查	血清尿酸盐测量值方法：不使用降低尿酸盐的疗法时记录最高读数 特殊注意事项#：理想情况下，如果在患者未接受降尿酸治疗且距发病开始>4 周的时间进行测试，则应对血清尿酸水平进行评分。如果血清尿酸盐水平为>10mg/dl，则无须重新测试	<4mg/dl（0.24mmol/L）	-4 分
		6～8mg/dl（0.36～0.48mmol/L）	2 分
		8～10mg/dl（0.48～0.60mmol/L）	3 分
		>10mg/dl（>0.60mmol/L）	4 分
关节腔液分析：MSU 阴性	位置：（发病以来）受累关节或滑囊。特殊注意事项：评估应由训练有素的观察员进行&。注意：MSU 阳性是足够的标准	阴性	-2 分
尿酸盐沉积的影像学证据	形态：超声或 DECT 外观，超声上出现双轮廓征象或 DECT 上尿酸盐沉积 位置：受累的（曾经）关节或滑囊	存在	4 分
痛风受累关节破坏的影像学证据	形态：X 线显示痛风相关侵蚀*。现象：皮层折断，有硬化边缘和突出边缘，不包括鸥翼外观。位置：手和（或）脚 X 线照片；不包括远端指间关节	存在	4 分

注：# 表示如果血清尿酸盐水平为 4mg/dl（0.24mmol/L），则减去 4 分；如果血清尿酸水平为 4～6mg/dl（0.24～0.36mmol/L），则该项目评分为 0。& 表示如果受过训练的检查者症状性关节（或曾经有过的关节）或滑囊的滑液进行了偏光显微镜检查，未显示出 MSU 晶体，则减去 2 分。如果评估滑膜液，则该项目评分为 0。如果无法进行成像，则这些项目评分为 0。* 表示侵蚀的定义是皮质断裂，边缘硬化，边缘突出，不包括指间远端关节和鸥翼外观

（二）常规治疗与预防

1. **止痛药物选择**　首选 NSAID 药物，双氯芬酸、布洛芬、萘普生疗效无差异，但双氯芬酸的胃肠道副作用较后两者更低。依托考昔治疗痛风急性发作的疗效优于吲哚美辛，在疼痛缓解方面优于双氯芬酸，且副作用更低。

2. **对 NSAID 有禁忌的患者**　建议单独使用低剂量秋水仙碱（1.5～1.8mg/d），与高剂量秋水仙碱相比，有效性无显著差异，不良反应发生率更低。

3. **糖皮质激素应用**　短期（1～2 天、3～4 天、10～14 天）单用糖皮质激素（30mg/d，3d）可起到与 NSAID 同样有效的镇痛作用，且安全性良好。

4. **促尿酸排泄药物的使用**　急性加重期不宜使用降尿酸药物，且抗生素无效，对急性痛风关节炎频繁发作（>2 次/年），有慢性痛风关节炎或痛风石的患者，推荐进行降尿酸治疗：血尿酸水平应稳定控制在 360μmol/L（6mg/dl）以下。与单用别嘌醇比，单用苯溴马隆或苯溴马隆联合别嘌醇对痛风石溶解效果更好。痛风患者在进行降尿酸治疗时，抑制尿酸生成的药物建议使用别嘌醇或非布司他；促进尿酸排泄的药物，建议使用苯溴马隆。使用别嘌醇、苯溴马隆时，应从低剂量开始，肾功能正常者起始剂量为 0.1g/d，逐渐增加剂量，密切监视有无超敏反应出现，过程中增加饮水量，碱化尿液，避免与其他肝损害药物同时使用。非布司他（80mg/d）比别嘌醇（300mg/d）更能降低血尿酸水平，对肾功能受损患者的安全性和降尿酸疗效均优于别嘌醇。

5. **伴有慢性肾病痛风患者的治疗**　非布司他应用于轻中度肾功能不全的患者时，无须调整剂量。促尿酸排泄的药物慎用于存在尿酸性肾结石的患者和重度肾功能不全的患者。黄嘌

呤氧化酶抑制剂和苯溴马隆均能降低痛风患者肾小球尿酸负荷，80mg/d 非布司他的降尿酸效果优于 40mg/d 非布司他联合别嘌醇（200～300mg）的治疗。

6. 降尿酸前的预防痛风发作　降尿酸治疗初期，尽早预防性使用小剂量秋水仙碱至少 3～6 个月可减少痛风的急性发作。

四、中医对痛风的认识与防治原则

（一）病因病机

高尿酸血症在中医古籍中无明确命名，历代医家将其归为"历节""痹证"等范畴。人体正气亏虚，风寒湿三气同时侵犯机体，流注于肌肤、筋骨，造成经脉瘀滞，气血运行不畅，不通则痛。病机：近年来，随着对痛风的认识不断加深，目前主流上从"风"和"浊瘀""脏腑虚损"三个方面认识痛风的病因病机。黄高孝等根据历代医家认为痛风由于风邪诱导所致的观点，提出"开玄府通络脉"作为痛风的治疗思路，主张应用轻清开泄之风药泄浊逐瘀。朱良春教授指出湿浊瘀滞内阻才是主要原因，提出"浊瘀痹"的新病名，主张从痹病方面治疗。廖子龙等根据壮医"毒虚致百病"理论，同于范永升、邓运明等指出痛风性关节炎是因为人体正气虚弱、脾胃失和，邪毒乘虚侵袭。

（二）分型论治

1. 痛风关节炎论治　关节痛是由风、冷、热或其他阻碍气血在经络中流动的因素引起的，从而影响血液流动，导致四肢、关节、肌肉疼痛，沉重或麻木。国家中医药管理局将痛风分为 4 种证型：湿热停滞证、气虚湿滞证、寒湿凝滞证和痰湿瘀阻证。

（1）湿热停滞证

【证候】下肢小关节猝然红肿热痛、拒按，触之局部灼热，得凉则舒，伴发热口渴，心烦不安，溲黄，舌红苔黄腻，脉滑数。

【治法】清热除湿，通络止痛。

【方药】三妙散和当归拈痛汤加减。苍术、黄柏、牛膝、羌活、防风、升麻、葛根、白术、苍术、当归、党参、甘草、苦参、黄芩（炒）、知母、茵陈（酒炒）、猪苓、泽泻。

（2）气虚湿滞证

【证候】关节肿胀，甚则关节周围漫肿，局部酸麻疼痛，或见肿块硬结不红，伴有目眩，面浮足肿，胸脘痞闷，舌胖质暗，苔白腻，脉缓或弦滑。

【治法】益气除湿。

【方药】黄芪防己汤加减。防己、甘草、白术、黄芪。

（3）寒湿凝滞证

【证候】肢体、关节疼痛，或呈游走性痛，或呈关节剧痛，痛处不移，或肢体关节重着肿痛，肌肤麻木。于阴雨天加重，舌苔薄白，脉弦紧或濡缓。

【治法】祛风除湿。

【方药】乌头汤加减。麻黄、芍药、黄芪、甘草（炙）、川乌。

（4）痰湿瘀阻证

【证候】关节红肿刺痛，局部肿胀变形，屈伸不利，肌肤色紫暗，按之稍硬，病灶周围或有硬结，舌质紫暗或有瘀斑，苔薄黄，脉细涩或沉弦。

【治法】祛瘀化痰除湿。

【方药】桃红四物汤合当归拈痛汤加减。桃仁、红花、生地黄、当归、川芎、白芍、羌活、防风、升麻、葛根、白术、苍术、党参、甘草、苦参、黄芩（炒）、知母、茵陈（酒炒）、猪苓、泽泻。

2. 痛风性肾病论治　元代朱丹溪《格致余论》曰：“彼痛风者，大率因血受热已自沸腾……或卧当风，寒凉外搏，热血得寒，污浊凝涩，所以作痛，夜则痛甚，行于阴也。”《中藏经·五痹》认为本病“入腑则病浅易治，入脏则病深难治”。这些文献都阐明痛风病在关节，经久不愈，病入里入脏则难治。编者参照广东省刘旭生教授治疗经验，将其病理过程分为急性期、好转期及缓解期。

（1）急性期

【证候】关节疼痛，局部灼热红肿，痛有定处，困倦乏力，或有蛋白尿、血尿、轻度浮肿，腰酸疼痛，小便灼热或淋漓不尽，尿中时有砂石，甚则肉眼血尿，可伴恶寒发热，口苦咽干，舌质红，苔黄腻，脉滑数。

【治法】急则治其标，治拟清热利湿活血、通淋排石。

【方药】四妙汤加桃红四物汤。当归 12g，生地黄 12g，白芍 12g，川芎 12g，桃仁 10g，红花 10g，苍术 10g，川柏 12g，川牛膝 12g，威灵仙 15g，绵茵陈 15g。

（2）好转期

【证候】关节疼痛不显，腰膝酸软，夜尿清长，颜面或下肢浮肿，面色萎黄，神疲乏力，口稍苦，舌质淡胖，苔白腻或黄腻，脉沉缓。

【治法】温补脾肾，化气行水，兼以清热。

【方药】济生肾气丸合参苓白术散加减。熟附子（先煎）6g，桂枝 6g，川牛膝 12g，车前子（包煎）15g，桔梗 6g，砂仁 6g，薏苡仁 20g，甘草 6g，党参 12g，白术 12g，山药 12g，山萸肉 12g，茯苓 12g，熟地黄 12g。

（3）缓解期

【证候】神情淡漠或烦躁不安，口中尿臭，胸闷腹胀，大便溏薄或秘结，心悸气喘，面浮尿少，畏寒肢冷，恶心呕吐，得食更甚，舌淡胖，苔白腻，脉沉弦。

【治法】补虚扶正，兼以祛邪。

【方药】温脾汤合真武汤加减。熟附子（先煎）10g，生大黄（后下）10g，姜半夏 12g，厚朴 10g，白芍 12g，苏叶 10g，党参 15g，白术 12g，茯苓 10g，陈皮 10g。

（三）常用方剂

根据痛风的急缓分期治疗，孙益等采用数据挖掘技术方法统计得出：痛风急性期多用清热利湿、化浊止痛之剂，如三妙丸、四妙散、薏苡仁汤、蠲痹汤；痛风间歇期多用清热化痰、通络止痛剂，如薏苡仁汤、二陈汤、蠲痹汤、四妙散；痛风慢性期用补益肝肾、活血化瘀止痛之剂，如独活寄生汤、桃红饮、六味地黄丸、杞菊地黄丸。

（四）中成药

薏柏痛风丸、清热排毒胶囊、通滞苏润江胶囊、酸脂清胶囊均有临床研究报道有一定的疗效。对于慢性肾功能不全的痛风患者，六味地黄丸和五子承气汤可显著降低高尿酸血症大鼠血清中的肌酐（Cr）、尿素氮（BUN）、尿酸（UA），并降低肾指数，减轻肾损害。

第五节　骨质疏松症

一、骨质疏松症的概念

　　骨质疏松症是一种以低骨量和骨组织的显微结构退化为特征，致骨骼的脆弱性增加和易于发生骨折的全身代谢性骨骼疾病。骨质疏松症是一种与增龄相关的骨骼疾病，与人口和公共卫生服务利用率的差异有关。遗传、饮食因素、不健康的生活方式、某些药物及某些疾病均与骨质疏松风险增加有关。近年来很多研究显示，慢性系统性炎症可引起骨质疏松症。骨质疏松症是一种多因素疾病，峰值骨量、性激素缺乏、衰老导致的细胞功能衰退、钙/维生素缺乏、肌量减少、不良生活习惯等危险因素作用，可导致骨量缺失，其中免疫紊乱贯穿骨质疏松症发病的过程。

二、骨质疏松症的发病机制及与免疫的相关性

　　骨吸收过程中，RANKL 激活破骨细胞和单核巨噬细胞（破骨细胞前体细胞）膜表面的 RANK 受体，引起破骨细胞的形成和活化。骨质疏松症的免疫机制涉及 Wnt/β-catenin 信号通路、RANKL/RANK/ OPG 信号通路和 NF-κB 信号通路。Wnt/β-catenin 信号通路是骨代谢的重要信号通路，T 细胞因子/淋巴样增强因子是 Wnt/β-catenin 通路的主要组成部分，其中炎症因子 IL-1β 在维持关节稳态中起重要作用。RANKL/RANK/ OPG 信号通路是调节骨代谢平衡的重要通路，它始终贯穿于调节骨吸收和骨重建的整个过程。当破骨前体细胞表面的 RANK 与成骨细胞释放的 RANKL 结合后，在相应的促炎因子参与下发生连动反应来表达信号转导，与其相关的炎症因子主要有 IL-1β、IL-17、TNF 和 IFN-γ。NF-κB 信号通路中，NF-κB 以 P50、P65 的异二聚体形式存在于胞质内环境中，通过 RANK 与 TRAF6 结合后激活 NF-κB 诱导激酶，其受到激活后可以释放炎性介质与活化的 T 细胞核因子结合诱导破骨细胞生成基因的转录，此过程中 IL-1β、IL-6 和 TNF-α 起关键作用。

　　1. Wnt/β-catenin 信号通路　是骨重建过程中的重要信号通路，主要调节成骨细胞的分化与成熟。IL-1β 在骨关节炎晚期诱导软骨形成分化，并促进终末钙化。硬化蛋白在晚期可以恢复 IL-1β 诱导的 β-catenin 信号的上调，在维持关节稳态中起关键作用。

　　2. RANKL/RANK/OPG 信号通路

　　（1）IL-1β　可以增加 OPG 和 RANK 的 mRNA 表达，导致破骨细胞钙化、骨吸收增加。当单核细胞、巨噬细胞遭遇细菌或肿瘤细胞时，患者血循环中单核细胞过度表达 IL-1R 相关激酶 M，这种假性激酶是破骨细胞分化和活化的中心调节因子，与骨质疏松症发病相关。

　　（2）IL-17、TNF、IFN-γ　T 细胞可通过产生正负调节因子而影响骨代谢，活化的 T 细胞还能产生 RANKL 和 OPG。T 细胞中主要分泌破骨因子的细胞为 Th17 细胞，这些细胞分泌高水平 IL-17、RANKL 及 TNF 和低水平 IFN-γ、TGF-β、IL-1、IL-6，促使 Th17 升高。细胞因子使 Th17 细胞活化，在各种炎性关节病中促使骨的病理变化，在骨破坏性疾病中，IL-17 及相关促炎因子有促进骨破坏的作用。

　　3. NF-κB 信号通路　成骨细胞分化的信号转导主要是由 NF-κB 信号通路调节的，下调

IL-1β 和 IL-6 水平，进而抑制 NF-κB 信号通路，会抑制成骨细胞的分化。炎症和 TNF-α 能抑制体外和体内的骨形成。

三、现代医学对骨质疏松症的认识与防护原则

（一）临床表现

轻者无症状，较重者常有腰背疼痛、乏力或全身骨痛。骨痛常为弥漫性，无固定部位，检查不能发现压痛点，乏力常于劳累或活动后加重。

（二）诊断标准

1. **病史** 绝经后或双侧卵巢切除后女性；不明原因的慢性腰背疼痛；脆性骨折等。

2. **骨代谢生化指标** 包括钙磷代谢调节指标、骨形成标志物、骨吸收标志物、激素与细胞因子。骨代谢生化指标可及时反映骨转换状态，用于骨质疏松症诊断分型、预测骨折风险、抗骨质疏松治疗疗效评价，以及代谢性骨病的诊断与鉴别诊断。

3. **骨密度的测定** 实验室检查中最常用的为骨密度（BMD）的测定，依据世界卫生组织推荐的诊断标准，原发性骨质疏松症诊断标准为基于双能 X 线吸收法检测的骨密度，与同性别青年人的峰值骨量进行比较，可以计算出 T 评分：T 评分=（所测 BMD 值-正常同性别人群峰值 BMD）/正常同性别峰值人群 BMD 的标准差（SD）。根据世界卫生组织的诊断标准及中华医学会骨质疏松与骨矿盐疾病分会的骨质疏松防治指南：T 评分≥-1，认为骨量正常；-2.5＜T 评分＜-1.0，诊断为骨量减少；T 评分≤-2.5，诊为骨质疏松症。如果患者同时有过 1 处或多处非暴力性骨折史，则诊为严重骨质疏松症。

4. **X 线片** 主要表现为骨密度降低，骨小梁减少、变细、分支消失，脊椎骨小梁以水平方向的吸收较快，进而纵行骨小梁也被吸收，残留的骨小梁稀疏排列成栅状。

（三）治疗

1. **一般治疗** 调整生活方式；均衡饮食；充足日照；规律运动；尽量避免或少用影响骨代谢的药物。

2. **药物治疗**

1）钙剂、维生素 D。

2）双膦酸盐类：阿仑膦酸钠、唑来膦酸等，能够显著下调 IL-1B 和 IL-6 的水平，通过改善骨代谢相关血液学指标缓解骨质疏松症的发展。

3）降钙素类：鳗鱼降钙素类似物和鲑降钙素。促进成骨细胞合成，以此加快骨胶原形成，有效补充丢失钙。

4）绝经激素治疗：雌激素补充疗法和雌、孕激素补充疗法，孕激素直接作用于成骨细胞，对其增殖和分化均有影响，从而间接影响骨吸收，防止骨质疏松。雌激素对成骨细胞的分化有促进作用，而对破骨细胞有促凋亡作用。从而增加骨密度，抑制骨吸收，起到抑制骨质疏松的作用。

5）选择性雌激素受体调节剂：如 SERM 制剂雷洛昔芬。能通过调节 RANKL/RANK/OPG 信号通路，促进骨质疏松性颌骨骨折的骨生长，增加骨密度，促进骨折愈合。

四、中医对骨质疏松症的认识及防治原则

1. 病名　中医学文献中无骨质疏松之名，按骨质疏松症主要临床表现，中医学中相近的病症有：骨痿，没有明显的临床表现，或仅感觉腰背酸软无力的骨质疏松（腰背不举，骨枯而髓减）；骨痹，症见"腰背疼痛，全身骨痛，身重、四肢沉重难举"。

2. 病因病机　根据中医学"肾主骨""脾主肌肉"及"气血不通则痛"的理论，骨质疏松症的病因病机可归纳为肾虚精亏、正虚邪侵、先天不足；治疗以补肾填精、健脾益气、活血祛瘀为基本治法。

3. 治疗　以补肾填精、健脾益气、治血祛瘀为基本治法。

4. 辨证分型

（1）肾虚精亏证

【证候】肾阳虚者腰背疼痛，腿膝酸软，畏寒喜暖，小便频数夜尿多。肾阴虚者除有腰背疼痛、腿膝酸软外，常有手足心热，咽干舌燥。

【治法】补肾填精。

【方剂】左归丸加淫羊藿、鹿衔草。

【常用药】熟地黄、菟丝子、牛膝、龟板胶、鹿角胶、山药、山茱萸、枸杞，辅料蜂蜜。

（2）正虚邪侵证

【证候】骨痛，腰背疼痛，腿膝酸软，易发生骨折。由其他疾病继发或药物因素诱发本病。

【治法】扶正固本。

【方剂】鹿角胶丸。

【常用药】鹿角胶、鹿角霜、熟地黄、川牛膝、白茯苓、菟丝子、人参、当归、白术、杜仲。

（3）先天不足证

【证候】青少年期从背部下端、髋部和足部的隐痛开始，逐渐出现行走困难，常见膝关节、踝关节痛和下肢骨折。

【治法】填精养血，助阳益气。

【方剂】龟鹿二仙胶汤。

【常用药】鹿角、龟甲、人参、枸杞。

（4）肾虚血瘀证

【证候】四肢痿弱，肌肉瘦削，手足麻木，舌质暗淡或有瘀斑、瘀点，脉细涩。

【治法】补肾活血。

【方剂】左归丸合下瘀血汤。

【常用药】桃仁、大黄、熟地黄、山药、枸杞。

（5）气滞血瘀证

【证候】胁满胀痛，胸腹窜痛，肋下痞块，肌肉及肢体僵直，肌肤甲错，情志抑郁，急躁易怒，舌质紫暗或有紫斑、紫点，脉弦或涩。

【治法】行气活血。

【方剂】血府逐瘀汤。

【常用药】桃仁、红花、当归、川芎、桔梗。

5. 研究进展　影响骨代谢的信号通路复杂，中医药在骨代谢治疗中有非常重要的作用。

血瘀是骨质疏松症的重要病理基础，补肾健脾化瘀法治疗骨质疏松症能提高骨密度，降低新骨折率。补肾活血法可减轻骨质疏松症患者的疼痛，提高生活质量。

（1）中药对 Wnt/β-catenin 通路的影响

1）骨碎补含药血清可以提高 BMSC 中 ALP 的活性，下调 GSK-3β mRNA 表达，并上调 β-catenin 及 LRP5 蛋白（Wnt 蛋白的辅受体）的表达，通过激活 Wnt/β-catenin 信号通路，促进 BMSC 的增殖及向成骨细胞分化。

2）研究淫羊藿苷对成骨细胞分化及对 Wnt/β-catenin 信号通路的影响，结果表明淫羊藿苷可上调 BMSC 中 β-catenin 的蛋白表达，增强 ALP 的活性，形成矿化结节，调控 BMSC 向成骨细胞分化。

（2）中药对 OPG/RANKL/RANK 信号通路的影响

1）骨碎补的主要化学成分有总黄酮类化合物等，骨碎补总黄酮对破骨细胞的成熟分化有一定的抑制作用。观察骨碎补总黄酮对去卵巢大鼠血清中 OPG/RANKL 的水平变化，发现经骨碎补总黄酮治疗后，大鼠血清 OPG/RANKL 值显著升高。

2）补骨脂素能抑制 RANKL 诱导的 RAW264.7 细胞向破骨细胞分化，抑制破骨细胞活性。刘锐等研究异补骨脂素对去势大鼠的骨代谢影响，与模型组比较，异补骨脂素能升高去势大鼠骨组织中 OPG 表达，降低 RANKL 的表达，提示异补骨脂素可能通过影响 OPG/RANKL/RANK 信号通路来发挥调节骨代谢的作用。

（3）中药对 NF-κB 信号通路的影响

1）姜黄的主要抗炎活性成分是姜黄素。姜黄素可以抑制小鼠踝关节 TNF-α 和 IL-1β 的表达，改善小鼠关节炎的炎症反应。姜黄素能抑制 IL-1β 诱导的人软骨细胞退化改变，阻止 NF-κB p65 核移位、阻断 IκB 磷酸化。

2）雷公藤是治疗 RA 的单味中药之一，其主要活性成分为雷公藤甲素。有研究发现，CIA 模型大鼠经雷公藤甲素治疗后，关节腔内 TNF-α 和 NF-κB 的表达均显著降低。

3）杜仲提取物可以抑制 CIA 大鼠脾中 TNF-α 等促炎因子的释放，并明显降低 p65 NF-κB 和 p-IKKαβ 的表达，抑制 NF-κB 信号通路。

4）芍药苷是白芍抗炎的有效成分之一，具备能通过 NF-κB 信号通路同时促进成骨生成、抑制破骨生成的双重功效，使其成为预防和治疗骨质疏松症药物的新的选择。

6. 中医外治法

（1）针法　选穴以补肾健脾穴和疼痛部位的阿是穴最为常见，常用的穴位包括肾俞、命门、脾俞、足三里、腰阳关和阳陵泉。此外还可采用腹针和埋线疗法。

（2）灸法　对相关腧穴予艾热刺激，可产生一个或多个穴位非局部和（或）非表面的热感（透热、扩热、传热等），甚至非热感（酸、胀、压、重、痛、麻等），而其他非相关腧穴对艾热仅产生局部和表面的热感，这种对热敏化腧穴进行的相应艾灸治疗称为热敏灸。运用雀啄回旋灸十二背俞穴的方法治疗骨质疏松症大鼠，发现其与雌激素一样能有效减缓股骨 BMD 与生物力学特性的下降，骨碱性磷酸酶与尿羟脯氨酸也明显下降，且没有发现子宫形态学的改变，证明艾灸与雌激素作用相似，但副作用更少。

参 考 文 献

安冬青，吴宗贵. 2017. 动脉粥样硬化中西医结合诊疗专家共识. 中国全科医学，20（5）：507-511.

常志芳，冯成龙，史晓霞，等. 2015. 免疫与骨质疏松的研究进展. 中国骨质疏松杂志，（4）：508-513.

刘龙珠，贺照，徐曼，等. 2016. 高血压免疫机制的研究进展. 生理科学进展，47（4）：255-259.

应令雯，周健. 2020.《2020年美国糖尿病学会糖尿病医学诊疗标准》解读. 中国医学前沿杂志（电子版），12（1）：59-70.

《中国高血压防治指南》修订委员会. 2019. 中国高血压防治指南2018年修订版. 心脑血管病防治，19（1）：1-44.

中华医学会糖尿病学分会. 2018. 中国2型糖尿病防治指南（2017年版）. 中国实用内科杂志，38（4）：34-86.

Ling C. 2020. Epigenetic regulation of insulin action and secretion-role in the pathogenesis of type 2 diabetes. J Intern Med，288（2）：158-167.

Mach F，Baigent C，Catapano A L，et al. 2020. 2019 ESC/EAS guidelines for the managementof dyslipidaemias：lipid modification to reduce cardiovascular risk.Eur Heart J，41（1）：111-188.

Neogi T N，Jansen T L T A，Dalbeth N，et al. 2015. 2015 Gout classification criteria：an American College of Rheumatology/European League against rheumatism collaborative initiative. Arithritis Rheumatol，67（10）：2557-2568.

Polanczyk M J，Carson B D，Subramanian S，et al. 2004. Cutting edge：estrogen drives expansion of the CD4$^+$CD25$^+$regulatory T cell compartment. Journal of Immunology，173（4）：2227-2230.

Greevenbroek M M，Schalkwijk C G，Stehouwer C D. 2013. Obesity-associated low-grade inflammation in type 2 diabetes mellitus：causes and consequences. Neth J Med，71（4）：174-187.

Wang X，Wang Y G. 2020. Progress in treatment of gout using Chinese and Western medicine. Chin J Integr Med，26（1）：8-13.

Yu S，Pan Z G，Wei Q S，et al. 2016. Advance in the study of osteoporosis in Guangdong province in recent 5 years. Chinese Journal of Osteoporosis，22（2）：238-244.

[成都中医药大学　李雪萍（大）　任强；贵州中医药大学　项永晶]

第十九章　中医药与生殖免疫及相关疾病

中医药对中华民族的繁衍昌盛做出了巨大贡献，多部传统医学著作已有详尽的关于经、带、胎、产等妇科疾病及男科疾病的证治，如《金匮要略》《傅青主女科》《傅青主男科》《妇人大全良方》《妇科正宗》《经效产宝》等。现代关于神经-内分泌-免疫的实验与理论研究将内分泌与免疫的关系阐述得较为透彻。研究表明，免疫细胞上存在内分泌激素和神经递质受体，同时免疫细胞产生的细胞因子对神经内分泌系统有明确的调节作用。一方面，神经内分泌系统和免疫系统之间通过一些共同的生物活性介质对自身及全身各器官系统进行调节，使机体在各种不同条件下保持稳态；另一方面，内分泌功能正常与否与人体的生殖功能密切相关（图 19-1）。临床许多常见疾病如多囊卵巢综合征、习惯性流产、不孕症、胎停育等均与内分泌激素紊乱密切相关，而这些生殖内分泌疾病有很大一部分是由免疫因素异常所致，也由此诞生了生殖免疫学这一新的交叉学科，而中医药在这些疾病的论治中具有明显的优势。

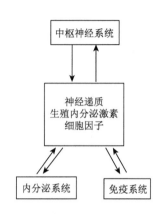

图 19-1　免疫系统与神经内分泌系统

第一节　生殖系统与免疫

一、男性生殖系统与免疫

（一）男性生殖结构与免疫学特点

男性生殖系统由男性内生殖器和外生殖器两部分组成。内生殖器由生殖腺（睾丸）、生殖道（附睾、输精管、射精管、尿道）和附属腺体（精囊腺、前列腺、尿道球腺）组成。睾丸是产生精子和分泌男性激素的器官。睾丸产生的精子，先贮存于附睾内，当射精时经输精管、射精管和尿道排出体外。精囊腺、前列腺和尿道球腺分泌的液体参与组成精液，供给精子营养并增加精子的活力。外生殖器包括阴茎和阴囊。阴茎是性交器官，其中有尿道穿过，因此其兼有排尿和射精的功能；阴囊保护睾丸及精索，并使阴囊内保持较低的温度，是精子正常发育不可缺少的条件。男性生殖道具有重要的自身免疫防御功能。正常生理情况下，精子为隐蔽抗原，与免疫系统处于隔绝状态，在生殖道黏膜、血-睾屏障、血-附睾屏障的保护下，精子无法穿过生殖道黏膜或管腔壁进入血液，加上多种生理性保护机制，例如，附睾上皮的大量分泌性物质可以吸附到精子表面，覆盖精子表面抗原，其中部分覆盖物可能具有免疫抑制功能；精子自身表达的 MHC 分子较少，不易激发免疫应答；睾丸局部高浓度雄激素对整个免疫系统有抑制作用等。因此免疫系统不会对自身精子产生免疫应答。

当生殖道炎症、损伤、输精管阻塞等时，血-睾屏障受损，精子表面的抗原暴露，免疫系统被激活，从而产生抗精子抗体（AsAb）。该自身抗体是造成男性免疫性不育的主要原因之一。目前发现并被证实的精子抗原有 100 多种，已分离鉴定出十余种与免疫性不育相关的精子抗原。

引发男性 AsAb 产生的机制可概括如下：①免疫功能障碍。正常情况下，血睾网及其输精管漏出的少量精子抗原可激活抑制性 T 细胞，使成熟的 B 细胞识别抗原的过程变得迟钝，导致机体对精子抗原的体液免疫应答降低，形成免疫耐受。当抑制性 T 细胞活性或数量下降及精液内激活抑制性 T 细胞的因子缺乏时，则可能产生 AsAb。②感染因素。具有抗原性的精子抗原因生殖道感染而接触免疫细胞产生免疫应答，导致 AsAb 的产生。③遗传和其他因素。有研究发现 AsAb 的形成与 HLA-B22、HLA-B28 有关。

（二）抗精子抗体对生殖的影响

在正常人体中，抗精子抗体的阳性率约为 5%，而在不育症患者中的阳性率约为 30%。男性血清或精浆中出现 AsAb，则会导致精子质量差，造成女性受孕率下降，甚至引发不孕。AsAb 对不孕不育的影响通过受孕过程各环节来实现，可概括为如下几点：①AsAb 黏附于精子表面，使精子间发生相互凝集从而阻碍精子活动，导致其不能到达女性生殖道的受精部位。若精浆中补体活性较高，还会造成补体介导的攻击反应，对精子造成损害，降低精子的运动能力及受精能力。②AsAb 对精子酶的活力造成影响，抑制放射冠的分散作用，封闭顶体膜上的抗原位点，对精子穿透宫颈黏液造成干扰，影响精子与卵子的融合，从而对胚胎的发育造成影响。③AsAb 在睾丸精曲小管的基底膜沉积影响生精微环境进而影响男性精子质量，降低精子通过女性生殖道到达受精部位的能力，抑制精卵的结合造成生育能力低下或者不育。

据统计，20%～40%的育龄夫妻不能生育是由免疫因素引起的，且近年有增加趋势。人 AsAb 主要有 3 个亚类：IgG、IgA 和 IgM。血清中以 IgG、IgM 为主，而精浆中以 IgA、IgG 为主。据报道，不育男性血清与精浆 AsAb 检出率为 20%与 30%。AsAb 阳性的男性中，以 IgG 型多见，IgM 和 IgG 同时阳性少见。IgA 为精子凝集抗体，主要存在于精液中；IgM 可以固定补体，介导细胞溶解，促进精子凝集，从而影响精子功能；IgG 为精子制动抗体，精子与精浆 IgG 结合可能促进精子与巨噬细胞或中性粒细胞 Fc 受体结合，从而介导对女性生殖道内过量精子的杀伤效应。AsAb 的常规检测有助于临床对病情的判断和治疗。

二、女性生殖系统与免疫

（一）女性生殖结构与免疫学特点

女性生殖系统由内生殖器和外生殖器两个部分组成。外生殖器包括阴阜、大阴唇、小阴唇、阴蒂、前庭大腺和处女膜。内生殖器位于盆腔内，包括阴道、子宫、输卵管及卵巢。阴道是经血排出和胎儿自母体娩出的通道，又是性交器官。子宫是孕育胎儿的场所，受精卵在这里着床，逐渐生长发育为成熟的胎儿。女性从青春期到更年期期间，如果没有受孕，子宫内膜会在卵巢激素作用下发生周期性变化及剥脱，产生月经。精子和卵子在输卵管相遇受精。受精后，受精卵经输卵管输送入子宫腔着床。卵巢是女性的性腺器官，单侧卵巢内约有 75 万个原始卵泡，卵巢不仅能产生并排出卵子，亦能分泌性激素，维持女性特有的生理功能及第二性征。

女性阴道、子宫颈、子宫、输卵管、卵巢及盆腔组织构成半开放的结构，容易受到外界环境微生物的影响。局部微生态的正常与否对女性的生殖健康具有重要影响，其中以阴道微生态最为重要。阴道微生态是由阴道微生物群、宿主的内分泌系统、阴道解剖结构及阴道局部免疫系统共同组成的。阴道内含有多种微生物，这些微生物之间相互依赖，相互制约形成动态的平衡。阴道中的"生物屏障"通过生物拮抗、竞争排斥机制，同时通过分泌乳酸、过氧化氢、细菌素、类细菌素和生物表面活性剂等方式抑制内源性及外源性有害菌侵害，防止各种感染性疾病；该生物屏障亦可不断刺激阴道内免疫细胞产生多种保护抗体、细胞因子，维系阴道局部免疫功能，预防生殖系统感染与肿瘤发生；同时，正常的阴道微生态也是精子游动、维持受精能力、受精卵着床、胎儿正常发育的前提条件。

女性生殖系统具有如下免疫学特点。①女性生殖道黏膜的免疫豁免：在正常情况下，由于精液中含有免疫抑制成分如精浆免疫抑制蛋白、PGE_2、IL-10 和 TGF-β 等，能够抑制女性机体的免疫功能；性交活动可视为反复注入同种异体抗原的过程，可形成免疫耐受；长期进化过程中生殖道黏膜形成独特的免疫豁免机制，即可识别、排斥各种抗原物质而不排斥精子和胎儿（同种异体抗原）。正常情况下，精子不直接接触女性生殖道内巡逻的免疫细胞，精子能安全通过；但是当女性生殖道存在损伤、炎症、感染等情况时，精子和精液中的抗原成分暴露在免疫细胞面前，精子则难以生存。②子宫内膜对胎儿免疫豁免：妊娠实际上是同种异体抗原的植入，但此时机体免疫微环境发生变化，孕妇全身或局部免疫功能抑制，从而使胚胎及胎儿免遭排斥。妊娠期导致的免疫抑制主要是细胞免疫抑制，如外周血 T 细胞亚群比例变化，CTL 活性下降，NK 细胞的 ADCC 作用降低等。只有子宫局部形成有利于发育的营养环境及免疫抑制状态时，妊娠才能正常进行，否则将导致妊娠的失败，发生流产。妊娠期子宫内膜各种免疫细胞如何发挥作用还有待于进一步研究。

（二）女性生殖免疫抗体与相关生殖疾病

多种内外因素引发女性生殖黏膜免疫保护破坏，则会诱发一系列生殖免疫抗体的出现，导致不孕不育、反复流产等疾病。目前生殖免疫抗体主要有 7 个：抗精子抗体（AsAb），抗透明带抗体（AzpAb），抗卵巢抗体（AOVAb），抗心磷脂抗体（AcpAb），抗子宫内膜抗体（AEMAb），抗绒毛膜促性腺激素抗体（AHCGAb），抗滋养层抗体（AhcGAb）。

1. **抗透明带抗体** 是针对卵细胞透明带的抗体。透明带包裹在卵细胞周围，是一种非细胞、明胶样酸性糖蛋白膜，含有特定的精子受体，透明带在诱导顶体反应等一系列受精过程中，发挥着十分重要的作用。透明带具有很好的抗原性，可诱导机体产生整体或局部的细胞和体液免疫应答，产生抗透明带抗体。正常育龄妇女的抗透明带抗体血清检测结果一般为阴性。病理条件下如产生抗透明带抗体，则该抗体可阻止精子附着、穿透卵母细胞，使透明带硬化，干扰精子的植入，从而阻碍受精。因此抗透明带抗体与女性的不孕症有关，所以抗透明带抗体检测具有非常重要的临床意义。

2. **抗卵巢抗体** 是一种靶抗原在卵巢颗粒细胞、卵母细胞、黄体细胞和间质细胞内的自身抗体，可影响卵巢和卵泡的发育和功能，导致卵巢早衰、卵泡发育不良，甚至不排卵等致使很多育龄妇女终身难以发育出成熟的卵泡，进而导致原发性或继发性不孕。抗卵巢抗体的产生可能与染色体异常、卵巢发育缺陷、卵巢癌、卵巢切除、卵巢供血障碍或接受化疗等因素有关。

3. **抗心磷脂抗体** 是一种以血小板和血管内皮细胞膜上带负电荷的心磷脂为靶抗原的自身抗体，为抗磷脂抗体的一种，是抗磷脂综合征（anti-phospholipid syndrome，APS）的标志性抗体，常见于系统性红斑狼疮及其他自身免疫病。抗心磷脂抗体阳性是引起孕妇体内高凝状态的重要因素，可干扰胎盘合体滋养层的形成，导致蜕膜血管病变，血栓形成，而胎盘血管血栓及梗死会导致胎盘功能不全，引起习惯性流产。

4. **抗子宫内膜抗体**　该抗体在正常育龄妇女中可以检测到，但在不孕症人群中含量更高。子宫内膜是胚胎顺利着床和健康生长发育的地方，在病理状态下，如发生子宫内膜炎、子宫内膜异位症、子宫腺肌病等，或人工流产刮宫时，子宫内膜可能会成为抗原或半抗原，从而刺激机体产生抗子宫内膜抗体，从而易导致育龄期女性不孕、胎停育或流产。不少女性因在初次妊娠时行人工流产手术，导致后期受孕困难，这种继发性不孕症多因体内产生抗子宫内膜抗体所致。

5. **抗绒毛膜促性腺激素抗体**　人绒毛膜促性腺激素（HCG）是由胎盘的滋养层细胞分泌的一种糖蛋白，成熟女性受精的卵子移动到子宫腔内着床后，形成胚胎，在发育成长为胎儿过程中，胎盘合体滋养层细胞产生大量的 HCG，促进月经黄体增大成为妊娠黄体，促进雄激素转化为雌激素，刺激孕酮的合成，抑制植物凝集素对淋巴细胞的刺激作用。同时，HCG 能吸附于滋养细胞表面，避免胚胎滋养层被母体淋巴细胞攻击，发挥维持妊娠的作用。如果出现抗绒毛膜促性腺激素抗体则会导致流产、胎儿发育停止等情况。

6. **抗滋养层抗体**　对孕妇而言，胎儿是半非己的同种异体移植物，在母体内胎儿之所以不被排斥，主要依赖于母体对胎儿免疫豁免。胚胎外层即合体滋养层是直接与母体血液循环相接触的部分，研究表明合体滋养层不表达任何 HLA 或 ABO 抗原，被认为是胎儿发育的保护性机制之一；另外，合体滋养层浆膜上存在滋养层抗原（TA），可被母体识别，产生抗滋养层抗体，该抗体能与淋巴细胞发生交叉反应，故滋养层抗原又称为滋养层-淋巴细胞交叉反应抗原（trophoblast-lymphocyte cross-reactive antigen，TLX）。TLX 在功能上能诱导母体产生 IgG 型封闭抗体，因此正常妊娠时该封闭抗体为阳性。大量研究表明，反复自然流产的发生与母体缺乏封闭抗体有关。封闭抗体产生不足，母体对胎儿产生强烈的排斥现象，如发生于孕早期则可出现反复自然流产，如发生于孕晚期则可出现妊娠高血压病、胎儿宫内生长受限，甚至出现胎死宫内。

第二节　中医学对生殖免疫及相关疾病的认识与治疗原则

一、中医学对生殖免疫及相关疾病的认识

在中医学中没有与免疫性不孕不育相对应的病名，但其可归属于"无子""不孕""闭经""带下病""滑胎"等病证范畴，古代著作中有许多关于这些病证的记载与治疗方药，如肾气丸、知柏地黄丸、龙胆泻肝汤、少腹逐瘀汤、毓麟珠、泰山磐石散等。现代研究表明，这些方药均有调节免疫功能和生殖内分泌的作用。中医药与免疫相关内容可参看冷静、高永翔主编的《医学免疫学》。

中医学对免疫因素所致的不孕不育无明确的论述，特别对深层次的机制阐述不多。从中医整体观与辨证论治出发，可归纳为肾虚阴阳失衡是本，湿热邪毒是标，气滞血瘀是其病机。长期临床观察表明本病与肝藏象有着极为重要的关系。肝体阴用阳，藏血而主疏泄，属木而为阴中之阳脏，内寄相火，为风木之脏，最易活动变化，且肝有解毒和消散异常物质、转换阴阳的作用，为厥阴之脏。所谓厥阴者，两阴交尽则阳生，是阴中之阳，气火内阳，最易扰乱阴阳的相对平衡。肾为先天之本，内寄元阴元阳，藏精，主生殖。其阴阳的变动、偏胜直接影响生殖之精的质量。在整体的阴阳气血中，与肝肾有关的天癸占有重要地位，天癸处于

中医脑-肾-天癸-冲任-胞宫生殖轴的枢纽,具有与现代下丘脑-垂体-肾上腺/卵巢/睾丸轴分泌的生殖激素样作用,在生殖免疫调节中居中心地位,与现代神经-内分泌-免疫网络密切关联。所以,无论男女的免疫性生殖问题,在内可责之肝肾两脏,在外可责之湿热瘀毒。

二、生殖免疫及相关疾病治疗原则

(一)阴虚火旺免疫亢进则滋阴抑亢

阴虚火旺可以促进免疫功能亢进,但其本质是阴虚,而抑制免疫功能亢进主要在于滋阴清热。国医大师夏桂成认为,阴虚火旺或阴虚夹有湿热,或阴虚夹有血瘀,在免疫性不孕不育中占较大比例。从整体看,肝肾阴虚,相火偏旺,而此火者,为虚火;肝郁化火为实火,两火相合而致阴虚火旺;从局部看,生殖道内淋巴细胞、淋巴液与肝经密切相关,此类患者在以肝火为主,湿热毒瘀等因素作用下,形成"火热烁精""火热熔精""火热炼精"致冲任不得相资,精卵不得结合,自然不能成孕。这与现代医学的抗精子抗体致精子制动凝集等病理机制相吻合,治疗常以六味地黄丸加减。国医大师夏桂成拟滋阴抑亢汤(炒当归、赤芍、白芍、怀山药、炒牡丹皮、茯苓10g,干地黄9~12g,山茱萸肉10~12g,甘草5g,钩藤10~15g,炒柴胡5g,苎麻根15g,蒲黄6g,白花蛇舌草12g),该方具有滋阴降火,清热利湿的作用,主治阴虚性免疫性不孕,抗精子抗体阳性者。广西冯宗文拟如下两方:①消抗助孕汤(熟地黄25g,山药12g,山茱萸12g,泽泻12g,牡丹皮12g,茯苓12g,知母10g,黄柏10g,丹参20g,黄芪30g,枸杞子15g,菟丝子25g,徐长卿30g,甘草6g),具有滋阴降火,益气活血作用,可主治不孕、滑胎、流产,用于免疫学检查抗精子抗体升高和抗透明带抗体阳性或伴月经先期,口干咽燥,头晕耳鸣,腰酸见症者。②消抗地黄汤(熟地黄25g,山茱萸12g,山药12g,泽泻10g,茯苓10g,牡丹皮10g,丹参30g,鸡血藤30g,当归10g,黄芪30g,菟丝子30g,桃仁10g),具有滋养肝肾、活血化瘀作用,主治肾虚血瘀所致的抗心磷脂抗体阳性不孕、反复流产者。用于症见头晕耳鸣,腰酸膝软,口干咽燥,舌红暗或有瘀点,苔薄,脉细,免疫学检查抗磷脂抗体(APA)阳性、抗心磷脂抗体(ACA)阳性者。

(二)湿热蕴结则清热利湿以抑亢

"湿热"大多与炎症有关,炎性渗出物质地黏腻,类似湿浊之物。无论男性或女性均有多种生殖抗体的出现,治疗可给予清利湿热方药如龙胆泻肝汤、导赤散、薏苡败酱散等;此外,可酌情加减应用清热解毒、利水祛湿中药,如蒲公英、红藤、败酱草、金银花、生甘草、蛇舌草、茯苓、土茯苓等,发挥其消炎清利,清热解毒,抑制免疫功能亢进的作用。许多中药具有双向调节作用,既有免疫抑制功能又可提高淋巴细胞转换率及增强白细胞的吞噬功能,如黄芩、黄连等。冯宗文拟炎痛消方(金银花20g,连翘20g,白花蛇舌草20g,红藤20g,丹参20g,赤芍15g,桃仁10g,蒲黄10g,冬瓜仁15g,延胡索15g,椿根皮15g,甘草6g),具有清热解毒,化瘀除湿作用,主治抗精子抗体阳性合并生殖系统炎症等。用于湿毒蕴结之下腹疼痛拒按,口干尿黄,胸闷纳呆或发热,或下坠,或带下量多,色黄,或赤白相间,气秽,或不孕,舌红,苔黄或腻,脉弦数或滑数。

(三)血瘀阻络则活血化瘀抑亢

血瘀所致子宫及输卵管、附睾、输精管等腔体内残留瘀浊,可促使免疫功能亢进;炎性细胞聚集、活化，可使局部瘀结进一步加重，形成恶性循环。中药牡丹皮、丹参能活血化瘀，亦具有抗炎作用，不仅能降低毛细血管的通透性，减少炎症渗出，促进吸收，亦能抑制细胞免疫、体液免疫应答。研究表明子宫内膜抗体呈阳性者使用活血化瘀类药物治疗可获较好治疗效果。广西冯宗文拟化瘀消抗汤（生地黄 10g，当归 10g，赤芍 15g，川芎 10g，桃仁 10g，红花 10g，柴胡 10g，枳壳 10g，牛膝 10g，丹参 20g，菟丝子 25g，枸杞子 15g，马鞭草 20g，鸡血藤 30g，甘草 6g），该方具有活血化瘀，疏肝清热作用，主治气滞血瘀所致之痛经、闭经、不孕、滑胎等。用于子宫内膜抗体阳性患者平时的调治，症见舌暗或有瘀点瘀斑，脉弦。

此外，在免疫性不孕不育中亦有气虚及阳、肝脾不足累及肾阳等证患者，则应益气养血、温肾益精、调经种子，代表方为河车毓麟汤（紫河车 15g，黄芪 30g，党参 15g，白术 12g，茯苓 10g，熟地黄 15g，当归 15g，白芍 10g，川芎 10g，淫羊藿 12g，杜仲 15g，菟丝子 30g，丹参 15g，甘草 6g），或右归丸加减，或助阳抑亢汤（黄芪 12g，党参 12～30g，鹿角片 6～10g，炙甘草 6g，怀山药、丹参 10g，赤/白芍各 10g，五灵脂 10g，山楂 10g，茯苓 12g），适用于阳气虚弱所致抗体阳性，常可见月经先期或经行量多，色紫红，有血块或烂肉样血块，小腹作痛，形寒，脉细，舌质淡红，苔白腻。

在临床中，免疫性不孕不育患者亦有或素体脾肾不足，感受寒凉；或频发感冒，正气虚弱，不能促使精卵结合；或精卵结合后不能固摄受孕；或者由于咽喉热痛，丹毒疱疹、腮腺炎等病毒入侵伏于血分，影响精卵结合；或病毒细菌深入子宫胞络，精卵结合后影响胚胎发育，均应遵循中医辨证论治组方治疗。

研究证明，调理气血的方药多能调节机体的免疫功能，如人参、黄芪、党参、白术等补气中药；补血中药均能促进某些免疫细胞成熟、提高机体的免疫功能，如当归、何首乌、阿胶、鸡血藤等。一些补气、补血方药，具有双向调节免疫的作用，在一定条件下能增强机体的免疫功能，而在另一些条件下又能抑制机体的免疫功能亢进。

知识拓展

中医药在辅助生殖技术中的应用

辅助生殖技术（assisted reproductive technology，ART）诞生于 20 世纪 70 年代，是采用医疗辅助手段使不育夫妇妊娠的技术，包括人工授精（artificial insemination，AI）和体外受精-胚胎移植（in vitro fertilization and embryo transfer，IVF-ET）及其衍生技术两大类。

WHO 调查研究显示不孕症的患病率达到 15%，发展中国家已高达 30%，全球范围内的不孕症夫妇已达 8000 万。在这样的背景下，辅助生殖技术便成为全球瞩目的焦点。随着该技术的日益成熟和进步，妊娠成功率可达到 30%左右，因此辅助生殖技术逐渐发展成为主流助孕技术。

中医学对不孕症的治疗有着悠久的历史，近年中医药联合辅助生殖技术取得了越来越多的令人瞩目的经验和成果。中医药在辅助生殖技术中的应用目前主要在如下几个方面。

1. 提高卵巢储备功能　中医药可提高卵巢储备功能及卵子质量。应用辅助生殖技术时可采用补肾调周法改善卵巢储备功能，具体方药如下：卵泡期、排卵期、黄体期及行经期分别服用滋阴养精汤（当归、白芍、熟地黄、菟丝子、紫河车、女贞子等）、益肾促排卵汤（川续断、仙茅、仙灵脾、菟丝子、赤芍、丹参、红花、紫石英等）、助黄汤（巴戟天、仙灵脾、杜仲、桑寄生、鹿角、熟地黄、覆盆子等）及柴胡疏肝散加减。

2. 改善子宫内膜容受性　子宫内膜容受性（endometrial receptivity，ER）是指母体子宫内膜对胚泡着床的接受能力。许多不孕症患者存在子宫内膜异位症、子宫内膜炎等不利因素干扰胚泡着床；应用辅助生殖技术时，促排卵过程亦会影响女性激素分泌可导致 ER 下降。相对于胚胎质量的调控，改善 ER 的方法仍有待提高。研究显示，寿胎丸、坤泰胶囊、养精种玉汤等能显著改善 ER。反复种植失败的不孕症患者多以气血不充、肝肾不足为主证，应用辅助生殖技术时施以补肾活血调周法来补肾疏肝、益气活血，可有效改善 ER，增加胚胎着床率，从而提高妊娠率。如可在经期用桃红四物汤加味，经后期以逍遥散加味，经间期用左归丸加皂角刺等，经前期用五子衍宗汤佐以二仙汤加味，连续应用 3 个月经周期以改善 ER，提高妊娠率。

3. 改善黄体支持　黄体支持是试管婴儿成功与否重要的一个环节，采用黄体支持种植后妊娠率可以达 30%甚至更高，但由于较高流产率导致活产率仅为 15%～25%。这种现象类似中医学"胎漏""胎动不安"，对此类病证中医学从肾虚血瘀角度辨证用药，采用补肾活血方药（药物组成为续断、桑寄生、菟丝子、杜仲、补骨脂、当归、丹参），起到了改善子宫内膜微循环、防止血栓形成、抑制血小板凝聚的作用，起到了黄体支持的效果，提高了保胎成功率；若因气虚血热导致"胎漏""胎动不安"等先兆流产，可加服益气清热安胎方药（党参、黄芪、黄芩、炒白术、金银花、苎麻根、白芍、墨旱莲、杜仲、续断、桑寄生、紫苏梗），干预 14 天左右，效果良好。

4. 预防和治疗卵巢过度刺激综合征　卵巢过度刺激综合征（ovarian hyperstimulation syndrome，OHSS）为现代辅助生殖技术中使用促排卵药物引起卵巢过度刺激的并发症，典型的症状为在促排卵药物注射后出现腹胀和腹部不适，严重者可出现气短、心悸、少尿、下肢肿胀、外阴肿胀、胸腹水等。大多数情况下 OHSS 是一种自限性疾病，仅需严密监测和支持治疗，但是严重的 OHSS 需要住院治疗以缓解症状和控制疾病的进一步发展。OHSS 的危险因素包括 OHSS 病史、多囊卵巢综合征、窦状卵泡数和抗米勒管激素水平。中医学并无此病，根据卵巢增大、腹水、胸腔积液等特点可将其归类于中医学"子肿""臌胀"等范畴。有学者认为其病机主要为肾阳不足、脾阳不足及瘀血内停，因此可采用温肾健脾兼活血化瘀法如加味五苓散（黄芪、猪苓、茯苓、泽泻、白术、淫羊藿、菟丝子、鸡血藤、桂枝、丹参）治疗，共奏温补肾阳、健脾利水之效。有学者对多囊卵巢综合征行 IVF-ET，于促排卵前 1 个月经周期及促排卵周期中配合电针（取穴肾俞、气海、足三里、三阴交、内关、子宫），结果表明电针组在提高优胚率、妊娠率，降低促性腺激素（gonadotropins，Gn）用量的同时也减低了 OHSS 的发生率。

5. 改善精子形成及质量　中医学自古便有"精少""精冷"等记载，积累了五子衍宗丸、三才封髓丹、宜男化育丹等著名经方。现代中医人在前人基础上结合辅助生殖技术，进行了深入的基础和临床研究。连方等在五子衍宗丸的基础上加入桑葚、韭子、金樱子、黄精、连翘、制首乌而成生精子方，明显提高弱精子症的精液质量，更有效提高正常卵子受精率以及优质胚胎率，是治疗男性不育、提高辅助生殖中胚胎质量的一种安全有效的方法。

参 考 文 献

崔蓉，钟兴明. 2020. 免疫因素与复发性流产. 中国医刊，55（3）：241-244.

冯宗文. 2017. 女性免疫性不孕不育的中医诊治. 北京：中国中医药出版社.

关洪全. 2009. 论中医治则中的免疫调节思想. 中医研究，22（11）：6-9.

林蓉，曾勇，连若纯，等. 2020. 免疫性不孕症诊治的思考. 实用妇产科杂志，36（5）：341-345.

韦相才，朱伟杰，钟兴明. 2015. 生殖免疫学理论与临床新进展. 北京：科学出版社.

夏桂成. 2006. 妇科方药临证心得十五讲. 北京：人民卫生出版社.

张宁，朱淑慧. 2013. 中医药与辅助生殖技术. 武汉：世界图书出版广东有限公司.

Syed B A，Yogesh J，Craig E P，et al. 2018. The role of immunological testing and intervention in reproductive medicine：a fertile collaboration？Am J Reprod Immunol，DOI：10.1111/aji.12784.

Ticconi C，Pietropolli A，Di Simone N，et al. 2019. Endometrial immune dysfunction in recurrent pregnancy loss. Int J Mol Sci，20（21）：5332.

（成都中医药大学　张天娥　陈云慧　郑川）

第二十章　中药免疫药理毒理学

第一节　中药免疫药理学的研究内容和方法

一、中药免疫药理学的研究内容

（一）中药免疫药理学

免疫药理学是研究药物与机体免疫系统、免疫相关疾病的相互作用规律的一门学科，包括药物效应动力学（简称药效学）和药物代谢动力学（简称药动学）。本章主要讨论中药免疫有效性与安全性，包括中药免疫防治作用和免疫毒性作用。最早的免疫药理学发现可以追溯到 1798 年 Jenner 发明牛痘苗的预防接种，之后 1942 年 Freund 在实验室进行了卡介苗对免疫功能的影响研究，可视作最早的免疫药理学研究。1975 年 Rosenthate 和 Mansmann 出版了第一本免疫药理学专著 *Immunopharmacology*。在我国，现代免疫学和免疫药理学发端于 20 世纪 70 年代。1980 年我国首届国际免疫药理学会议召开，1982 年成立了中国药理学会抗炎免疫药理专业委员会。

中药免疫药理学是研究中药对免疫系统和功能的影响及其机制，以及中药发挥作用的免疫学机制的一门新兴学科。在我国，中药免疫药理学与现代免疫药理学几乎在同一个时期发展起来。20 世纪 90 年代后，中医药免疫研究日新月异，对阐明中医药作用机制、促进中医药发展、推进中医药走向世界等方面起到了积极作用。

（二）中药免疫毒理学

免疫毒理学是毒理学中一门重要的分支学科，也是免疫药理学（或者药理学）的重要分支学科。其主要内容是探讨外源性化合物对人或实验动物的免疫系统产生的不良影响及其机制。免疫毒理学研究起步于 20 世纪 50 年代，其作为一门新的学科形成于 70 年代，其定义在 1987 年被正式提出。我国免疫毒理学研究开始于 70 年代末期。自 2000 年开始，我国免疫毒理学相关文献发表数量已超过国外文献发表数量，并逐年上升，表明我国免疫毒理学研究的发展速度较快。

免疫毒性是指外源性化合物对机体免疫系统的损伤作用，包括两类：一类是免疫抑制，可致机体对感染的易感性增加及肿瘤发生率增高；另一类是免疫增强，即免疫系统反应性过度增强，包括免疫原性、过敏反应、自身免疫反应，以及不良免疫刺激（激活免疫系统效应机制）等。

中药成分作为外源性化合物，其免疫毒理学研究的内容与化学药物相似，并且已经从中药对机体整体免疫、免疫器官和免疫细胞水平的研究，向分子、基因水平发展。中药的毒性作用日益受到全球重视，中药的多种毒性作用与免疫损伤相关，中药的免疫毒理学研究将为中药的合理使用提供有力的保障。

二、中药免疫药理学的研究方法

（一）中药免疫药理学研究的常用方法和思路

中药免疫药理学包括中药免疫反应的防治作用和毒性作用。中药免疫反应的防治作用是指预期的药物防治疾病的作用，而中药免疫反应的毒性作用则指非预期的、引起机体不适甚至损害性反应的作用。药物以其偏性治病，其药理作用与毒理作用往往相伴存在。决定药物产生药理作用还是毒理作用的重要因素，一方面是药物的成分和剂量，另一方面也取决于机体的状态。因此，免疫药理学研究方法与免疫毒理学研究方法有许多相似之处。

由于毒理学作用多为非预期的，中药免疫毒理学的研究可以首先在常规药物毒理学评价中观察其对免疫系统的作用，观察到的异常表现可以为进一步的研究提供方向线索。而中药具有大量的临床应用经验，可为中药免疫药理学效应与机制研究提供研究基础。

中药免疫药理毒理学研究，从研究深度和广度的角度，可以根据免疫系统的组成由免疫器官向免疫分子逐渐深入。从研究对象的角度，可以对影响中药免疫药理作用的多种因素进行研究。表 20-1 和表 20-2 分别从免疫系统的组成角度和影响中药免疫药理作用的因素角度，列出了中药免疫药理学研究的常用方法和思路。除此之外，机体因素和环境因素对中药的免疫药理作用也有重要影响。

表 20-1　免疫系统组成与中药免疫药理学研究方法

免疫系统组成成分		常见研究方法
免疫器官	胸腺 骨髓 淋巴结 脾 其他淋巴组织	测定脏器系数；组织病理学检查组织结构、细胞类型；血液学检查或体外细胞学实验测定骨髓细胞的增殖、分化功能
免疫细胞	T 细胞	采用荧光免疫组织化学法或流式细胞术法检测 T 细胞及其亚群的数量；体内进行迟发型超敏反应测定 T 细胞功能；体外进行淋巴细胞增殖实验、细胞毒实验、激活的淋巴细胞分泌细胞因子能力测定；采用免疫学、细胞生物学或分子生物学技术，检测体外培养的 T 细胞经丝裂原或抗原刺激后分泌的细胞因子含量、生物学活性或基因表达水平
	B 细胞	采用荧光免疫组织化学法或流式细胞仪分析法检测 B 细胞及其亚群的数量；检测血清免疫球蛋白含量、体外 B 细胞增殖、产生抗体的能力
	吞噬细胞	采用滤膜渗透法、琼脂糖平板法、镜检、溶菌法、硝基蓝四氮唑还原法等对中性粒细胞、巨噬细胞、单核细胞的趋化、吞噬、胞内杀伤功能进行检测
	树突状细胞	采用免疫学、细胞生物学或分子生物学技术检测体外培养的树突状细胞分化成熟凋亡情况、分泌细胞因子的含量、受体基因表达水平
	NK 细胞	采用形态学法、酶释放法、放射性核素释放法、化学发光法、流式细胞术法检测 NK 细胞活性
免疫分子	免疫球蛋白	采用比浊法对体液中不同类型的免疫球蛋白进行定量。采用酶联免疫检测法和酶免疫斑点法检测血清总 IgE 和特异性 IgE 的含量
	补体	采用 CH50 总补体活性测定、补体结合实验、单个补体成分检测补体的活性与含量
	细胞因子、黏附分子及其受体	采用依赖性细胞增殖测定法、细胞毒活性测定法、抗病毒活性测定法、趋化活性测定法等检测细胞因子的功能。采用酶联免疫检测法、酶免疫斑点法、流式细胞术、化学发光分析法、PCR 等定性定量细胞因子
	MHC 分子	采用酶联免疫检测法、PCR、基因测序技术、流式细胞术等方法对人类白细胞抗原及其抗体进行分型与定量

续表

免疫系统组成成分		常见研究方法
其他免疫相关成分	肠道菌群	采用基因测序技术 16S rRNA 进行测序研究肠道菌群的种类与数量
	miRNA	采用 miRNA 微阵列芯片、基因测序技术、定量 PCR 技术等研究 miRNA 的表达与靶 mRNA

表 20-2　药物因素对中药免疫毒理作用的影响

影响中药免疫毒理学作用的因素	对中药免疫毒理学作用的影响
品种	中药同名异物的品种较多，也有替代甚至混用的情况，其化学成分的差异导致了免疫作用的不同
产地	同一种中药由于生长环境的不同，如土壤、水质、气候等，都会对其化学成分产生明显影响。"道地药材"的形成，证明了产地对药物作用的巨大影响
药用部位	同一中药的不同药用部位其化学成分和免疫作用具有差异
采收	植物类中药有一定的生长成熟期，其中的化学成分及含量随采收时间而不同
贮藏	中药化学成分会随着贮藏时间和贮藏条件的变化而改变
干鲜状态	有些中药需要新鲜药材或饮片入药，表明其药理作用与干鲜状态有关
炮制	炮制对于中药的作用影响巨大，能够起到减毒增效甚至改变其免疫等药理作用强度与性质的效果
提取方法	不同的化学成分在不同的溶剂中溶解度不同，不同的提取时间也会造成化学成分的变化，改变免疫等药理毒理作用
剂型与给药途径	剂型和给药途径影响着药物成分的药代动力学特征及代谢产物，从而影响免疫等药理作用的强度与性质
配伍	单味中药组成复方后，其药理作用可能发生明显变化。配伍得当可以起到减毒增效，甚至改变作用性质的作用

（二）机体因素对中药的免疫药理作用的影响

机体因素包括免疫状态、年龄、性别、精神状态、遗传状况、肝肾功能、病理状态等。当机体的免疫功能处于正常状态时，部分中药对免疫系统的作用并不明显。但当机体的免疫功能异常时，中药对免疫系统则有明显的作用。例如，黄芪皂苷对人外周血 NK 细胞活性的作用，当其处于正常或较高时，黄芪皂苷对其作用不明显或轻度抑制，而其活性较低时，黄芪皂苷则表现出明显的激活作用。以黄芪为主的复方在临床也可见到其对 IgG 水平低的患者可以升高其 IgG，而对肝炎患者高水平 IgG 有降低作用。这种机体病症状态对中药药理作用的影响早在《素问·六元正纪大论》中已提到，即"有故无殒，亦无殒也"，有病则病当之、无病则体受之。在对症的情况下，即使传统认为有毒的中药，也可以表现出良好的治疗作用，取得治疗获益与风险的平衡。而在没有疾病的状态下，中药的偏性作用于正常机体，即使是传统认为无毒的中药也可能出现毒性表现。说明机体的免疫状态对药物作用有明显影响。我们可以认为是某些中药具有的"免疫毒-效共性"作用。

儿童与老年人对药物的代谢与中青年人不同，其免疫状态也不同。中医理论认为幼儿稚阳之体不能峻补，而老年人慎用攻泻祛邪的药物。不同性别患者对药物的反应也有明显差异，妇女由于激素水平等原因使得其对某些药物的敏感性不同。药物的药代动力学特征在肝肾功能异常的患者体内与正常人不同。情绪乐观的患者免疫功能更为正常。免疫相关基因如 HLA 的多态性等也对疾病的易感性和免疫状态有重要影响。在进行中药免疫药理毒理学研究时，需要注意选择合适的人群或动物。

体外实验往往无法反映机体因素对药物作用的影响。实验动物在身体的结构与功能、情绪状态、生活环境的多样性等诸多方面与人类差距极大。在将体外实验和动物实验结果与临床试验结果互推时，需要意识到这些差异的存在。

（三）环境因素对中药的免疫药理作用的影响

环境因素包括时辰、饮食起居、地区、气候、社会条件等。人体昼夜节律控制分子机制的研究于 2017 年获得诺贝尔生理学或医学奖。中医理论中的子午流注也强调人体功能活动、病理变化受自然界气候变化、时日等影响而呈现一定的规律。中药的疗效与用药时间有密切关系。临床患者在药效反应、毒性表现上的个体差异，除了与机体因素有关外，可能与用药时间、患者所在地区、生活习惯等有关。因此，中药免疫药理学研究中应该考虑在实验设计和结果分析时排除环境因素的干扰。

第二节　中药免疫药理作用

一、中药免疫调节作用

中药的免疫调节作用是中医药免疫学的特点之一，主要表现在几个方面：①中药对健康的机体无明显影响，对免疫失衡机体有显著作用；②中药通过调整阴阳、气血、脏腑等以纠正机体失衡状态，使之重新恢复和维持免疫稳定；③中药既可增强正常机体的免疫能力，又可祛除致病因素，即具有扶正祛邪的相辅相成作用。

大多数学者认为，中药免疫调节的基本理论依据是阴阳学说。"阴平阳秘"是机体的自稳状态。《伤寒论·辨太阳病脉证并治》有"阴阳自和者必自愈"的论述。阴阳平衡是生命过程中系统稳态和动态的统一。免疫具有防御、自稳、监视三大功能，能抵抗外来病原体等抗原，监视和清除自身抗原，从而稳定机体内环境。免疫系统可以认为是阴阳平衡的调节系统。由于各种因素导致阴阳失衡时，免疫系统的稳定性即遭到破坏，出现一系列病变。《素问·阴阳应象大论》指出："阴胜则阳病，阳胜则阴病。阳胜则热，阴胜则寒。"阳胜则热指机体亢奋，产生过高的免疫反应；阴胜则寒则为机体衰退，因某些免疫功能低下而发病。阳盛必耗阴，阴盛必伤阳，阴阳偏衰及阴损及阳、阳损及阴者均可表现免疫功能低下或紊乱。

根据以上理论，免疫调节即阴阳平衡的调节，类似于现代医学的反馈机制。机体生理活动的动态平衡由系统间互相影响、协调来维持（即阴阳互根、消长），当机体出现异常时，体内势必出现反馈调节，以促进平衡的重新建立。中医药的免疫调节作用也可能就是加强了这种反馈调节，促进功能的正常化。

中医药治病的原则是"调和阴阳，以平为期"，强调整体观念，采用辨证论治的方法，以方剂为载体通过药物的偏性调节机体阴阳的偏盛与偏衰，进行综合治疗。即调节机体的功能状态至平衡（调和）是中药的基本作用。其中，对机体免疫双向调节作用是中药调和作用的重要体现。但要实现这种双向调节作用是有条件的，需要在量-效、时-效等方面进行探索。

中医药利用扶正祛邪法治疗自身免疫病，如系统性红斑狼疮、慢性肾小球肾炎等，在不同的病理进程，可体现出对免疫抑制或促进的双向调节。某些中药及其成分本身可能具有这种双向调节作用，如黄芪、多糖类、人参等。中药的免疫调节作用为治疗疾病特别是免疫性疾病提供了理论依据和治疗思路，也提供了有利条件。中药复方通过相反相成的配伍也可体现双向调节作用。

二、中药免疫调节的整体观

从生理的角度看，中药免疫调节作用体现了中药治疗的整体观念。从前面讨论可知，免疫调节是对机体阴阳失衡的一种反馈调节，也就是对病理状态的纠正。研究表明，阴阳双向调节有一定的物质基础，它与交感神经和副交感神经的反馈调节、核酸（DNA/RNA）的合成与转录、环核苷酸（cAMP/cGMP）的比例调节、免疫促进与免疫抑制有密切关系。从现代系统论观点看，机体的整个生理功能建立在器官（包括免疫器官）、组织、细胞（包括免疫细胞）、细胞器及生物分子（包括细胞因子和其他免疫分子）等各层次之间的调控平衡上。机体的调控系统主要是神经系统、内分泌系统和免疫系统，主要的信使是神经递质、激素和细胞因子等免疫分子。它们对细胞及生物分子功能起重要的调节作用，以维持细胞生理功能的平衡。综合各层次的平衡调节可形成整体功能的平衡。现代医学认为，免疫系统与神经内分泌系统组成调控网络，即神经-内分泌-免疫调节网络，它们相互间存在复杂的双向调节作用。这可能与中医药的双向调节机制密切相关。

四君子汤为益气健脾的经典方，现代医学证明其具有免疫调节作用，不仅可改善胸腺与脾的萎缩，提高胸腺与脾指数，还对机体的细胞免疫、体液免疫和各种原因引起的免疫功能低下有明显的提升作用。刘辉等应用中药免疫效应评估数学模型计算四君子汤免疫效应值为0.878，并且经实验验证了四君子汤具有免疫效应。研究表明四君子汤对脾虚型小鼠肠道免疫功能的调节作用显著，吴秀等建立脾虚动物模型，给予四君子汤后，明显提升了外周血淋巴细胞的比例，促进了肠道分泌型免疫球蛋白 A（sIgA）的分泌。此外研究表明四君子汤可能通过调节脾胃和肠道免疫功能进而调节机体整体的免疫功能。

利用上述中药整体药理学作用的研究成果，中药在 2020 年治疗 COVID-19 中发挥了重要的作用。COVID-19 患者存在食欲不振、脾胃失和等症状，临床应用四君子汤尤其是在恢复期使用可能会调节患者脾胃功能，提高机体的免疫功能，促进患者痊愈。

三、补益类中药的免疫调节作用

补益类中药是具有滋养、补益人体气血阴阳作用，用以治疗各种虚证的一类中药。虚证的临床表现包括气虚、血虚、阴虚、阳虚、气血两虚等，所以补益中药分为补气、补血、气血双补、补阴、补阳五类。现代药理研究证明补益类中药有增强或者调节机体免疫功能，抗衰老、益智、保肝、影响血液与造血系统等药理作用。

1）黄芪：味甘性微温，归脾、肺经，素有"补药之长"之称，现代药理研究表明，黄芪调节免疫功能最主要的活性成分黄芪多糖、黄芪皂苷及黄芪黄酮，且具有明显的增强固有免疫，调节体液免疫及细胞免疫的作用。研究表明黄芪可以调节呼吸道、消化道及胃黏膜分泌功能，增强人体第一道防线。刘印华等研究发现黄芪多糖能提高小鼠巨噬细胞吞噬率及提高小鼠脾指数和胸腺指数。Qin 等的研究发现，黄芪可以激活巨噬细胞，进而增加其细胞的迁移及相关免疫介质的释放。同时黄芪又能够通过增强巨噬细胞释放因子、促进巨噬细胞诱导型一氧化氮合酶（iNOS）基因的表达及提高巨噬细胞内 Ca^{2+} 浓度来调节巨噬细胞的吞噬功能。

徐荔等在研究黄芪多糖对内毒素诱导巨噬细胞产生细胞因子的影响时发现，黄芪多糖能显著抑制脂多糖诱导的巨噬细胞产生 TNF-α、IL-1β 及细胞毒素 NO，而且还可显著抑制人单核巨噬细胞（THP-1）分泌 IL-1β 和 IL-6，同时促进金属蛋白酶组织抑制剂-2（TIMP-2）蛋白表达。多篇应用黄芪治疗哮喘、慢性阻塞性肺疾病（COPD）等肺部疾病的临床文献报道中证实了黄芪可以调节 Th1/Th2 细胞比例的平衡以促进免疫平衡，还可以提高患者肺功能等相关指标。2020 年 COVID-19 防治的经验提示，提高机体自身的免疫能力调节机体免疫平衡是至关重要的。COVID-19 患者最严重的损伤仍然集中在肺部，已治愈的患者肺功能也受到不同程度的影响，因此合理应用黄芪制剂加以治疗是一个可行的选择。

另外，黄芪具有免疫增强及免疫抑制的双向调节作用。适量黄芪不但能增强小鼠受体及 Mφ-Fc 受体的活性，还能增强正常小鼠腹腔巨噬细胞活性，能够活化中性粒细胞，增强非特异性免疫。低浓度黄芪可提高淋巴细胞转化能力，但高浓度却使之活力受抑；低浓度的黄芪水煎剂不但能减轻小鼠脾 B 细胞的破坏，能诱生 IL-2，还可以促进正常小鼠淋巴细胞转化；但高浓度黄芪水煎剂却抑制 IL-2 的诱生，由此证实了黄芪的双向免疫调节。有学者研究发现 H22 肝癌小鼠在使用不同剂量的黄芪多糖后不仅可增加脾及胸腺指数，血清中 IL-2、IL-6 浓度也均增加，表明黄芪多糖具有明显抑制肿瘤增长及加强免疫作用。

2）甘草：性平味甘，在传统中药方剂中有"调和诸药"之用。越来越多的研究表明，甘草具有免疫调节作用，其免疫调节作用主要活性物质包括甘草素、甘草酸、甘草次酸及甘草多糖。Bordbar 等研究发现甘草素可增强树突状细胞表面分化抗原 CD80、CD86 和 MHC II 的表达，提高 IL-12 的产生；增强同种异体 T 细胞的增殖，提高 IFN-γ 和 IL-10 的表达，调节 Th1 型免疫反应。Matsuis 等研究发现甘草提取的活性成分可以下调人类肺成纤维细胞的炎性趋化因子 IL-8 和嗜酸性粒细胞趋化蛋白（Eotaxin1）的产生。李发胜等采用卵清蛋白抗原小鼠模型，给予甘草多糖后发现卵清蛋白抗体生成水平、IFN-γ 激发水平均显著增高，增强了小鼠机体免疫能力。此外在两项不同研究中发现，甘草提取物作为疫苗佐剂可以增强 T 细胞增殖活性，提高抗体水平进而增强 Th1 型免疫反应，但在脂多糖刺激树突状细胞实验中发现甘草次酸可抑制树突状细胞的成熟和 Th1 型免疫反应，说明甘草在不同情况下可能产生不同的免疫调节活性。

3）冬虫夏草：是寄生在蝙蝠蛾科昆虫幼虫上的一种麦角菌科真菌与幼虫尸体结合形成的复合体，具有补肺益肾之功。冬虫夏草具有代表性的活性成分为虫草多糖，实验证实其具有免疫调节活性。Zhu 等研究表明，给 H22 荷瘤小鼠服用冬虫夏草可以显著增强巨噬细胞的吞噬能力，提高 IFN-γ 和 TNF-α 的水平。同样，冬虫夏草也具有在不同情况下产生不同的免疫调节作用的现象，如 Zhang 在给予心移植大鼠口服冬虫夏草治疗后发现，冬虫夏草可以有效抑制移植后的免疫反应，减少血液中免疫因子的水平。在 2020 年 COVID-19 患者治疗过程中发现，COVID-19 患者尤其是重症患者临床表现出明显的细胞因子风暴，有学者应用冬虫夏草起到抑制相关细胞因子分泌的作用。

4）早期文献报道山茱萸总皂苷能产生良好的免疫抑制作用。近期研究发现，山茱萸多糖能使环磷酰胺诱发的免疫低下小鼠吞噬指数 α 和碳粒廓清指数 K 显著升高，使小鼠脾淋巴细胞增殖反应极显著提高，半数溶血值（CH50）显著提高，表明山茱萸多糖具有免疫促进作用。因此，山茱萸具有双向免疫调节作用。

四、清热解毒类中药的免疫药理作用

凡是以清热药为主，具有清热、泻火、凉血、解毒等作用，用于内热、火毒、湿热、瘟疫等多种里热证的中药，统称为清热类中药。造成里热证的原因主要是外感温热邪气、六淫入里化热、情志过极化火、阳盛所生内火及饮食失调化火等。温、热、火三者的本质相同，只是程度不同。热为温之渐，火为热之极。热多属外感，如风热、暑热、湿热；而火多数内伤，是脏腑阴阳气血失调，阳气亢盛的结果，如肝火亢盛、心火上炎等。《素问·至真要大论》提出"温者清之""热者寒之""治热以寒"的治疗原则，对由温、热、火所致的里热证皆适用。由于里热证病情复杂，有邪在气分、血分、脏腑等不同，所以，清热类中成药又分为清热泻火类中成药、清热解毒类中成药、清热燥湿类中成药和清热凉血类中成药四类。

中医学理论认为，机体邪正的盛衰在疾病的发生、发展及传变过程中起着决定性的作用，正如《黄帝内经》所谓"正气存内，邪不可干""邪之所凑，其气必虚"。当机体正气旺盛时能驱除内外病邪，维护人体健康；而当正气不足时则会导致各种疾病的发生，这正与现代免疫学理论有着异曲同工之处。现代药理研究表明，清热类药物除了具有一定程度的抗病原体、抗炎作用外，还能提高单核巨噬细胞系统的吞噬活性，促进抗体生成及细胞免疫，从而增强机体的免疫功能。

越来越多的文献报道，清热解毒类中药不仅具有增强机体免疫功能的作用，还具有免疫调节的作用。例如，黄芩苷对小鼠腹腔巨噬细胞具有双向调节作用，低剂量可以增加吞噬细胞吞噬中性红和溶菌酶的量，高剂量则起抑制作用。

单味中药紫花地丁含药血清，在不同浓度下均能增强巨噬细胞吞噬功能；一定浓度的含药血清能升高或降低巨噬细胞 Toll 样受体 TLR1、TLR2、TLR3 mRNA 表达量，且能显著升高 TLR5 mRNA 表达量，说明调控巨噬细胞 TLR 的表达可能是紫花地丁干预巨噬细胞吞噬功能和分泌炎症因子的途径之一。

苦参碱可明显抑制 T 细胞酯酶染色率及增强网状内皮系统吞噬功能，抑制免疫低下小鼠的细胞免疫及增强其非特异性免疫。

五、活血化瘀类中药的免疫调节作用

凡以通行血脉、消散瘀血为主要作用的中药，称活血化瘀药。多属辛散温通之品。味多辛苦，归肝、心经，入血分。善于走散通行，具有疏通血脉、活血化瘀、破血消癥、调经止痛、消肿、止血等功效，主要治疗血瘀证。活血化瘀药主治范围很广，适用于瘀血阻滞所致的各种病证，如瘀阻疼痛、月经不调、经闭、痛经、产后腹痛、癥瘕积聚、跌打损伤、骨折肿痛、风湿痹痛等。

活血化瘀药对体液免疫和细胞免疫均有一定调节作用，既能"祛邪"，又有调节体内"正气"的作用，对免疫功能呈双重影响，既有免疫抑制作用，也有免疫增强作用。一些活血化瘀药可抑制抗体形成细胞及抗体的产生，减弱特异性免疫，具有类似免疫抑制剂的作用，可用于治疗免疫性疾病。从这个角度看，活血化瘀药也应该具有免疫调节的作用。

三七是临床常用的活血化瘀药，其味甘、微苦，性温，归肝、胃、心及小肠经，具有止血、散瘀、消肿、止痛、补虚等功效，主治咯血、衄血、外伤出血及跌打肿痛等。赵鹏等以三七皂苷粉给小鼠连续灌胃后，显示三七皂苷能明显刺激小鼠的脾淋巴细胞增殖、转化，增强小鼠迟发型变态反应，提高小鼠抗体生成细胞数，提高小鼠的血清溶血素水平，提高小鼠单核巨噬细胞吞噬作用，增强小鼠的腹腔巨噬细胞吞噬能力，提高小鼠 NK 细胞活性，说明三七皂苷具有增强免疫力的作用。江源等采用环磷酰胺皮下注射制作小鼠免疫低下模型，应用三七皂苷 Rg$_1$ 进行预防与治疗，观察其对免疫低下小鼠模型外周血白细胞总数、淋巴细胞百分率、脾指数、胸腺指数及刀豆球蛋白 A（ConA）诱导的脾细胞增殖能力的影响，结果发

现采用三七皂苷 Rg_1 治疗或预先采用三七皂苷 Rg_1 注射均可明显增强小鼠的免疫能力，对环磷酰胺有一定的拮抗作用。肖幸丰等采用血清药理学方法观察脂多糖诱导的小鼠脾淋巴细胞增殖、IL-2 分泌，结果三七总皂苷含药血清能明显促进小鼠脾淋巴细胞增殖，表明对小鼠免疫系统具有一定的选择性调节作用，主要增强 T 细胞功能。

免疫系统的过度激活尤其是自身免疫的发生会导致多系统的损伤。三七可以通过抑制相应器官组织中炎性因子的含量，抑制免疫反应对靶器官的损伤。王勇等研究提示烫伤可致机体免疫紊乱，伤后早期巨噬细胞分泌过多的 TNF-α、IL-1，体外运用三七总皂苷可抑制 NF-κB 活性，干预 NF-κB 信号通路，降低 TNF-α mRNA，从而控制烫伤后炎症反应。张林波等建立帕金森病大鼠模型，采用三七皂苷 Rg_1 纹状体内注射，检测处理后大鼠的神经行为、纹状体内炎性因子含量变化及脾细胞增殖反应。结果显示三七皂苷 Rg_1 可明显减少模型大鼠的神经旋转行为，降低纹状体损毁侧 TNF-α、IL-1β 和 IL-6 含量，同时对脾细胞有增殖效应。表明三七皂苷 Rg_1 可调整机体的免疫功能，降低免疫炎性反应对多巴胺能神经元的损伤。刘雅等观察兔食饵性动脉粥样硬化（AS）形成过程中血清中 IL-6、CRP、循环免疫复合物（CIC）水平的变化和三七总皂苷对这些免疫因子及动脉粥样斑块面积大小的影响。结果显示，AS 模型组 IL-6、CRP 及 CIC 水平明显高于正常对照组；三七总皂苷组各时相点 IL-6、CRP 及 CIC 水平显著低于 AS 模型组，主动脉斑块面积也较 AS 组明显降低；IL-6、CRP 和 CIC 水平均与 AS 斑块面积呈显著正相关性。表明三七总皂苷可以通过抗炎和免疫抑制的途径发挥抗 AS 的作用。丁青等研究了三七在子宫内膜细胞炎症过程中对 NF-κB p65 表达和活性变化及其 TNF-α、IL-1β 含量变化的影响。结果发现子宫内膜细胞炎症过程中细胞核内出现 NF-κB p65 的高水平表达，TNF-α、IL-1β 的含量随炎症发展而逐渐上升，三七复合有效成分能有效降低炎症因子 TNF-α、IL-1β 的含量，降低 NF-κB p65 的转录及蛋白表达量，抑制 NF-κB p65 的核因子 DNA 结合活性。姚茹冰等研究提示三七总皂苷可能通过抑制佐剂性关节炎大鼠血清和腹腔巨噬细胞分泌的炎症细胞因子 TNF-α、IL-1β，对关节炎发挥治疗作用，并且与地塞米松相比，无抑制大鼠生长发育和减轻大鼠体重的作用。

朱晓晨等报道补阳还五汤（含生药 35mg/ml）按 20g/kg 等效剂量，给气虚血瘀模型小鼠灌胃 0.5ml，每日 1 次，连续 12 天，治疗组小鼠 CIC 的量明显低于气虚血瘀模型组，巨噬细胞吞噬率明显高于气虚血瘀模型组。研究结果表明补阳还五汤可以提高气虚血瘀小鼠红细胞受体活性，减少 CIC 含量，增强巨噬细胞的吞噬功能。

高华荣报道银杏叶乙醇提取物及水提取物均可明显增强小鼠淋巴细胞线粒体脱氢酶的活性和中性粒细胞过氧化物酶的释放，提高小鼠机体免疫细胞功能。胡杰等通过灌胃给予小鼠金刚化瘀丸，小鼠腹腔巨噬细胞吞噬率明显高于"离经之血"模型组小鼠，提示其能显著增强小鼠巨噬细胞的吞噬功能，具有良好的增强细胞免疫和体液免疫的药理作用。

有研究显示，辨证应用丹参注射液可显著影响急性脑梗死患者的炎症因子的变化。热证者给予丹参冻干粉治疗后，血清 TNF-α、IL-1、IL-6 的含量均降低，非辨证组不予辨证直接用药，上述 3 种细胞因子的含量并未降低，反而有所升高，说明中药注射剂的辨证应用可直接影响药物的疗效。相同的药物对于不同的机体产生的免疫学效应不同。

六、中药免疫调节作用的影响因素

中药对机体的免疫调节作用，除了与药物本身产地、采收季节和炮制方法有关之外，还与药物剂量、给药时间、给药途径、个体体质及药物相互作用等因素有很大关系。

中药剂量或复方中单味中药比例的变化，会影响其免疫等作用的强弱和药效的呈现，甚至可使功效发生变化。例如，由党参、白术、茯苓、炙甘草组成的四君子汤能明显提高巨噬细胞的吞噬功能，但这种增强作用与甘草在复方中的用量有关，甘草含量为全方的 1/5 时，能提高吞噬功能，甘草用量达全方的 1/3 时，其增强作用明显减弱。用葫芦素每日 2 次肌内注射，共 5 次，结果显示较大剂量（0.8mg/kg）可使碳粒廓清率和巨噬细胞吞噬率均明显提高；中等剂量（0.4mg/kg）则明显增加溶血素的含量，而较小剂量即可使空斑形成细胞和 T 细胞转化率（0.2mg/kg）及 T 细胞数量（0.1mg/kg）显著增加。保元汤原方具有增强 T 细胞活性的作用，增大或减小方中黄芪量，该方的这一作用会受到影响乃至消失。同时，高浓度的保元汤明显抑制 T 细胞的增殖。

据报道青蒿素类药物往往在小剂量时有免疫增强作用或对免疫功能没有影响，而大剂量时对免疫功能有抑制作用。肌内注射青蒿素 32mg/kg 连续 7 天，能明显抑制比格犬的外周血 T、B、Tμ、Tγ 淋巴细胞，而当剂量减少至 6mg/kg 时却对这几种淋巴细胞无影响。

银条是唇形科水苏属多年生蓄根草本植物，分布于华北、华南和新疆等地，有学者运用体外细胞模型实验研究了银条多糖的体外免疫调节活性。结果表明：银条多糖能促进小鼠脾淋巴细胞增殖，促其释放 IFN-γ，且能活化小鼠腹腔巨噬细胞，促其释放免疫活性分子 NO 和 IL-6，增强其酸性磷酸酶活性和吞噬中性红的能力。而且银条多糖的这种体外免疫调节能力具有双向性，即在低浓度下具有免疫促进作用，而在高浓度下则开始表现为不同程度的免疫抑制作用。

同一种中药制成不同剂型，由于生产工艺和给药途径不同，药物的吸收程度和血液中有效成分的浓度往往也不同。直接影响免疫及其他药理作用的强度和性质。淫羊藿多糖（EPS）和枸杞多糖（LBP）注射给药均可增强小鼠胸腺细胞向脾的转移、加强胸腺细胞的排空效应使胸腺缩小或排空。在一定范围内注射剂量越大，其作用越强。但口服给药却不发生胸腺"缩小"现象，与此相反，长期口服使胸腺重量增加，特别是对于生理性胸腺缩小效果更为明显。

中药配伍指按病情的需要和药物性能，选择两种以上药物配合应用，以增强药物的疗效，协调药物的偏胜，减低毒性或副作用。所以，配伍得当，就能增强疗效，降低毒性；配伍不当，则降低疗效，甚至产生不良作用。例如，桂枝汤具有解热、发汗、抗炎、镇痛、抑制流感病毒增殖、增强免疫的功能。实验证明，全方的作用明显优于方中诸药的各种组合，其中减去任何一味药都会影响疗效，说明方中各药合理配伍能取得最大的药理效果。观察不同指标发现在全方中各药所起作用是不同的，桂枝在全方的抗炎作用上起主导作用，甘草次之，姜、枣能促进桂枝的作用。芍药在全方抑制流感病毒所致肺实质改变的效应中作用最强，大枣次之，甘草、大枣、生姜同芍药有协同效应，生姜同桂枝、大枣有拮抗作用；大枣在全方中提高机体天然免疫功能是主要的，甘草次之，大枣、生姜同甘草有协同作用，芍药、大枣间又有拮抗作用，各药间呈现了相须、相恶和主次佐使关系，反映了方剂配伍中的某些机制。

补中益气汤中，对体液免疫和细胞免疫作用最强的是人参和黄芪，最好的配伍是黄芪和当归，其他中药如升麻、柴胡、陈皮对免疫作用比较小。当归补血汤中黄芪与当归的比例为 5∶1 时免疫效果最好。这也说明不同中药配伍后相互作用会使免疫功能不同。

中医临床多用复方，通过直接或间接调整人体免疫功能来防治疾病。中药复方中各种单味药之间也相互影响，如连翘能抑制绵羊红细胞（SRBC）免疫小鼠抗体的生成，但含连翘的知石清解注射液、复方清胆注射液则促进抗体生成，可见连翘的单味用与配伍用对抗体生成的影响不同。

不只是不同中药间配伍作用，单味中药中含有的各成分之间也可以相互影响。如大黄有双向免疫调节作用，大黄中存在着药理作用相互协同和拮抗的成分，如蒽醌衍生物大黄素和大黄酸有免疫抑制作用，而大黄多糖有免疫促进作用。大黄素既能激活单核细胞分泌 IL-1、IL-6、IL-8 和 TNF，又能抑制内毒素诱导的上述细胞因子的大量释放。红花黄色素和红花黄素都是中药红花的有效成分，前者增强巨噬细胞的功能，而后者则抑制巨噬细胞的功能。

机体因素对药物的免疫作用有重要影响。一些资料显示，当机体免疫功能处于正常状态时，冬虫夏草的作用并不明显。但当机体免疫功能低下或失调时，可起到增强与调节作用。当免疫功能亢进时，又可使其下调到正常水平。当人外周血 NK 细胞活性处于高值时，黄芪皂苷对其作用不明显，甚至对 NK 细胞活性有轻度的抑制作用，而 NK 细胞的活性较低时，黄芪皂苷则表现出明显增强 NK 细胞活性的作用。临床用黄芪及以黄芪为主的复方治疗观察表明，它可使脾胃虚证患者的 IgG 水平升高，使慢性肝炎患者 IgG 由高水平降至正常。

又如，氧化苦参碱可使低反应性的人扁桃体淋巴细胞增殖能力提高，而对高反应性的人扁桃体淋巴细胞增殖则表现为抑制作用，提示氧化苦参碱对淋巴细胞增殖的影响与机体细胞状态密切相关。

体质、年龄、性别、精神状态、遗传状况等对中药的药理作用亦有影响。临床上也存在不同种族或不同个体，对一些药物的敏感性不同和治疗剂量相差多倍的现象。例如，年龄不同，对药物的反应也不同。少儿期正在发育阶段，许多器官、系统的发育尚未完善，老年人不仅免疫功能降低，而且肝肾功能普遍减退。这些都会影响药物的体内代谢及排泄功能。中医学认为幼儿稚阳之体不能峻补；老年人体虚，对药物耐受力较弱，故用攻泻祛邪药物时宜适当减量。情志、精神状态对药物的作用也有影响。患者的精神状态与药物的疗效关系密切。乐观的情绪可以提高患者免疫功能，增强患者的抗病能力。

第三节　中药免疫毒性及评价

一、中药免疫毒性的表现

药物对免疫系统的毒性作用可导致免疫系统功能和结构改变，进而导致一系列的病理改变或进展为疾病。药物对免疫系统潜在副作用的评价是药物毒性总体评价中的一个重要组成部分。中药所含成分作为外源性化合物对机体（人和实验动物）免疫系统可能产生不良影响。其对机体免疫系统的损伤作用包括两类：一类是免疫抑制作用，即对免疫系统的广泛抑制，可致机体对感染的易感性增加及肿瘤发生率增高；另一类是免疫增强作用，即免疫系统反应性过度增强，可能包括免疫原性产生、超敏反应、自身免疫反应及不良免疫刺激等。

已报道的中药免疫毒性研究主要集中在中药注射剂。中药注射剂的免疫毒性主要表现为过敏反应，过敏反应占中药注射剂不良反应的 75% 左右。主要表现为用药后迅速出现的皮肤黏膜症状（如皮肤黏膜红肿、皮疹、瘙痒等）、消化系统症状（腹痛、恶心、呕吐等）、全身症状（如头晕、烦躁、冷汗、寒战等）、呼吸系统症状（呼吸困难、胸闷、喉头水肿等）、循环系统症状（心悸、血压下降、休克等），严重者可导致休克或死亡。

除了过敏反应外，有些中药也表现出免疫抑制毒性。一些中药可通过不同途径对细胞免疫和体液免疫造成不同程度的抑制。单味药如清热解毒药穿心莲、大青叶、蒲公英、龙胆草、黄柏、大黄，祛风除湿药蝉蜕、苍耳、柴胡、麻黄、桂枝、细辛，活血化瘀药丹参、赤芍、川芎、桃仁、红花，有毒中药雷公藤、砒石、喜树、蝮蛇、蟾酥，其他如甘草、乌梅、艾叶、复方如二妙散、小青龙汤、石蓝草煎剂等，都具有免疫抑制作用。可引起实验动物的免疫器官重量下降、淋巴细胞数量下降、免疫球蛋白水平降低、细胞因子水平改变等非功能性指标的改变，也可引起免疫细胞活性的降低、感染的发生率升高等。

二、中药免疫毒性的评价

（一）针对中药的临床前免疫毒性评价技术指导原则

目前针对中药的临床前免疫毒性评价技术指导原则仅为我国于 2005 年发布的《化学药物刺激性、过敏性和溶血性研究技术指导原则》。该技术指导原则的主要内容包括免疫毒性评价中的过敏反应试验和光过敏试验。

药物临床的过敏反应包括Ⅰ、Ⅱ、Ⅲ、Ⅳ型超敏反应。通常局部给药发挥全身作用的药物（如注射剂或透皮吸收剂等）需考察Ⅰ型超敏反应，如注射剂需进行主动全身过敏试验和被动皮肤过敏试验，透皮吸收剂需进行主动皮肤过敏试验等。Ⅱ和Ⅲ型超敏反应可在进行长期毒性试验中选择相关指标进行观察，如观察动物的体征、一般表现及免疫系统损伤的评价指标等。经皮给药制剂（包括经皮给药发挥全身作用或局部作用的药物）应进行Ⅳ型超敏反应试验。具体试验方法的选择应以给药途径、过敏反应发生机制、影响因素和临床意义等为基础进行，如主动皮肤过敏试验、主动全身过敏试验、被动皮肤过敏试验。Ⅳ型超敏反应试验主要为豚鼠最大化试验（Guinea-pig maximization test，GPMT）或豚鼠封闭性斑贴试验（Buehler test）。

（二）中药注射剂的免疫毒性评价

中药免疫毒性的深入和广泛研究主要集中在中药注射剂。目前我国批准上市的中药注射剂已有一百余种，在临床上被广泛应用。但由于中药注射剂上市前的临床试验患者数量较少，观察期较短等缺陷，中药注射剂的不良反应往往在大量应用后才会显现出来。在人群中观察到免疫功能损伤需要的时间较长，且人群接触的剂量较低，也难以观察到剂量-反应关系。人群免疫毒理学研究中缺乏特异性指标，缺乏非损伤性方法。对免疫功能检测结果评定时缺乏正常值或参考值。因此，认为动物免疫毒理学评价对估测人群的免疫毒性具有一定的意义。

中药注射剂临床应用中发生不良反应的类型较多，例如，诱发变态反应的类型包括Ⅰ型超敏反应（如过敏性休克、支气管哮喘、过敏性鼻炎、胃肠道与皮肤过敏反应）、Ⅱ型超敏反应（如溶血性贫血、粒细胞减少和血小板减少性紫癜）、Ⅲ型超敏反应（如血清病、链球菌感染后肾小球肾炎、系统性红斑狼疮）及Ⅳ型超敏反应（如接触性皮炎、湿疹型反应、移植排斥反应）。因此应根据需要，除进行Ⅰ型超敏反应试验外，结合长期毒性试验结果分析，必要时进行Ⅱ～Ⅳ型超敏反应试验，或进一步深入研究。

中药注射剂Ⅰ型超敏反应的评价一般使用主动全身过敏试验（ASA）和被动皮肤过敏试验（PCA）模型。但美国食品药品管理局（FDA）在相关的指导原则中指出，现有的用于大分子物质过敏反应预测的方法（包括 ASA 和 PCA）对于小分子药物的致敏性预测没有帮助，经济合作与发展组织（OECD）和国际人用药品注册技术协调会（ICH）的指南均没有推荐用于注射剂致敏性评价的方法。中药注射剂绝大多数是由众多的小分子组合的复杂化学体系，在临床前 ASA 和 PCA 试验及产品的过敏反应检测中阴性率较高，说明现有的 ASA、PCA 方法对于评价中药注射剂的致敏性可能有一定局限性。中药注射剂的使用是我国独有的临床实践，国外没有类似情况。而且中药注射剂的不良反应还包括非过敏性超敏反应（nonallergic hypersensitivity reaction，NHR）或类过敏反应（pseudoallergic reaction，PAR）。可以采用啮齿类动物在给药的同时静脉注射伊文思蓝作为血管通透性指示剂，通过耳郭蓝染发生率、蓝染面积评分、注射局部蓝斑直径及染色深浅等，定量测定耳组织、肺组织中的伊文思蓝渗出量，进行耳郭、肺组织病理学检查，评价中药对血管通透性增高的作用。采用犬、小型猪、非人灵长类动物等，或者肥大细胞脱颗粒和组胺释放模型、血浆补体激活模型等预测中药的免疫毒性。

中药的非临床免疫毒性评价应在药物非临床研究质量管理规范（GLP）条件下进行，包括临床前评价及上市后安全性再评价，并结合长期毒性等其他毒性评价中免疫指标（影响免疫功能的药物如参麦注射液等尚应结合药理作用）进行综合分析，以提高结果的可信度。

（三）中药免疫毒性的临床前筛选方案

中药免疫毒性的筛选可分为两级。第 1 级筛选主要是标准毒性研究（重复给药研究）和一个附加的啮齿类免疫毒性研究（需要时进行）。第 1 级是筛选潜在的免疫抑制和免疫刺激毒性，包括功能性试验和非功能性试验。非功能性试验用来检测形态学或一些定量的改变，包括淋巴组织、淋巴细胞数量，免疫球蛋白水平或其他反映免疫功能标志物的量。功能性试验主要是检测细胞的活性（包括 B 细胞、T 细胞、NK 细胞和巨噬细胞的功能）、组织器官的增生反应、细胞毒性及特定抗体的产生（如绵羊红细胞产生特定抗体）。

一旦观察到有潜在的免疫抑制或免疫刺激作用，应根据免疫调节效应来决定进行哪些试验。第 2 级筛选试验主要是啮齿类和非啮齿类的免疫功能研究。免疫功能研究在整个安全性评价中的意义依赖于药物的拟临床应用，如果药物可能用于孕妇，那么在生殖毒理学研究中，应增加免疫毒理学测定指标。如果药物拟用于治疗免疫性疾病，免疫功能研究应该是安全性评价的一部分。因为免疫功能损害的患者对药物免疫毒性的敏感性更强，所以需要增加对免疫毒性效应的检测。

（四）免疫毒性检测技术

1. T 细胞依赖性抗体应答试验（T cell dependent antibody response，TDAR） 是检测药物潜在免疫毒性较为理想的功能性试验，特别是评估体液免疫功能。该试验可在重复给药毒性研究中进行，可对候选化合物免疫调节和免疫毒性进行早期预测。TDAR 检测方法常用的抗原有绵羊红细胞（sheep red blood cell，SRBC）和钥孔血蓝蛋白（keyhole limpet hemocyanin，KLH）。检测方法有 3 种：①以 SRBC 为免疫原，以空斑形成细胞试验（plague forming cell，PFC）方法检测 SRBC 特异性抗体形成细胞（SRBC-PFC TDAR）；②以 SRBC 为免疫原，以 ELISA 方法检测 SRBC 特异性抗体反应（SRBC-ELISA TDAR）；③以 KLH 为免疫原，以 ELISA 方法检测循环中 KLH 特异性抗体反应（KLH-ELISA TDAR）。

2. NK 细胞活性 该分析方法无须预先致敏，即有迅速溶解肿瘤细胞的作用，在免疫表型分析法证实有白细胞亚型的数量变化时，或者是在标准毒性试验中证实有病毒感染概率增加时进行。通常 NK 细胞检测采用 ex vivo 方法，即取出经受试物处理的动物组织（如脾或血液）在体外进行检测。

3. 免疫表型分析 通常采用流式细胞计数方法检测淋巴细胞亚群，观测受试品对淋巴细胞亚群数量的影响。或采用免疫化学方法（ELISA、FACS、Luminex、MSD）检测细胞因子、趋化因子、其他免疫蛋白（如 CRP），观测受试物是否会活化免疫系统，是否引起细胞因子风暴。用免疫组织化学染色观测免疫细胞在器官组织中的分布与数量。

4. 巨噬细胞或中性粒细胞功能分析　体外功能检测方法包括吞噬功能检测、氧化爆发反应、化学趋化作用和溶解细胞活性等，这些方法用于评价体外暴露于受试物或从给药动物获得（ex vivo 检测）的细胞的功能。若为在体研究，也可评估化合物对网状内皮细胞吞噬功能的影响。

5. 宿主抵抗力试验　有多种模型，包括单核细胞增生李斯特氏菌（*Listeria monocytogenes*）、肺炎链球菌（*Streptococcus pneumoniae*）、流感病毒（influenza virus）、旋毛虫（*Trichinella spiralis*）及疟原虫（*Plasmodium*）等。免疫防御机制在不同的感染模型中有差别，在宿主抵抗力实验模型的选择上，应该根据已有的免疫功能指标的改变进行选择。

6. 局部淋巴结试验（LLNA）　观测受试物在活体动物是否引起 T 细胞的活化。

<h2 style="text-align:center">参 考 文 献</h2>

陈鑫，冯京京. 2015. 单味中药对免疫系统的调节作用研究. 中医研究，28（4）：78-80.

范满予，林琳，魏金锋，等. 2018. 中药注射剂过敏类反应研究新思路. 毒理学杂志，32（4）：327-331.

高冲，刘璐，胡爱菊，等. 2013. 活血化瘀中药的药理作用研究进展. 药物评价研究，36（1）：64-68.

贺新怀，席孝贤. 2002. 中医药免疫学. 北京：人民军医出版社.

李艳，项丽玲，郭晖，等. 2019. 机体因素在中药毒性发生中的地位. 中国实验方剂学杂志，25（6）：197-203.

刘汉清，王文刚，王爱平. 2013. 中药注射剂免疫毒性评价研究进展. 中国药物警戒，10（7）：405-407.

刘俊峰，莫秀梅，朱璐，等. 2015. miRNA 与中医药免疫调控研究进展. 陕西中医，（8）：1101-1103.

刘伟，龚普阳，顾健，等. 2020. 具解热抗炎、免疫调节作用的中药用于治疗新型冠状病毒肺炎（COVID-19）的探讨. 中药材，43（8）：2077-2083.

潘东升，范玉明，李波. 2018. 新药免疫毒性评价研究进展. 中国新药杂志，27（13）：1491-1495.

唐志芳，梅全喜，杨光义，等. 2019. 中药注射剂主要不良反应类型及救治方法探讨. 中国医院用药评价与分析，（8）：1013-1016，1020.

王伽伯，宋海波，宁可永. 2018. 中药安全性评价的挑战与思考. 药物不良反应杂志，20（6）：409-412.

王祎熙，须冰. 2017. 清热类及补益类中药调控天然免疫分子的研究进展. 上海中医药杂志，51（5）：102-105.

姚茹冰，赵智明，蔡辉. 2009. 活血化瘀中药三七抗炎及免疫调节作用研究进展. 中西医结合心脑血管病杂志，7（6）：720，721.

张欣悦，高永翔. 2016. 中药的免疫抑制作用研究进展. 中药与临床，7（1）：59-61.

赵梓邯，张琳，李文斌，等. 2018. 中药毒性与安全性评价研究进展. 中国实验方剂学杂志，24（20）：208-216.

周悦芳，范培红. 2017. 中药免疫调节作用研究进展. 时珍国医国药，28（1）：204-207.

《化学药物刺激性、过敏性和溶血性研究技术指导原则》课题研究组. 2005. 化学药物刺激性、过敏性和溶血性研究技术指导原则 [2021-10-23]. https://www.nmpa.gov.cn/wwwroot/gsz05106/14.pdf.

Harding S D，Faccenda E，Southan C，et al. 2018. A new guide to immunopharmacology. Nature Reviews Immunology，18（12）：729.

Kapp R W J. 2013. Book review：a comprehensive guide to toxicology in preclinical drug development. International Journal of Toxicology，32（6）：464，465.

Ma H D，Deng Y R，Tian Z，et al. 2013. Traditional Chinese medicine and immune regulation. Clinical Reviews in Allergy & Immunology，44（3）：229-241.

Marceau F，Abe F，Talmadge J E，et al. 2016. Introduction：natural product-based drug discovery in immunopharmacology. International Immunopharmacology，37：1，2.

（四川普莱美生物科技集团有限公司　龚立；山西省食品药品检验所　董培智；国家药品审评中心　朱家谷；中国中医科学院中药研究所　沈欣）

第二十一章 中医治未病与免疫学

第一节 中医治未病概述

一、未病与治未病

中医"治未病"思想的提出源于先秦忧患意识和预防思想的形成与发展。"治未病"思想是中医的基本理论之一，认识"治未病"的内容，关键是正确理解"未病"和"治未病"的含义。

（一）未病

"未病"的概述首见于《黄帝内经》，以"治未病"的形式出现，其含义包括健康和介于健康与疾病之间的状态，未病具体可包含无病、未成之病、未发之病、未传之病、未复之病五个状态。

1. 无病　即"五脏元真通畅"的状态。张仲景认为，"五脏元真通畅，人即安和"。中医理论以五脏为中心，五脏元真通畅，既要求气的充实，又要求气的顺畅。气的充实代表气足，足够机体生理功能需求并足以抵抗外邪，即"正气存内，邪不可干"；气的顺畅，既要求五脏气的升降出入通畅，也需要情志顺畅。

2. 未成之病　指机体已有不适感存在，但并没有形成病态，如果不加重视，不予以调整或适当治疗，则会向疾病方向发展。

3. 未发之病　即《黄帝内经》提到的"欲病"状态，指疾病其实已经存在，只是人体自身感觉不明显，类似于现代医学的亚健康状态。

4. 未传之病　指临床明确诊断的慢性病常合并继发症状，因此在治疗原发性疾病本身的同时应注意其继发病或并发症的治疗，即"既病防变"。

5. 未复之病　指慢性阻塞性肺疾病（COPD）、哮喘等这类容易反复发作的疾病，应注意"瘥后防复"以防止复发。

（二）治未病

1. 治　治未病中的"治"不仅指治疗之义，其还涵盖了"养、调、防、治"多层含义，反映了不同的干预、治理方法。"养"即养生，主要指养正气，保持正常的生长发育、功能状态。"调"即调理，包含调和阴阳、调畅情志、调整体质，以及调整不合理的生活饮食方式等，使人体与自然界、社会达到一个"和"的目的。"防"即有目的提前干预，防治疾病的发生和传变。"防"也是治未病的核心内容，"养"和"调"都是为了防止机体失衡和异常状态的出现。"治"即指采取药物等措施纠正机体的失衡，同时也倡导早治疗和防进展。

2. 治未病　"治未病"一词最早见于《黄帝内经》，如"圣人不治已病治未病，不治已乱治未乱"。总的来说，治未病可理解为在病前、病中、病后各个阶段中，预防各类疾病风险的发生、发展及变化，防病治病相结合，以治病求本的原则，通过扶正祛邪，调理脏腑、气血、阴阳等，达到使人不生病、少生病、迟生病、带病延年、提高生存质量的目的。

二、治未病思想的形成与发展

（一）萌芽

治未病思想蕴涵于中国先秦文化中，最早可追溯到殷商时代，《易经》所蕴含的哲理，以及"先秦诸子，百家争鸣"所涵载的独特思维方式和丰富思想内涵是中医学治未病理论形成的思想根源。《尚书·商书·说命》中提及"惟事事，乃其有备，有备无患"，提示当时人们已认识到预防的重要性。春秋战国时期，"有备无患"思想进一步发展并影响到医学界，开始有医家意识到疾病应早发现、早治疗。《史记·扁鹊仓公列传》记载扁鹊对齐恒公望色诊病，"君有疾在腠理，不治将深""君有疾在血脉，不治恐深""君有疾在肠胃间，不治将深"等。这种学术思想得到后世医家的继承和发扬，符合现代医学的分级预防观点，至今对于临床仍有着极其重要的指导意义。西汉《淮南子·说山训》指出"良医者，常治无病之病，故无病。圣人者，常治无患之患，故无患也。"《淮南子·人间训》提醒世人"患至而后忧之，是犹病者已倦而索良医也，虽有扁鹊、俞跗之巧，犹不能生也。"其中，蕴含了未病先防、既病早治的治未病思想。

（二）形成

治未病概念的提出首见于《黄帝内经》，书中有三处直接提及"治未病"。其一，"是故圣人不治已病，治未病，不治已乱，治未乱，此之谓也。夫病已成而后药之，乱已成而后治之，譬犹渴而穿井，斗而铸锥，不亦晚乎！"（《素问·四气调神大论》）。强调通过"春夏养阳，秋冬养阴"等养生原则，防患于未然，是中医学预防思想的发端。其二，"上工，刺其未生者也。其次，刺其未盛者也。其次，刺其已衰者也……上工治未病，不治已病。"（《灵枢·逆顺》）。其三，"肝热病者，左颊先赤，心热病者，颜先赤，脾热病者，鼻先赤，肺热病者，右颊先赤，肾热病者，颐先赤。病虽未发，见赤色者刺之，名曰治未病。"（《素问·刺热》）。这与上文《灵枢·逆顺》之"未生"属于同一阶段，此时的治未病，是指通过恰当的治疗防止邪气积聚，阻止病象显现，当属早期治疗的范畴，说明治未病的本旨宜为未病先防。

另外，《黄帝内经》中包含"未病"之义论述亦不少，如"是故百病之始生也，必先于皮毛，邪中之则腠理开，开则入客于络脉；留而不去，传入于经；留而不去，传入于腑，廪于肠胃……邪客于皮则腠理开，开则邪入客于络脉，络脉满则注于经脉，经脉满则入舍于腑脏也"（《素问·皮部论》）。"是故虚邪之中人也，始于皮肤，皮肤缓则腠理开，开则邪从毛发入；入则抵深，深则毛发立，毛发立则淅然，故皮肤痛……留而不去，传舍于肠胃之外、募原之间，留著于脉。稽留而不去，息而成积"（《灵枢·百病始生》）。可见外邪侵犯的规律是由表入里、由浅入深，根据邪气侵犯的不同阶段，由此提出了早期治疗的重要法则，即《素问·阴阳应象大论》所云："故善治者治皮毛，其次治肌肤，其次治筋脉，其次治六腑，其次治五脏。"综上，治未病的思想已初步形成。

《黄帝内经》之后，历代医家对治未病思想不断进行丰富与发展，其中以张仲景的贡献最为突出。张仲景继承发展了《黄帝内经》的相关思想，从未病先防、既病防变等侧面论述了治未病的原理和方法，并在《伤寒杂病论》中，把治未病思想形成了严密的理论体系，包含养生保健、治则方药等，其特点在于结合临床实际，开临床应用之先河，尤其注重既病"防变"和对未病脏腑的保护。张仲景治未病思想是今天中医临床治未病的重要组成部分，他在继承前人治未病学术思想基础上，结合自己的临证经验将中医治未病推向了一个新的高度，影响着后世预防医学的发展，指导着临床实践。此外，东汉末年杰出医学家华佗在长期的医疗实践中，也逐步认识到预防疾病的重要性，他创造"五禽戏"以让人们增强体质，做到未病先防。东晋中前期知名的养生学家、道学家和思想家葛洪在长期实践的基础上，也提出了自己的养生内炼思想，要求人们"消未起之患，治未病之疾"。

到了唐代，治未病理论已比较完善，其中以孙思邈和王冰的理解最为具有代表性。孙思邈的《备急千金要方·论诊候》认为"上医医未病之病，中医医欲病之病，下医医已病之病"。他将疾病科学地分为"未病""欲病""已病"三个层次，强调有病必须早治，不可使"病气自在，恣意攻人"（《外台秘要》）。王冰着重强调饮食养生（食疗）和运动养生的意义、方法，以"和"为中心。

金元时期学术争鸣，对治未病理论和方法的认识更趋完善，此时期具有代表性的人物当数朱丹溪。朱丹溪的《丹溪心法·不治已病治未病论》中提出了预防为主的观点："尝谓备土以防水也，苟不以闭塞其涓涓之流，则滔天之势不能遏；备水以防火也，若不以扑灭其荧荧之火，则燎原之焰不能止。其水火既盛，尚不能止遏，况病之已成，岂能治款？"其以取象比类的方法，生动形象地说明了治未病的重要性。

随着中医药学的发展，治未病理论在明、清时期得到长足的发展。明代著名医家张景岳便在《类经·摄生类·不治已病治未病》中言："祸始于微，危因于易，能预此者，谓之治未病，不能预此者，谓之治已病。知命者，其谨于微而已矣。"其指出了"谨于微"就是治未病的关键所在。清代名医叶天士在《温热论》中指出："务在先安未受邪之地，恐其陷入耳。"即尚未发生病变时，要根据疾病传变的趋势，确定有可能发生病变的部分，以阻止疾病的进一步传变，进一步阐明了治未病的另一层含义，贯穿于卫气营血辨证的全过程。

（三）发展

进入21世纪以来，随着医学模式的转变，以及医学发展趋势由"以治病为目标，对高科技无限追求"转向"预防疾病与损伤，维持和提高健康"，给治未病的发展带来前所未有的机遇，中医治未病思想的理论研究与临床研究均赋予了其新的内涵与应用。

理论研究的手段与方法中，各医家结合现代医学研究的手段，进一步丰富了中医治未病思想的研究手段与方法。例如，宋为民以全息法、时间法、体质法、微医学法、基因法、遗传毒理法、微量元考法、环境医学法、疾病检测法、生活事件法等新方法作为"未病学"的研究手段，提出从基因水平来治未病，即从阻止基因突变入手，将疾病消灭于基因水平。日本学者认为可以通过现代遗传调查、检测及传统的中医辨证，在病前阻断疾病的发生。祝恒琛将未病学的防治方法总结为预测法、试探法、后证法、筛选法、求同法、求异法、求变法、对比法、类比推法、正治法等。商庆新指出治未病的基本方法主要包括养护正气类调治方法和祛邪于未发、未传调治方法。其中，养护正气类调治方法主要包括功能调节法、规律调节法、习惯调节法、心理调节法、环境调节法等；祛邪于未发、未传类调治方法主要包括针药祛邪法、扶正祛邪法、外避内养法、先安防变法等。

理论研究应用中，治未病作为中医理论的核心理念之一，是中医预防保健的重要理论基础和准则。中医治未病中蕴含的诸多理念、防治技术、生活行为方式，适应了人们的健康新需求，各医家在临床实践中推崇中医治未病与疾病防治相结合。逄雯丽等按照"见肝实脾"的治未病思想，及"土克水"的五行相克规律，在治疗糖尿病"脾"病的同时，提倡积极固护肾气，这对糖尿病的治疗更具意义。孙云霞认为在与胰岛素抵抗相关的代谢综合征中，虽然没有出现血糖的升高，也可适当加入针对胰岛素抵抗的药物。而对于糖尿病患者，佐用适当的滋阴药及活血化瘀药，对于减轻胰岛素抵抗有较好的作用。周雍明等提出治未病的学术思想在肿瘤的治疗、防止其复发转移等方面均有十分重要的指导意义，采用"扶正培本"的中药配合手术、放化疗等进行综合治疗的手段，能明显延长患者的生存期甚至治愈。运用中医药调整人体阴阳的偏盛偏衰，恢复其相对的平衡，可以有效防止肿瘤的复发和转移。此外，中医治未病理论还可用于指导痛风、甲状腺功能亢进、类风湿关节炎、颈椎腰椎病、肠易激综合征、变应性鼻炎及嗓音病的防治。严可斌在临证中体会，对一些反复发作、发病有规律的疑难痼疾，如现代医学中的免疫性、过敏性及内分泌、神经系统或者一些病因尚未明了的疾病，运用中医治未病方法，疗效确切。

　　临床研究中，中医治未病思想也逐渐融入临床实践，以慢性疾病为主。梁承志认为采用复方丹参滴丸治疗心血管疾病，体现了中医治未病思想，其独特的配方和疗效能减缓心血管疾病病变的进程，有效控制该病并发症的发生，降低该病的病死率和致残率。张民等根据中医"春夏养阳"的治未病原则，采用"冬病夏治"疗法，以玉屏风散为主方加减，预防慢性支气管炎急性发作 63 例，取得较好的疗效。随着中医治未病思想和临床研究的不断深入，中医治未病在健康养生、医疗服务、康复保健及慢性病调治方面显示出其独特优势。

三、治未病思想的核心思想

（一）主要内涵

　　1. 未病先防　指在疾病尚未发生时，根据天人相应的理论进行养生保健以预防疾病的发生。疾病的发生主要关系到邪正盛衰，正气不足是疾病发生的内在因素，邪气是发病的重要条件，因此，未病先防须从增强人体正气和防止病邪侵害两方面入手。未病先防强调人在健康无病时，要遵循中医治未病学法则，注重养生之道，保持健康的机体。所谓养生之道，《素问·上古天真论》指出："其知道者，法于阴阳，和于术数，食饮有节，起居有常，不妄作劳，故能形与神俱，而尽终其天年，度百岁乃去。"而不能"以酒为浆，以妄为常，醉以入房"。"但竞逐荣势，企踵权豪，孜孜汲汲，惟名利是务，崇饰其末，忽弃其本，华其外而悴其内"（《伤寒论》序）。养生先养心，养心必寡欲。既要做到"虚邪贼风，避之有时"，又要做到"恬惔虚无，真气从之，精神内守，病安从来"。这样才能使人体"正气存内，邪不可干"。

　　2. 欲病救萌　欲病，属于《黄帝内经》中的"伏邪"发病，是介于健康与疾病之间的"第三状态"，与现代医学疾病的"潜伏期""病前状态"相类似，而现代所说的亚健康的概念也属于欲病的范畴。欲病可表现为人的躯体和心理出现种种不适的感觉和症状，活力降低，适应能力下降，用西医学检测未能发现阳性指标，或虽有部分指标的改变，但不符合西医学有关疾病的诊断标准。

　　欲病救萌指在疾病的初期或病尚轻微，病人自觉症状不明显或者虽然病情较重但由于症状比较隐匿，病人尚无明显感觉的"欲病"状态，要及时发现并采取正确措施将疾病消灭在萌芽状态。如《素问·八正神明论》所言："上工救其萌芽，必先见三部九候之气，尽调不败而救之，故曰上工。"《灵枢·逆顺》亦言："上工刺其未生者也。"在邪气未盛，正气尚未虚弱的情况下，及时发现疾病欲发的征兆，果断进行调治，能够有效阻断疾病的进一步发展，使疾病在尚未深入的轻浅之时，得到正确的治疗，避免了疾病发展后病邪深入，正气受伤，治疗困难的局面。

《素问·刺热》提到"病虽未发，见赤色者刺之，名曰治未病"，可见治未病包括见到疾病的微小征兆就需及时采取治疗措施。唐代孙思邈的《备急千金要方·论诊候》亦云："古人善为医者，上医医未病之病，中医医欲病之病，下医医已病之病，若不加心用意，于事混淆，即病者难以救矣。"欲病阶段是疾病发生与否的关键时期，正确判断欲病的状态及程度，并选择正确的方法防治疾病的发生至关重要。如孙思邈所言"凡人有少苦，似不如平常，即须早道。若隐忍不治，冀望自瘥，须臾之间，以成痼疾"，可见，防微杜渐是欲病防发的重要手段。

3. 既病防变　所谓既病，是指已经发生的、明确诊断的疾病，此处的"明确诊断"是指现代医学有明确的疾病诊断。既病防变，是在疾病发生的初始阶段，要求掌握疾病的传变规律，以防止疾病进一步发展及传变。临床上很多慢性疾病的病理变化或病理产物，会对机体造成二次损伤，产生并发症，不断进展，发展为重症。早期诊治，其原因在于疾病初期，病位较浅，病情多轻，正气未衰，病较易治，因而传变较少。如不及时诊治，病邪就有可能步步深入，使病情愈趋复杂、深重，治疗也就愈加困难。防止传变，是指在掌握疾病的发生发展规律及其传变途径的基础上，早期诊治以防止疾病的发展。防止传变包括阻截病传途径与先安未受邪之地两个方面。清代叶天士倡导"逐邪务早，早安防变"。《金匮要略》指出："夫治未病者，见肝之病，知肝传脾，当先实脾。"正如叶天士的《温病论》所言"先安未受邪之地"。要善于运用五行生克乘侮理论，把握疾病传变规律（循六经传、循卫气营血传、循脏腑传），及时控制疾病蔓延、恶化。

4. 瘥后防复　有两层意思：一是疾病初愈，临床症状消失，但邪气尚未完全散尽，还需要通过药物、饮食及适宜技术等调理一段时间，防止疾病复发；二是疾病初愈后，人体正气尚未完全恢复，也需要继续调理以善其后。此时人体较虚弱，瘥后防复，无论是恢复正气使"正气存内"，还是防止疾病复发，使"邪不可干"，都要注意使气血阴阳慢慢恢复平衡，既不能太过，也不能不及，要"以平为期"。如《素问·热论》提出"病已衰而热有所藏，因其谷气相薄，两热相合，固有所遗""病热少愈，食肉则复，多食则遗"。《素问·疟病论》亦云："夏伤于大暑，其汗大出，腠理开发，因遇夏气凄沧之水寒，藏于腠理皮肤之中，秋伤于风，则病成矣。"可见，瘥后防复可通过对患者机体生理状况和所患疾病的病情、病理、诊疗情况、预后的深入了解和判断，及时发现复发因素，着力祛除留滞未尽之余邪，恢复机体气血精神、脏腑功能，达到邪除正安、病不复发的目的。

（二）主要原则

"治未病"是中医一贯强调的预防思想，代表着中医学的特色和精髓。其创未病先防、将病防发、既病防变和病后防复的独特医学理论，已成为确立和采取各种养生保健措施及防治疾病方法的指导原则。

1. 整体观念　在中医学中，整体观念是关于人体自身及人与环境、社会之间统一性、联系性的认识，是中医"治未病"的根本立足点和出发点，主要体现于形神合一与天人合一两个方面。

（1）形神合一　中医认为人体是一个以心为主宰，五脏为中心，通过经络、精、气、血、津液、神的作用联系脏腑、体、华、窍等形体组织的有机整体。另外，躯体状况和精神活动密切相关，各系统、各器官之间在生理功能上互相联系，病理状态下相互影响。在这一有机整体中，中医特别强调"形神合一"，认为人的精神活动与人的形体密不可分，互相依存，如《灵枢·天年》所说："血气已和，荣卫已通，五藏已成，神气舍心，魂魄毕具，乃成为人。"说明五脏气血是精神魂魄生成的物质基础，精神和肉体相合生命体才能得以存在。在对疾病的认识方面，"形神合一"论清楚地认识到形与神在疾病的发生过程中互为因果的关系：一方面，躯体生理活动的异常（形的异常）可以导致精神心理的疾病（神的疾病）；另一方面，精神心理的异常（神的异常）可能造成躯体生理病变（形的病变）。

现代社会的诱惑、压力、竞争等导致心身功能紊乱已成为普遍现象。这些功能紊乱可以说是众多现代常见病的先导，也是形成"未病"状态的主导因素，积极防范，纠治这类心身功能紊乱，在"治未病"中显得尤为重要。因此，在"形神合一"的理论基础上，中医主张"治神"与"治形"并用的"心身并治"。《素问·宝命全形论》就曾指出："一曰治神，二曰知养身，三曰知毒药为真，四曰制砭石大小，五曰知脏腑血气之诊。五法俱立，各有所先。"强调了形神并治，方可祛病的重要思想，使"治未病"的手段不仅仅局限于针药等躯体疗法，同时也包含了心理疗法，即通过调节生理机制而达到调节心理，或通过调节心理而达到治身之目的。

（2）天人合一　《素问·宝命全形论》曰："人以天地之气生，四时之法成。"《素问·六节藏象论》云："天食人以五气，地食人以五味。"这些都说明人体要靠天地之气提供的物质条件而获得生存，同时人体五脏的生理活动，必须适应四时阴阳的变化，才能与外界环境保持协调平衡。正如张景岳所说："春应肝而养生，夏应心而养长，长夏应脾而养化，秋应肺而养收，冬应肾而养藏。"因此，人体要保持健康无病，必须维持人与自然规律的协调统一。人也应根据这一规律，安排生活作息，调摄精神活动，以适应不同的改变。所谓"和于阴阳，调于四时"，"从之则苛疾不起"，健康长寿；"逆之则灾害生"，轻则为病，重则危及生命。另外，人是社会的组成成分，人与社会之间亦相互联系和影响。社会环境可以通过社会发展带来的各种不利因素引起躯体变化，也可以通过影响精神活动进一步影响躯体状况。

"未病"状态的发生与不良的生活方式、行为习惯及社会环境等息息相关。从中医角度理解，这是人与自然、社会的协调出现紊乱，而导致自身阴阳、气血、脏腑的失衡状态。从这一认识出发，"治未病"总的指导原则是以整体观念为指导，调整这种失衡状态。"天人合一"整体思想早已为"治未病"铺设好一个宽阔的平台，建立了优势。

2. 辨证论治　是中医诊断和治疗疾病的主要手段之一，同样是"治未病"中不可或缺的一条重要原则。"未病"状态缺乏明确诊断为"某病"的理论依据，不能算疾病，是一种还达不到器质性改变的功能性变化。因此，以具体的"形态结构学"为基础，以单纯的"生物性疾病"为研究对象，以数字化的检验资料为诊断依据的西医学很难把握"未病"状态的诊治规律。中医学辨证论治的思想和理论在"治未病"中突显了优势。

对于"治未病"而言，不管"未病"状态的西医学诊断能否成立，中医总能将四诊（望、闻、问、切）所收集的资料、症状和体征，通过分析、综合，进行辨证，然后根据辨证的结果，采取相应的调治方法。因此，中医能动态地研究"未病"状态的各个不同阶段，做出诊断并"对症下药"。

在"治未病"过程中，强调辨人之体质、气质，辨证之部位、属性，辨病之异同，辨病证之异同而实施防治，这一特点应贯穿于"治未病"的整个阶段。具体又分为两种：一种是"同病异治"，在同一"未病"状态中，由于"未病"发展的不同阶段，病理变化不同，所属证候不同，则防治方法不同，如同为臌胀，属肝病传肾，当治肝防其传肾；属脾病传肾，当治脾防其传肾。另一种是"异病同治"，在不同的"未病"状态，有时可能出现相同或相近似的病理变化，因此可采取相同的方法来防治，如多种热性病恢复期，都可能有热灼津液致阴津不足之证，均可滋养阴津，以防病势复发。

3. 防治结合　"防治结合"的"治未病"原则，因"未病"状态的不同，在运用时又各有侧重。未病先防时，当以单纯的预防为主、预防为先，也就是针对疾病发生的生物、物理、化学、心理、社会因素采取综合性预防措施，消除致病因素，防止致病因素对人体的危害。中医学认为，疾病的发生与正邪两方面相关。邪气是各种致病因素的总称，是疾病发生的重要条件；正气是人体的功能活动对病邪的抵抗力，以及维护健康的能力。正气强弱与否是疾病发生的内在原因和根据，故《素问·刺法论》曰："正气存内，邪不可干。"因此，未病先防时当以增强正气，避其邪气为原则。正如《素问·上古天真论》所云："上古之人，其知道者，法于阴阳，和于术数，食饮有节，起居有常，不妄作劳，故能形与神俱，而尽终其天年，度百岁乃去。"

既病防变时，当防治结合，做到防中有治、治中有防。预防时，不能截然和治疗分开；治疗时，亦不能截然和预防分开。往往是此阶段的治，寓下阶段的防；下阶段的防，又为此阶段的治。例如，伤寒邪在太阳，有传阳明之势，即治阳明以杜绝传入，同时治太阳以防止病入阳明。治心脏病，心胃相关，故治心之时，每兼治胃，以防两器官同时发病而致症状加重。

疾病愈后，再次发作，或因于复感新邪，或因饮食致复，或因过度操劳而作，或病后滥施补剂，药物调理失当而发等。因此，病后防复时，则以防为主，兼夹治疗，强调病后慎避外邪、节饮食、适劳作的重要性。同时，在预防中可以运用治疗手段，如对于脾胃久虚患者可以常服补中益气丸健脾强胃，预防脾胃病变等。

第二节 治未病思想与免疫学

中医治未病思想是中医学理论体系和实践体系的重要组成部分，其与多学科、多领域相互交融渗透。随着治未病思想的发展与普及，治未病思想与免疫学原理关系密切，结合免疫学理论进行"未病"的干预及管理可有效增强"治"的疗效。

一、整体观的治未病与免疫系统

中医学与免疫学均认为，人体是一个有机的整体，它们既独立存在又彼此联系。中医学强调整体观，整体观亦是中医治未病的主要原则之一，"未病"的防治重视调和阴阳平衡、五脏六腑、精气血津液等各方协调，同时人与天地相应的整体观在治未病的防治中发挥重要作用。现代医学中，免疫系统在结构组成、生理功能与免疫调节等方面组成一个严密的整体：结构组成中，免疫系统由免疫器官、免疫细胞、免疫分子组成有机的整体；生理功能中，如中枢免疫器官与外周免疫器官相互配合，免疫细胞与免疫分子共同发挥免疫作用；免疫调节中，免疫系统内部的免疫细胞、分子、基因水平上彼此相互影响、相互制约，使得机体免疫应答正常发挥；同时，免疫系统与全身其他系统也相互联系、相互影响。免疫系统在抗感染并维持机体内环境稳定中发挥着重要作用，其中，黏膜免疫系统（mucosal immune system，MIS）是人体免疫防御的重要屏障，各处黏膜中的免疫细胞及其效应分子通过淋巴细胞再循环机制使人体的整个黏膜免疫组织形成一个有机整体。可见，从整体出发而论治，已成为治未病与免疫学的共识，各系统各司其职，相互影响、相互制约。

二、平衡观的治未病与免疫

中医理论与免疫学理论均认为，人体的各种功能活动处于一种动态的平衡，任何一方过强或偏弱对机体均是不利的，甚则引起疾病的发生。

（一）阴阳平衡与免疫

中医治未病的重要理论基础之一是阴阳平衡，阴阳二气的相互作用促成了事物的发生并推动事物的发展和变化。《素问·阴阳应象大论》亦言："阴阳者，天地之道也，万物之纲纪，变化之父母，生杀之本始，神明之府也。"阴阳两方面保持着对立统一的协调关系，处于动态平衡，若阴阳失去相对的平衡，则会出现偏盛偏衰的结果，进而引起疾病的发生。在疾病诊断中，临床表现概括为阴证与阳证两大类，以调整阴阳为疾病治疗原则，如"阴病治阳，阳病治阴""热者寒之，寒者热之"等。无独有偶，免疫系统中，体液免疫与细胞免疫共同发挥免疫防御作用，使机体处于稳定的状态。体液免疫与细胞免疫也是相互协调、相互配合的，二者不可分割，正如中医的阴与阳，二者相互影响，使机体处于稳定的状态。

（二）邪正平衡与免疫

免疫功能是机体识别和清除外来入侵抗原及体内突变或衰老细胞并维持机体内环境稳定的功能总称，包括免疫防御、免疫监视、免疫自稳三大功能。其中，免疫自稳功能主要通过自身免疫耐受和免疫调节使机体内环境稳定。可见，机体内环境处于一个动态平衡而使其免受外界病原体入侵这一认识是现代医学与中医学的共识。中医学认为，疾病的发生发展与邪正盛衰密切相关，中医学基于正邪关系对疾病发生发展与预后有重要作用的认识，产生并建立了扶正祛邪的治疗思路、法则和方药（或疗法）。扶正的重要作用是纠正异常的免疫功能状态，而对于因异常的免疫应答而产生的有害自身抗体、免疫复合物等的治疗，则应属于祛邪的目标。因此，未病先防，须从扶正和祛邪两方面入手。

1. **扶正**　即扶助正气，增强体质，提高机体的抗邪及康复能力。适用于各种虚证，即所谓"虚则补之"，可用内服汤药、食疗、形体锻炼等手段进行治疗。中医学的虚证患者与现代医学免疫力低下患者症状相类似。虚证患者免疫功能状态可作这样的归纳：气虚、阳虚、阴虚、血虚者均显示细胞免疫功能低下，而体液免疫功能，气（阳）虚者低下，阴（血）虚者则可能表现出亢进。而对五脏虚损与免疫功能的关系研究发现，无论是心虚、脾虚，还是肾虚、肺虚，其共性是细胞免疫功能低下。

以中医治未病中"扶正"思想为指导，提高机体免疫能力为目标，研究表明，玉屏风散在预防和调节上呼吸道微生态中发挥重要作用。在机体健康状态下，玉屏风散可以维持上呼吸道有益菌，保持微生态平衡，预防上呼吸道感染的反复发生。其中，玉屏风散对甲型链球菌的促进作用尤为明显，故其预防作用更为明显，对保持上呼吸道微生态及有益菌的健康稳态有重要意义。

此外，提高免疫力，减少疾病的发生也是"治未病"中"扶助正气"的重要体现。如由于不同体质的小儿疾病易感性、发病倾向及病证演化方向不同，故平时通过食疗、推拿等不同方式纠正体质偏颇，从而预防疾病。疾病的发生，多由于体内正气不足，即免疫力差。如脾肺气虚小儿易患哮喘、鼻炎等过敏性疾病，这时应用培土生金法（健脾补肺）来提高正气，预防疾病；阴虚内热的小儿易患便秘、扁桃体炎等疾病，这时应用滋阴清热、消食导滞法来扶正祛邪，达到防病的目的；脾阳虚的小儿由于卫外不固，怕冷，故易受寒感冒、鼻炎发作，此类小儿应温补脾阳以预防疾病，同时注意让小儿合理饮食，按时休息，有效避免疾病反复发作。

2. **祛邪**　即祛除邪气，消解病邪的侵袭和损害、抑制亢奋有余的病理反应。适用于各种实证，即所谓"实则泻之"，以清热、发汗、活血、化痰等治疗方法祛除病邪。根据中医学与现代医学理论，上呼吸道感染是临床最常见的邪正相争典型病证。中医学认为，该病多由于人体感受外邪，卫气与之抗争，邪正相争，正气相对不足或正气受损，卫外不固，致肺卫之气受束或受损，邪正相争集于肺系而发病，甚者累及他脏。中医药学发挥整体观优势，以"邪正相争"发病关系及辨证施治原则为指导，针对病在肺卫，以解表法为主治之，在临床上取得较好的治疗效果。临床上，中医表虚证以扶正解表法为主，其意义在于除扶助正气之外，更能用解表之法直御外邪。针对正气不足所表现之气血阴阳虚损不同，具体运用益气解表、滋阴解表、温阳解表、养血解表等治法。应用该类治法之目的在于改变正邪双方的力量对比，扶正解表祛邪，正复邪退，促使疾病痊愈。"扶正解表"之益气解表代表方药是玉屏风散。玉屏风散出自《医方类聚》，由黄芪、白术和防风组成。原方主治"腠理不密，易于感冒"，具有益气、固表、实卫功能。方中黄芪益气固表，白术健脾扶正。二药合用则汗不外泄，邪不易侵。现代实验表明，玉屏风散除了能显著提高机体的卫外防御能力之外，还能提高机体免疫功能和抗病毒、抗感染能力。

此外，对于先天性免疫缺陷、各种因素导致的免疫力下降，免疫预防可通过免疫接种防止感染性疾病的发生，从而达到预防相应疾病的方法。例如，刚出生的婴儿通过接种乙肝疫苗并经过加强，80%可获得保护，乙肝疫苗接种是预防肝癌的重要手段。

三、营卫学说的治未病与免疫防御

（一）卫气与营气

卫气是指行于脉外、具有保卫作用之气。《素问·痹论》曰："卫者水谷之悍气也，其气慓疾滑利，不能入于脉也，故循皮肤之中，分肉之间，熏于肓膜，散于胸腹。"卫气由脾胃运化的水谷精微而化生，水谷之精化为水谷之气，其中剽悍滑利部分化生为卫气。卫气具有防御外邪、温养全身和调控腠理的生理功能。营气是行于脉中、具有营养作用之气。《素问·痹论》曰："营者水谷之精气也，和调于五脏，洒陈于六腑，乃能入于脉也，故循脉上下，贯五脏络六腑也。"营气来源于脾胃运化的水谷精微，水谷之精化为水谷之气，其中由精华部分所化生的为营气。营气的主要功能包括化生血液和营养全身两个方面。

（二）营卫之和与免疫防御

中医治未病强调未病先防，注重养生之道，使机体处于"正气存内，邪不可干"的平衡状态。机体的平衡状态就是健康，即所谓的"阴平阳秘"。《黄帝内经》中多处提及"和"字，提示人体之健康与"和"相关，包括"气血和""营卫和""志意和""寒温和"等多个方面。中医治未病与"和"思想的调控密不可分，其中，营卫之和在中医治未病中发挥着重要作用。

中医营卫学说表明，营卫之气均由脾胃运化而生，二者互根互用，正如张景岳所言"卫主气而在外，然亦何尝无血，荣主血而在内，然何尝无气。故荣中未必无卫，卫中未必无荣，但行于内者称之为荣，行于外者称之为卫，此人身阴阳之道，分之则二，和之则为一而已。"营卫二者彼此协调、依存、制约，发挥各自功能，维持人体的生命活动。营卫不和，则津血亏少，气血化生运化不畅，脏腑失其濡养，百病由此而生；营卫调和，则津气血化生有常，脏腑濡养有度，使机体达"阴平阳秘"之状态。阴平阳秘，则"正气存内，邪不可干"。由此可见，调和营卫乃治未病的重要手段之一。

（三）中医卫气与免疫防御

《医旨绪余·宗气营气卫气》云："卫气者，为言护卫周身……不使外邪侵犯也。"卫气充盛则护卫肌表，不易招致外邪侵袭，卫气虚弱则易于感受外邪而发病。与上述不谋而合的是，现代研究表明，中医卫气与现代医学免疫有密切的相似性和关联性。在功能上，中医卫气护卫肌表的功能与现代医学黏膜屏障作用相类似。中医学认为肺主气属卫，卫为气之标，气为卫之本。现代医学认为黏膜免疫系统（MIS）为抵御病原微生物入侵的首道屏障，MIS 主要由分布在呼吸道、胃肠道及泌尿生殖道等黏膜组织中的免疫组织、免疫细胞、免疫分子组成，MIS 的面积巨大，成人可达 $400m^2$，它是构成人体免疫防御的重要屏障。其中，肠黏膜屏障对 MIS 乃至其他部位黏膜免疫功能至关重要，肠黏膜屏障的完整性可影响全身黏膜免疫功能的强弱。卫气来源于脾胃运化的水谷精微，脾气健运则营卫气血充盛。脾为之卫，脾胃运化精微为后天免疫系统的建立奠定了物质基础，是产生免疫功能的重要组成部分。若脾气虚弱、运化失健则卫气化生乏源，护卫人体的功能减退，如《成方便读》提及"脾胃一虚……卫气不固，则外邪易感"。同时，现代研究也证实脾虚状态下机体的免疫功能下降，提示卫气的强弱与免疫功能高低密切相关。

四、基于疾病传变规律的治未病与免疫

《素问·皮部论》记载："是故百病之始生也，必先于皮毛，邪中之则腠理开，开则入客于络脉……邪客于皮则腠理开，开则邪入客于络脉，络脉满则注于经脉，经脉满则入舍于脏腑也。"疾病的发展传变与经络学说密切相关，经络可沟通脏腑表里上下、联系脏腑器官、协调阴阳、抵御外邪、保卫机体，同时，经络既是气血运行的通路，也是疾病发展传变的通路。外邪可通过经络由表及里，通过经络的沟通联系，脏腑的病变可相互影响，内脏病变也可通过经络的传导而反映到体表。现代医学中，免疫系统的网络性特征与中医疾病由经络而传变的观点不谋而合。免疫系统中，由免疫分子到免疫细胞，免疫细胞到免疫器官，免疫器官到免疫系统均显示出明显的网络性。其中，免疫应答的调节方面尤为突出。免疫应答在细胞水平上存在正负反馈调节的网络，如 T 细胞亚群间的相互作用。同时，分子水平上也存在多个正负反馈调节网络，如抗体的神经-内分泌-免疫网络的调节，通过神经递质受体、激素受体、细胞因子受体构成整体水平的调节网络。可见，中医脏腑传变与现代医学免疫的免疫应答调节方面密切相关。

第三节　中医治未病与现代免疫调控

一、中医治未病体质学与免疫调控

中医治未病重视"因人制宜"，是由于不同体质的特异性、多样性和可变性可形成个体对疾病的易感倾向、病变性质、疾病过程及其对治疗的反应等方面的明显差异。在中医体质学中，体质的概念是指在人体生命过程中，由先天遗传和后天获得所形成的，个体在形态结构和功能活动方面所固有的、相对稳定的特质，是人类在生长、发育过程中所形成的与自然、社会环境相适应的人体个性特征。中医治未病与体质学均反映了中医学"形神合一""天人合一"的整体观念。

（一）中医亚健康调理与免疫平衡

亚健康是介于疾病与健康之间的一种状态，其上游与健康相关联，下游与疾病有交叉，

机体往往伴有无器质性病变的一些功能性改变。WHO 调查表明，世界上 75%的人处于亚健康状态，如不及时干预治疗，可发展成为多种疾病。因此，当人体发生偏离健康的迹象、征兆，但还未达到疾病标准的时候，要及时调理或治疗，通过对高危致病因素的干预，对人体不同状态的调整，消除亚健康，防止其发展为疾病。在亚健康的研究中引入中医治未病思想，将进一步促进亚健康研究的深入，提高亚健康的防治效果。

（二）中医糖脂代谢调理与免疫平衡

生命获得营养物质具有两个最基本的目的：一是维持生命，二是防御感染。在机体维持生存和抗感染过程中，免疫细胞需要不断改变和调整自己的状态，从而有效发挥免疫防御、免疫监视和免疫自稳功能，该过程常伴随代谢系统做出相应的改变以提供合适的能量和基础营养物质，同时，代谢系统的改变也会影响免疫细胞发挥作用的程度和具体的应对方式。人体各个组织获取营养及抵抗疾病侵入均要通过多种物质流来进行传递，而体液运输是人体组织获取营养和抵抗疾病的主要方式，这种传递的过程正是中医理论中营气和卫气的共同作用完成的。可见，营养代谢紊乱常常影响人体防卫系统的功能，而防卫系统激活又会导致营养代谢发生变化。因此，"卫"的功能类似于免疫系统中白细胞等免疫因子成分；而"营"则相当于营养代谢系统，营气的功能类似于血浆中的蛋白质、脂质、糖类及部分无机盐。免疫系统与基础代谢组织作为一个整体紧密关联，共同参与涉及分子、细胞、器官、整体等不同层面的人体各种生命活动过程中。

二、中医治未病与微生态及免疫平衡

（一）人体肠道微生态与疾病

肠道是人体最大的微生态系统，栖息着总数 1000～2000 种、重量为 1～2kg 的微生物。这些肠道微生物编码基因的总数超过 330 万，约为人类编码基因总数的 100 倍，因此，肠道微生物又被认为是人体的第二基因组。肠道微生物基因组与人体基因组一起，通过与环境因素的相互作用，通过不同方式影响我们的健康。肠道菌群在人体肠道中保持着一种动态的平衡，肠道菌群的种类主要与人体的基因、饮食、生活环境、生活习惯、分娩方式、抗生素等因素相关，不同的饮食习惯和生活方式对人体肠道菌群种类有很大的影响，如水果蔬菜可促进有益菌的定植，高脂肪的饮食可以导致有益的双歧杆菌减少甚至消失。可见，肠道菌群在维持人的健康中发挥着重要的作用。

（二）人体肠菌代谢与免疫相互作用

肠道复杂的微生物生态系统与机体免疫系统之间的关系也极为密切，肠道中的正常菌群为机体黏膜免疫系统发育的必需驱动物，可拮抗外籍菌的入侵，其代谢产物如短链脂肪酸（short chain fatty acid，SCFA）和氨基酸代谢物也是肠道组织的营养物质。食物进入机体，未消化的成分（主要是纤维）在结肠被肠道菌群发酵并转化为短链脂肪酸，主要是乙酸、丙酸和丁酸。研究表明，短链脂肪酸可调节机体免疫及代谢疾病的基因转录，肠道菌群不仅可以作为天然屏障维持肠上皮的完整性，防止病原微生物入侵，还通过调节肠道黏膜分泌抗体作用于肠道免疫系统，并进一步影响固有免疫和适应性免疫，因此肠道菌群又被认为是人体最大的"免疫器官"。肠道菌群维持的免疫平衡在机体自身免疫病的预防过程中起着重要作用，当某些因素导致肠道菌群发生改变时，会进一步影响人的其他免疫系统，这种免疫平衡一旦被打破，就容易导致各种疾病的产生。

（三）中医治未病与微生态及免疫平衡应用之举隅

"正气存内，邪不可干"是中医治未病思想的理想状态，云南省名中医李庆生教授开展中西医结合系列研究十余年，创新性地提出"中医的邪正发病学说与现代医学的免疫及微生态平衡观具有统一性"，并认为正常的免疫防御功能和免疫应答都属于"正气"范畴，而外来的病原微生物和机体自身免疫功能失调引起的病理反应都归属于"邪气"范畴。当外邪侵袭机体时，若机体的免疫功能正常，则能迅速有效地做出免疫应答，清除病原体，从而维持机体正常稳态，类似于中医学"正胜邪退"状态；若机体的免疫防御功能失常或由于自身的免疫功能缺陷，无力抵御外邪侵袭，不能有效地清除病原体而导致机体损伤疾病发生，类似于中医学"邪盛正衰"；当机体的免疫功能与外来致病因子力量相当、势均力敌时，病邪既不能被驱逐出机体，也不能进一步深入传变，这即是"邪正相持"。因而在疾病的防治中强调"扶助正气，祛邪外出"，通过调节机体的免疫能力和微生态平衡，以抵御致病微生物的侵袭，使"正气"战胜"邪气"，同时避免邪气进一步深入机体传变他脏，从而达到"未病先防"和"既病防变"的目的。

呼吸道微生态与免疫失衡是慢性阻塞性肺疾病（COPD）病理过程中的重要环节。其最终病理结局为不完全可逆的、进行性发展的气流受限，并伴随气道重塑与慢性炎症的发生。据报道，作为慢性病的 COPD 总体上占肺系疾病一半以上，2012 年已成为第四大死因，40 岁以上人群发病率高达 14.1%。临床上予以的抗菌药及糖皮质激素虽可一定程度控制 COPD 的急性发作，但伴随呼吸道微生态紊乱及局部甚至全身免疫功能下降，尚不能巩固和持续有效防治 COPD。COPD 全球倡议指出：控制 COPD，重在预防急性发作和延缓疾病进展。而打破急性加重恶性循环的唯一办法就是必须把防控 COPD 的主要精力放在稳定期，在稳定期保持机体各项功能完好，延长稳定期，减少 COPD 急性发作频率。

中医学中，COPD 归属于"肺胀"范畴，基本病机为虚实相兼、本虚标实。基于"邪正相争"发病学说，其核心病机为"宗气亏虚，痰瘀胶结"，因正气不足而招致邪气。宗气不足，可致气短，气行则血行，气虚无力推动，日久致血瘀；血瘀不畅，则津液不通，水湿聚为痰饮，则痰阻脉络；痰阻影响气机的运行，气滞则血行不畅，脉络受阻而致血瘀。如此反复，气虚、血瘀、痰阻相互影响，形成恶性循环。

中医药在 COPD 稳定期的防治方面具有独特的认识及丰富的经验。其中，治未病思想作为中医理论的核心理念之一，是中医预防保健的重要理论基础与准则。中医认为 COPD 稳定期为"正略胜于邪"阶段，正气不足，外邪易袭，正气不足可体现于宗气不足及机体微生态和免疫失衡，外邪则体现于机体条件感染等。以 COPD 稳定期为例，针对机体微生态和免疫失衡的病理特征，运用中医治未病理论中"既病防变"的现代科学内涵，通过调节微生态及免疫平衡，以扶助机体"正气"，祛邪外出，防止疾病的发展及传变。

参 考 文 献

曹雪涛. 2015. 医学免疫学. 北京：人民卫生出版社.

曹雪涛. 2018. 医学免疫学. 7 版. 北京：人民卫生出版社.

曹雪涛，何维. 2015. 医学免疫学. 3 版. 北京：人民卫生出版社.

陈文慧，袁嘉丽，林青，等. 2019. 中西医结合基础研究思路与实践. 昆明：云南科技出版社.

程羽，田守征，张晓梅，等. 2018. 基于治未病思想探讨益气活血方干预慢性阻塞性肺疾病大鼠病程作用的实验研究. 中华中医药学刊，36（6）：1343-1346.

董竞成，刘宝君，张红英. 2013. "治未病"理论在慢性气道炎症性疾病中的应用. 中国中西医结合杂志，33（7）：983-989.

杜文焕. 2018. 易学实用小儿推拿与外治疗法. 北京：科学技术文献出版社.

宫静，陈宁，郝小梅，等. 2015. 培土生金方对慢性阻塞性肺疾病稳定期患者营养状态和免疫功能的影响. 中国中西医结合杂志，35（5）：534-536.

龚海英，陈涤平. 2020. 中医"治未病"与"未病状态"辨识. 中医杂志，61（10）：913-916.

郭思嘉，姜东京，李振岚，等. 2018. 肠道菌群与常见胃肠道疾病关系及中药与微生态制剂治疗方法的研究进展. 中草药，49（18）：4424-4431.

郭霞珍，王键. 2018. 中医基础理论专论. 2版. 北京：人民卫生出版社.

胡迎宾，彭娜，郭秋霞. 2016. 双歧杆菌对高脂饮食诱导非酒精性脂肪性肝病大鼠血脂代谢的影响. 中国老年学杂志，36（17）：4169-4171.

黄琪，陈丽，陈瑞，等. 2018. 冬病夏治法治疗肺气虚寒型过敏性鼻炎的临床研究. 中华中医药杂志，33（5）：2189-2193.

刘瑞，庞博，侯炜，等. 2018. 中医"治未病"思想在肿瘤研究中的实践及思考. 北京中医，37（12）：1146-1148，1151.

罗仁. 2017. 中西医结合亚健康研究新进展. 北京：人民卫生出版社.

马洪第，廉哲雄. 2015. 肠道微环境与肝脏疾病. 中国免疫学杂志，31（8）：1009-1013.

仇园园，宋炜，刘金林，等. 2018. 中医"治未病"思想对肿瘤患者康复的指导作用探析. 中华肿瘤防治杂志，25（S1）：181-183.

史锁芳. 2013. 中医药在慢性阻塞性肺疾病全程防治中的地位和作用. 中医学报，28（3）：330-333.

孙广仁. 2007. 中医基础理论. 北京：中国中医药出版社.

孙涛，何清湖. 2010. 中医治未病. 北京：中国中医药出版社.

唐元瑜，纪立金. 2018. 以人为本谨防温病卫气营血传变的治疗思路. 中华中医药杂志，33（3）：989-992.

王俊壹，程海波. 2018. 基于"治未病"思想探讨癌毒病机理论在肿瘤防治中的应用. 中医杂志，59（12）：1014-1016.

王丽芹，张伟. 2012. 试论慢性阻塞性肺疾病的传变. 福建中医药大学学报，22（4）：55-57.

王靓雅，刘冰，祖权，等. 2017. 补肺健脾益肾方治疗稳定期慢性阻塞性肺疾病营养状况和对免疫功能的影响. 中国实验方剂学杂志，23（22）：182-187.

王平，贺娟. 2017. 黄帝内经理论与实践. 北京：人民卫生出版社.

王文华. 2012. 从"治未病"谈反复呼吸道感染的中医防治. 中国中医基础医学杂志，18（1）：110，111.

鲜凌瑾，张瑞强. 2015. 影响人肠道微生物菌群结构的因素. 微生物学通报，42（4）：768-773.

肖凌，王华. 2012.《黄帝内经》治未病思想与免疫学理论. 光明中医，27（10）：1952-1954.

徐婷贞，骆仙芳，夏永良. 2009. 中医"治未病"思想在慢性阻塞性肺疾病防治中的应用. 中华中医药学刊，27（11）：2448-2450.

徐正莉，田新发. 2013. "治未病"与复感儿的关系. 时珍国医国药，24（1）：168，169.

杨柏灿，修琳琳. 2010. 从营卫的实质探讨营卫关系. 中国中医基础医学杂志，16（7）：537，538，540.

俞昌男，刘志华. 2019. 肠道微生物与黏膜免疫研究的前沿进展. 中国免疫学杂志，35（16）：1921-1930.

虞彬艳，胡海宇，孙敏燕，等. 2019. "冬病夏治"穴位贴膏治疗稳定期寒痰阻肺型慢性阻塞性肺疾病的随机对照研究. 中华中医药杂志，34（8）：3818-3820.

郁东海，王澎，徐中菊，等. 2018. 治未病学. 上海：上海科学技术出版社.

袁嘉丽，刘永琦. 2016. 免疫学基础与病原生物学. 4版. 北京：中国中医药出版社.

张庆富. 2017. 亚健康与治未病内涵浅析. 医学争鸣，8（5）：5-7.

张声生，李乾构. 2014. 名医重脾胃北京中医医院名医脾胃病诊疗经验集. 上海：上海科学技术出版社.

张树峰，杨建宇. 2018. 中医治未病学教程. 北京：人民卫生出版社.

张帅，韦云，李浩. 2018. 基于治未病理论探讨阿尔茨海默病防治思路. 中国中医基础医学杂志，24（4）：453-456.

张斯杰，欧江琴. 2019. 三伏贴的治未病理论基础及运用. 中国中医基础医学杂志，25（4）：519-521.

章程鹏，吕文亮，刘大会，等. 2020. 基于治未病与治已病的临床需求创新中成药的发展. 南京中医药大学学报，36（1）：116-118.

赵丹，朱慧，毛文伟，等. 2019. 长双歧杆菌DD98对2型糖尿病及肥胖小鼠的改善作用. 现代食品科技，35（11）：7-15，198.

赵越，黄闰月，陈秀敏，等. 2019. 肠道微生态与风湿免疫病关系的研究进展. 免疫学杂志，35（9）：823-828.

郑钰，吕晓东，庞立健，等. 2018. 基于"肺主皮毛"理论的"治未病"思想运用. 中华中医药学刊，36（9）：2160-2162.

周光炎. 2018. 免疫学原理. 4版. 北京：科学出版社.

Byrne C S，Chambers E S，Morrison D J，et al. 2015. The role of short chain fatty acids in appetite regulation and energy homeostasis.

International Journal of Obesity，39（9）：1331-1338.

Jian T，Craig M K，Maria P，et al. 2014. The role of short-chain fatty acids in health and disease. Advances in Immunology，121：91-119.

Godfray H C J，Aveyard P，Garnett T，et al. 2018. Meat consumption，health，and the environment. Science，361（6399）：5324.

Miller V，Mente A，Dehghan M，et al. 2017. Fruit，vegetable，and legume intake，and cardiovascular disease and deaths in 18 countries（PURE）：a prospective cohort study. Lancet，390（10107）：2037-2049.

Rodríguez J M，Murphy K，Stanton C，et al. 2015. The composition of the gut microbiota throughout life，with an emphasis on early life. Microbial Ecology in Health and Disease，26：26050.

（云南中医药大学 袁嘉丽 吴月滢）

第二十二章　中医药免疫学实验研究方法

医学免疫学逐步渗透到医学研究的各个领域，在中医药研究方面发挥一定的作用。随着中医药学现代化研究的进展，医学免疫学也成为沟通现代医学和祖国传统医学的桥梁学科之一。人们可以从整体水平、细胞水平、分子水平、基因水平探讨中医药的理论本质及对疾病的防治机制，从而掌握和合理选用免疫技术，以对中医药研究工作发挥重要作用。

第一节　常用的免疫学研究方法

一、固有免疫检测方法

（一）固有免疫细胞的检测

1. **免疫吸附分离法**　将已知淋巴细胞表面标志物的抗体包被于培养板上，加入样本（淋巴细胞悬液），则样本中表达相应标志物的淋巴细胞贴服于培养板上得以分离。

2. **流式细胞术**　是借助流式细胞仪对免疫细胞及其他细胞进行快速准确鉴定和分类的技术，可对细胞做多参数定量测定和综合分析，包括细胞大小、核型、表面分子种类等。其原理为携带荧光标记的单克隆抗体对单个细胞或其他生物分子进行标记预处理。标记完成后上样，在流式细胞仪内，经荧光标记的细胞或生物分子逐个通过检测通道，荧光探测器捕获荧光信号并转换成电脉冲信号，经计算机处理形成相应的图像，对多个参数快速定量分析。同时，分选部件可将欲分选的细胞赋予电荷，带电液滴在分选器的作用下偏向带相反电荷的偏导板，落入适当容器中，达到分选的目的。它可以高通量分析，并能同时从一个待测物中测得多个参数，具有速度快、精度高、准确性好的优点。与其他细胞分析技术相比，流式细胞术有着不可替代的技术优势。流式细胞仪可用于鉴定荧光抗体单色、双色或多色标记的细胞，同时还可进行细胞周期、细胞凋亡等分析，广泛应用于基础和临床免疫学研究。

3. **免疫磁珠分离术**　近年来该法应用广泛，是一种特异性分离淋巴细胞亚群的方法。其原理为将已知抗细胞表面标记的抗体交联于磁性颗粒（微珠），与细胞悬液反应后，微珠借抗体结合于相应细胞群或亚群表面。并在磁场中将细胞悬液加于柱内，因微珠被磁场吸引，所以可将磁珠结合的细胞与磁珠非结合的细胞分开。但该法需要使用专门的免疫磁珠，价格比较高昂。故从经济角度考虑对于那些单核巨噬细胞纯度要求较高的精密实验，建议采用免疫磁珠法分离细胞，而对于标本量很少的研究则建议采用流式细胞仪进行分选。但免疫磁珠更适合实验室小样本精细实验，而且在分离细胞后不需将免疫磁珠清除，细胞损伤较小。如果仅仅进行外周血白细胞 DNA 水平分析（而不是特定细胞 mRNA 表达分析），如单核苷酸多态性分析，只需将红细胞去除即可。综上，通过免疫磁珠可以获得大量高度纯化的免疫细胞亚群，通过流式细胞仪可以分选到表达特定抗原的免疫细胞群体。

（二）固有免疫分子的检测

1. **溶血反应**（hemolytic reaction）　B 细胞分泌的抗红细胞抗体与周围的红细胞结合，加入补体后，红细胞溶解，形成肉眼可见的空斑。

2. 补体介导淋巴细胞毒实验（complement dependent cytotoxicity，CDC）　通常是在器官移植时，检测受者血清是否存在直接针对供者 HLA 抗原的抗体，以此来避免同种异体移植发生超急性或急性排斥反应。CDC 的原理是被检血清中的抗体与供者淋巴细胞膜表面相应抗原结合后激活补体，引起细胞膜破损。这种抗体称细胞毒抗体。如将含有此抗体的血清与淋巴细胞和补体共同孵育，淋巴细胞将被破坏，细胞膜通透性增加，染料渗入使细胞着色。根据着色细胞数目，可以估计淋巴细胞毒的强度。此原理也可用于细胞亚群的分离。

3. 补体结合实验（complement fixation test）　是利用补体的免疫溶血作用作为指示系统，来检测另一反应系统抗原或抗体的实验。待检抗原、抗体和先加入的补体作用后，再加入指示系统。若待检系统中的抗原与抗体相对应，两者特异性结合后激活补体并耗竭补体，再加入的指示系统无补体结合，不出现溶血，即为补体结合实验阳性；若待检系统中的抗原与抗体不对应或缺少一方，补体不被激活，当指示系统加入后，红细胞-溶血素复合物激活补体，产生溶血现象，即为补体结合实验阴性。补体结合实验是一个经典的免疫学检测方法。其优点是具有较高的特异性和敏感性，可应用于传染病诊断、抗原和抗体的鉴定等。

二、适应性免疫检测方法

（一）适应性免疫细胞的检测

从外周血单个核细胞（PBMC）中分离得到淋巴细胞的混合物，然后用 CD4$^+$T、CD8$^+$T 细胞的单抗，免疫磁珠法分离，或者利用流式细胞仪进行分选。

1. 淋巴细胞增殖实验　T 细胞受到特异性抗原或者有丝分裂原（PHA、ConA）刺激后，可发生增殖反应，可通过以下几种方法检测增殖水平。

（1）形态计数法　T 细胞受到抗原刺激后发生增殖反应，可出现体积增大、细胞形态不规则、胞质增多、胞核松散及核仁增多等形态学变化，对这些细胞进行计数，可初步了解细胞增殖能力。

（2）3H-TdR 或 125I-UdR 掺入法　T 细胞在增殖过程中，DNA 和 RNA 合成明显增加，如加入氚标记的胸腺嘧啶核苷（^{3}H-thymidine riboside，^{3}H-TdR）或 ^{125}I 标记的尿嘧啶核苷（^{125}I-uridine riboside，^{125}I-UdR），其会被掺入 DNA 分子中。细胞增殖水平越高，掺入的放射性核素越多。培养结束后收集细胞，用液体闪烁仪或 γ 计数仪测定样本中放射性活性，可反映细胞增殖水平。

（3）MTT 比色法　常用于检测细胞存活和增殖情况。3-（4,5 二甲基-2-噻唑）-2,3 二苯基溴化四唑（MTT），商品名噻唑蓝。T 细胞增殖时，线粒体中的琥珀酸脱氢酶将 MTT 还原为不溶性的紫褐色结晶甲䐶（formazan）并沉积在细胞中，而死细胞无此功能。二甲基亚砜（DMSO）能溶解细胞中的甲䐶，用酶标仪在 570nm 波长处测定其光吸收值，可间接反映活细胞数量。在一定细胞数范围内，MTT 结晶形成的量与细胞数成正比。该方法已广泛用于一些生物活性因子的检测、大规模抗肿瘤药物的筛选、细胞毒性实验及肿瘤放射敏感性测定等。该法灵敏度高且经济。

2. 免疫磁珠分离与流式细胞术　见固有免疫检测方法。

（二）适应性免疫分子的检测

细胞因子的检测方法主要有生物活性检测法、免疫学检测法、分子生物学方法和细胞内细胞因子的特殊检测方法。

1. **生物活性检测法**　根据某些细胞因子特定的生物学效应，应用相应的指示系统和标准品来反映待测标本中某种细胞因子的活性水平，一般以活性单位来表示。生物学检测法大致可分为增殖或增殖抑制法、集落形成法、直接杀伤靶细胞、干扰病毒感染、趋化作用及抗体形成法等几类。

（1）增殖或增殖抑制法　不同的细胞因子具有不同的生物学活性，如 CTLL 细胞株的生长依赖 IL-2，而黑色素瘤细胞 A352 生长受 IL-1 的抑制等。细胞因子能特异地刺激或抑制某些细胞的增殖，通过 ^{3}H-TdR 掺入或 MTT 法显色，反映待检细胞因子的活性水平。

（2）集落形成法　应用骨髓干细胞体外半固体培养系统，根据不同造血因子能诱导干细胞或定向造血干细胞形成某一种或某些种类细胞的集落，通过对形成集落形态学、酶学鉴定，计算不同种类集落形成的数量和比例，反映待测标本中集落刺激因子（CSF）的种类和活性水平。

（3）直接杀伤靶细胞　是指在细胞因子中 TNF-α、TNF-β 具有直接杀伤某些肿瘤细胞的作用，采用 TNF 敏感的细胞株如小鼠成纤维细胞株 L929，以及 WEHI164 亚克隆 13 作为指示细胞，通过 ^{3}H-TdR 释放法或染料染色等可检测待检样品中 TNF 的活性水平。

（4）干扰病毒感染　干扰素可保护靶细胞免受病毒的攻击。靶细胞受某些病毒感染后可发生明显病变和死亡，常用的病毒是水疱性口炎病毒（vesicular stomatitis virus，VSV），敏感的指示细胞为喉癌细胞株 Hep2 和羊膜的上皮细胞 WISH，通过干扰素抑制病毒致病变的程度，计算待测样品中干扰素的活性。

（5）趋化作用　IL-8 对多形核细胞、淋巴细胞具有趋化作用，可用小室法或软琼脂趋法，多形核白细胞（PMN）或淋巴细胞作为指示细胞，以细胞趋化的程度来反映样品中 IL-8 的活性。

（6）抗体形成法　IL-6 可在体外刺激某些 B 细胞系产生和分泌免疫球蛋白，常用的指示细胞有分泌 IgG 的 ARH-77、CESS 和分泌 IgM 的 SKW6、CL-4。在一定的条件下，待检样品中 IL-6 水平与培养细胞上清液中 IgG 或 IgM 水平正相关，通过标准 IL-6 的对照可推算出待检样品中 IL-6 的活性。

2. **免疫学检测法**　检测细胞因子的抗原特性。其基本原理是细胞因子（或受体）与相应的特异性抗体（单克隆抗体或多克隆抗体）结合，通过放射性核素、荧光或酶等标记技术加以放大和显示，从而定性或定量显示细胞因子（或受体）的水平。这类方法的优点是敏感性高、实验周期短，较少受抑制物或功能相似生物因子的干扰，因抗体的特异性高可区分不同型或亚型的细胞因子（如 IFN），一次能检测大量标本，易标准化。免疫学检测法的缺点是无法区分单体分子和聚合分子。免疫学检测法不能代替生物学活性检测法，两种方法从不同角度反映细胞因子的存在，联合使用较好。免疫学检测的方法多采用 ELISA 和 RIA 法，可以分为夹心法、竞争法和间接法。

流式细胞仪与间接免疫荧光法相结合可以检测细胞膜表面细胞因子受体，也可用于细胞内细胞因子测定。细胞内细胞因子检测包括测定细胞因子的前体分子，用适当活化条件先活化细胞，使之合成待测细胞因子，在活化过程中加入蛋白质运输抑制物阻止细胞因子分泌，提高阳性率。ELISpot 也可用于细胞因子测定，细胞分离制备、活化、固定和通透步骤与流式细胞仪法完全相同。在测定细胞因子产生阳性细胞频度方面，与流式细胞术检测相当。

3. 分子生物学方法　是测定细胞因子 mRNA 表达水平的方法。

（1）分子杂交实验　首先制备出细胞因子的基因探针，通过分子杂交检测细胞内细胞因子 mRNA 的表达。

（2）反转录 PCR（reverse transcription-PCR，RT-PCR）　技术灵敏性高、操作简便，可分为半定量 PCR 法、竞争性定量 PCR 法、内参标定量 PCR 法、HPLC-PCR 法和酶联免疫定量 PCR 法。可快速、灵敏地检测表达的细胞因子 mRNA，并可同时测定同一样本中多种细胞因子 mRNA。

（3）免疫 PCR（immuno PCR，Im-PCR）　是对微量细胞因子进行检测的方法。该技术将实时定量 PCR 体外核酸扩增技术与抗原抗体反应高度特异性结合，微量抗原抗体反应被一个无关的 DNA 片段间接扩增、放大，从而将低丰度的待检基因扩增到常规方法可以检测的水平。

4. 细胞内细胞因子的特殊检测方法　本法测定的主要是细胞因子的前体分子，病理情况下常表达亢进，因此可直接取样品细胞进行测定。通常情况下先采用适当条件活化细胞，使之合成待测细胞因子。例如，可用植物血凝素（PHA）、佛波酯（PMA）、离子霉素（ionomycin）、T 细胞受体抗体或 CD3 的抗体等活化 T 细胞；常用脂多糖（LPS）、金黄色葡萄球菌肠内毒素 A 及 B 细胞受体抗体活化 B 细胞；用 LPS 和某些细胞因子活化单核细胞。体外多克隆激活细胞，同时用莫能霉素（monensin）或布雷菲德菌素阻断胞内高尔基体介导的蛋白质转运，抑制细胞因子释放，使产生的细胞因子蓄积在细胞内，信号增强。经多聚甲醛固定和皂角苷破膜增加细胞膜的通透性，用荧光标记的抗细胞因子的特异抗体与细胞内特定的分子相结合，通过流式细胞仪检测。

第二节　免疫新技术新方法

一、免疫检测技术在生物信息学中的应用

生物信息学是应用信息科学的方法和技术，研究生物体系和生物过程中信息的存贮、内涵和传递，研究和分析生物体细胞、组织、器官的生理、病理、药理过程中的各种生物信息的科学，或者也可以说成是生命科学中的信息科学。生物信息学技术是信号通路研究中较为常用的方法。信号通路（signal pathway）的提出最早可以追溯到 1972 年，指细胞接收外界信号，包括物理信号（如光、电）和化学分子信号，外界信号与细胞表面的配体结合，信号转导到细胞内后，胞内的各种信号转导分子构成信号转导通路，它们相互识别，相互作用将信号进行转换和传导，最终引起细胞应答。不同的信号转导通路之间会发生交叉调控（crosstalking），形成复杂的信号转导网络系统。因此信号通路的研究相对来说比较复杂，既需要从系统、整体出发进行研究，也需要从蛋白分子出发研究蛋白的表达，蛋白与蛋白及蛋白与小分子之间的相互作用等信息。

信号通路的研究方法较多，其研究策略一般为先通过高通量或中等通量蛋白技术进行蛋白或 RNA 筛选，确定参与的通路蛋白及其激活或抑制状态。通路确定后利用传统分子实验如 qPCR、蛋白质印迹法等，明确通路中的关键分子的变化。确定关键分子后利用分子互作、分子构象、分子定位、信号转导通路抑制剂等检测手段，进一步明确分子的作用方式及其引起效应的具体机制。下文介绍信号通路的常用研究方法。

（一）信号通路数据库

京都基因和基因组百科全书（KEGG，http://www.genome.ad.jp/kegg/）是日本东京大学生物信息学中心建立的生物信息学数据库，资源包括基因、蛋白质、生化反应及通路，其下有十几个子数据，如 KEGG 通路数据库（KEGG Pathway）包含了大量的分子间相互作用、代谢反应途径及通路信息，KEGG BRITE 展现了生物网络中的联系及功能层次关系，此外还有 COMPOUND、GLYCAN、ENZYME 等配体相关数据库。

KEGG Pathway 数据库下又分为七个部分：Metabolism、Genetic Information Processing、Environmental Information Processing、Cellular Processes、Organismal Systems、Human Diseases、Drug Development。在 Metabolism 部分，可以通过 Global/overview 看到代谢及通路总图。图中每一个点代表一个化合物，每一条线代表一个生化反应。放大总图可以找到所有的代谢反应途径。

还可以从 KEGG Pathway 的 Organismal Systems 下的 Immune system 找到免疫相关的通路信息。图 22-1 是人的 Toll 样受体信号转导通路图，可以看到信号和细胞膜及内质网上的 Toll 样受体能够识别不同的胞外信号，将信号从胞外转导到胞内，激活下游蛋白，产生各种细胞因子，激发细胞的炎症反应。

除了 KEGG 之外，BioPAX（http://www.biopax.org）、Panther（http://www.pantherdb.org/pathway/）、SigPath（http://www.sigpath.org/）等数据库也能提供信号通路相关信息。

（二）高通量蛋白分析方法

通路复杂化、网络化的特质，决定了通路研究需要高/中通量的蛋白研究策略，包括微阵列技术、二维凝胶电泳及荧光差异二维凝胶电泳、SILAC、ICAT、iTRAQ 等方法。通过这些方法可以对蛋白进行高通量或中通量的筛选，确定参与的通路及其激活或抑制状态。下面简要介绍两种分析方法。

1. 微阵列技术　即生物芯片技术，包括 DNA 芯片技术和蛋白质芯片技术。其中 DNA 芯片技术取得了巨大的成功，使人们可以在一次实验中观测数千种基因的表达。其具体步骤包括根据 cDNA 文库构建芯片，抽取不同样本的总 mRNA，利用反转录酶将 mRNA 反转录为 cDNA，用不同的荧光染料标记，随后将标记过的 cDNA 和芯片进行孵育，最后通过荧光的颜色和亮度进行高通量的分析计算。蛋白质芯片难度要远远高于 DNA 芯片，首先蛋白质不像 DNA 具有唯一性，需要在蛋白质重组过程中表达足够多的重组蛋白质，其次将重组蛋白质固定在芯片上后，将它与可能的相互作用分子进行孵育，因为蛋白质类型不同，所以蛋白质相互作用的条件不尽相同，这些都限制了蛋白质芯片的发展。尽管蛋白质芯片技术领域困难重重，但其发展迅速，不远的将来蛋白质芯片的应用将越来越广。

2. 二维凝胶电泳及荧光差异二维凝胶电泳　二维凝胶电泳根据等电点和相对分子质量对蛋白质进行分离，能够有效地分离蛋白质混合物，分辨出成千上万的蛋白质。该方法技术成熟，步骤包括样品制备、样品标记、二维电泳分离、图像获取、图像分析、酶切、质谱蛋白质鉴定等。荧光差异二维电泳是在二维电泳的基础上引入荧光染色的方法，不同样品经不同荧光标记，混合后进行二维凝胶电泳，通过对蛋白质点不同荧光信号的分析，弥补了二维凝胶电泳重复性差的缺陷。

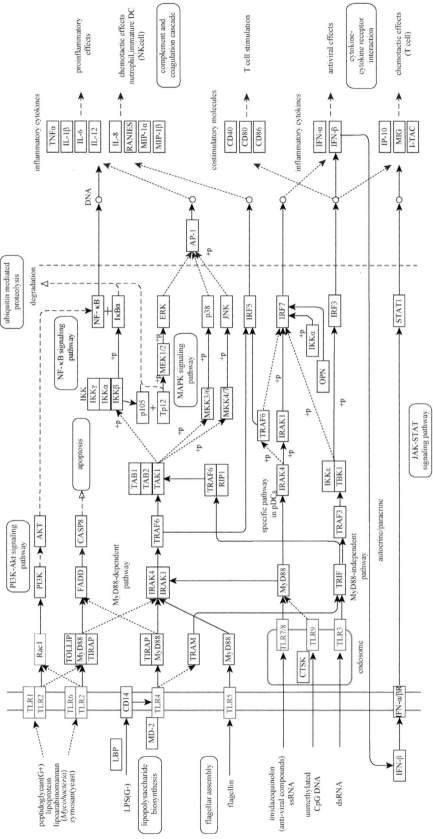

图 22-1 Toll 样受体信号转导通路图（KEGG）

（三）蛋白质与其他分子相互作用研究

蛋白质与其他分子间的相互作用关系着细胞内的所有生命进程，如基因的复制、转录翻译、信号转导、免疫反应、细胞增殖、分化和凋亡。进行高通量蛋白质筛选后，通过蛋白质印迹法、qPCR、基因沉默等技术，找到通路中关键分子的变化。随后以分子为研究对象，通过分子互作实验，进一步分析其作用方式。以下介绍几种常用的分子互作实验。

1. 酵母双杂交技术　从 1989 年提出酵母双杂交技术至今短短几十年，该技术不断完善发展，已成为研究蛋白质的相互作用、功能及筛选蛋白质药物常用的技术。酵母双杂交技术利用的是真核生物的转录激活因子的特性。转录激活因子具有两个独立的结构域，DNA 结合结构域（DNA binding domain，DB）和转录激活结构域（activation domain，AD），它们分别执行结合 DNA 特定位点和协助 RNA 聚合酶激活下游基因的转录。根据转录激活因子的这一特性，构建两个融合蛋白，蛋白质 X 和蛋白质 Y。蛋白质 X 与 DB 融合构成"诱饵蛋白"，蛋白质 Y 与 AD 融合构成"猎物蛋白"。两个融合蛋白在宿主细胞中共表达，如果 X 与 Y 相互作用，则 DB 和 AD 空间上接近，激活下游报告基因表达。反之，则观测不到报告基因的表达。

2. 串联亲和纯化技术　"串联"指连续使用两次标签进行亲和纯化。首先在宿主细胞中表达带有标签的融合蛋白复合物。标签包括三部分：蛋白质 A、钙调素结合多肽（calmodulin binding peptide，CBP）和中间连接的 TEV 酶识别的酶切位点。分别通过 IgG 和钙调素将含有靶蛋白的复合物进行两次亲和纯化，再将蛋白复合物进行蛋白质谱鉴定，获得蛋白质相互作用的信息。

3. 蛋白质芯片技术　该技术利用固定在芯片表面的蛋白质多肽来捕捉抗体、酶等小分子蛋白质，再通过荧光法、质谱分析、表面等离子共振等技术来检测蛋白质芯片上蛋白质分子间发生的相互作用。

4. 染色质免疫沉淀（chromatin immunoprecipitation，ChIP）技术　是目前唯一研究体内 DNA 与蛋白质相互作用的方法，是阐明真核生物基因表达机制的基本途径。其基本原理是在活细胞状态下用甲醛固定蛋白质-DNA 复合物，分离染色体，并将染色质切断为很小的片段，用抗原抗体的特异性识别反应将目标蛋白沉淀下来，再通过反交联，将组蛋白与 DNA 进行分离纯化，然后用获得的 DNA 进行 PCR 分析和序列测定，从而获得蛋白质与 DNA 相互作用的信息。ChIP 技术应用广泛，可用于检测体内反式因子与 DNA 的动态作用，研究组蛋白的各种共价修饰与基因表达的关系。ChIP 还可与其他研究方法结合，扩大其应用范围，如 ChIP-on-chip 方法已广泛用于特定反式因子靶基因的高通量筛选，是深入分析癌症、心血管疾病及中枢神经系统紊乱等疾病的主要通路的一种非常有效的工具。RNA-ChIP 用于研究 RNA 在基因表达调控中的作用。ChIP 与第二代测序技术相结合的 ChIP-Seq 技术，能高效地在全基因组范围内检测与组蛋白、转录因子等互作的 DNA 片段。由此可见，随着 ChIP 的进一步完善，它必将会在基因表达调控研究中发挥越来越重要的作用。

（四）通路信号分子特异性抑制剂应用技术

通路信号分子抑制剂在研究通路机制中有着广泛的应用，下文介绍几种免疫相关通路抑制剂。

免疫细胞活化信号转导的基本过程一般包括蛋白酪氨酸激酶（protein tyrosine kinase，PTK）的活化、接头蛋白活化、蛋白丝苏氨酸激酶活化、转录因子活化等几个步骤。但也有两种例外的情况：①受体具有丝苏氨酸激酶功能（如 TGF-β 受体）；②酪氨酸激酶直接激活转录因子（如 JAK/STAT 途径）。此外，一些其他信号转导途径对免疫细胞的发育及活化也具有重要作用，如 Notch 途径、鞘氨醇激酶途径等。

PTK 是一类专一催化蛋白质酪氨酸残基磷酸化的蛋白激酶，在淋巴细胞活化信号转导过程中发挥关键作用。参与淋巴细胞激活的 PTK 有 Src 家族、Syk 家族、Csk 家族和 JAK 家族等，用特异性或非特异性阻断剂抑制上述 PTK 的活性，能够抑制淋巴细胞的活化和增殖。目前已有多种 PTK 抑制剂用于淋巴细胞白血病和免疫相关性疾病的治疗。早在 1996 年，Hanke等便报道了 Src 激酶的小分子抑制剂 PP1，它能够选择性抑制 Lck 和 Fyn 磷酸化，抑制 TCR介导的 T 细胞活化及 IL-2 的表达。

衔接蛋白是免疫信号转导途径中非常重要的一类功能性蛋白质，以胞膜整合蛋白和胞质蛋白两种形式参与信号转导中蛋白质间的反应，可带有酪氨酸残基并被 PTK 活化，但不具有酶活性。其功能是为大分子复合物的形成提供支架，参与细胞活化中胞内信号的整合与传递。对衔接蛋白的功能进行调节，可干扰免疫信号转导，影响免疫应答反应。当前针对衔接蛋白功能的调节药物是免疫调节药物的发展方向之一。近年来报道的接头蛋白抑制剂多为 TLR4信号转导通路的抑制剂，但至今尚无该类型的药物进入临床试验。

丝氨酸/苏氨酸激酶是免疫应答信号转导途径中非常重要的一类激酶，参与了各种免疫细胞和不同受体介导的信号途径。与免疫细胞活化有关的该类激酶主要有磷酸肌醇 3 激酶（phosphatidylinositol-3-kinase，PI3K）、蛋白激酶 C（protein kinase C，PKC）和丝裂原活化蛋白激酶（mitogen-activated protein kinase，MAPK）。其中 PI3K 抑制剂多用于肿瘤和急性髓系细胞白血病的治疗，PKC 抑制剂可被用作免疫抑制剂，p38MAPK 和 JNK 途径抑制剂多用于治疗各种炎症相关的疾病。

转录因子抑制剂包括 NF-κB 途径抑制剂和 STAT 途径抑制剂。其中经典的 NF-κB 途径激活是由 TNF、IL-1β、LPS 等刺激因素通过 IκB 激酶（IκK），将 IκB 磷酸化，使其降解释放出 NF-κB，并将 NF-κB 从细胞质转运到细胞核发挥作用。其中，IκK 对 IκB 的活化至关重要，也是 NF-κB 抑制剂最为重要的作用靶点。对 STAT 抑制剂的应用和研究当中，雷帕霉素和氟达拉滨是较为成功的两种药物，前者是 STAT3 的特异性抑制剂，后者则为 STAT1的特异性抑制剂，二者已经在器官移植、类风湿关节炎等自身免疫病和血液肿瘤的临床治疗上取得了良好的效果。

（五）基因沉默技术

基因沉默（gene silencing）也被称为"基因沉寂"，是真核生物细胞基因表达调节的一种重要手段，是生物体细胞在表达过程中因各种原因导致部分基因失去转录活性，基因表达下调或不表达的现象。它是真核生物中由双链 RNA 诱导的识别和清除细胞非正常 RNA 的一种机制。研究表明，基因沉默主要有两种途径：转录水平基因沉默及转录后基因沉默。转录水平基因沉默分子机制主要包括基因及启动子甲基化、位置效应、同源基因间的反式失活等；转录后基因沉默分子机制包括共抑制、RNA 干扰等。常用的基因沉默技术有基因敲除、反义寡核苷酸和 RNA 干扰等。

1. 基因敲除（gene knock-out）　又称基因打靶，在转染细胞中发生外源打靶基因与核基因组靶基因之间的 DNA 同源重组，通过定点整合外源基因至目标基因组的特定位置，改变细胞遗传特性。可以采用多种技术达到基因敲除目的，如锌指核酸酶技术、TALEN 技术、CRISPR/Cas 技术等。

（1）锌指核酸酶（zinc finger nuclease，ZFN）技术　ZFN 是一种人工改造的核酸内切酶，通过非特异性核酸内切酶和 DNA 识别域结合进行特定位点切割。其机制为来自 Fok I 的 C 端的非特异性核酸内切酶与锌指蛋白组相连构成一个锌指核酸酶（ZFN），能识别特定位点，当两个位点相距 6～8bp 时，两个单体 ZFN 相互作用从而产生酶切作用。该技术不能识别任意目标基因序列，且识别序列经常受上下游序列的影响，对靶点 DNA 切割效率较低，限制了实际应用。

（2）TALEN 技术　类转录激活因子效应物核酸酶（transcription activator-like effector nuclease，TALEN）是借助于植物病原体黄单胞菌（*Xanthomonas*）分泌的 TAL 效应子附加一个核酸酶形成的一种可靶向特异 DNA 序列的酶。TALEN 靶向基因敲除技术以 TAL 的序列模块组装成特异结合任意 DNA 序列的模块蛋白，TALEN 蛋白中的 DNA 结合域与 Fok I 核酸内切酶结合，在特异的位点切断目标基因并在该位点进行 DNA 操作，如点突变、敲入（knock-in）、敲除（knock-out）等。TALEN 技术可以对动植物细胞的基因组进行特异、高效的修饰，具有活性高，无细胞、基因序列、物种限制，准确率高，脱靶概率低等优势，但其存在一定细胞毒性、组装过程烦琐等不足，应用存在一定难度。

（3）CRISPR/Cas 技术　CRISPR 全称是成簇的规律间隔的短回文重复序列（clustered regularly interspaced short palindromic repeat），Cas 是 CRISPR 关联（CRISPR associated），CRISPR/Cas 系统为一种免疫系统。病毒 CRISPR/Cas 系统具有靶向性，故被开发成一种高效的基因编辑工具。CRISPR/Cas9 系统是目前研究最深入、最成熟的一种类型，针对该系统的基因沉默技术是继 ZFN、TALEN 之后的第三代基因组定点编辑技术。其原理是在向导RNA（guide RNA，gRNA）和 Cas9 蛋白的参与下，待编辑的细胞基因组 DNA 被看作病毒或外源 DNA，被精确剪切。其方法为在待敲除基因的上下游附近找到 PAM 序列（5'-NGG，N 代表任意核苷酸），根据 PAM 上游 20bp 的序列，设计一对 gRNA，将其与含有 Cas9 蛋白编码基因的载体一同转入细胞中，gRNA 通过碱基互补配对可以靶向 PAM 附近的目标序列，Cas9 蛋白会使该基因上下游的 DNA 双链断裂。对于 DNA 双链断裂这一生物事件，生物体自身存在着 DNA 损伤修复的应答机制，会将断裂上下游两端的序列连接起来，从而实现细胞中目标基因的敲除。该技术常应用于基础医学、生物医药领域的研究，也可用于改造患者的 T 细胞，敲除 *PD1* 基因，筛选敲除成功的 T 细胞重新回输患者体内，触发患者免疫反应以清除肿瘤细胞。虽然 CRISPR/Cas 技术已被证明是高效的基因编辑技术，但是其安全性风险、脱靶效应等问题仍需研究。

2. 反义寡核苷酸　分为反义核糖核酸（反义 RNA）和反义脱氧核糖核酸（反义 DNA）。反义 RNA 是根据 RNA 序列人工合成的单链互补 RNA，其作用方式有：①反义 RNA 直接作用于靶 mRNA 的核蛋白体结合位点或与靶 mRNA 直接结合形成双链 RNA，直接抑制 mRNA 的翻译或被 RNA 酶Ⅲ识别后降解；②反义 RNA 与 mRNA 的非编码区结合，引起 mRNA 的构象变化，抑制其翻译；③反义 RNA 作用于基因启动子，抑制靶 mRNA 的转录。

反义 DNA 能与特定 DNA 或 RNA 互补结合，抑制特定基因的转录和翻译，特异性抑制某一目的蛋白的合成，这在药物靶点的鉴定和药物设计方面起着重要的作用。反义 DNA 稳定性优于反义 RNA，故在药物开发领域具有较成功的应用。福米韦生（Vitravene/Fomivirsen）是 FDA 批准上市的第一个反义寡核苷酸类药物，该药物由 21 个硫代脱氧核苷酸组成，主要用于治疗 AIDS 患者并发的巨细胞病毒性视网膜炎。通过对人巨细胞病毒 mRNA 的反义抑制发挥抗病毒作用，疗效持久，给药次数少，不良反应轻。

反义核酸药物开发的适应证范围也逐步扩大，在以下多个领域均有研究。

（1）重症及罕见病　如肿瘤、肌萎缩侧索硬化、杜氏肌营养不良、亨廷顿舞蹈症等。

（2）炎症性疾病　哮喘、关节炎、结肠炎等。

（3）感染性疾病　细菌感染、病毒性肝炎等。

（4）代谢性疾病　糖尿病、非酒精性脂肪性肝病等。

反义核酸药物的研发也存在需要研究的问题，如提高反义寡核苷酸序列特异性，防止脱靶现象的发生；研究新型反义寡核苷酸递送系统，维持血药浓度，避免被内源性核酸酶降解，并且被送到靶细胞内发挥效应。此外，由于反义核苷酸药物是一类比较新的药物，其在体内的分布、蓄积、与组织的相互作用及毒-效关系等，都需要进一步研究。

3. RNA 干扰（RNA interference，RNAi）　是利用合成的短双链 RNA 诱导同源 RNA 降解的技术。RNAi 可以被认为是机体的一种防御机制，正常情况下细胞内不存在双链 RNA，一旦出现双链 RNA，细胞就会启动 RNAi 机制，该机制广泛存在于真核生物细胞内。研究发现，在生物细胞内存在核酸内切酶，被称为 Dicer。当细胞内出现异常的双链 RNA（如病毒 RNA）时，Dicer 识别异常双链 RNA 并将其切割为多个具有特定长度和结构的小片段 RNA（20～23bp），即小干扰 RNA（small interfering RNA，siRNA）。siRNA 再与体内一些酶（包括内切酶、外切酶、解旋酶等）结合，形成 RNA 诱导的沉默复合物（RNA-induced silencing complex，RISC）。RISC 中的 siRNA 可识别并结合到细胞内与其互补的靶 RNA 分子上，使 Dicer 中的核酸内切酶将靶 RNA 切割，使其失去功能。RISC 在切割靶 RNA 后又产生更多短双链 RNA，然后短双链 RNA 又会形成更多的 RISC，这种放大效应将最终清除所有的靶 RNA。在靶 RNA 被切割的过程中，短双链 RNA 发挥着特异性识别定位的重要作用。我们可通过人工合成小双链 RNA，利用细胞的这种功能调控特定基因。RNAi 技术还可以发展出宿主诱导的基因沉默（host induced gene silencing，HIGS）技术。在制药工程领域，目前已有运用 RNAi 技术的药物上市，以 siRNA 为主。2018 年美国 FDA 首次批准了基于 RNAi 的治疗药物 Patisiran。这种药物可干扰遗传性转甲状腺素蛋白淀粉样变性患者体内一种突变蛋白的产生，这种蛋白质会导致神经损伤，并导致一种罕见遗传性疾病——遗传性转甲状腺素蛋白淀粉样变性。RNAi 在自身免疫病、肿瘤治疗领域也有研究成果。但 siRNA 药物在传递、纯化、修饰、稳定性和免疫激活等方面仍存在很多不足。例如，裸 siRNA 是带有较强负电性的高度亲水性大分子物质，若直接导入机体，则很难穿透细胞膜并作用于靶细胞，且 siRNA 在体内不稳定、半衰期短、细胞靶向性差、生物利用度低。

（六）其他方法

除了以上列举的方法，可用于通路研究的其他方法也较多，如蛋白激酶磷酸化研究、分子荧光标记等，总之通路研究需要从系统、分子等多方面进行研究分析，也需要多种研究方法的整合，根据其复杂性设计出合理的实验技术路线。

二、酶免疫组织化学技术

免疫组织化学又称免疫细胞化学（immunocytochemistry，ICC），是利用抗原与抗体特异性结合的原理，通过化学反应使标记抗体的显色剂显色来确定组织细胞内抗原（多肽和蛋白质），对其进行定性、定位或相对定量研究的实验技术。

免疫组织化学（IHC）技术根据标志物的不同分为免疫酶法、免疫荧光法、亲和组织化学法、免疫铁蛋白法、免疫胶体金法及放射免疫自影法等。其中免疫酶细胞法是目前免疫组织化学研究中最常用的技术。免疫组织化学实验所用标本主要有组织标本和细胞标本两大类，前者包括石蜡切片（病理大片和组织芯片）和冷冻切片，后者包括组织印片、细胞爬片和细胞涂片。其中石蜡切片是制作组织标本最常用、最基本的方法，对于组织形态保存好，且能做连续切片，有利于各种染色对照观察；还能长期存档，供回顾性研究。免疫组织化学的主要流程包括：①提取、纯化抗原；②制备特异性抗体及抗体纯化；③显色剂与抗体结合形成标记抗体；④制备标本；⑤免疫细胞化学反应及呈色；⑥结果观察。

免疫组织化学将传统形态学与传统免疫学结合起来，既可以在光镜下或电镜下观察组织或细胞的形态，实现组织或细胞定位；同时又发挥了免疫学中对特异抗原抗体定性定量的作用，阳性细胞的着色形态及组织分布特点主要是定位指标，与功能有关；免疫显色强度和阳性细胞密度与抗原含量有关。

近年随着免疫组化技术的进展，其敏感性和特异性不断得到提高，使其成为医学和生命科学领域中研究组织形态、功能和代谢的一项重要工具，也在中医药基础研究和临床研究中体现出重要实用价值。主要应用范围如下：①在细胞学方面，细胞化学技术对于细胞抗原性物质能准确、敏感地进行检测和定位；②在微生物学方面，主要用于菌种鉴定和抗原结构的研究；③在寄生虫学中的应用，敏感、特异地检测人体大多数寄生虫；④在临床病理学中的应用，用于确定肿瘤的组织学发生，肿瘤的转移性和特异性的鉴别，辅助识别肿瘤的良、恶性、癌前病变与癌；⑤在自身免疫病中的应用，主要用于检测自身免疫病患者体内存在的自身抗体，如抗核抗体的检测。该方法可应用于免疫电镜技术等。

第三节 中医药免疫学动物模型

一、肿瘤动物模型

根据动物肿瘤产生的原因，肿瘤动物模型一般可分为五类：自发性肿瘤动物模型、诱发性肿瘤动物模型、肿瘤细胞系异种移植模型、人源性肿瘤异种移植模型和基因修饰模型。

1. **自发性肿瘤动物模型**（spontaneous tumor animal model） 指实验动物未经任何有意识的人工处理，自然情况下发生肿瘤。

（1）优点

1）动物自发性肿瘤近似人类肿瘤发生过程，实验结果易外推到人。

2）可观察遗传因素在肿瘤发生上的作用。

3）相比移植瘤，对药物的敏感程度低，可以观察综合治疗的抗肿瘤效果。

（2）缺点

1）由于个体之间肿瘤生长差异较大，很难在限定时间内获得大量生长均匀的荷瘤动物。

2）实验周期相对较长。

3）需要的动物数也多，耗费大，故较少用于抗肿瘤药物的常规筛选。

该类模型多采用近交系小鼠，如 MMTV-PyMT 转基因小鼠自发乳腺癌模型是一种通过遗传育种而保留下来的自发性乳腺癌动物模型，肿瘤的发生与人类乳腺癌很相似，并且客观性、重复性及公认性较好，是研究乳腺癌的经典模型。

2. **诱发性肿瘤动物模型**（induced tumor animal model） 使用物理、化学、生物的致癌因素作用于动物，诱发动物发生肿瘤。常见的化学致癌因素包括苯并芘、二甲基胆蒽、联苯胺、亚硝胺类、黄曲霉毒素类等。

（1）优点

1）该模型诱发因素和条件可人为控制，诱发率远高于自然发病率。

2）该法常应用于验证可疑致癌因素的作用和肿瘤病因学及肿瘤预防研究。

（2）缺点

1）诱导时间长（3～5个月，甚至1～2年），不容易获得病程或肿瘤大小均一的动物模型。

2）成瘤率不高，动物死亡率高。

3）肿瘤出现的时间、部位、病灶数等在个体之间表型不均一。

3. 肿瘤细胞系异种移植（cancer cell line-based xenograft，CDX）模型　常用免疫缺陷小鼠包括balb/c裸鼠（balb/c-nude）、严重联合免疫缺陷小鼠（SCID）和非肥胖糖尿病/严重联合免疫缺陷小鼠（NOD-SCID）等。模型构建方法是将肿瘤细胞悬液或肿瘤组织块注射或移植到免疫缺陷小鼠的原位或异位，观察分析给药后肿瘤的生长或转移情况，评估药物对肿瘤的效应，是抗肿瘤药物筛选最常用的体内方法。

（1）优点

1）肿瘤细胞系移植瘤保持着原发肿瘤的大部分生物学特性。

2）几乎所有类型人类肿瘤均能在免疫缺陷动物体内建立可移植性肿瘤模型。

3）动物个体成瘤差异较小，成瘤率高，实验周期短。

（2）缺点

1）肿瘤增殖时间短，生物学特征、组织结构与人体肿瘤存在差异。

2）人体肿瘤的所有细胞亚群不能全部出现在移植瘤中。

3）缺乏肿瘤异质性。

4. 人源性肿瘤异种移植（patient-derived tumor xenograft，PDX）模型　直接将患者身上的肿瘤（一般为原发性肿瘤）异位或原位移植到免疫缺陷小鼠体内。此模型最大限度地排除了体外处理，保持了人源肿瘤的异质性，避免肿瘤细胞出现严重的化学或机械损伤而对失巢凋亡（anoikis）敏感，可以更好地反映肿瘤真正的生物学特征。由于PDX小鼠来源于人类肿瘤，为癌症患者开发抗癌疗法和个性化药物提供了很好的研究工具。

（1）优点

1）保留了患者肿瘤的基质异质性和组织学特性，能为肿瘤研究提供体内模拟环境（癌细胞形态、基质富集、淋巴和血管系统及坏死区域等）。

2）更客观和全面地反映肿瘤的发展及对于药物作用的反应。

（2）缺点

1）种植的肿瘤出现转移的情况比较少。

2）成本高、周期长，一个个体化肿瘤异种移植模型的建立至少需要2个月。

3）技术难度较大且成瘤率相对较低，操作较为复杂，特别是肾包膜等部位的异位移植。

5. 基因修饰模型（genetically modified animal model）　通过在动物整体敲除或插入特定基因而建立的肿瘤模型。在研究疾病发生机制、病理生理和评估新药、新治疗方法方面作用重大。

（1）优点

1）动物遗传背景一致，不受环境的影响。

2）动物能自发发生肿瘤。

3）适用于研究肿瘤机制、免疫逃逸等。

（2）缺点

1）模型建立价格昂贵。

2）模型建立周期较长。

二、免疫缺陷动物模型

免疫缺陷动物（immunodeficient animal）是指由于先天性遗传突变，或用人工方法造成一种或多种免疫系统组成成分缺陷的动物。免疫缺陷动物开创了肿瘤学、免疫学、细胞生物学的里程碑。常可分为获得性免疫缺陷动物和遗传性免疫缺陷动物；根据免疫缺陷病始发部位或所含成分分类可分为 T 细胞功能缺陷动物、B 细胞功能缺陷动物、NK 细胞功能缺陷动物和联合免疫缺陷动物。

1. T 细胞功能缺陷动物

（1）裸小鼠（nude mice） 是一种先天性胸腺缺陷小鼠，仅有胸腺残迹或异常上皮，不能分泌胸腺素，不能使 T 细胞正常分化；B 细胞的发育基本不受影响，但功能欠佳，其免疫球蛋白主要是 IgM，只有极少量的 IgG；NK 细胞活性增加，自发肿瘤现象罕见；因毛囊发育不全，外观上看几乎无被毛，因此被称为裸小鼠。其隐性突变的裸基因（*nu*）位于 11 号染色体上。目前已建立了二十余种具有不同遗传背景和相同 *nu* 基因遗传特性的近交系裸小鼠如 BALB/c-nu 小鼠、NIH-nu 小鼠、NC-nu 小鼠、Swiss-nu 小鼠、C3H-nu 和 C57BL-nu 小鼠等品系，其中使用最多的裸小鼠品系是 BALB/c-nu 小鼠。裸小鼠易患肝炎和病毒性肺炎，已广泛应用于肿瘤学、微生物学、免疫学、寄生虫学、遗传学及临床医学等领域。

（2）裸大鼠（nude rat） 是一种先天性胸腺发育不良大鼠，可见胸腺残迹，T 细胞功能缺陷，B 细胞功能基本正常，血中未测出 IgG 及 IgM，淋巴细胞转化实验阴性，NK 细胞活力增强。不同于裸小鼠的是其躯干部位仍有稀少被毛，头部及四肢毛更多，发育迟缓，繁育能力低。其基因符号为 *rnu*，属染色体隐性遗传。裸大鼠易患溃疡性气管支气管炎及化脓性支气管肺炎，主要应用于人类肿瘤的移植研究，裸大鼠移植最常用皮下途径，也可通过肾内、脑内和肌肉内途径。生长于裸大鼠的移植人瘤有黑色素瘤、恶性胶质瘤，以及结肠、胰腺、肺、乳腺、肾、前列腺、外阴、宫颈等癌瘤。

2. B 细胞功能缺陷动物

（1）XID 小鼠（X-linked immunodeficiency mice） 是 B 细胞功能缺陷小鼠模型，B 细胞成熟障碍且数目减少并有缺陷，因此对某些抗原无反应，不能产生免疫应答，临床常表现为免疫球蛋白缺失，但细胞免疫正常，血清中 IgG3、IgM 水平低下。其免疫学特征与人类 X 连锁无丙种球蛋白血症（Bruton 型）和湿疹-血小板减少-免疫缺陷综合征（Wiskott-Aldrich syndrome）相似。该小鼠源于 CBA/N 小鼠，为 X 染色体隐性遗传，其突变基因位于 *Pgk-1* 与 *Plp* 基因之间，基因符号为 *XID*。它是研究 B 细胞的发生和功能理想的动物模型。

（2）CBA/N 小鼠 B 细胞缺陷小鼠模型，其特点是 B 细胞功能减退，而 T 细胞功能正常。起源于 CBA/H 品系，为 X 染色体隐性遗传，其基因符号为 *XID*。该小鼠对抗原缺乏抗体反应，IgG3、IgM 水平低下。如果移植正常鼠的骨髓到 XID 宿主，B 细胞缺失可得到恢复。而将 XID 鼠的骨髓移植到受射线照射的同系正常宿主，其仍然表现为不正常的表型。它是研究 B 细胞的发生、功能及异质性最理想的动物模型。

3. NK 细胞功能缺陷动物

Beige 小鼠为 NK 细胞功能缺陷疾病模型，其特点为黑色素体减少，毛色变浅，眼睛颜色出生时很浅，成年后变黑，被毛完整。NK 细胞发育和功能缺陷，血液凝固和巨噬细胞活性缺陷；NK 细胞和巨噬细胞介导的抗肿瘤活性、杀伤细胞活性等减弱。该小鼠起源于 C57BL/6

品系，系经射线辐射的小鼠生产的仔鼠中出现的变异动物，突变基因为位于 13 号常染色体的 *bg* 隐性突变基因，这种动物被称为 Beige（bg/bg）小鼠。主要应用于免疫学领域，它是人类齐-希二氏综合征的动物模型。

4. 联合免疫缺陷动物

（1）SCID 小鼠（severe combined immunodeficiency mice） 为先天性 T 细胞和 B 细胞免疫缺陷动物，即重度联合免疫缺陷小鼠。外观与普通 BABC/c 小鼠无异，免疫器官发育缺陷，胸腺、脾及淋巴结等均明显小于正常小鼠；淋巴细胞显著减少，仅占白细胞总数的 10%～20%。T 细胞和 B 细胞的功能缺陷，对抗原无反应，但巨噬细胞和 NK 细胞功能正常，因此该模型小鼠极易感染。该模型小鼠免疫球蛋白缺乏遗传性特征，由位于小鼠第 16 号染色体的 *SCID* 单个隐性突变基因所导致。该模型小鼠在肿瘤学、免疫学、微生物学、生殖医学等领域研究中得到广泛应用。

（2）NOD/SCID 小鼠 亦称非肥胖糖尿病/严重联合免疫缺陷（non-obese diabete-SCID，NOD/LtSz-SCID，简称 NOD/SCID）小鼠，它是由美国 Jackson 实验室建系并完成的，是由 SCID 小鼠与非肥胖性糖尿病小鼠 NOD/Lt 杂交所获得的一种重度免疫缺陷动物。NOD/Lt 小鼠是一种胰岛素依赖性糖尿病小鼠，T 细胞介导的免疫功能正常，但 NK 细胞、APC 功能缺陷。SCID 小鼠 T 细胞和 B 细胞功能缺陷，NK 细胞、补体及髓系细胞免疫功能正常，两种小鼠杂交，既保留了 SCID 小鼠 T、B 细胞缺陷的特点，还具有 NK 细胞活性很低、无循环补体、巨噬细胞和 APC 细胞功能损害的特性。其免疫力低下极易感染，存活时间短，无特定病原体环境下，平均寿命为 8.5 个月左右。同时该模型也存在一些不足，如仍残留低水平 NK 细胞活性、生存期较短等。目前在生命科学的相关领域得到高度重视及广泛应用，对肿瘤学、血液学、免疫系统重建和干细胞研究等均具有重要价值。

（3）BNX 小鼠 亦称 NIH-Ⅲ小鼠，它是由美国国立卫生研究院（NIH）培育成功的一种 T 细胞、B 细胞、NK 细胞联合免疫缺陷小鼠，即重度联合免疫缺陷小鼠。它兼有裸小鼠无毛、易观察、相对易饲养和 SCID 小鼠重度免疫缺陷等优点，在肿瘤学研究中更具研究价值，成瘤率可达 100%，一致性和重复性均好，已广泛应用于血液学、肿瘤学、免疫学及微生物学等研究领域。

三、转基因动物模型

转基因动物（transgenic animal）是利用转基因技术将外源基因整合到染色体基因组中并能遗传给后代的一类动物。通过基因工程技术对外源性 DNA 进行编辑，并将其导入早期的胚胎细胞中，使其改变的性状遗传给后代，这些动物统称为转基因动物。随着人类对疾病的认识逐渐深入到基因水平，应用转基因动物作为人类疾病动物模型已成为当前的主流。常用动物模型如下。

1. 阿尔茨海默病模型

阿尔茨海默病（Alzheimer's disease，AD）是常见的神经系统退行性病变，可缓慢地破坏记忆和思维能力，是不可逆、进行性发展的大脑神经退行性疾病。目前相对明确的 AD 疾病基因有 *APP* 基因、*PS-1* 基因、*PS-2* 基因、*tau* 基因、*ApoE* 基因，转基因 AD 模型分别为单转基因模型和多转基因模型（双转、三转）。已经成功建立的模型主要有 *APP* 基因、*PS-1* 基因、*tau* 基因单转基因模型，*APP/tau* 三重转基因小鼠模型。转基因模型病理机制明确，能够较好地模拟临床行为和病理特征，因此转基因动物模型已经成为 AD 实验研究的主要模型。

2. 地中海贫血模型　以鼠模型最常用，以发现顺序命名：Hbb^{th1}、Hbb^{th2}、Hbb^{th3} 和 Hbb^{th4}。其中 Hbb^{th1} 模型是 *β-major* 基因自然缺失，Hbb^{th2} 和 Hbb^{th3} 模型是由 Oliver Smithies 实验室利用靶向基因破坏造成的，人为破坏 βmaj-珠蛋白基因，产生比 Hbb^{th1} 更严重的表型。通过同源重组，Hbb^{th3} 模型小鼠 β-珠蛋白基因的缺失导致 β-地中海贫血和纯合表型比相应的人类疾病更为严重。Hbb^{th4} 是 Hbb^{th3} 的衍生模型，用单个 β-地中海贫血珠蛋白基因（*b-IVS2 nt 654*）替代两个缺失的鼠类基因。其表型与 Hbb^{th3} 相当，它是针对该特定突变的更好的模型。

β-地中海贫血人源化小鼠模型，是具有完整 183kb 人类 β-珠蛋白基因序列的 Hbb^{th3} 基因型小鼠，携带常见地中海贫血突变的基因，仅产生人 β-珠蛋白，并包含所有已知的球蛋白调控序列。比较典型的 3 个 β-地中海贫血的小鼠模型：第一种模型包含最常见的东南亚 β-地中海贫血突变，即 41～42 位密码子（-TTCT）的 4bp 缺失；第二种模型中有 IVS-110 剪接突变，这种突变在世界范围内存在；第三种模型，HbE 在第 26 位密码子发生点突变，突变产生的少量正常 β-珠蛋白可拯救 Hbb^{th3/th3} 珠蛋白缺失模型导致的致死表型。

3. 乙肝病毒模型

（1）乙肝病毒携带者转基因模型　乙型肝炎病毒（hepatitis B virus，HBV）携带者的肝癌发生率为正常人的 100～200 倍，但缺乏有效的治疗方法。HBV 只感染人或大猩猩，尚未研究出其他适宜的动物模型。将添加了 12HB-BS 的 HBV DNA 导入 C57BL/6J 小鼠，在肝复制 HBV，在血中释放病毒粒子。基因的表达在胚胎期发生，但对这些病毒抗原表现免疫宽容（钝化状态），不表现任何病理学变化，因此可作为 HBV 携带者的模型。

（2）乙型肝炎表面抗原转基因动物模型　将人乙型肝炎表面抗原（HBsAg）基因导入小鼠，可获得 HBsAg 转基因导入小鼠，而且该转基因小鼠的肝中可以产生 HBsAg。这种转基因小鼠既可以模拟患者的带毒状态，又不导致发病。

4. 慢性淋巴细胞白血病（CLL）转基因动物模型　主要通过模拟 CLL 相关的遗传变异及基因调控异常实现，包括 *TCL-1* 转基因小鼠及其衍生模型，*miR15a/16-1* 基因敲除小鼠与 *miR29* 转基因小鼠，*BAFF* 和 *APRIL* 转基因小鼠，*BCL-2*：*Traf2DN* 双转基因小鼠，*IRF*（-/-）*Vh11* 转基因小鼠等。

5. 超敏反应动物模型　接触性超敏反应（contact hypersensitivity，CHS）转基因模型，涉及的免疫分子主要包括 TCR、MHC-多肽复合体、共刺激分子、黏附分子、细胞因子及趋化因子等。例如，TCR、Coreceptor 及 MHC 相关的转基因小鼠模型，共刺激分子及黏附分子相关的转基因小鼠模型，细胞因子、趋化因子及其受体相关的转基因小鼠模型等。

6. 肝细胞癌转基因动物模型　在研究特殊基因在肝细胞癌（hepatocellular carcinoma，HCC）发生过程中的作用或不同基因间的相互作用，以及与肝特异性致癌物之间的关系中具有独特优势。HCC 转基因小鼠主要通过重组基因敲入或目的基因敲除构建，利用显微注射法将重组基因导入受精卵，这是构建转基因小鼠的经典方法。根据所修饰基因的不同，HCC 转基因小鼠模型主要分为病毒基因转基因模型、原癌基因转基因模型、生长因子及肿瘤微环境相关基因转基因模型等。

（成都中医药大学　刘伟伟　黄聪　赵静　李秋霞　王玮　孙悦）